So sollt ihr leben!

Winke und Rathschläge für Gesunde und Kranke

Sebastian Kneipp

AF651560

Alpha Editions

This edition published in 2022

ISBN : 9789356708273

Design and Setting By
Alpha Editions
www.alphaedis.com
Email - info@alphaedis.com

Einleitung und Vorwort.

Wenn ich einen Blick auf das Leben und Treiben der Menschen werfe, so sehe ich, wie die meisten derselben in dem von Gott ihnen angewiesenen Stande und Berufe angestrengt arbeiten und sich abmühen müssen, um sich und den Ihrigen die nöthigen Mittel zum Lebensunterhalte zu verschaffen, wie sie thatsächlich im Schweiße ihres Angesichtes ihr Brod verdienen. Es lehren mich auch die Ankunft des Menschen auf Erden, seine Wanderung hienieden, sowie sein Weggang aus dieser Welt, daß der Mensch seinen unsterblichen Geist in einem zwar wunderbar gebauten, aber sehr gebrechlichen Gefäße trägt. Mannigfaltige Leiden des Geistes und Körpers erschweren dem Menschen die Erfüllung seiner Berufspflichten, und „ein schweres Joch liegt auf den Kindern Adams von dem Tage, da sie hervorgehen aus ihrer Mutter Schooß, bis zu dem Tage, da sie in die Erde wieder zurückkehren, welche die Mutter Aller ist".

Daß es so nicht immer gewesen sein kann, lehrt uns schon die Vernunft, da der Mensch durch seinen unsterblichen, willensfreien Geist ein Ebenbild seines allmächtigen, allgütigen und allweisen Schöpfers ist. Durch den Glauben wissen wir, daß die ganze Schöpfung unter dem Fluche der Erbschuld und ihrer Strafe seufzt, und der gerechte Gott verlangt von dem Menschen, daß er dieses sein Geschick in Geduld ertrage und auch zum Tode bereit sei, wann und wo Er ihn ruft. Aber Er, der gesagt hat: „Rufe mich an in der Noth, und Ich will dich erretten!" – Er verlängert auch, durch unser demüthiges Bitten bewogen, die Tage unserer irdischen Pilgerfahrt und zieht den strafenden Arm zurück, der schon erhoben war, uns mit der Ruthe der Gebrechen und Mühsale zu züchtigen. Doch soll der Mensch nicht bloß zu seinem Schöpfer flehen um Gesundheit und langes Leben, sondern er soll auch seinen Geist gebrauchen, um die Schätze zu finden und zu heben, welche der allgütige Vater in die Natur hineingelegt hat als Heilmittel für die vielfachen Übel dieses Lebens. Auch hier gilt das Sprüchwort: „Hilf dir selbst, dann hilft dir Gott!"

Von jeher hat es Männer gegeben, welche es sich zur Lebensaufgabe machten, die Mittel und Wege zu erforschen, wodurch die mancherlei Krankheiten geheilt werden könnten. Wie viele Bücher existieren, die uns Kunde geben von der Heilkraft mancher Kräuter, von der heilsamen Wirkung mineralischer Stoffe! Andere wieder lehren, wie man dieses oder jenes Übel durch Schneiden, Brennen u. dgl. zu entfernen habe.

Ich selbst wurde schon in meiner Kindheit darauf aufmerksam, wie dieses und jenes Kräutlein von den älteren Leuten aufgesucht und bei mancherlei Leibesgebrechen angewendet wurde. Sie betrachteten die erschaffene Welt mit viel sinnigeren Augen, als Dieses heutzutage geschieht, und dankbar erhoben sie nach Erlangung der Gesundheit ihren Blick zum Himmel, von dem alle Heilung und Rettung kommt. Diese Kräutlein, welche bei den Alten in so hohem Ansehen standen, sind heute theils verachtet, theils vergessen; nur noch einzelne werden von den einfachsten Leuten als sogenannte Hausmittel gesucht und gebraucht. Es ist mit diesen Kräutern gegangen wie mit der alten Mode. Das Gute, Brauchbare, überaus Einfache und doch so Schöne ist verschwunden, und das Geschmacklose, das durchaus Unschöne, das Schädliche, das den Körper zu Grunde Richtende ist an seine Stelle getreten.

Von dem aufrichtigen Streben beseelt, die Leiden meiner Mitmenschen, so viel es in meiner Macht steht, zu lindern, habe ich die alten verlassenen und vergessenen Kräutlein wieder aufgesucht, habe ihre Heilkraft erprobt und Manchen geheilt von schweren und langjährigen Leiden. Wie oft mußte ich da ausrufen: „Wie wunderbar bist Du, o Herr, in Deinen Werken! Was der Mensch nicht achtet, ja was er mit Füßen tritt, das hast Du liebreich vor seinen Augen gepflanzt, damit er dadurch Hilfe in Noth und Elend finde!“

Ein ganz besonderes Heilmittel aber für zahlreiche Gebrechen der armen gefallenen Menschennatur hat die wohlthätige Hand des Allerhöchsten der Menschheit gegeben, welches man überall auf Erden findet. Es ist dieß das W a s s e r . Dieses große Geschenk des allgütigen Vaters stillt nicht bloß den Durst des Menschen und der Thiere, sondern es ist auch das allererste, vorzüglichste und allgemeinste Heilmittel für den menschlichen Körper. Weist nicht die Natur selbst den Menschen mit tausend Fingerzeigen darauf hin, daß an ihm das Wasser als Heilmittel angewendet werden soll! Wie fühlt er sich neubelebt und gestärkt, wenn er nach harter Tagesarbeit oder des Morgens nach dem Aufstehen Gesicht und Hände, auch wohl Hals und Brust mit Wasser abwäscht! Sieht er nicht, wenn anders er die Natur nicht im Vorübergehen anzuschauen gewohnt ist, wie die Thiere in krankem Zustande das Wasser aufsuchen als ein Heilmittel für ihre Leiden? Der mit Vernunft begabte Mensch aber zeigt sich hier leider oft unvernünftiger als das vernunftlose Geschöpf!

Das Wasser weckt, wenn es im Frühling und Sommer zur Erde niederfällt, überall Leben und Gedeihen, regt in der Pflanzenwelt alle Organe zu neuem Leben, zu erhöhter Thätigkeit an. Es erfrischt und belebt auch die Körpertheile, welche alle civilisirten Menschen täglich zu reinigen gewohnt sind. Sollte das nicht alles ein Fingerzeig für den Menschen sein, daß das Wasser ebenso geeignet sein dürfte, die krankhaften Stoffe aus dem menschlichen Körper auszuleiten und auszuwaschen, den Körper in seiner Gesammtheit zu erfrischen, zu beleben und zu stärken, den gesunden wie den kranken! – Doch auch hier geht es wie in gar vielen Dingen. Das

Einfache, das Naturgemäße, das Vernünftige wird aufgegeben und die Heilung da gesucht, wo sie nicht zu finden ist, in dem Unnatürlichen, ja Widernatürlichen. Man kann fast sagen: Je absonderlicher eine auftauchende Heilmethode ist, desto mehr Freunde und Anhänger gewinnt sie, bis endlich die leichtgläubige Menge einsieht, daß sie betrogen ist und der Heilkünstler sich die Taschen gefüllt hat. Was die heilige Schrift von dem übernatürlichen Wasser der Gnade sagt, das gilt vielfach auch vom natürlichen Wasser: „Die Quellen des lebendigen (d. h. des Leben gebenden und erhaltenden) Wassers haben sie verlassen und sich Cisternen gegraben, welche kein Wasser (und darum kein Leben) haben."

Das gilt insbesondere auch von der modernen Art und Weise zu leben. Wenn man die Lebensweise mancher Menschen mitansieht, wenn man die Verkehrtheiten betrachtet, welche besonders in der körperlichen Erziehung der Kinder gemacht werden, so möchte man fast an dem gesunden Sinne der Menschheit und an ihrem logischen Denken zweifeln. Gehe man doch bei den Vorfahren in die Schule! Diese haben seit Jahrhunderten das Wasser benützt nicht bloß zur Reinigung des Körpers, sondern auch zur Erhaltung der Gesundheit, indem sie durch Anwendung von Bädern und Kaltwaschungen schon den Körper der Kinder widerstandsfähiger machten gegen alle möglichen schädlichen Einflüsse des Klimas und der Witterung. Ja wir dürfen noch weiter zurückgehen. Haben nicht die Römer selbst auf ihren Kriegszügen überall da, wo sie feste Lager bezogen, sofort Bäder eingerichtet, in denen sie, nachdem der Körper durch Natur oder durch Kunst zur Transspiration gekommen war, diesen mit frischem Wasser begoßen? Diese Alten, von denen wir noch Vieles lernen könnten, haben die Wasseranwendung so hoch geschätzt, daß man in Rom das Sprüchwort hatte: Gesegnet sei, der das Bad erfand. Das hohe Alter unserer Altvorderen, ihre oft riesige Körperkraft verdankten sie neben ihrer einfachen Lebensweise vorwiegend der vernünftigen Anwendung des Wassers.

In späteren Jahrhunderten hat es immer Männer gegeben, welche sich bemühten, der Lebensweise der Alten wieder mehr Eingang bei der Menschheit zu verschaffen, sie zu deren einfachen und vernünftigen Lebensregeln zurückzuführen. Ich erinnere nur an die großen Ordensstifter, wie sie in den von ihnen entworfenen Ordensregeln den allgemein eingerissenen Verkehrtheiten der verweichlichten Menschheit den Krieg erklärten und ihre Ordensmitglieder dadurch fähig machten, die Pflichten ihres oft sehr schweren Berufes zu erfüllen und doch dabei gesund zu bleiben und ein hohes Alter zu erreichen. Auch die Männer der Wissenschaft, die Ärzte, haben vielfach dem Wasser zu seinem Rechte verholfen und auf diese große Kraft zur Heilung menschlicher Gebrechen hingewiesen. Von den Neueren will ich nur Hufeland und Priesnitz nennen.

Mich hat nicht der Beruf oder die Vorliebe für das Medizinieren dazu gebracht, die heilsamen Wirkungen des Wassers zu erproben, sondern die bittere Noth. Noth lehrt beten und seinen Verstand gebrauchen! Nach dem Urtheile zweier vorzüglicher Ärzte war ich im Jahre 1847 am Rande des Grabes; beide hielten mich für verloren; durch die Hilfe des Wassers allein lebe ich heute noch und bin munter und guter Dinge.

Allerdings hat Letzteres nicht das Wasser allein zuwege gebracht; ich habe meinen vorzüglichen Gesundheitszustand gewiß auch meiner einfachen, von der Gewohnheit gar vieler Menschen allerdings etwas abweichenden Lebensweise zu verdanken.

Was aber mir zur Gesundheit verholfen hat, als ich ein Candidat des Todes war, das dürfte doch wohl auch Andere zu heilen geeignet sein. Dieses war einzig und allein das Wasser. Beweis dafür sind die von mir nur durch Anwendung meiner Wasserkur Geheilten, welche bereits nach Hunderten gezählt werden müssen. Neben den fortgesetzten Wasseranwendungen war es, wie gesagt, die Art und Weise, wie ich mich nähre, wie ich wohne, schlafe und mich kleide, was mir meine vortreffliche Gesundheit bereits durch mehr als 40 Jahre erhalten hat.

Darum drängten mich meine Freunde, welche die Herausgabe meiner „Wasserkur" veranlaßten, auf's Neue, daß ich doch auch meine Erfahrungen in Betreff einer vernünftigen und dem menschlichen Körper durchaus angemessenen und zuträglichen Lebensweise schriftlich niederlegen möge. Nur schwer konnte ich mich dazu entschließen. Die Pflichten meines priesterlichen Amtes machen vor Allem Anspruch an meine Körperkräfte; dazu kommt die große Anzahl Derer, welche in ihren mannigfaltigen Leiden bei mir Hilfe suchen; dieses Jahr sind es deren schon weit über tausend! Endlich stehe ich bereits im 69. Jahre meines Lebens, hätte also Ruhe und Schonung wohl nöthig. So mußte ich mir die Zeit, welche zur Abfassung dieses Buches nöthig war, förmlich abringen; Das, was es enthält, ist stückweise, wie es meinem Gedächtnisse sich gerade darbot, oder auf Grund von Notizen, die ich mir bei sehr wichtigen Fällen gemacht hatte, niedergeschrieben worden. Darum möge man ein Nachsehen haben, wenn in diesem Buche Manches vorkommen sollte, was schon in meiner „Wasserkur" gesagt wurde. Ist es gut, – und nach dem Erfolge dieses Buches scheint es so, – dann darf es auch zweimal gesagt werden; man behält es so besser.

Vieles, was in diesem Buche gesagt ist, wird vielleicht nicht die Billigung der akademisch gebildeten Ärzte finden, sie werden es mit dem sogenannten heutigen Standpunkte ihrer Wissenschaft nicht vereinbar finden. Das kann mich aber nicht abhalten, es niederzuschreiben, denn der Erfolg ist der beste Lehrmeister der Wahrheit; was dem Menschen hilft, was ihn gesund macht, das ist gut für ihn. Wenn er aber noch so regelrecht behandelt und dadurch zu Grunde gerichtet worden ist, so kann ihm die Thatsache, daß er ganz den Resultaten der Wissenschaft gemäß behandelt wurde, wohl kaum einen Trost in seinem Elend gewähren. Ich habe noch Niemand eingeladen, zu mir zu kommen, damit ich ihn heile. Auch pflege ich in wichtigen Fällen stets den Kranken erst an einen studierten und tüchtigen Arzt zu weisen, damit dieser ihn untersuche und ihm sage, wo der Sitz seines Übels sei. Dann erst schicke ich mich an, ihn zu heilen. Auch gehe ich durchaus nicht darauf aus, der wissenschaftlichen Medicin Concurrenz zu machen; ich erkenne das Gute gerne an, wo ich es finde. Aber ich muß auch der Wahrheit Zeugniß geben und das als verkehrt Erkannte als solches bezeichnen. Mich leitet ja kein irdisches Interesse; nur das Mitleid mit meinen leidenden Mitmenschen hat mich veranlaßt und bewegt mich auch noch heute, ihnen, wo ich kann, hilfreich zur Seite zu stehen.

Sollte mir aber gesagt werden, es sei doch nicht mein Beruf, die Leute zu kurieren, so sage ich darauf: Der Samaritan war auch kein studierter Doktor und kurierte doch den, der unter die Räuber gefallen und von diesen halbtodt geschlagen worden war, und es genierte ihn gar nicht, daß seine Landsleute ihn vielleicht tadeln würden wegen seiner barmherzigen Liebe.

Übelwollende Kritik dieses meines Buches fürchte ich nicht, ja beachte sie nicht einmal, möge sie auch noch so sehr mit dem Mantel der sogenannten Wissenschaftlichkeit sich umhüllen. Wenn ein Arzt über mein erstes Buch sich ausgesprochen: „Das Buch wäre schon recht, wenn es nur nicht von einem Pfaffen wäre," so kennzeichnet eine solche Äußerung den geistigen Standpunkt dieses privilegierten Menschenretters ausreichend. Ich aber entgegne darauf ganz ruhig: „Die Soldaten haben das Pulver auch nicht erfunden und schießen doch recht fleißig." Ich verzichte auf jeden Ruhm und jede Ehre; ein Vater unser, welches IXein von mir Geheilter für mich verrichtet, ist mir mehr werth als alle Ehrendiplome von Seiten Derjenigen, welche da meinen, sich als Vertreter und Retter der Wissenschaft aufspielen zu müssen.

Denjenigen aber, die sich dafür interessieren, will ich verrathen, daß „Meine Wasserkur" bereits in zehnter Auflage gedruckt ist; es sind noch nicht drei Jahre verflossen, seitdem dieses Buch seine Wanderung angetreten, und schon ist kein Landstrich deutscher Zunge mehr, wo es nicht gekannt ist und sich als Hausfreund eingebürgert hat. Ja bereits weit über unser Vaterland hinaus hat es seinen Weg gefunden und sich Freunde erworben. So darf ich denn wohl die bescheidene Hoffnung hegen, daß auch dieses neue Buch, welches meinen Mitmenschen sagen will, w i e s i e l e b e n s o l l e n, wenn sie selbst gesund und kräftig werden und bleiben und ein ebensolches Geschlecht heranziehen wollen, nicht ohne Segen für die Menschheit bleiben werde. Wenn „Meine Wasserkur" ihren Lesern sagen wollte, wie sie durch Anwendung des Wassers und einfacher Kräuter die verlorene Gesundheit wieder gewinnen könnten, so will dieses neue Buch sie belehren, wie sie sich nähren, wie sie wohnen, schlafen und sich kleiden sollen u. s. w., wenn sie ihre Gesundheit erhalten und den Krankheiten vorbeugen wollen. Das will der erste Theil.

Im zweiten Theile habe ich auf dringenden Wunsch meiner Freunde eine Anzahl von Krankheitsfällen aufgeführt, welche theils sehr interessant sind, theils eine Ergänzung des in meiner „Wasserkur“ Niedergelegten sein sollen. Dabei habe ich nicht bloß die gemachten Anwendungen, sondern auch die dabei von mir beabsichtigte Wirkung im Einzelnen angegeben, um so dem Laien, welcher nicht immer und überall gleich einen Arzt zur Hand hat, Anleitung zu geben, wie er, ohne den geringsten Schaden für die Gesundheit befürchten zu müssen, selbst Wasseranwendungen machen kann, bis die Hilfe des Arztes kommt.

So trete denn auch du, mein zweites Buch, unter dem Schutze des Allerhöchsten deine Wanderung an! Gehe zunächst zu Denen, welche durch „Meine Wasserkur“ bereits veranlaßt worden sind, mit dem Wasser Freundschaft zu schließen, und sich dieses mächtigen und wohlwollenden Freundes als eines Helfers in der Noth bedienen. Ihnen wirst du auch sagen, was sie weiter wissen müssen als Ergänzung und Vervollständigung meines ersten Werkchens. Solltest du auch so viele Gönner Xdir erwerben wie dieses, so würde meine Freude groß sein und zwar deßhalb, weil ich dann die Überzeugung hegen dürfte, zum Wohle meiner Mitmenschen ein neues Schärflein beigetragen zu haben. Für mich selbst will ich Nichts weiter, als daß die durch mich Geheilten und die, welche durch meine beiden Bücher bewogen worden sind, mehr der Gesundheit gemäß zu leben und dadurch ihr Lebensglück und die Zeit ihres Verdienstes auf Erden zu verlängern, meiner zuweilen im Gebete gedenken. Das gebe Gott!

Wörishofen, 15. September 1889.
Der Verfasser.

Erster Theil.
Von den Vorbedingungen der Gesundheit und den Mitteln zu ihrer Erhaltung.

Erstes Kapitel.
Einfluß des Lichtes auf die Gesundheit des Geistes und des Körpers.

Was ist doch für ein großer Unterschied zwischen Tag und Nacht! Vergleiche man eine schöne Mittagsstunde, wann die Sonne recht hell scheint und keine Wolken am Firmamente sind, mit einer Mitternachtsstunde, wann es bei der größten Finsterniß ganz unheimlich ist und alle Gegenstände entweder gar nicht oder nur unklar geschaut werden können. Es ist, wie wenn man einen recht großen Saal mit schönen Bildern und Kunstgegenständen betrachtet und im Gegensatz hierzu einen recht dunkeln, schaurigen Kerker, wo ringsum nur Finsterniß und Unheimlichkeit herrscht. Wie der Anblick eines solchen Saales das ganze Gemüth hebt und erfreut, so kann ein derartiger Kerker nur Furcht und Wehmuth einflößen. Wer möchte einen solch' düstern Ort sich zu seiner Wohnstätte auswählen? Jedermann würde glauben, er müßte dort verkümmern; es würde gewiß Jeder einen großen, hellen Saal mit vielen schönen Kunstwerken vorziehen. – Einem solchen prächtigen Saale gleicht nun die Schöpfung, wenn sie vom Lichte der Sonne beleuchtet ist. Sie erscheint dann in ihrer ganzen Größe und Schönheit. Hat aber die Erde eine solche Stellung, daß kein Strahl der Sonne die uns umgebende Natur beleuchtet, so ist sie einem unheimlichen Kerker gleich. Würde aber einmal die Sonne einige Wochen gar nicht mehr auf- und niedergehen, welche Folgen müßte dieses für die ganze Schöpfung haben! Wie erst würde es dem vorzüglichsten Geschöpfe auf Erden, dem Menschen, ergehen? Wie würde es mit der Gesundheit und selbst mit dem Leben desselben aussehen?

Betrachte man nur eine Pflanze, die an einem dunklen Orte oder im Keller gewachsen ist, wo nur spärliches Licht hindringen konnte! Sie sieht ganz verkümmert aus, blaß ist die Farbe, ungenießbar sind die Früchte, und wie leicht verwelkt sie! Man kann allgemein sagen: was am Sonnenlicht aufwächst, entwickelt sich gesund, kräftig und vollständig; was in der Dunkelheit wächst, ist und bleibt verkümmert. Ist es nicht auffallend, daß ein großer Theil der Pflanzen, besonders die Blumen, sich stets dem Sonnenlichte zuwenden? Die Sonnenblumen erwarten am Morgen die Sonne im Osten und bleiben ihr zugewandt, bis sie Abends im Westen untergeht. Wie viele Blumen schließen am Abend ihren Kelch, wie der Krämer seinen Laden! Wenn aber am Morgen die Sonne kommt, dann öffnen sie sich wieder. Wie bei den Pflanzen, ähnlich ist es auch bei den Thieren. Schwindet das Tageslicht, dann verlangen sie nach Ruhe; kommt das Morgenlicht, so ist

Alles neu gekräftigt und neu gestärkt. Fast kein Vogel singt am Abend; was singen kann, beginnt am Morgen seinen Gesang.

Wenn nun das Licht eine solche Macht auf die andern erschaffenen Wesen ausübt, warum sollte dasselbe nicht auch besondere Einwirkung auf den menschlichen Körper und Geist haben? Welch' düstere Stimmung bringt ein trüber Tag bei einem kranken Menschen hervor! Auch der Gesunde fühlt sich nicht so behaglich, und wie wohlthuend wirkt es, wenn nach einigen Regentagen wieder das freundliche Sonnenlicht in das Krankenzimmer, in die Werkstätten, in die ganze Schöpfung leuchtet! Jeder Mensch fühlt die Wirkung des Lichtes wie beim Aufgange, so beim Untergange der Sonne; doppelt aber fühlt sie der Kranke. Man kann die Vortheile des Lichtes und die Nachtheile des Mangels an Licht an den Menschen leicht beobachten. Wie selten findet man einen Weber, einen Fabrikarbeiter, einen Bergmann oder sonst einen, der durch seinen Beruf das Tageslicht entbehren muß, mit einem ganz gesunden, frischen Aussehen! Tragen sie nicht alle gleichsam einen Todtenflor über ihr Angesicht? Unsere Züchtlinge haben eine nahrhafte Kost und meistens mehr als die nothwendige Pflege, aber alle entbehren Lebensfrische und volle Gesundheit. Es läßt sich mit Recht behaupten, daß Helle und Sonnenlicht sehr dazu beitragen, eine gute Stimmung im Menschen hervorzubringen, somit auf Geist und Körper wesentlich einwirken.

Man könnte vielleicht sagen: wenn man die Sonne entbehrt, hat man doch einen Ersatz durch das künstliche Licht. Man hat es hierin allerdings zu außerordentlichen Erfindungen gebracht. Als Knabe habe ich noch in einigen Haushaltungen gesehen, wie man am späten Abend am Ofen Holzsplitter anzündete und bei diesem armseligen Lichte spann. Auch habe ich noch gesehen, wie auf einen Leuchter ein gut getrockneter Holzspahn gesteckt war, der, an der obersten Spitze angezündet, langsam weiter brannte, bis er aufgezehrt war. Mit diesem elenden Lichte begnügten sich jene Leute und spannen bis Abends 9 Uhr. Das Leinöl und die Unschlittkerze wurden dann allgemein als Material zur Beleuchtung wie in den Familienwohnungen, so in den Werkstätten verwendet. Mit der Zeit hat man viele, ganz verschiedene Brenn- und Beleuchtungsmaterialien aufgefunden und erfunden. Man hat dadurch das Leinöllicht und die Unschlittkerze verdrängt, weil die neuen Materialien ein viel helleres Licht gaben; ob man aber dabei nicht der menschlichen Natur und im besondern dem Augenlichte sehr geschadet hat, theils durch die Helle und Schärfe des Lichtes, besonders aber durch die verdorbene Luft, die man z. B. bei Gasbeleuchtung einathmen muß, – das ist eine andere Frage, die man wohl wird bejahen müssen.

Zünde man in einem Zimmer, wo um den Tisch 5–6 Personen sitzen, eine Leinöllampe oder eine Unschlittkerze an, wie es einst geschah, und mögen dann alle versuchen, längere Zeit zu lesen: wie bald wird man die

Klage hören, es sei nicht hell genug, – ein klarer Beweis, daß das Augenlicht heut zu Tage viel geschwächter ist als einst, und daß die künstlichen Lichter nicht ohne Nachtheil für das Auge und den Körper geblieben sind. Den klarsten Beweis hiefür geben die vielen Leute, die jetzt Augengläser tragen. Ich kann mich nicht erinnern, daß ich als Knabe je einen jungen Menschen mit Augengläsern gesehen habe. Man glaubte damals allgemein, diese seien nur für alte Leute und für einzelne Studierende. Jetzt aber kann man in den Städten und selbst da und dort auf dem Lande junge Leute treffen, die schon mit 8–12 Jahren Augengläser benützen müssen und weder die Helle noch das Sonnenlicht ertragen können. Bald wird es so weit kommen, daß schon kleine Kinder in der Wiege Brillen tragen. Ich bin der vollsten Überzeugung: wenn die Natur des Menschen durch Helle und Sonnenlicht abgehärtet ist, dann wird jedermann sein gutes Augenlicht haben; ist dies nicht der Fall, dann ist der Körper verkümmert und mit ihm auch das Auge. Es soll also das Möglichste gethan werden, daß man der Helle und des Sonnenlichtes nicht entbehre, und Auge und Körper wird dann in einem viel besseren Zustande sein. Wenn man aber, besonders in den Städten, in Wohnstuben und Werkstätten kommt, wohin weder die volle Tageshelle noch auch das Sonnenlicht dringen kann, wie werden letztere genügend wirken können, um gesund und kräftig zu machen! Betrachten wir die Leute, Kinder wie Erwachsene, die an der vollen Tageshelle und im Sonnenschein aufwachsen und arbeiten: welch' gesunde Augen haben diese Leute im Vergleich mit vielen Bewohnern der Großstädte oder denen, die in dunklen Werkstätten arbeiten! Dadurch finden wir das Gesagte hinreichend bestätigt. Der Mensch kann sich nun allerdings an Vieles gewöhnen, besonders wenn es die Mode vorschreibt. Man kann in Zimmer kommen, in welchen alle Fenster mit dunklen, dichten Vorhängen versehen sind, so daß im ganzen Zimmer gleichsam eine Abenddämmerung herrscht, oder es gar so dunkel ist, wie in einem finsteren Kerker. Man warnt doch noch im Allgemeinen davor, in der Abenddämmerung zu lesen, um die Augen nicht zu schwächen; werden solche Leute, welche die meiste Zeit in dieser selbst hergestellten Abenddämmerung arbeiten, nicht ihr Augenlicht schwächen und sogar den Körper verkümmern? Ich empfehle den Hauptgrundsatz sehr zu beachten: wer in der vollsten Tageshelle und in dem schönsten Sonnenscheine lebt und sich bewegt, wird das gesundeste Auge bewahren und den gesundesten Körper, soweit das Licht darauf einwirken kann.

Zweites Kapitel.
Die Luft in ihrer Beziehung zur Gesundheit.

Kürzlich kam ich an einen ziemlich großen Bach. Das Wasser war so spiegelhell, daß man auch die kleinste Münze auf dem Boden hätte sehen können. Der Bach war ziemlich tief und breit. In demselben schwamm eine große Anzahl Forellen, große und kleine. Ihre Munterkeit, ihr frisches Aussehen war der sicherste Beweis, daß sie sich in diesem Wasser recht behaglich fühlten. Es bildete also das reine spiegelhelle Wasser einen schönen, durchsichtigen Körper, in welchem die munteren Forellen ihr Leben fristeten. Dieser Wasserkörper ist ein kleines Bild von der Luft. Diese ist ja auch ein durchsichtiger, unermeßlicher Körper, in welchem der fliegende Vogel gleichsam schwimmt, wie die Forelle im Bache, und die Menschen und Thiere des Feldes leben und sich bewegen. In durstigen Zügen athmet der Mensch Stoffe ein, die zum Leben so nothwendig sind, daß er ohne dieselben nur eine kaum nennenswerthe Zeit bestehen kann. Weil die Luft durchsichtig ist und ebenso die Stoffe in ihr unsichtbar sind, deßhalb können wir nicht sehen, aus welchen Bestandtheilen sie zusammengesetzt ist. Die Stoffe aber, welche der Mensch mit jedem Athemzuge aufnimmt, heißen: Sauerstoff, Stickstoff, Kohlenstoff und Wasserdampf. Diese Stoffe sind zum Lebensunterhalt nothwendig; aber der weitaus nothwendigste ist der Sauerstoff. Sind in der Luft, die man einathmet, nur solche Stoffe vorhanden, wie sie die menschliche Natur braucht, dann darf man auf eine gute Gesundheit rechnen. Leider halten sich in der Luft noch viele unreine, ungesunde Stoffe auf, und sie kann auch Mangel haben an solchen Stoffen, die der Natur unentbehrlich sind.

Wenn wir an einem großen Bache oder Flusse stehen, der Schlamm und Schmutz mit sich führt und so trübe ist, daß man den Grund nicht sehen kann, so erblicken wir vielleicht auch in diesem Wasser Fische, ja oft recht große; die meisten aber sind nicht so munter und lebhaft wie die Forellen, die hier ganz fehlen; denn diese gedeihen nur im reinen Quellwasser. Es ist also ein bedeutender Unterschied zwischen dem Wasser einer Quelle und dem schmutzigen Fluß-Wasser. Ersteres sprudelt klar und rein aus der Erde hervor, letzteres hat schon einen weiten Lauf hinter sich, und seine Wellen wälzen gewöhnlich viel Unrath mit sich fort. So kann auch die Luft von unreinen Stoffen frei sein, sie kann aber auch eine Menge solcher in sich haben.

Wie das schönste Quellwasser augenblicklich trüb und schmutzig wird, wenn man Unrath hineinwirft, gerade so schnell kann auch die reinste Luft verunreinigt werden. Wenn in einem Zimmer auch die beste Luft ist, und es raucht Jemand nur einige Minuten eine Cigarre in demselben, so ist die Luft dadurch schon einigermaßen verschlechtert; wenn aber Mehrere längere Zeit rauchen, wie wird dann erst die Luft werden? Wenn also die Luft so leicht verunreinigt werden kann, wie wird dieselbe dann an manchen Orten, namentlich in Städten, beschaffen sein, wo so viele Ursachen zusammenwirken, dieselbe zu verderben! Deßhalb geht auch der Städter so gern aufs Land, um dort eine reinere und gesündere Luft einzuathmen, wodurch besseres Blut und bessere Säfte gebildet werden. Wem seine

Gesundheit lieb und theuer ist, der biete das Möglichste auf, daß er in reiner Luft seine Zeit zubringe, und vermeide aufs Sorgfältigste, schlechte, verdorbene Luft einzuathmen. Wie man im Besonderen für eine gute Zimmerluft sorgen kann, wird in einem späteren Artikel angegeben werden.

Drittes Kapitel.
Wärme und Kälte in ihrer Beziehung zur Gesundheit.

In dem ungeheuren Luftkörper, der unsere Erde umgibt, hausen zwei gewaltige Riesen, der eine noch mächtiger als der andere; beide ringen in beständigem Kampfe um die Herrschaft; bald siegt der eine, bald der andere. Diese zwei Riesen heißen Wärme und Kälte. Unter dem Einflusse beider steht der Mensch. Wer möchte alle die Krankheiten aufzählen, welche die Kälte und die Wärme dem menschlichen Körper verursachen! Wie viele tausend und tausend Menschenleben werden ein Opfer ihrer nachtheiligen Einwirkung! Es ist deßhalb unbedingt nothwendig, sich gegen die Kälte wie gegen die Wärme zu schützen. Wie die Menschen, so stehen auch die Vögel des Himmels und die Thiere des Feldes unter dem Einflusse von Kälte und Wärme. Für diese Geschöpfe sorgt aber der Schöpfer selbst. So bekommt jeder Vogel seinen Winter- und Sommerrock, von denen jeder der Temperatur der Jahreszeit angemessen ist. Die Thiere des Feldes und des Waldes bekommen in gleicher Weise für den Sommer ein dünnes Haarkleid, für den Winter einen dicken, gut gefütterten Pelz; sogar die Fische im Wasser entgehen der Obsorge des Schöpfers nicht, und nicht einmal die Würmer im Staube sind vergessen, denen Er die Erddecke zum Schutze bestimmt hat.

Dem Menschen aber, der mit Verstand und Vernunft begabt ist, hat es der Schöpfer selbst überlassen, sich vor jenen zwei Riesen zu schützen. Er bekommt jedoch die nöthige Anleitung hierzu, wenn er bei seinem Schöpfer in die Schule geht und betrachtet, wie dieser für seine übrigen Geschöpfe sorgt. Dadurch kommt er zur Erkenntniß, daß ein anderes Gewand für den Sommer und ein anderes für den Winter nothwendig ist, um dem nachtheiligen Einfluß von Kälte und Wärme zu begegnen. Wie letzteres am einfachsten und sichersten geschehen könne, soll im Folgenden dargethan werden.

Viertes Kapitel.
Kleidung.

Im vorhergehenden Kapitel wurden Kälte und Wärme mit zwei Riesen verglichen, die in beständigem Kampfe leben, und gegen die sich zu schützen dem Menschen selbst überlassen sei. Aber nicht nur in der Luft ringen Hitze und Kälte mit einander, sondern auch im kleineren Maße in jedem menschlichen Körper. Auch hier ist ein Zweikampf unter ihnen; die Kälte will den Sieg und will so den Körper zu Grunde richten; ebenso strebt die Wärme nach der Herrschaft, und erlangt sie dieselbe, so richtet auch sie im Körper die größte Zerstörung an. Gelingt es mir, Anleitung zu geben, wie man sich vor der nachtheiligen Einwirkung von Kälte und Hitze schützen kann, so glaube ich damit der Menschheit einen Dienst zu erweisen, weil gerade in diesem Punkte oft große Unwissenheit herrscht, und so manche Gesundheit zu Grunde gerichtet wird.

Will der Mensch die schädlichen Wirkungen der Kälte fern halten, so muß seine erste Sorge sein, daß er die gehörige Naturwärme in seinem Körper hat. Der ganze Körper wird erwärmt durch das Blut. In kleinen Kanälen, Adern genannt, dringt das Blut bis in die äußersten Theile des Körpers, wodurch dieser ernährt und erwärmt wird. Theils vermindert, theils abgekühlt kommt das Blut wieder zum Herzen zurück, und von dort strömt dann wieder vermehrtes und erwärmtes Blut durch die Adern. Wie man aber beim Kochen zur Unterhaltung des Feuers Brennstoffe nöthig hat, so ist auch Brennmaterial nothwendig im Körper des Menschen, um immer die erforderliche Wärme zu erhalten. Wer also ein gutes Blut mit ausreichender Wärme will, der muß zunächst für das nöthige Brennmaterial sorgen, wodurch die Natur in den Stand gesetzt wird, diese Wärme hervorzubringen und zu erhalten. Glücklich der Mensch, der durch ein gesundes, kräftiges Blut, das seinen Körper nach allen Richtungen hin gut nährt und erwärmt, den ersten und besten Schutz gegen die Kälte hat! Er hat das erste Erforderniß der Gesundheit. Traurig aber steht es bei dem, der zu wenig oder zu schwaches Blut in den Adern hat. Bei ihm sieht es aus wie in einem Zimmer, welches aus Mangel an Brennmaterial nicht gehörig erwärmt ist. Dasselbe ist unbehaglich und ungesund. So empfindet auch der Mensch ein Gefühl des Unbehagens und Krankseins, wenn er nicht ausreichendes und gesundes Blut hat. In welcher Weise aber jeder dieses sich verschaffen und damit für die gehörige Naturwärme sorgen könne und solle, wird in der Abhandlung über Nahrung und Bewegung des Näheren erklärt werden.

Das zweite Mittel, sich gegen die Kälte zu schützen, ist eine angemessene Kleidung. Hier wird viel und sicher noch mehr gefehlt, als bei der Sorge für die nöthige Naturwärme. Um bei der Kleidung das Richtige zu treffen, diene Folgendes zur Beachtung. Einige Theile am menschlichen Körper bleiben unbedeckt und können so abgehärtet werden, daß ihnen die Kälte keinen Schaden bringt; dahin gehören das Gesicht und gewöhnlich auch die Hände. Das Gesicht bleibe stets unbedeckt, und die Bedeckung des Kopfes entwickele nicht zu große Wärme. Um dieses recht klar zu machen, will ich anführen, welche Gebräuche und Sitten dereinst herrschten, und welche Veränderungen seit 50–60 Jahren vorgenommen wurden zum großen Nachtheile für Gesundheit und Lebensdauer.

Die Jugend setzte ihren Stolz darein, nur einen einfachen Hut auf dem Kopfe zu tragen, und sonst nichts; nur wenn die Kälte zu grimmig war, wurde ein Tüchlein über die Ohren gebunden, aber nur so lange, als man in großer Kälte verweilte. Trug man im Winter auch eine Pelzhaube, so bildete der Pelz doch nur den Rand derselben, und die Wärme war nicht viel größer als bei einem gewöhnlichen Hut. Wird der Kopf übermäßig bedeckt, so zieht die so entwickelte Wärme das Blut noch mehr zum Kopf, und dadurch wird der Natur geschadet. Woher kommt es, daß bei so Vielen, wenn sie nur eine kleine Strecke gehen, der ganze Kopf in den größten Schweiß geräth? Es kommt daher, daß das Blut durch zu große Wärme in den Kopf geleitet wird, die Kopfbedeckung die Transspiration zurückdrängt und dadurch noch mehr Hitze sich entwickelt.

Der Hals wurde einst bei den Armen im Winter mit einem kleinen Baumwolltüchlein umbunden, die Reicheren hatten seidene Tüchlein; sonst bekam der Hals keine weitere Hülle, und für einen Weichling wäre der gehalten worden, der mehr gethan hätte. Gerade der Hals ist aber der Sitz so vieler Krankheiten. Ist derselbe zu warm gekleidet, dann entwickelt sich viel Hitze, es strömt in Folge dessen mehr Blut dahin; wenn nun eingeathmete kalte Luft in den übermäßig erwärmten Hals, in Kehlkopf und Luftröhren einströmt, so ist die Veranlassung zu Katarrh oder einer andern Halskrankheit gegeben. Wer sich davor schützen will, der möge seinen Hals gehörig abhärten. Ich könnte mit Allen, die graue Haare tragen wie ich, versichern, daß man früher nichts oder wenig wußte von so vielen Hals-Krankheiten und -Leiden, welche jetzt Unzählige unglücklich machen und recht Vielen das Leben kosten. Ich weiß noch recht gut die Zeit, in welcher die größern Baumwolltücher aufgekommen sind, die man dann zwei-, ja dreifach um den Hals wand, womit die Verweichlichung angefangen hat. Und anstatt zur alten Lebensweise zurückzukehren, hat man die Verweichlichung nur noch weiter ausgedehnt. Vom Baumwolltuch ist man zum Wollshawl, sog. Schlips, übergegangen und hat den Hals zwei- und dreifach mit einem solchen umwunden. Von dieser Zeit an hat die Verweichlichung immer größere Fortschritte gemacht, und die verschiedensten Kopf-, Hals- und Brust-Krankheiten haben immer mehr zugenommen. Tausende und Tausende haben ihre Gesundheit auf diese Weise verloren und einen frühen Tod gefunden. Ich getraue mir zu behaupten, daß man, um verschiedene Krankheiten und Gebrechen ins Dasein zu rufen, nichts Besseres hätte erfinden können als diese Umhüllung des Halses. Wem also seine Gesundheit theuer ist, und wer von Halskrankheiten und den damit verbundenen Gebrechen frei bleiben will, der härte seinen Kopf ab und noch mehr seinen Hals.

Ich erinnere mich noch recht gut, wie ich mir als jähriger Knabe von meinen Eltern eine Winterhaube erbeten habe, die am Saume einen kleinen

Pelzrand hatte und nur 40 Kreuzer gekostet hätte. Ich werde mich wohl begnügen können mit einer Baumwollhaube, die 18–20 Kreuzer kostete, so lautete die mir gegebene Antwort. Ich muß noch hinzufügen, daß wir eine Stunde weit zur Kirche zu gehen hatten. „Reicht dir diese Haube nicht aus, so kannst du dein Taschentuch über die Ohren binden," hieß es weiter. Ich bin aber ohne Pelzhaube doch weder erfroren noch kränklich geworden. Soll es in unserer Zeit besser werden, und soll es weniger Hals- und Brustkrankheiten geben, so muß man anfangen, Hals und Kopf abzuhärten. Mit dem Shawl kam man schließlich so weit, daß man ihn das ganze Jahr hindurch tragen mußte; selbst nicht einmal zur Essenszeit in der warmen Stube konnten ihn manche entbehren. Ich könnte Personen nennen, die im Juni, Juli, August mit großer Sorgfalt Tag für Tag einen solchen Schlips um den Hals gewunden hatten und vor vielem Husten in die freie Luft zu gehen sich nicht getrauten.

12

Die Mode blieb aber hierbei noch nicht stehen. Heut zu Tage wird der ganze Hals, der ganze Kopf vielfach mit dem dicksten, gestrickten Wolltuch umwunden, so daß man kaum mehr die Augen, die Nase und den Mund sehen kann. Es ist ein altes Mütterchen auf diese Weise kaum mehr zu unterscheiden von einem jungen Mädchen, und welche Zustände findet man jetzt bei solcher Modekleidung? Durch diese dicke Wollkleidung wird das Blut in den Kopf geleitet und dadurch der erbärmlichste Kopfschmerz erzeugt; aus den Händen und Füßen dagegen tritt das Blut zurück, und man kann zuversichtlich sagen: je mehr Wolle um den Kopf und die Brust gewunden ist, um so kälter sind die Füße. Durch eine solche gesundheitsschädliche Bekleidungsweise und unzweckmäßige Lebensart nimmt die Blutarmuth immer mehr zu.

Ein zweites Übel, welches durch die Wollbedeckung entsteht, ist dieses, daß Kopf, Hals und Brust, weil sie zu warm gehalten werden, gegen die Kälte äußerst empfindlich werden und deßhalb viele Rheumatismen und Krämpfe entstehen, wenn die kalte Luft an einen solchen verweichlichten Theil kommt. Ein also erwärmter Körper muß schließlich doch auch die kalte Luft einathmen, und dadurch entstehen dann die verschiedenartigsten Katarrhe; der eine bekommt ihn in der Nase, ein anderer in den Ohren, wieder ein anderer im Rachen, im Kehlkopf, in der Luftröhre, in den Lungen oder dem Magen, und so wird in Folge des vielen Einwickelns immer gehustet und gelitten, und man friert an Füßen und Händen, daß es zum Erbarmen ist. Die Sucht aber, nach der Mode zu leben, trägt die Schuld an allen diesen Miseren. Wenn ein Hausvater in seinem Hause alle Lumpen (Taugenichtse, Vagabunden) einkehren ließe, ihnen gut einheizte, sie auf's Sorgfältigste pflegte, dabei aber sich beklagte, daß er so viele Lumpen im Hause habe, würde man dem nicht sagen: „Weise dieselben aus deinem Hause, dann wirst du Ruhe bekommen.“ In ähnlicher Weise muß es der Mensch mit den Krankheiten machen, die durch Verweichlichung von Kopf, Hals und Brust entstanden sind.

Der Kopf bekomme deßhalb eine Bedeckung, die ihn schützt gegen die Kälte, daß sie nicht zu schroff auf denselben eindringen kann, sondern theilweise abgehalten wird. Der Hals werde nie, sei es mit einem Tuche oder etwas Anderem, so eingehüllt, daß keine Luft Zugang hat; gerade der Hals muß durch die Luft beständig in der Abhärtung erhalten bleiben; die Halsbekleidung soll gleichsam nur den Saum der Körperbedeckung ausmachen. Wer seinen Hals am wenigsten bedeckt und der Luft den vollsten Zugang gibt, der hat den besten Schutz vor den meisten Halsgebrechen und Krankheiten. Vor ungefähr 40 Jahren trugen die Studenten im Winter wie im Sommer eine sogenannte Studentenmütze und ein Halstuch wie ein kleines Band, und dabei fühlten sie sich gesund und glücklich. Wer es jetzt auch noch so macht, wird von vielen Übeln befreit bleiben. Besonders haben die Frauen vor 40 und 50 Jahren so einfache Kopf- und Halsbedeckung gehabt, daß die gegenwärtige Generation ein Beispiel daran nehmen dürfte und damit das beste Mittel hätte, um die verlorene Gesundheit wieder zu erlangen.

Mancher Leser und manche Leserin wird denken und sagen: Ich will auch frei werden von meinen Armseligkeiten, die mir die Kleidung gebracht hat, und will mich gerade so einfach kleiden, wie hier angerathen wird, und wie unsere Vorfahren gethan haben. Nur sachte, das geht nicht so leicht und so schnell. Der Hausvater, welcher Taugenichtse längere Zeit beherbergte und auf's Beste gepflegt hat, kann diese nicht auf einmal mit Gewalt aus dem Hause hinauswerfen; er würde sich der Gefahr aussetzen, selbst hinausgeworfen zu werden. Er muß es schon recht vorsichtig und klug anfangen, um ihrer los zu werden. So kann man auch die lästigen Kameraden von Krankheiten und Gebrechen nicht durch schroffe Behandlung auf einmal beseitigen, sondern man muß dabei mit Schonung und Vorsicht verfahren. Wie man es am besten anfangen könne, um die Natur abzuhärten und die Krankheiten, die durch Verweichlichung entstanden sind, zu beseitigen, dazu wird bei den Krankheiten nähere Anleitung gegeben werden.

Auch die H ä n d e sollen der freien Luft ausgesetzt sein, damit sie abgehärtet und fähig werden, ihre Aufgabe zu lösen. Dieselben haben bei Verrichtung der verschiedensten Arbeiten den größten Wechsel auszuhalten. Bald müssen sie grimmige Kälte, bald große Hitze ertragen; bald sind sie naß, bald wieder trocken. Besonders ist das beim weiblichen Geschlechte der Fall. Die Abhärtung der Hände geschieht hauptsächlich durch die Luft, durch ihren Wechsel von Kälte und Wärme. Im Sommer gewöhnen sich die Hände allmählig an die Hitze, im Herbste nach und nach an die Kälte, so daß sie im Winter die Kälte ebenso leicht ertragen, als im Sommer die Hitze. Es ist jedoch zu bemerken, daß bei besonders großer Kälte oder auch beim Fahren,

Tragen &c., wo man nicht durch Gehen und Bewegung den ganzen Körper in Thätigkeit setzt und damit die nöthige Wärme hervorbringt, Handschuhe gebraucht werden sollen.

Bei dieser Gelegenheit, wo von Abhärtung der Hände die Rede ist, kann ich die Frauen, wie sie vor 40 bis 50 Jahren waren, als Musterbild hinstellen. Ihre Hemdärmel gingen kaum bis zur Hälfte des Oberarmes, und bei den täglichen Beschäftigungen waren die Arme Wind und Wetter ausgesetzt; nur im Winter bekamen sie Schutz durch ein Oberkleid mit längeren Ärmeln. Die Mädchen hatten einen gewissen Stolz, wenn ihre Arme recht feste Muskeln hatten und für jede Witterung abgehärtet waren. Bei diesen war kein Blutmangel und auch kein Frost. Sie hatten deßhalb auch zu allen Berufsarbeiten die erforderliche Kraft und Ausdauer. Wenn man dagegen heut zu Tage die übertriebene Bekleidung der Arme betrachtet, so darf man sich nicht wundern, daß dieselben welk, kraftlos und sehr empfindlich gegen Witterungswechsel sind. Man ist aber in dem Bestreben, die Luft, das beste Abhärtungsmittel, zu verdrängen, sogar soweit gekommen, daß man noch eigene Kleidungsstücke aus Wollstoff oder Pelz macht, die sog. Stützchen oder Pulswärmer, die gleichsam als Polizeidiener den Luftzugang absperren. Durch dieses Verfahren aber haben sich eine Unzahl Mode-Diener und -Dienerinnen ihre Arme recht empfindlich gemacht und Krämpfe und Rheumatismen geholt; selbst das Abmagern der Arme ist nichts Seltenes mehr, und sie sehen oft aus, als ob sie eher mit Wasser als mit festem Fleische gefüllt seien.

Vergleichen wir nur eine gegen die Kälte abgehärtete Person, deren Gesicht und Hals, Arme und Hände widerstandsfähig sind, mit einer verweichlichten Person, der es im Frühjahr und Herbste schon zu kalt ist, die sich aber im Winter gar nicht mehr zu helfen weiß und voll Ach und Weh ist, so wird man leicht sehen, welche glücklicher daran ist. Würde man ernstlich daran gehen, die Verweichlichung zu beseitigen und die Abhärtung in angegebener Weise zu üben, so würde ein allgemeines Wohlbefinden, größere Kraft und Ausdauer das Leben viel angenehmer machen.

Soll man sich einerseits durch Abhärtung, namentlich einzelner Körpertheile, gegen die Kälte schützen, so muß doch auch andrerseits der Körper im Winter eine entsprechende Kleidung bekommen. Trägt doch auch der Spatz in dieser Jahreszeit seinen Winterrock. Vor 50–60 Jahren kannte man meist nur Hemden aus Leinwand, theilweise auch schon aus Baumwolle. Die ärmeren Leute trugen auf der Haut grobe leinene Hemden, die mitunter nur wenig feiner waren wie der Zwilch, den man zu Kornsäcken verwendete. Ein solches Hemd war aber nicht nur recht ausdauernd und wohlfeil, sondern schützte auch außerordentlich vor Erkältung. Diese Hemden waren so lang, daß sie nicht nur den Oberkörper und Leib, sondern auch die Oberschenkel ziemlich bedeckten; sie waren auch weit, so daß sich beim Anziehen der Oberkleider mehrere Falten bildeten. Hat das Kleid die Aufgabe, die Körperwärme zurückzuhalten, so war gerade ein solches Hemd hierzu ganz geeignet, zwischen dessen Falten sich eine temperirte Luft bildete. Dadurch wurde der Kälte der Zugang verwehrt. Über dieses Hemd kam dann noch ein anderes Kleid zum Schutze gegen die Kälte, welches gleich dem ersten die Wärme aufhielt und einen erhöhten Schutz gegen die Kälte bildete. Dieses zweite Kleid war wieder aus Leinwandstoff; gebrechlichere und ältere Leute trugen aber im Winter gewöhnlich aus Wolle gestrickte oder aus Flanell gemachte Jacken. Über diese kam dann noch der Oberkittel, entweder aus grobem Leinenstoff gemacht oder bei den Arbeitern aus Zwilch. Die Beinkleider waren für die Arbeiter fast nur aus grober Leinwand oder Zwilch hergestellt. Nur wenige trugen Unterhosen, und diese wieder aus Leinwand. Es kam auch ausnahmsweise vor, daß man aus Wolle gestrickte Unterhosen hatte; über diese aber trugen die Arbeiter wieder Beinkleider aus Zwilch oder grober Leiwand. Solche Kleidung war recht warm, wohlfeil und ausdauernd, und es gab damals recht viele Leute, die ein Alter von 80 Jahren erreichten. Heut zu Tage hat deren Anzahl bedeutend abgenommen. Jene Kleidung hatte auch das Gute, daß das Hemd nebenbei noch gleichsam eine Bürste für die Haut war und deren Thätigkeit beförderte. An Sonn- und Festtagen war die Kleidung theils aus Wolle, theils aus Leder. Im Schwabenlande war die lederne Hose allgemein. Sie war nicht theuer, hielt mehrere Jahre aus und gewährte guten Schutz gegen die Kälte. Die Tuchröcke waren auch allgemein an Sonn- und Festtagen, wenigstens beim männlichen Geschlecht, und weil damals das Tuch viel besser war als jetzt, so hatte mancher Landmann seinen Sonn- und Festtagsrock 10, ja 20 Jahre. Wie viel weniger kostete deßhalb die Kleidung damals als heut zu Tage! Die Frauen hielten viel darauf, über dem leinenen Hemd ein wollenes oder baumwollenes Kleid zu tragen, wodurch wirklich der Körper großen Schutz gegen das Eindringen der Kälte hatte. Die Oberkleider bei den Frauen auf dem Lande waren gewöhnlich kräftige Baumwollstoffe. Vor 40 Jahren kamen die baumwollenen Hemden auf; sie wollten aber für die Winterzeit nicht recht behagen, denn sie kamen den Landleuten zu kalt vor. Eine zweite Klage wurde darüber geführt, daß sie beim Schwitzen sich der Haut anlegten und dadurch Kälte und Unbehaglichkeit verursachten. Auch wurden sie, wenn sie vom Schweiß feucht geworden waren, nicht so schnell wieder trocken, wie die Hemden von Leinwand. Ferner wurde darüber geklagt, daß der Schmutz sich an diese Hemden viel fester ansetze, als an leinene. Es bekamen daher die Hemden aus Baumwolle nicht sehr viele Anhänger; umgekehrt aber war es mit den Oberkleidern. Heut zu Tage ist es aber Mode geworden, weder baumwollene noch leinene Hemden auf der Haut zu tragen, sondern möglichst den ganzen Körper mit einer Wollhaut zu umgeben. Es gibt nicht bloß Wollhemden, sondern auch fest anschließende wollene Unterhosen und andere Kleidungsstücke aus Wolle, mit denen man den Leib bedecken soll.

Du bist neugierig, lieber Leser, was ich für ein Urtheil fälle über diese Mode; ich gebe dir zur Antwort: Ich habe mich überhaupt nie mit der Mode abgegeben. Wie ich aus der ärmsten Klasse abstamme, so bleibe ich auch am liebsten beim Einfachsten und bekümmere mich am allerwenigsten darum, wie sich andere kleiden. Was mich aber die Erfahrung über den Werth der wollenen Hemden, Unterhosen &c. gelehrt hat, ist Folgendes. Es kam zu mir eine Unzahl Leute, die vom Kopf bis zum Fuß voll Rheumatismus waren und von Krämpfen geplagt wurden. Es stellte sich regelmäßig heraus, daß diese wollene Hemden getragen hatten. Dasselbe fand statt bei denen, die über kalte Füße und über Andrang des Blutes zum Kopf klagten. Nur zweimal kam es mir vor, daß Männer, die durch und durch rheumatisch waren, auf die Frage: „Tragt ihr Wollhemden?" die Antwort gaben: „Nein, leinene Hemden – aber erst seit vier Wochen." Bei den Landleuten, die schwere Arbeiten haben, viel schwitzen, starke Naturen haben und abgehärtet sind, kamen früher rheumatische Zustände, Krämpfe &c. selten vor; jetzt aber, wo Modejäger so zahlreich sind, gibt es eine Unzahl solcher Krankheiten. Ich kann mich aber nicht erinnern, daß ein einziger zu mir gekommen wäre von den vielen durch Krämpfe &c. Gefolterten, der stets ein leinenes Hemd getragen hätte. Früher war die hysterische Krankheit gewöhnlich nur einheimisch beim weiblichen Geschlecht; in diesem Jahre aber versicherte mir ein Arzt, es seien auch viele Mannspersonen hysterisch. Ich will nicht gerade Alles dem Wollhemd und der Wollkleidung zuschreiben; aber die Erfahrung lieferte mir den Beweis, daß sie bei der größten Anzahl die Ursache war. Aber wie soll dieß denn bewirkt werden können durch die Wollkleidung? Die Wolle liegt nahe auf der Haut und entwickelt viel mehr Wärme als die Leinwand; das Material aber zu dieser Wärme muß der Körper hergeben, die Erwärmung geschieht also auf Kosten desselben. Ist das Wollhemd ganz durchwärmt, so strömt diese erhöhte Wärme nach außen, und dadurch tritt ein größerer Verbrauch ein, wozu die Natur das nöthige Material ebenfalls hergeben muß. Liegt ferner der Körper unter einer oder mehreren Wolldecken im Bette, so geräth er auch dadurch in eine höhere Wärme. Diese aber wird wiederum auf seine Kosten entwickelt. Durch die erhöhte Wärme wird sodann der Körper empfindlicher gegen die Kälte, weil er verweichlicht ist, und überdieß wird er geschwächt durch Entziehung so vieler Naturwärme. Deßhalb vermag die Kälte recht leicht rheumatische, krampfhafte Zustände hervorzubringen, sei es durch den schnellen Übergang von freier Luft ins warme Zimmer oder umgekehrt. Besonders aber ist es der Fall zur Nachtzeit, wenn die Decke nicht ganz den Körper bedeckt oder ein Arm oder Fuß, selbst nur für eine kurze Zeit, der Luft ausgesetzt ist. So bekommt Mancher in der Nacht, statt auszuruhen und gestärkt zu werden, für den Tag einen ordentlichen Rheumatismus im Arm, im Nacken, in den Schultern oder an sonst einem Theile des Körpers.

Es wird vielleicht die Frage gestellt werden, warum denn keine feine Leinwand gebraucht werden dürfe, welche Nachtheile diese habe. Die Antwort lautet: Die feine Leinwand kann nur in geringem Maße das Entweichen der Wärme hindern, und es verhält sich mit ihr ähnlich wie mit einer dünnen Mauer, welche die Wärme nicht zurückzuhalten und die Kälte nicht abzuhalten vermag. Der Körper hat durch das feine leinene Hemd viel zu wenig Schutz. Wenn man ferner in Schweiß geräth, so ist sehr bald das feine Hemd ganz durchnäßt und klebt dem Körper an, und es geht gerade deßhalb das Trocknen so langsam voran. Bekanntlich dünstet ja die Haut durch ihre Poren aus. Das Ausgedünstete soll vertrocknen auf der Haut und im Hemde, und daher ist ein grobes leinenes Hemd ein Mittel, wodurch nicht nur diese Ausdünstung aufgenommen wird, sondern es reibt auch das Aufgetrocknete auf der Haut ab und ersetzt, wie oben bemerkt, gewissermaßen eine Bürste. Gerade die grobe Leinwand nimmt aber nicht bloß viel auf, sondern die Feuchtigkeit trocknet auch schnell in der Leinwand. Ferner geht eine Unzahl kleiner Schuppen fortwährend durch ein grobes Hemd ab, und ist dieß somit ein vorzügliches Mittel zur Hautpflege. Ein Wollhemdträger entgegnet: Ich trage gerade deßhalb ein Wollhemd, weil dieses eine Masse Schweiß aufnimmt und man daher das nasse Gefühl auf der Haut nicht hat. Ich gebe dieses zu, aber wird diese Flüssigkeit im Wollhemd so rasch trocknen wie im leinenen? Wird die Haut beim Tragen eines Wollhemdes auch so trocken und rein gehalten, wie beim Gebrauch leinener Hemden? Nimm einmal ein Wollhemd und ein leinenes Hemd, tauche beide ins Wasser, hänge sie neben einander in der Luft auf und gib Obacht, wie viel Zeit vergeht, bis beide vollständig getrocknet sind. Du wirst finden, daß das Wollhemd viel längere Zeit zum Trocknen braucht, als das leinene. Wenn aber die Luft die Feuchtigkeit so schwer aus dem Wollhemd bringt, soll letztere dann leichter schwinden, wenn dasselbe unter den Kleidern getragen wird? Ich behaupte, daß man beim Wollhemd die Feuchtigkeit nur nicht so empfindet, und habe mich überzeugt, daß auf der Haut unter dem Wollhemd eine ordentliche feuchte Schmiere sich aufhält und nicht vertrocknet und nicht abgerieben wird, wie beim Tragen eines Hemdes aus grober Leinwand. Dazu hat das Wollhemd vom Schweiß einen sehr üblen Geruch. Wie schwer ist es außerdem, allen Schmutz aus dem Wollhemd zu entfernen; ich denke bloß an die früheren Maschinen, die von den sogenannten Walkern zur Reinigung der Wolle gebraucht wurden. Ich bin der Überzeugung, daß wenige Wollhemde den vom menschlichen Körper aufgenommenen Schmutz ganz verlieren. Geht man ferner auf den Ursprung des Leinens und der Wolle ein, so wird auch dadurch sich zeigen, daß ersteres einen Vorzug vor der letzteren hat. Die Leinwand wird bereitet aus der Faser einer Pflanze, die in freier Luft und in den Strahlen der Sonne gewachsen ist. Die Wolle aber wächst auf der Haut der Thiere, zieht hauptsächlich aus dem Thierfett ihre Nahrung. Ein Sprüchwort sagt: Es gibt keine Heerde, in welcher nicht räudige Schafe sind mit ansteckender Krankheit. Wer will nun behaupten, daß nicht Krankheitsstoffe auch in die Wolle dringen? Geschieht aber dieses, so kann leicht von den Wollhemden etwas in den Körper des Menschen eindringen, was die Gesundheit nicht gerade befördern dürfte. Bei Heilung von Geschwüren und Wunden habe ich noch nie gesehen oder gehört, daß ein Arzt als Charpie Wollfasern genommen hätte, immer wurde die Leinfaser benützt. Warum geschieht denn das? Meinethalben kann Jeder tragen, was er will; mich treibt beim Schreiben dieses nicht Geschäftserwerb oder ein anderer Gewinn. Ich rede ohne jedes Vorurtheil und gedrängt von der Überzeugung, die ich aus einer reichen Erfahrung gewonnen habe. Will Jemand meinen Rath, so lautet er dahin: Trage auf der Haut ein Hemd von ziemlich grober Leinwand; diese hält die vom Körper strömende Wärme zurück, erhält die Haut in Thätigkeit und ist leicht zu reinigen – es ist dieß ein r e i n l i c h e s T r a g e n . Wenn aber Jemand sagt, ein Wollhemd kann man drei, ja sechs Wochen lang tragen, wie es vielfach geschieht, ohne es waschen zu lassen, dem antworte ich: Man kann das leinene Hemd ja auch so lange tragen, nur sieht man in diesem den Schmutz mehr. Appetitlich ist gewiß auch ein Wollhemd nicht mehr, wenn es selbst nur 14 Tage getragen wurde.

Es muß jedoch hier bemerkt werden, daß das über Wollhemden Gesagte sich hauptsächlich nur auf solche bezieht, welche enge und fein sind. Anders steht es mit solchen, die weit und grob sind. Beim Tragen dieser wird sowohl die Haut durch Reiben gereinigt, als auch der freien Luft der Zugang zum Körper ermöglicht.

War früher für die Arbeiter an den Werktagen gewöhnlich der Zwilch der Stoff für die Beinkleider wegen der Ausdauer, Wärme und Wohlfeilheit, so ist jetzt dieser Artikel im Allgemeinen außer Gebrauch gekommen, und es ist vorherrschend die Wolle an dessen Stelle getreten. Ich möchte hier besonders hervorheben, wie ungemein wohlfeil das einst gebrauchte Arbeitskleid war im Vergleich zu dem, welches man jetzt trägt. Eine Zwilchhose für einen Arbeiter kostete fix und fertig einen Gulden; was das Wollbeinkleid kostet, weiß Jeder selbst. Wie wohlfeil war auch das Hemd aus grober Leinwand, wie theuer kommen dagegen die Wollhemden zu stehen! Und gerade so ist es mit den übrigen Kleidern, die man vordem trug. Sie waren viel billiger als jene, welche man jetzt trägt. Einst fragte man mich, ob ich die ledernen Hosen empfehle oder verwerfe. Die Antwort lautete: Die ledernen Beinkleider werden wie einst, so auch jetzt noch in vielen Gegenden allgemein getragen; sie halten warm im Winter, besonders solche von Hirschleder oder doch stärkerem Leder; sie sind dazu sehr ausdauernd. Wer sie nur an Sonn- und Festtagen trägt, kann daran 10 bis 20 Jahre ein schönes

Kleidungsstück haben. Kommen sie auch beim Anschaffen etwas theuer, so bleiben sie doch das wohlfeilste Beinkleid wegen ihrer Dauerhaftigkeit. Nur eines muß bemerkt werden, was von großer Wichtigkeit ist; schließt das lederne Beinkleid enge an die Haut an, so wird die Transspiration verhindert, und es geht dann ähnlich wie bei Kleidungsstücken aus Gummi. Es werden durch Verhinderung der Transspiration auch leicht Anstauungen entstehen, die unausbleiblich Krankheiten im Gefolge haben. Wie die ledernen Beinkleider den Ruf haben, daß sie im Winter einen vorzüglichen Schutz gegen die Kälte abgeben, so wird auch allgemein behauptet, daß sie im Sommer nicht lästig heiß seien, sondern eher kühlen, weil sie das Eindringen der Hitze hindern. Zudem kann man auch für den Sommer ein dünneres, leichteres Beinkleid wählen, wie ja auch der Vogel im Sommer ein dünneres Kleid trägt.

Öfter bin ich auch schon gefragt worden, was ich von den Unterbeinkleidern halte, ob sie zu empfehlen seien und welche. Daß im Sommer Unterbeinkleider nicht nothwendig sind, ist ganz sicher; eine Tuchhose entwickelt Wärme genug, und wer durch eine solche die richtige Wärme zur Sommerzeit nicht bekommt, dem wird auch eine Unterhose nichts mehr nützen. In Betreff der Tuchhose gilt aber auch, daß sie nicht enge anschließen soll. Was die Unterhose aus Wolle betrifft, so kann ich aus Erfahrung sagen, daß viele Leute zu mir gekommen sind, die unter der Tuchhose eine, mehrere sogar, die zwei, ja drei wollene Unterhosen getragen haben und dabei über nichts mehr klagten, als daß ihnen die gehörige Wärme abgehe, daß sie meistens vom Frost belästigt seien, und das selbst im geheizten Zimmer. Ist's im Winter kalt, und will die einfache Tuchhose nicht mehr ausreichen, dann empfehle ich die Unterhose aus Leinwand, aus Gründen, wie sie oben angegeben sind, wo die Rede von den Hemden war. Der Unterkörper wird durch wollene Unterhosen so verweichlicht, daß die kalte Luft und überhaupt kältere Temperatur ganz leicht Gelenkrheumatismus und Krämpfe hervorzubringen vermag, und dann hat das gemüthliche Leben, wie Jeder weiß, aufgehört. Was im Besonderen die engen Beinkleider betrifft, die jetzt gerade in der Mode sind, so bin ich sehr froh, daß ich solche zu tragen nicht gezwungen bin. Abgesehen davon, daß die Schenkel und Beine in einer Art Zwangsjacke stecken, geht ihnen auch überdieß die Abhärtung verloren, und wird man dadurch für rheumatische Zustände empfänglicher. In ein weites Beinkleid dringt leicht die Luft ein, welche die Naturwärme mindert und dadurch den Beinen eine gemäßigtere, mildere Wärme gibt. Das ist meine Ansicht über die genannten Kleidungsstücke. Indessen steht es ja Jedem frei, in der Auswahl derselben nach Belieben zu handeln.

Schutz der Füße gegen Kälte.

Ist es von außerordentlicher Wichtigkeit, daß Kopf, Hals, Gesicht und Hände der freien Luft ausgesetzt und abgehärtet werden, so ist dieß nicht weniger nothwendig bei den Füßen. Diese haben noch den besonderen Nachtheil, daß sie nicht bloß in der kalten Luft, sondern auch auf dem kalten Boden sich befinden, somit doppelte Kälte auszuhalten haben. Und wie im Allgemeinen Alles in die Höhe strebt, selbst der Rauch, der vom Feuer ausgeht, so dringt auch das Blut mehr nach oben, in die Brust und in den Kopf, und läßt gerne die Füße blutarm und manchmal fast blutleer, und doch muß das Blut auch den Füßen die Wärme spenden. Man kann daher sagen: Wie viel Blut Du in den Füßen hast, so viel Wärme hast Du dort und umgekehrt, – je kälter dieselben sind, um so weniger Blut ist dort. Daher muß als Hauptgrundsatz gelten: Je abgehärteter die Füße, um so besser ist man daran; denn sie werden dann im selben Maße blutreich und warm sein. Je weichlicher die Füße sind, um so schlimmer ist man daran, weil Blut und Wärme in gleichem Verhältniß abgehen, als man die Füße verweichlicht hat.

Es ist daher gewiß von Wichtigkeit zu wissen, wie die Füße abgehärtet werden können. Wie das Gesicht nicht am warmen Ofen abgehärtet wird, sondern dadurch, daß man der Luft stets freien Zugang läßt, so müssen auch die Füße eben dadurch abgehärtet werden, daß man sie der freien Luft aussetzt. Wer dieß im Sommer häufig thut, dessen Füße werden leicht die verschiedenen Witterungen aushalten. Einen Solchen wird der Winter nicht viel belästigen, besonders wenn er sich noch Mühe gibt, auch im Winter durch entsprechende Übungen abgehärtet zu bleiben, und die Füße nicht durch allerhand überflüssige Schutzmittel verweichlicht. Als erstes Schutzmittel der Füße gegen die Witterung wird allgemein der Strumpf benützt. Die besten Strümpfe wären sicherlich die aus dickem Leingarn gestrickten; diese sind am geeignetsten zur Erhaltung der Naturwärme. Zu Strümpfen läßt sich Schafwolle viel eher verwenden als zu Hemden und Unterhosen, weil die Luft nicht leicht eine zu große Entwickelung der Wärme an den Füßen zuläßt. Das zweite Schutzmittel sind Schuhe oder Stiefel. Hier ist die Wahl sicher gut getroffen, weil ein gutes Leder am meisten Schutz gewährt vor der Kälte und auch die Feuchtigkeit abhält; denn nichts ist gefährlicher und schädlicher, als wenn letztere durch die Schuhe eindringt. Die Schuhe aber sollen nicht enge sein, ebenso die Strümpfe; denn je mehr Luft zwischen der Haut und dem Strumpfe ist, um so mehr wird die Fußwärme begünstigt. Daher soll auch zwischen dem Schuhe und dem Strumpfe ein mit Luft gefüllter Raum sein, damit sich auch dort angenehme Wärme entwickle und der Fuß sich behaglich fühle. Wenn aber der Strumpf ganz fest an die Haut sich anschließt und der Schuh so klein und enge ist, daß es mehr eine Verkümmerungsmaschine für den Fuß ist als ein Mittel, Wärme zu erzeugen und zurückzuhalten, dann kann das Blut eine gehörige Erwärmung nicht bewirken, die Kälte von außen dringt auch leichter ein, das so behandelte Blut aber tritt zurück in den Oberkörper, und der arme

Mensch friert in Folge dessen an den Füßen. Das zurücktretende Blut aber bringt manche Übel hervor. Steigt es in den Kopf hinauf, so erzeugt es Kopfweh; dringt es in die Brust, so macht es dort Beschwerden; sammelt es sich im Unterleib, so verursacht es hier üble Zustände. Das Nachtheiligste aber ist, daß, wenn das Blut nach innen dringt und dort sich aufhält, im Innern eine Blutfülle entsteht und deßhalb die Bildung von neuem Blute nachläßt, was Blutarmuth zur Folge hat, wie es Tausende von Beispielen beweisen. Wie viele Menschen verkümmern ihre Zehen aus Eitelkeit, indem sie zu enge Schuhe tragen! Früher oder später werden sie für diese Eitelkeit viel zu büßen bekommen durch Kränklichkeit oder schwere Leiden. Es möge noch erwähnt werden, daß, wenn die Füße so eingezwängt sind, das Blut kaum mehr in die äußersten Theile dringen kann; hierdurch und durch den gehemmten Rückfluß entstehen Stauungen und manchmal sogar bösartige Geschwüre, ja es kann durch Reibungen in zu engen Schuhen selbst Blutzersetzung eintreten, wie ich selbst mehrere Fälle weiß. Ich kann nicht begreifen, wie es Leute geben kann, welche die vom Schöpfer erschaffenen Organe anders wollen, als dieser sie gebildet hat.

Weil das B a r f u ß g e h e n ein so vorzügliches Mittel ist, die Füße abzuhärten, sind Diejenigen glücklich, welche vermöge ihres Berufes im Sommer häufig barfuß gehen, wie die Landleute, weil sie dadurch ihrer Gesundheit sehr nützen. Man soll aber ja nicht glauben, daß Diejenigen, welche nicht wie die Landleute bei ihrer Beschäftigung barfuß gehen können, nicht doch für ihre Füße in ähnlicher Weise sorgen könnten. Ist es denn eine Schande, wenn man im Sommer in seinem Garten oder beim Spaziergange auf einer freien Wiese einige Minuten barfuß geht oder auch zu Hause auf nassen Steinen mit bloßen Füßen umherwandelt? Und kann man nicht ganz gut vor dem Schlafengehen einige Minuten in seinem Zimmer barfuß einen Spaziergang machen, damit die Luft frei auf die Haut dringen kann, auf diese Weise das Blut mehr nach unten geleitet wird und die Füße abgehärtet werden? Thut man das, dann wird nicht mehr jede Kleinigkeit den so unangenehmen Frost verursachen. Wenn man neben einem solchen Barfußgang im Zimmer die Füße ein paarmal in kaltes Wasser eintauchen würde, um dadurch die Fußwärme noch mehr zu erhöhen und die Füße selbst noch mehr abzuhärten, wäre das zu viel der Mühe im Vergleich mit dem Vortheil, den solches der Gesundheit bringt? Und ist es nicht auch sehr unangenehm, den ganzen Tag kalte Füße zu haben und dieselben möglichst oft in dicke Filzschuhe stecken zu müssen, die vielleicht noch vorher erwärmt werden müssen, um die Kälte der Füße zu vertreiben? Gewiß aber wird man von solchen Übeln geplagt werden, wenn man seine Füße verweichlicht, statt sie in der angegebenen Weise abzuhärten und dadurch zu bewirken, daß sie stets eine gehörige Wärme haben.

Ich kann nicht glauben, daß es Leute geben würde mit Fußschweiß, wenn die Füße vernünftig abgehärtet würden; ich glaube auch nicht, daß bei vernünftiger Abhärtung der Füße das Podagra aufkommen würde. Gerade über diese letztere Krankheit, die so schmerzlich ist, macht man sich gewöhnlich nur lustig; man trägt eben die Überzeugung, daß eine Verweichlichung mit Schuld an dem Übel ist. Nicht unerwähnt darf hier bleiben, daß Zimmerschuhe aus Wollstoff oder gar aus Pelz ein besonders günstiges Mittel zur Verweichlichung sind und nicht genug getadelt werden können. Der Grund wird aus dem bereits Gesagten Jedem klar sein. Wie verderblich wirkt es aber erst auf die Natur, wenn man das Bett vor dem Schlafengehen wärmt oder warme Bettflaschen &c. benützt! Doch über dieses später! Um also sein Glück, seine Gesundheit und sein Leben möglichst lange zu erhalten, ist eine vernünftige Abhärtung der Füße geboten.

Vor 50 bis 60 Jahren gingen alle Landleute, mit wenigen Ausnahmen, im Sommer barfuß; ich selbst habe es bis zu meinem zweiundzwanzigsten Jahre mitgemacht. Sobald im Frühjahr der Schnee geschmolzen war, ging das Barfußgehen an und dauerte bis Oktober, selbst bis November. Wie abgehärtet waren da die Füße! Bei der anderen Kleidung kümmerte man sich auch nicht viel um die Mode, und so war der ganze Körper abgehärtet. Man wußte wenig oder nichts von so vielen Kinderkrankheiten, die heut zu Tage so vielen Kindern das Leben kosten. Ich habe auch nie beim Bauernvolke etwas gehört von Gelenkrheumatismus oder krampfhaften Zuständen. In unserer modernen Zeit aber fängt man beim Kinde in der Wiege an, sich nach der Mode zu richten, und bis hinauf ins höhere Alter will Jeder dieselbe wenigstens einigermaßen mitmachen.

Unsinnige Kleider-Moden.

Die Frauenspersonen trugen und tragen auch heut' zu Tage noch drei ja vier Kleider mit Falten über einander, und doch müssen sie dazu noch wollene Beinkleider tragen. Gerade dieses ist aber ein Hauptmittel zur Verweichlichung und in Folge dessen zu vielen Gebrechen und Krankheiten. Es wird die Luft dadurch, soweit es möglich ist, vollständig abgehalten und die Haut verweichlicht. Wenn den Frauen Leben und Gesundheit und eine volle, ausdauernde Kraft für ihren Beruf theuer ist, so sollen sie bemüht sein, den Körper, besonders aber die Füße recht abzuhärten.

Ein weiteres Übel, das früher fast nur in den Städten zu finden war, dringt jetzt auch auf das Land hinaus. Es ist das Schnüren. In den fünfziger Jahren wurde diese Mode allgemeiner eingeführt, und ich habe damals in einer Reihe von Blättern von vielen Todesfällen gelesen, die durch diese verwerfliche Unsitte erfolgten. Es ist grauenhaft, daß der Modegeist sogar gegen den allmächtigen Schöpfer selbst auftreten und dem menschlichen Körper eine andere Gestalt geben will, als er von ihm empfangen hat, und es ist recht erbärmlich diesem Modegeist zu folgen. Wer Ohren hat zu hören, der höre! Ich weiß wohl, daß ich von den Mode-Journalisten und thörichten, eitlen Frauenspersonen ausgelacht werde, und daß sie sich über meine Worte lustig machen. Aber wie ganz anders reden sie, wenn sie durch ihre Narrheiten ihre Gesundheit zu Grunde gerichtet haben! Es kam zu mir eine große Anzahl Mütter mit allem möglichen Jammer, und man konnte ihnen nachweisen, und sie mußten es auch gestehen, daß das ganze Elend von der Huldigung kam, die sie der Mode und dem Zeitgeiste erwiesen. Gegen diese fürchterliche Mode ist man schon in der oben erwähnten Zeit aufgetreten und hat selbst in Zeitschriften dargelegt, wie diese verwerfliche Schnürmanie einen großen Theil des Körpers verkümmere. Wer enge Strumpfbänder trägt, bekommt gewöhnlich Aderanschwellungen (Krampfadern) an den Füßen, weil dadurch der Blutlauf gehemmt wird. Wer sein Halstuch fest anschließend trägt, bekommt gewöhnlich einen dicken Hals aus demselben Grunde; sollte dann das beständige unvernünftige Schnüren des Körpers nicht auch den Blutlauf hindern, wodurch für Entstehung vieler Übel bestens gesorgt wird?

Ganz trostlos kam zu mir einst eine Mutter und beklagte sich bitter darüber, sie habe in sechs Jahren vier todte Kinder geboren, und die Ursache sei, daß sie von Kindheit an bis zu ihrer Verheirathung der Mode des Schnürens gehuldigt habe, ihr ganzer Körper deßhalb verengt und keine Aussicht mehr vorhanden sei, daß jener Übelstand sich ändern werde. Wenn nur die Leute öfter in ein Todtenhaus gingen und schauen würden, wie man dem Leichname ohne alles Schnüren ein einfaches Kleid anlegt, und wie da jede Mode aufhört, dann würde man viel besonnener zu Werke gehen und nicht jede Thorheit mitmachen. Die Mütter aber, die über ihre Töchter wachen und dieselben tauglich und fähig zu ihrem Beruf heranziehen sollen, dürfen nicht zugeben, daß diese einer so schädlichen Mode folgen; dann werden sie später nicht Grund haben, über ihre Thorheit zu klagen.

Eine weitere Unsitte ist es, den Körper nicht g l e i c h m ä ß i g z u b e k l e i d e n . Hat man früher die lächerliche Mode des Reifrockes gehabt, so trägt man jetzt einen Kamelshöcker auf dem untern Theile des Rückens, auf dem ein paar Affen gemüthlich Platz nehmen könnten. Soll dieser Kleiderwulst auf dem unteren Rücken etwa stets eine große Hitze bewirken und dadurch die so lästigen Hämorrhoiden befördern? Dann ist diese Mode allerdings sehr zweckentsprechend gewählt. Würde man eine solche Thorheit einmal predigen, so lange dieselbe noch nicht Mode ist, dann würde man einen solchen Prediger für wahnsinnig halten und man hätte auch Recht; weil es aber der verrückte Modegeist selbst durch Bücher und Bilder predigt, lauschen die Zuhörerinen mit Mund und Ohren und befolgen pünktlich das

Gehörte. Ich glaube, es gehört zu den ersten Pflichten des Menschen in Betreff seiner Gesundheit, die Kleider so auf dem Leibe zu tragen, daß sie nirgends fest gebunden und geschnürt werden; der jugendliche Körper würde dadurch in der Entwicklung gehemmt und der der Erwachsenen in Erfüllung der Berufspflichten gehindert. Alle Kleider, die man am Leibe trägt, sollen von den Schultern getragen werden, und nur soweit sollen sie an den Körper angeschlossen werden, daß sie kein Hinderniß bilden beim Gehen und Arbeiten. Besonders muß ich an dieser Stelle warnen vor der Unsitte, den Hals in einen engen Hemd- oder anderen Kragen einzuzwängen. Hierdurch bekommen namentlich die Sprachorgane einen unnatürlichen Druck, den sie in die Länge nicht auszuhalten vermögen. Das Blut wird in seinem freien Lauf behindert, es treten Stauungen desselben ein, die Sprachorgane werden geschwächt und oft ganz zu Grunde gerichtet. Und daß es oft recht schwer, ja manchmal geradezu unmöglich ist, so entstandene Leiden und Gebrechen zu heilen, hat mich eine traurige Erfahrung gelehrt. – Hiermit glaube ich das Nothwendigste über die Bekleidung gesagt zu haben, sofern sie dienen soll als Schutz vor der Kälte; ich erinnere aber nochmals an das Beispiel, wie der Schöpfer sorgt für den Vogel in der Luft und das Thier auf dem Felde. Wie der Spatz von ihm seinen Rock bekommt und zwar einen für den Sommer, einen anderen für den Winter, so soll der Mensch sich eine der Jahreszeit entsprechende Kleidung verschaffen, eine dünnere für den Sommer, eine dickere und wärmere für den Winter.

Schutz gegen die Hitze.

Es sind im Vorhergehenden Hitze und Kälte zwei Riesen genannt worden, gegen die man sich schützen müsse.

Wie man sich vor den üblen Einflüssen der Kälte bewahren könne, ist bereits gesagt worden. Jetzt soll angegeben werden, wie man sich vor der Hitze schützen könne, da sie nicht weniger Schaden bringen kann als die Kälte. Wie der Mensch sich durch Abhärtung sowohl, wie durch seine Kleidung gegen die Kälte schützen soll, so soll er sich auch durch die nämlichen Mittel die drückende Hitze erträglich machen.

Man kann, ohne fehl zu gehen, behaupten: Wer gegen die Kälte abgehärtet ist, also dieselbe gut ertragen kann, der wird auch die Hitze nicht zu fürchten brauchen, weil es dem Körper anerschaffen ist, wie die Kälte, so auch die Hitze ertragen zu können. Wenn es sich um Abhärtung gegen die Hitze handelt, so spielt wieder die freie, frische Luft eine Hauptrolle. Wie im Herbst die Hitze abnimmt und die Luft anfängt, kälter zu werden, so beginnt dieselbe mit dem Frühjahr sich wieder zu erwärmen und den Körper abzuhärten gegen die Hitze. Derjenige nun, welcher denselben der abhärtenden Einwirkung der Luft nicht entzieht, wird im Hochsommer die

Hitze nicht weniger leicht ertragen können, als im Winter die Kälte. Vermittelst der freien Luft wird also für den Menschen ein allmähliger Übergang von der Kälte zur Wärme hergestellt; wer diesen nicht mitmacht, wird davon üble Folgen empfinden.

Aber nicht bloß durch das allmählige Fallen und Steigen der Temperatur, wie es im Herbst und Frühling stattfindet, soll der Mensch befähigt werden, die Kälte des Winters und die Hitze des Sommers ertragen zu können, sondern auch die Verschiedenheit der Wärme bei Tag und Nacht, am Morgen, am Mittag und am Abend soll dazu beitragen, denselben gegen den Wechsel der Temperatur abzuhärten. Deßhalb können auch die Landleute, welche am Morgen, wie am Mittag und Abend in der nämlichen Kleidung ihre Arbeit im Freien verrichten, ohne Schaden die Hitze wie die Kälte ertragen. Ganz anders aber steht es mit dem Stubenhocker, der sich möglichst von der freien Luft abschließt. Er muß immer erst die Nase zur Thür hinaus stecken, um zu erfahren, ob er auch ein dickeres Kleidungsstück anziehen müsse, bevor er sich aus dem Hause hinaus wagen dürfe. Ebenso wenig wie die Kälte des Winters kann dieser die Hitze des Sommers aushalten, er wird vielmehr schlaff und hinfällig, ja selbst krank davon werden. Möge daher Jeder dafür sorgen, daß er durch die frische Luft abgehärtet werde, um so gegen die Nachtheile der Kälte sowohl wie auch der Hitze geschützt zu sein.

Wie verderblich es werden kann, wenn Jemand, ohne gegen die Hitze abgehärtet zu sein, sich derselben aussetzt, möge folgendes Beispiel zeigen.

Ein Mädchen, welches ein Jahr in einem Institute gewesen war, wollte bei großer Sonnenhitze in die Heimath zurückkehren. Es hatte sieben Stunden zu gehen und mußte auch noch sein Reisegepäck tragen. Mitten auf dem Wege aber wurde es von der Hitze überwältigt. Es wurde ganz verwirrt angetroffen und endete sein Leben nach 18 Stunden. Einem Landmanne oder einem Bauernmädchen hätte die Hitze nicht geschadet. Jenes Mädchen war aber zu sehr verweichlicht und konnte sie deßhalb nicht ertragen.

Das z w e i t e Mittel, sich die Hitze erträglicher zu machen, ist eine entsprechende Kleidung. Trägt man im Winter eine dickere, wärmere Körperbedeckung zum Schutz gegen die Kälte, so bediene man sich im Sommer eines leichten Anzuges. Besonders rathe ich, nicht 3 oder 4 Kleider über einander zu tragen, zwischen denen sich leicht eine zu warme Luftschicht entwickeln würde. Bedeckt man nicht deßhalb im Sommer das Haupt mit einem dünnen Hute, damit die Luft besser durchdringen und die Ausdünstung leichter abziehen kann? So wird auch durch eine dünne Bekleidung die Wärme vom ganzen Körper leichter ausströmen. Dagegen werden die Sonnenstrahlen hinreichend durch dieselbe gehindert, nachtheilig auf denselben einzuwirken. Es sollen ferner die Kleider nicht fest an den

Körper anschließen, damit die Luft mildernd auf die Körperwärme einwirken kann.

Ein d r i t t e s Schutzmittel gegen die Hitze ist das kalte Wasser. Dieses nimmt rasch alle übermäßige Wärme weg und bringt die Natur in einen normalen Wärmezustand. Nebenbei härtet es auch noch den Körper ab. Wenn Jemand im Hochsommer einen ganzen Tag im Freien gearbeitet hat, wie erhitzt ist dann am Abend sein ganzer Körper! Es nimmt freilich die kühle Abendluft etwas Wärme fort, aber immerhin bleibt doch eine zu große Hitze zurück. Wenn aber Jemand 2 oder 3 Tage in der Sommerhitze arbeitet, so wird sich jene ungewöhnliche Hitze des Körpers von Tag zu Tag noch steigern. Diesem Übelstand kann nun durch Anwendung des Wassers vorgebeugt werden.

Ich habe einen Knecht gekannt, der im Sommer an jedem heißen Tage Abends sich einige Minuten lang in ein Bächlein stellte, das am Hause vorüberfloß. Er wusch sich dann Hände und Gesicht und sagte gewöhnlich: „Das Bächlein nimmt mir alle Müdigkeit aus den Füßen fort, und ich bin wieder frisch und munter." Dieser Knecht hat recht vernünftig gehandelt, und es wäre gut, wenn die Landleute es ihm fleißig nachmachen würden. Sie würden dann Nachts viel besser ausruhen und am andern Morgen frischer an die Arbeit gehen können. Jener Knecht hat auch sehr oft am Abend seine Pferde in den Bach geführt, gleichfalls, damit sie abgekühlt würden und ihre Müdigkeit schwinde. Die Thiere merkten sehr bald, wie wohl ihnen das Wasser thue, und wenn man sie aus dem Stalle gehen ließ, gingen sie von selbst dem Bache zu.

Ich selbst bin einst auf einem Pferde in den Bach geritten. Mitten im Bache legte sich dasselbe, um sich im Wasser zu wälzen, ohne seinen Reiter zu fragen, ob das recht oder unrecht sei. Dieses Pferd machte sich jene Sitte zur Gewohnheit, und daher wollte Niemand auf demselben mehr ins Wasser reiten.

Würden es doch alle Landleute machen, wie es einst viele machten, welche das so heilsame Wasser fleißig gebrauchten; aber es thun Dieß nur noch wenige. Auch die Pferde werden leider nur noch selten ins Wasser geführt. Wenn es nach meinem Wunsch ging, so würde in jedem Ort, wo ein Bach ist, ein Badehäuschen hergestellt werden, worin die Landleute ihre Bäder nehmen könnten. Ich bin der vollsten Überzeugung, daß Dieses großen Nutzen stiften würde. Wie wohlthuend wäre es für den Körper, wenn im Sommer bei anhaltender Wärme jeden Abend die übermäßige Hitze durch ein Bad aus demselben ausgeleitet und so einer nachtheiligen Steigerung derselben vorgebeugt würde! Möge sich daher Jeder auch aus diesem Grunde eine Badegelegenheit und damit eine große Wohlthat für seine Gesundheit verschaffen!

Fünftes Kapitel.
Arbeit, Bewegung und Ruhe.

Wenn das Wasser immer ruhig und stille steht, wird es bald faul; wenn ein Pflug nicht gebraucht wird, wird er bald rostig; wenn eine Maschine lange der Witterung ausgesetzt ist und nicht verwendet wird, so wird sie bald ihre Dienste versagen; sie wird zuletzt gebrechlich werden und zerfallen, ohne daß man sie gebraucht hat. Gerade so geht es mit dem menschlichen Körper. Gleicht er nicht einer Maschine, die so fein und kunstvoll ist, daß sie nur der allweise Schöpfer ausdenken und verfertigen konnte? Sie wird gewöhnlich das Meisterwerk der Schöpfung genannt. Diese künstliche Maschine, die zugleich die Wohnstätte und das Werkzeug des menschlichen Geistes ist, muß auch in beständiger Thätigkeit sein. Selbst dann arbeitet diese Maschine noch fort, wenn das Tagwerk vollbracht und die Ruhezeit eingetreten ist. Auch verlangt der Schöpfer selbst Arbeit vom Menschen. Er hat über sein erstes Geschöpf auf dieser Erde das Wort gesprochen: „Im Schweiße deines Angesichtes sollst du dein Brod essen!" Diesem Gottes-Urtheil entspricht auch die ganze Einrichtung der Schöpfung; wer was erlangen will auf der Welt, muß es durch Arbeit zu gewinnen suchen, sonst erhält er nichts. Durch die Arbeit vermehrt sich auch die Kraft, und je kräftiger der Mensch ist, um so mehr darf er auf Gesundheit und Ausdauer rechnen. Unstreitig sind daher die Landbebauer die glücklichsten Menschen; wenn sie nur ihr Glück besser auffassen würden! Sie arbeiten im hellen Sonnenlicht, sie genießen die beste Luft, und durch die Arbeit wird die Körperkraft erhalten und vermehrt. Je gesunder und kräftiger aber der menschliche Leib ist, um so frischer und leistungsfähiger wird auch der Geist sein. Wenn die Landleute vernünftig leben und nicht durch ein unüberlegtes Darauflosstürmen ihre Natur zerstören, werden sie die gesundesten Menschen bleiben und das höchste Alter erreichen. Somit hätte ich dem Landbebauer bloß den Rath zu geben: Lebe recht vernünftig; schätze es hoch, im Sonnenlicht dein Tagwerk vollbringen zu können; verdirb nicht selbst die gute Luft, welche du einathmen kannst, und sei nicht frevelhaft gegen deinen Körper, indem du mehr von ihm verlangst, als er zu leisten vermag, oder mit andern Worten: Handle nicht unvernünftig gegen dich selbst!

In die zweite Reihe möchte ich die Gewerbtreibenden stellen, und zwar jene, deren Berufsarbeiten geeignet sind, ihre Kräfte zu erhalten und zu vermehren. Wohl ihnen, wenn sie bei ihrer Thätigkeit auch zugleich helles Tageslicht und gesunde Luft haben! Weniger günstig sind jene Gewerbtreibenden daran, deren Beschäftigungen den Körper nur im geringeren Grade anstrengen. Bei ihnen wird sich nie eine volle Körperkraft entwickeln. Überhaupt ist eine zu leichte Beschäftigung nicht gut für den Menschen, besonders in der Jugend. Der junge Mann soll freilich durch

Arbeit nicht zu sehr überladen werden, aber auch nicht unter zu leichten Arbeiten heranwachsen. Wie die Kräfte geübt werden können, soll durch folgendes Beispiel klar gemacht werden.

Ein Bursche von 18 Jahren wollte seinen kleinen Finger üben und versuchen, wie weit er es bringen könnte, wenn er täglich eine etwas größere Last mit demselben heben würde. Dieser Bursche war den ganzen Sommer hindurch Mörtelmacher und Handlanger bei den Maurern. Angefangen hat er mit zwei Ziegelsteinen (auch Backsteine genannt), die zehn Pfund wogen und mit einem Strick zusammengebunden waren. Täglich wurde eine sehr kleine Portion hinzugethan, und dieses zusammengebundene Gewicht einigemal im Tage aufgehoben. Diese Übung wurde ungefähr fünf Monate fortgesetzt und wie weit, möchte der Leser fragen, hat er es wohl gebracht? Die Antwort lautet: Er vermochte schließlich einen Zentner = 100 Pfund mit dem kleinen Finger zu heben. Ich würde es kaum glauben, sondern die Sache für einen kleinen Bären halten, den man mir aufbinden wollte, wenn ich den Burschen selbst nicht sehr genau kännte. Ich will hierzu noch bemerken, daß nebenbei auch der ganze Körper durch die schwere Arbeit erhebliche Kraftvermehrung erfuhr, und diese auch erhalten blieb. Ein Schneider oder Maler würde es nie durch Übung so weit bringen können, weil seine Berufsarbeit die Körperkraft nicht steigert. Ich bedauere nur, daß man zur Vermehrung und Erhaltung der Kräfte gar so wenig thut; entweder bekümmert man sich um diese gar nicht, oder man geht dabei recht unvernünftig zu Werke, so daß die Kräfte entweder nie gesteigert oder durch Überanstrengung zu Grunde gerichtet werden.

Ein Beispiel, wie sehr eine vernünftige Anstrengung günstig auf den Körper wirkt, ist folgendes. Die Weber auf dem Lande arbeiten in ihrem Geschäfte gewöhnlich nur im Winter; im Sommer treiben sie Feldbau. Was sie im Winter durch dumpfe Luft und schwaches Licht sich schaden, und was sie bei ihrer Beschäftigung an Körperkräften einbüßen, das ersetzen sie wieder im Sommer durch Arbeit im Freien, im hellen Sonnenlicht und in gesunder Luft. Durch diesen Wechsel der Beschäftigung bewahren sich die Weber auf dem Lande ihre Gesundheit. Schlimmer aber geht es den Webern und ähnlichen Handwerkern in den Städten, die während ihrer Berufsarbeit beständig des guten Lichtes, der reinen Luft und einer Übung der Kräfte entbehren, welche dieselben mehrt. Außer den angeführten Beschäftigungen gibt es noch viele andere, die den Menschen nicht behilflich sind zur Erhaltung voller Gesundheit und Kraft. Wer mir nicht glauben will, der lasse einmal eine größere Anzahl von Schustern, Schneidern, Schreibern u. s. w. neben eine ebenso große Anzahl von Holzhackern und Zimmerleuten sich stellen, und man wird sehen, wie verschieden die Kraftleistungen der ersteren und der letzteren sind.

Haben also viele Stände durch ihre Beschäftigung nicht günstige Gelegenheit zur Erhaltung und Vermehrung ihrer Kräfte, so ist nothwendig, daß wenigstens zeitweilig letztere durch was immer für eine Beschäftigung geübt werden, und daß alle Theile des Körpers in Thätigkeit kommen, damit nicht an verschiedenen Stellen sich schlechte Stoffe ansammeln und es dem Menschen geht, wie dem stehenden Wasser, welches bald anfängt zu versumpfen.

Eine andere Klasse von Menschen hat zu schwere Arbeiten, den Körperkräften wird mehr zugemuthet, als angemessen ist; dabei entbehren diese Leute aber fast regelmäßig eines rechten Lichtes und einer gesunden Luft bei ihrer Arbeit. Für diese ist die erste und heiligste Pflicht, daß sie, wenigstens so viel und so oft es ihnen möglich ist, reine und gesunde Luft einathmen, und daß sie bei ihrer Nahrung die höchste Sorgfalt anwenden, daß sie nur ganz gesunde und kräftige Speisen genießen, die ihnen für ihre schweren Berufsarbeiten möglichst viele Ausdauer geben. Läßt man das außer Acht, dann wird die kunstvolle Maschine des menschlichen Körpers viel zu früh unbrauchbar werden, und noch ehe die vom Schöpfer bestimmte Zeit gekommen ist, hat der arme Mensch das Ende seines Tagewerks auf Erden erreicht. Ich bedaure die Berg- und Fabrik-Arbeiter; aber doppelt bedauernswerth erscheinen sie mir, wenn sie selbst noch obendrein nicht sorgfältig auf möglichste Erhaltung ihrer Gesundheit achten. Im Kapitel über die Nahrungsmittel werden die nöthigen Anleitungen gegeben werden zur Herstellung und Bereitung einer gesunden und stärkenden Kost.

Für solche Leute wäre freilich auch das Wasser ein wirksames Hilfsmittel, um die Natur zu stärken und ihre Kraft zu erhalten, sowie auch das Ungesunde, was durch Mangel an Luft und Licht in den Körper eingedrungen ist, zu beseitigen. Mancher wird nun vielleicht sagen: Was kann und soll ich thun? Früh am Morgen muß ich schon an die Arbeit, den ganzen Tag bin ich an dieselbe gekettet, und kommt der Abend, dann sehne ich mich nach Ruhe, und dabei gewinne ich kaum so viel, als zur Beschaffung des Unterhalts nothwendig ist. Mein Rath, den ich durch eigene Erfahrung erprobt habe, und den ich als Freund und Gönner allen Arbeitern dieser Klassen gebe, ist folgender: Wasser habt ihr, und kosten thut's euch nichts oder doch nicht viel. Schafft euch nun eine ganz einfache Holzbadewanne an und füllt sie am Abend mit Wasser; geht dann am Morgen in dieses Wasser hinein bis an die Magengegend, bleibt eine halbe Minute darin, zieht euch rasch an, ohne euch abzutrocknen, und geht dann an euere Berufsarbeit! Der Körper gewinnt dadurch bedeutende Kräftigung. Kommt ihr am Abend müde und erschöpft von der Arbeit zurück, und ist der ganze Körper erhitzt und geschwächt durch dieselbe, so gehet in der Badewanne zwei bis fünf Minuten barfuß hin und her oder stehet ruhig darin; dadurch habt ihr eurem Körper viel genützt. Die Hitze und Müdigkeit wird vertrieben, und ihr bekommt Erfrischung und Stärkung. Wollt ihr aber euere Sache ganz gut machen, so laßt euch mit ein paar Gießkannen voll Wasser einen Oberguß geben; durch den wird noch ganz besonders der Oberkörper, wo gerade die edelsten Organe für Leben und Gesundheit sind, gekräftigt und erfrischt. Habt ihr so die Hitze und Müdigkeit aus euren Gliedern ausgeleitet, erst dann wird euch die Nachtruhe rechte Erquickung bringen, und weit mehr gestärkt für das neue Tagewerk, als ohne diese Anwendung, werdet ihr am anderen Morgen erwachen. Ein anderes Mal könnt ihr ein Sitzbad nehmen, das nur eine Minute dauert, könnt es auch zur Nachtzeit, nach dem ersten Schlafe nehmen, und auch diese einfache Anwendung wird sehr wohlthuend wirken. Und solltet ihr keine Badewanne haben und recht arm sein, dann gebe ich euch den Rath: Gehet am Abend 5 bis 15 Minuten auf dem kalten Boden oder auf mit Wasser begossenen Steinen barfuß! Ihr zieht euch dadurch viele Müdigkeit aus dem Körper; das Blut wird vom Kopf und Oberkörper in die Füße geleitet; der Kopf wird leichter, und die ganze Gemüthsstimmung eine heitere werden. Ich habe aber noch einen anderen Rath für euch: Wenn ihr nur ein bis zwei Liter frisches Wasser habet, so könnt ihr damit euren müden Körper hinreichend abwaschen. Es kann das geschehen in der Nacht, wenn ihr aufwacht, oder in der Frühe beim Aufstehen, bei Manchen auch des Abends vor dem Schlafengehen. Letzteres geht eben nicht bei Jedem, weil es nicht Jeder erträgt, und hier heißt es daher: Probire, ob es geht. Würde Jeder diesen einfachen, gut gemeinten Rath beherzigen, er würde seinen Berufspflichten viel leichter und freudiger nachkommen können, und sein hartes Loos würde bedeutend erleichtert sein. Man kann doch wenigstens den Versuch machen, und wer ihn mit der nöthigen Vorsicht macht, dem kann ich hoch und theuer versichern, daß es ihn nie gereuen wird.

Es könnte nun einer der Leser vielleicht sagen: Ich komme gewöhnlich am Abend, nachdem ich bereits des Tags über viel geschwitzt habe, im Schweiß gebadet nach Hause, da darf ich doch Derartiges nicht wagen. Ich bin ja in der Schule unterrichtet worden: Wenn man schwitzt, soll man das kalte Wasser meiden. Sei ohne Sorge, guter Freund; diese Meinung ist einer der vielverbreiteten Irrthümer. Man löscht doch gewöhnlich, wo es brennt. Ich versichere auf mein Ehrenwort, ich würde dir den Rath nicht geben, im Schweiße das Wasser anzuwenden, wenn es nachtheilig wäre. Überwinde dich zwei- bis dreimal, dann wirst du die Warnung, welche du früher gehört, mit mir für Thorheit halten. Nur auf Eines mache ich dich aufmerksam. Bist du im größten Schweiß, so ziehe dich ganz schnell aus, gehe nur bis an die Magengegend in das Wasser hinein, wasche recht schnell den Oberkörper ab, gehe dann sehr rasch wieder heraus, trockne dich nicht ab, außer Hals, Gesicht, Hände und was der Luft ausgesetzt bleibt, und ziehe dich schnell an! Wenn du dich aufs Genaueste überzeugen willst, daß die Sache unschädlich ist, so fühle deinen Puls vor dem Bade, während des Badens und nach dem Bade, und du wirst dich überzeugen, daß nicht die geringste

Aufregung eintritt. Im Gegentheil wirst du eine große Beruhigung im Pulsschlage und Athmen wahrnehmen.

Eine andere Klasse von Menschen ist mit geistiger Beschäftigung übermäßig angestrengt, und zwar in dem Maße, daß oft der Tag nicht ausreicht, sondern auch noch ein Theil der Nacht zur Arbeit verwendet wird. Eine große Anzahl dieser Leute beschäftigt sich nur mit wissenschaftlichen Studien. Sie verwenden den ganzen Tag darauf. Lange Zeit bleiben sie vielleicht gesund und kräftig, machen die herrlichsten Fortschritte in ihren Studien und sammeln sich nach und nach einen großen Reichthum von Kenntnissen. Sie machen es wie ein Landwirth, der recht arbeitsam und genügsam lebt, die Zeit recht gut ausnützt und allmählig zu Reichthum gelangt. Dieser Landwirth ist aber, nachdem er seinen Reichthum sich erworben hat, gesund und kräftig geblieben, und sein Erwerb hat ihm nicht geschadet, weil seine Körperkraft fortwährend durch seine Berufsarbeit gestärkt wurde. Das aber wird bei den Gelehrten nur zu häufig nicht der Fall sein. Die Körperkraft wird durch ihre Beschäftigung nicht geübt, und daher nimmt sie im Lauf der Zeit ab. Aber die fortgesetzte Anstrengung des Geistes schädigt auch die Organe des Körpers. Wie zu jedem angestrengten Körpertheil mehr Blut zufließt, so wird auch durch fortwährende Anstrengung des Geistes das Blut übermäßig zum Kopf geleitet. Dadurch und durch sitzende Lebensweise werden die übrigen Organe in ihrer Ernährung beeinträchtigt. So bekommt der Gelehrte ein doppeltes Feuer für seinen Körper, sein angestrengtes Studium und das zu viel im Kopf angesammelte Blut. Diese beständige Hitze zehrt nothwendig an der Natur, wie das Feuer am Holze. Sehr viele Körpertheile sind außerdem meistens unthätig. Die Füße tragen von Zeit zu Zeit den Körper von der einen Stelle zur anderen, dann ruhen sie wieder und werden nach und nach schlaff. Das Blut macht den Kopf heiß, die Füße aber werden kalt. Es müssen nothwendiger Weise Störungen im Blutlauf eintreten. Durch die großentheils herrschende Unthätigkeit des Körpers wird das Blut nicht in dem gehörigen Umlauf erhalten, und es entstehen dadurch Anstauungen im Unterleib. Die Hauptadern sind daselbst zu sehr gefüllt mit Blut, so daß Adererweiterung, Knoten, sich bilden besonders im Darm, die man Hämorrhoiden nennt. Solche Störungen, wie auch die ungleiche Hitze durch den ungeregelten Blutlauf, wirken gewaltig auf den ganzen Körper ein, und es entstehen dadurch eine Unzahl der verschiedenartigsten Krankheitszustände, für die man kaum Namen genug aufzubringen weiß, so daß man wirklich sagen kann: Der an Kenntnissen reiche Mensch ist auch reich geworden an Krankheiten und arm an Gesundheit und Körperkraft. Und was sind leider die Folgen von solchen Krankheiten? Bei Vielen vermögen die Blutadern im Kopf ihr Blut nicht mehr einzuschließen, durch eine kleine Veranlassung, oder auch ohne eine solche, zerreißt die brüchig gewordene Wandung derselben, es dringt das Blut ins Gehirn, und das theure Leben, der Reichthum an Kenntnissen, so mühsam erworben, ist dahin!

Ein anderer Theil dieser Leute entkommt solch' traurigem Ende. Aber die Herzthätigkeit ist bei ihnen durch den ungeregelten Blutlauf übermäßig angestrengt, und daher ergeht es ihnen wie einem Wanderer, der auf der Landstraße, auf einmal von seinen Kräften verlassen, erschöpft zusammenbricht. Das ermüdete Herz stellt seine Thätigkeit ein. Ist überhaupt die menschliche Natur einer Maschine ähnlich, so stelle ich die Frage: Wie geht es der Maschine, die nicht fleißig geschmiert wird, die im Betriebe täglich viel Staub und Schmutz aufnehmen muß und nie gründlich gereinigt wird? Wird sie nicht eines Tages, vielleicht im vollsten Betriebe auf einmal stille stehen oder zusammenbrechen und ihre Dienste versagen? So geht es Vielen, wenn die erforderliche körperliche Thätigkeit nicht eingehalten wird. In allen Körpertheilen lagern sich abgenützte Stoffe ab und verwüsten die inneren Organe. Wenn man einen solchen Körper im Inneren schauen könnte, so müßte man sagen: Hier ist allgemeine Zerstörung. Der Körper bricht in Folge dessen zusammen, und dann heißt es, es hat ihn oder sie ein Schlag getroffen. Wie diese angeführten Menschenmörder, so könnte eine große Anzahl Krankheiten angeführt werden, deren Hauptursache darin liegt, daß die Körperkraft nicht gehörig geübt wurde, wodurch alle möglichen Unordnungen entstanden, bis schließlich irgend ein Übel dem Leben ein Ende machte. Zu dieser Klasse gehören aber auch außer den Studierenden alle Übrigen, die hauptsächlich mit geistiger Arbeit beschäftigt sind, deren Körperkräfte in Folge dessen durch ihr Berufsleben nicht gestärkt werden und so nach und nach immer mehr erschlaffen. Wenn dann irgend ein Theil des Körpers nicht mehr lebensfähig ist, so beginnt bei ihm zunächst die Verwüstung des Organismus und greift immer weiter um sich, bis der ganze Körper nach und nach lebensunfähig wird.

Die Beamten sind vom Morgen bis zum Abend, besonders wenn ihnen ihr Beruf recht am Herzen liegt, geistig beschäftigt; einzelne Körpertheile werden besonders angestrengt, sei es durch Denken oder durch Reden. Meistens ist in ihren Kanzleien oder Amtsstuben kein sehr günstiges Licht, besonders wenn die Sonne nicht ins Zimmer scheinen kann. Es fehlt auch sehr häufig die reine, gesunde Luft. Man braucht deßhalb noch nicht in diesen Räumen zu rauchen, das Athmen mehrerer Menschen in einem Zimmer macht die Luft auch schon schlecht. Ebenso thun das die Wände, wenn sie feucht sind und Modergeruch von sich geben, und manche andere Dinge, die sich in einem solchen Bureau befinden. Sollte nun der Körper nicht durch Einathmen so mancher ungesunden Stoffe geschwächt werden? Dazu kommt noch, daß die Leibeskräfte nicht durch schwere Arbeit geübt werden, im Gegentheil Alles auf Schlaffheit hinwirkt. Soll nicht auch hier mit Grund zu erwarten sein, daß die Maschine des menschlichen Körpers zu frühe leistungsunfähig wird? Wie hart ist es dann für den Geist, der in seiner Berufsthätigkeit fortfahren und am liebsten recht lange wirken möchte, eine beständige Abnahme seiner Körperkräfte wahrnehmen zu müssen! Bald ist es die Hand, welche ihre Dienste zum Schreiben versagt, bald verhindert der morschwerdende Kehlkopf anhaltendes Sprechen, bald machen heftige Congestionen das Denken fast unmöglich, bald wollen die Beine den Körper nicht mehr tragen u. s. w. Solches Siechthum vor Augen zu haben und mit sich herumzutragen ist gewiß eine bittere Sache.

Gerade so geht es auch Denjenigen, welche mit dem Lehrfach sich beschäftigen. Ihr Geist bekommt nie Ruhe, einzelne Theile des Körpers, wie die Sprachorgane, sind ebenfalls fast beständig thätig, aber es findet keine entsprechende Übung der Körperkräfte statt.

Wie kann solchem Übel entgegengearbeitet werden? Wie kann man so vielen Krankheiten vorbeugen, die das ohnehin schwere Berufsleben gar so bitter machen? Wie kann man so manche vorzeitige Todesfälle verhüten? Man kann allerdings verschiedene Mittel empfehlen, aber unter allen ragen besonders zwei hervor: Erstens Übung der Körperkräfte und zweitens Anwendung des Wassers. Wie beide am besten vorgenommen werden können, soll im Folgenden angegeben werden.

Spazierengehen, körperliche Arbeit, Zimmergymnastik.

Viele glauben, wenn sie von Zeit zu Zeit oder auch ganz regelmäßig ihren Spaziergang machen, dann hätten sie für die Erhaltung und Vermehrung der Körperkräfte ihre Schuldigkeit gethan; aber ich behaupte: Es reicht dieses durchaus nicht hin. Beim Spazierengehen werden bloß die Beine und Füße im Tragen geübt. Die Unterleibsorgane bleiben beim Spazierengehen so ziemlich unthätig, d. h. sie bekommen keine erheblichere Thätigkeit als im ruhenden Zustande. Das Athmen ist etwas stärker, und deßhalb sind Herz und Lunge in einer etwas größeren Thätigkeit. Die übrigen Organe aber bleiben unthätig, und so wird wohl das Spazierengehen weniger Vortheil für den Körper bringen als für den Geist, der sich erquickt an dem Anblick der freien Natur. Der Körper bekommt freilich beim Spaziergang eine bessere Luft; aber weil dabei die übrigen Organe in Unthätigkeit bleiben und Alles behalten, was sich Verdorbenes angesammelt hat, so wird doch der Anhäufung von Krankheitsstoffen nicht entgegengearbeitet. Ein Beispiel möge Dieses veranschaulichen. Wenn ich im Mai, wo es viele Maikäfer gab, in den Garten kam und auf den jungen Bäumen eine Menge sah, dann habe ich diese jungen Bäume so stark geschüttelt, daß die Käfer sämmtlich auf den Boden gefallen sind; dadurch verhinderte ich die Verwüstung, welche dieselben angerichtet hätten. Hätte ich aber die jungen Bäume ausheben können und hätte sie spazierend im Garten umhergetragen, dann hätten die

Maikäfer ihr Unwesen ruhig fortsetzen können. Gerade so ist es mit dem menschlichen Organismus, in dem sich alle möglichen Stoffe ansetzen. Diese vermag ein Spaziergang nicht zu beseitigen, dazu gehört eine größere Anstrengung, wie sie bei Ausführung von geregelten schweren Arbeiten stattfindet.

Was ich über das Spazierengehen gesagt habe, gilt aber nur von jener Art von Spaziergängen, wie sie gewöhnlich gemacht werden. Es gibt aber auch solche, die allerdings sehr dazu beitragen können, die Kraft des Körpers zu heben und die Gesundheit zu befestigen. Letzteres ist zum Beispiel der Fall, wenn man ziemlich rasch geht und dabei vielleicht noch einen Weg hat, der eine Anhöhe hinauf führt oder doch sonst mühsam ist. Es empfiehlt sich sehr, bei solchen Spaziergängen den Körper, der leider nur zu oft bei der Arbeit eine gebeugte Stellung einnimmt, recht gerade zu halten und die Brust herauszubiegen. Für die in derselben befindlichen Organe ist es besonders gut, wenn man die Hände etwa in der Mitte des Rückens zusammenlegt, oder noch besser, wenn man den Spazierstock quer über die Schulterblätter in der Höhe der Achseln hält und dann dessen Enden mit den Händen faßt. Bietet sich Gelegenheit, so kann man auch hie und da einen Sprung über einen Graben machen oder sonst irgend welche Anstrengung der Muskeln vornehmen. Man soll aber darauf achten, daß nicht bloß die Beine, sondern auch die übrigen Körpertheile in Thätigkeit kommen. Ich kannte zwei Herren, die täglich in einem Wald spazieren gingen und dort die verschiedensten Übungen machten, um alle Körpertheile in Bewegung zu setzen und zu stärken, was auf ihre Gesundheit den wohlthätigsten Einfluß hatte.

Wie kräftigend Spaziergänge der bezeichneten Art auf den Menschen wirken, sieht man unter Anderem an den Märschen der Soldaten, welche in einer die Muskeln anstrengenden Gangart, beladen mit Gepäck und Waffen, oft weite Strecken zurücklegen müssen. Wenn dabei keine Überanstrengung der Leute stattfindet, so ist das eine für die Gesundheit recht wohlthätige Übung.

Ich möchte an dieser Stelle darauf aufmerksam machen, daß es gerathen ist, beim Spazierengehen und besonders beim Bergsteigen den Mund geschlossen zu halten und nur durch die Nase Athem zu holen. Sollte es aber nothwendig werden, tief Athem zu schöpfen, so möge man stehen bleiben und mit geöffnetem Munde einige kräftige Athemzüge machen.

Auch die L u n g e n g y m n a s t i k kann mit dem Spaziergange leicht verbunden werden. Man bleibe unterwegs einige Minuten stehen und ziehe ganz langsam, tief Athem holend, die frische Luft ein, halte sie ein wenig in den Lungen zurück und athme sie dann ebenso langsam wieder aus. Am günstigsten geschieht Dieses in einem Walde, besonders in einem

Fichtenwalde. Anfangs mache man diese Lungenübung nur einige Mal hinter einander und strenge sich vor Allem nicht zu sehr dabei an; später kann man es öfters thun. Besonders empfehle ich diese Übungen solchen Leuten, die schwache Lungen haben, wie auch denen, die durch ihren Beruf zu vielem Sprechen genöthigt sind. Was die Wirkungen dieser Lungengymnastik angeht, so wird dadurch alle schlechte Luft aus den Lungen herausgeschafft, wohingegen frische, reine Luft bis in die äußersten Theile derselben eindringt. Es ist dieses für die Bildung des Blutes, sowie für dessen Reinigung ein höchst wichtiges Moment. Überdieß werden die Lungen selbst durch genannte Übungen gestärkt.

Welche körperlichen Arbeiten sollen aber vorgenommen werden, wird Mancher fragen; es fehlt mir an Zeit und an Gelegenheit hierzu. Antwort: Wenn Jemand will, so kann er gewiß von Zeit zu Zeit Holz sägen. Wie Viele könnten auch in ihrem Garten graben! Überhaupt meine ich: Was man will und deßhalb sucht, das findet man auch, und man wird sich daher schon eine Gelegenheit verschaffen können, um in vernünftiger Weise seine Körperkräfte zu üben. Ich habe in meiner Jugend die Landarbeit zu meiner Beschäftigung gehabt, besonders gern habe ich geackert. Als Priester kam ich nun eines Tages zu einem Knechte, der am Ackern war. Ich wollte ihm zeigen, daß ich auch zu ackern verstehe, und begann damit; der Knecht ging neben mir und hätte sich gefreut, wenn es mir mißlungen wäre. In einer halben Stunde war ich aber so müde, daß ich fühlte, meine Kraft sei bedeutend verringert. Ich bin dann jeden Tag eine Stunde zu diesem Knecht gegangen, um zu ackern. Nach einer Woche fühlte ich, daß meine Leibeskraft sicherlich ums Dreifache sich vermehrt hatte. Der Knecht hat an meiner Arbeit kein Ärgerniß genommen, und mir hat's gut gethan. Ich sage nochmals: Was wir wollen und suchen, das finden wir gewiß und auch die nöthige Zeit dazu.

Sollte aber dennoch Jemand gar keine Gelegenheit zu körperlichen Arbeiten finden können, so möge er, so gut es geht, durch die in neuerer Zeit vielfach eingeführte Zimmergymnastik Ersatz dafür suchen. Ich bin der Meinung, daß man seiner Natur durch dieselbe nützen kann, besonders wenn man weiß, wo es fehlt, und wie man helfen kann. Es kommen bei der Zimmergymnastik die verschiedensten Übungen in Anwendung, als: Bewegung resp. Drehung der Hand- und Fußgelenke, Übung der Bein- und Armmuskeln, letztere insbesondere auch durch den Gebrauch der eisernen Hanteln, verschiedene Bewegungen des Kopfes, des Oberkörpers u. s. w. Die Zimmergymnastik bringt dem Körper mehrere Vortheile. Es werden viele lästige Gase ausgeleitet, das Blut kommt in größere Bewegung und wird den äußersten Körpertheilen zugeführt. Die einzelnen Muskeln des Körpers werden geübt und gestärkt. Überdieß wird die Wärme desselben erhöht und sowohl die Transpiration als auch die Verdauung befördert. Es sei jedoch bemerkt, daß man diese Gymnastik nicht alsbald nach dem Essen betreiben soll, sondern erst zwei bis drei Stunden nachher. Sogleich nach dem Essen die Übungen vorzunehmen, könnte sehr üble Folgen haben. Auch soll man sich nicht übermäßig dabei anstrengen; denn Übermaß taugt hier ebenso wenig als sonst irgendwo. Besonders empfehlenswerth ist es, des Morgens gleich nach dem Aufstehen einige Übungen anzustellen. Nähere Auseinandersetzungen über Zimmergymnastik hier zu machen, würde zu weit führen. Wer dieselbe anwenden will, findet Anleitung dazu in besonderen Werken, die diesen Gegenstand gründlich behandeln. Ich mache noch darauf aufmerksam, daß man in der Zimmergymnastik ein gutes Mittel besitzt, nach einer Wasseranwendung wieder trocken und warm zu werden, wenn man wegen schlechten Wetters oder aus andern Gründen nicht ausgehen kann.

Ferner leistet auch oft Etwas gute Dienste, was man bisher unbeachtet gelassen hat. Ich war einst genöthigt, die ganze Nacht auf der Eisenbahn zu fahren. Mir bangte davor, eine so lange Zeit sitzen zu müssen, weil ich glaubte, dann nicht schlafen zu können. Ein gutmüthiger Condukteur gab mir, weil Platz genug vorhanden war, ein eigenes Coupé. Meine Reisetasche machte ich zu einem Kopfkissen, meinen Überwurf zu einer Decke und legte mich auf der Sitzbank nieder. Als der Zug im Laufe war, wurde ich hin und her geworfen durch die verschiedenen Erschütterungen, und ein Hut wäre an meiner Stelle schließlich vom Sitze heruntergeworfen worden. Während dessen dachte ich immer: Welche Wirkung mag doch wohl dieses beständige Hin- und Herschleudern auf deinen Körper haben? Meine Wißbegierde wurde bald befriedigt; mir wurde immer wohler, und als der Morgen kam, fühlte ich mich so frisch, als wenn ich die beste Bettruhe gehabt hätte, und ich merkte vier Tage lang die wohlthätige Einwirkung. Aber wie kann denn, so möchte wohl Mancher fragen, so Etwas gut sein? Ich antworte: Diese vielen kleinen und größeren Erschütterungen haben allgemeine Thätigkeit im Körper bewirkt, ohne anzustrengen, in einem Maße, wie sie Jahre lang nicht mehr stattgefunden hatte. Damit will ich freilich nicht sagen, daß man jede Nacht, statt zu schlafen, sich hin und herschaukeln lassen soll, sondern nur Dieses, daß man durch verschiedene Bewegungen und Anstrengungen der Natur nützen kann.

Wasser als Mittel zur Erhaltung der Kräfte.

Ein zweites Mittel zur Erhaltung und Vermehrung der Kräfte ist und bleibt von der Kindheit bis an das Ende des Lebens das W a s s e r. Das Wasser nimmt erstens alle überflüssige Hitze fort, welche im Körper, sei es durch Thätigkeit oder auf irgend eine andere Weise, entstanden sein mag. Zu große Hitze schadet dem Körper sehr. Zweitens verhindert das Wasser zu große Anhäufung von Fett und schlechten Säften. Ein vernünftiger Hydropath wird nie zu fettleibig werden. Bei Wasseranwendung lagert sich auch nicht so leicht kranker Stoff in den verschiedenen Winkeln des menschlichen Körpers ab. Drittens stärkt das kalte Wasser, wie den ganzen Körper, so auch die einzelnen Theile desselben. Wie eine Mühle durch den Wasserstrom getrieben wird, so wird durch die Wasseranwendung die ganze Natur in größere Thätigkeit gesetzt und bekommt mehr Frische. Störungen im Blutlauf schaden dem Körper ungemein, aber durch das kalte Wasser wird der Blutlauf am besten geregelt, wieder in Ordnung gebracht und darin erhalten. Wie das Wasser zu große Hitze dämpft, so wird es hingegen, wo Naturwärme fehlt, dem Mangel daran abhelfen, und wenn es ein Schutzmittel gibt vor Krankheiten aller Art, so ist dieß das Wasser, welches als ein wachsamer Schutzmann nicht leicht Schädliches in den menschlichen Organismus eindringen läßt.

Du wirst, lieber Leser, vielleicht fragen: Wie soll ich das Wasser gebrauchen, um diesen Zweck zu erreichen? Die Antwort lautet: Ich habe vor 30 Jahren einem Beamten, der nach Aussage der Ärzte leberleidend und mit Hämorrhoiden geplagt war, und der zudem keine Medizin einzunehmen vermochte, gerathen, er solle in der Woche zwei- bis dreimal einen kräftigen Spaziergang machen, so daß er in ziemlich starken Schweiß komme, sein ganzer Körper sich erhitze, und das Blut in kräftigen Lauf gebracht würde. Dann solle er so rasch wie möglich in seine Waschküche gehen, dort ein kaltes Bad nehmen, höchstens eine halbe Minute lang, aber nur bis zur Magengegend sich ins Wasser setzen und während dessen den oberen Körper flüchtig abwaschen. Darauf solle er sich rasch wieder anziehen und Bewegung machen, bis er vollständig trocken und warm sei. So schwer es diesem Beamten anfangs vorkam, alle Vorurtheile zu überwinden, die er dagegen hatte, im Schweiße ins kalte Wasser zu gehen, gerade so begeistert war er später dafür, Dieß zu thun. Dieser Beamte erreichte ein sehr hohes Alter.

Ein Priester in den schönsten Lebensjahren, der von verschiedenen Krankheiten geplagt war, wurde durch eine geregelte Wasseranwendung von allen seinen Leiden geheilt. Um später geschützt zu sein gegen Erkrankung und mit aller Kraft seinem hohen Berufe vorstehen zu können, gab ich ihm den Rath, jeden Morgen beim Aufstehen ein Halbbad zu nehmen oder auch ein Vollbad, aber nur eine halbe Minute lang. Diese Übung erhielt jenen Priester in seiner vollen Rüstigkeit und Gesundheit.

Ich könnte einen andern Priester nennen, der 20 Jahre hindurch fast jede Nacht vom Bett in seine Waschküche ging, ein Halbbad nahm und wieder in sein warmes Bett zurückkehrte; durch diese Bäder hat er seinen Körper in vollster Frische und Kraft erhalten.

Wer die Gelegenheit nicht hat, ein Halb- oder Vollbad zu nehmen, der kann durch eine Kaltwaschung sich außerordentlich nützen. Auch diese nimmt zu große Hitze fort, vermehrt hingegen die geschwächte Körperwärme und verhilft der ganzen Natur zu ihrer vollen Thätigkeit.

Ein Mädchen, das viel kränkelte und nirgends Heilung finden konnte, stellte seine verlorene Gesundheit und Kraft dadurch wieder her, daß es zwei- bis dreimal in jeder Woche in der Nacht eine Waschung des ganzen Körpers vollzog und zweimal wöchentlich Nachts ein Sitzbad von einer Minute nahm.

Aus dem Gesagten wird Jedem klar sein, welche Bedeutung das Wasser hat zur Kräftigung des Körpers und zum Schutze wider Krankheiten. Daher kann das Wasser als Mittel zur Erhaltung der Gesundheit nicht warm genug empfohlen werden.

Bei diesem Kapitel möchte ich jedoch ernstlich warnen vor allem Übereifer. Während die Einen das Wasser wie den Lucifer fürchten, so gibt es andrerseits auch Solche, denen dasselbe so wohl behagt, daß sie nie genug bekommen können. Das ist besonders der Fall, wenn sie den Wasseranwendungen ihre Heilung und Gesundheit verdanken. Man soll auch hierbei Maß und Ziel halten. Der Fuhrmann muß eine Peitsche haben, um die Zugthiere nöthigen Falls antreiben, aber ja nicht, um seine Pferde recht oft damit züchtigen zu können. Man übertreibe nicht mit Wasseranwendungen, ich warne Jeden ernstlich davor, damit er nicht durch zu viele Anwendungen seine Naturwärme schwächt und so einem für die Natur schädlichen Feind Eingang verschafft, nämlich der Kälte.

Aus dem Gesagten wird klar ersichtlich sein, daß nicht bloß die Kranken, sondern auch die Gesunden die angegebenen Mittel zur Erhaltung und Stärkung der Körperkräfte gebrauchen sollen. Diese glauben gewöhnlich, sie brauchten, eben weil sie gesund seien, nichts zu thun. Solche kommen mir vor wie ein recht starker Mann, der die Thüre nicht schließt, weil er glaubt, wenn ein Spitzbube komme, werde er ihn bald hinausgeworfen haben. Eines schönen Tages aber wird er inne werden, daß ein schlauer Spitzbube ihn doch ausgeraubt habe. Man trägt ja eifrig Vorsorge, daß die Lebensmittel nicht ausgehen; soll denn nicht auch eine der ersten Sorgen, nach der Sorge für die Seele, die sein, daß man seine Gesundheit erhält? Die Pflicht der Selbsterhaltung fordert dazu auf, und gewiß bleibt Keiner ohne Strafe von seinem Schöpfer, wenn er eines der edelsten Güter, seine Gesundheit, leichtsinnig vernachlässigt. Möge darum jeder gesunde Mensch das thun, was ich zur Erhaltung der Gesundheit angerathen habe. Es ist eine Hauptpflicht, das Wohl des Nächsten zu befördern, wozu uns auch die Religion besonders nachdrücklich auffordert. Jeder Vernünftige ist auch froh, wenn ihm ein guter Rath gegeben wird, wodurch er ein höheres Glück erreichen oder vor einem Unglücke bewahrt bleiben kann. Darum habe ich die im Vorstehenden enthaltenen Rathschläge gegeben. Manche werden vielleicht dieselben gering schätzen und unbeachtet lassen. Es ist sehr oft eine undankbare Arbeit, Andere darauf aufmerksam zu machen, daß ihnen keine gute Zukunft in Aussicht steht, wenn sie nicht bei Zeiten Vorsorge treffen. Sage man einem Trinker, er werde in 4–5 Jahren seine Gesundheit untergraben haben, falls er von seiner Unmäßigkeit nicht ablasse. Er kann's nicht glauben; ja er wird am Ende noch böse über eine solche gutgemeinte und begründete Warnung. Wenn er aber, von der Trunksucht zu Grunde gerichtet, seinem Lebensende nahe ist, dann möchte er freilich Hülfe. Ich habe schon oft den Versuch gemacht, Bekannte, wenn sie ein krankhaftes Aussehen hatten oder von Vorboten der herannahenden Krankheit erzählten, aufzumuntern, durch das Wasser dem Übel vorzubeugen, aber nur selten ist es mir gelungen, sie dazu zu bringen.

Ein Amtsbruder klagte mir einst einige Gebrechen und fragte, ob ich kein Mittel wisse, um dieselben zu beseitigen, aber nur nicht mit Wasser, zu dessen Gebrauch lasse er sich nicht bewegen. Da er das Wasser als Hülfsmittel nicht anwenden wollte, so kam es, wie ich gedacht hatte. Nach 6 Monaten starb er im schönsten Mannesalter.

Ich wurde einst vor Gericht geladen, weil ich verklagt worden, daß ich die Leute kurire und den Ärzten das Brod entziehe. Der Beamte sagte mir, ich solle davon abstehen, mit Wasser zu kuriren. Hierauf gab ich zur Antwort: Soll man die Hülflosen ohne Hülfe, und die man noch gut und leicht retten könnte, sterben lassen? Darauf erwiderte er, es sei nicht mein Fach, die Leute zu kuriren, ich solle es den Fachmännern überlassen. Als ich aus der Kanzlei heraustrat, traf ich zwei Männer, welche wußten, warum ich vor Gericht geladen war, und sie fragten mich, wie es mir ergangen sei. Mir ging es gut, entgegnete ich, man konnte und kann mir nichts anhaben. Der Beamte rieth mir, mit Wasser nichts mehr zu thun, und gerade dieser würde es am nothwendigsten gebrauchen können; denn in Bälde wird ihn der Schlag treffen, es sind schon viele zuverläßige Vorboten da. Nach 14 Tagen hat denn auch wirklich ein Schlaganfall ihn getroffen, und er starb nach kurzer Zeit. Ich war der Überzeugung, man hätte dieses Übel recht gut verhindern können.

Wenn man also durch seine Berufspflichten nicht schon die gehörige Bewegung und Arbeit zur Erhaltung und Ausbildung seiner Leibeskräfte sowie zur Abhärtung seines Körpers hat, so sollte man recht froh sein, im Wasser ein Mittel zu haben, wodurch Gesundheit und Kraft bewahrt und vermehrt werden kann, und der Körper abgehärtet und ausdauernd wird.

Ist das Wasser für den gesunden Menschen ein vorzügliches Mittel, seine Gesundheit und Kraft zu erhalten, so ist es auch in der K r a n k h e i t das e r s t e H e i l m i t t e l; es ist das natürlichste, einfachste, wohlfeilste und, wenn recht angewendet, das sicherste Mittel. Wie aber das Wasser in den einzelnen Fällen verwendet werden soll, wird später durch Beispiele näher erläutert werden.

Sechstes Kapitel.
Wohnung.

Wer sich ein Haus bauen will, der schaut sich zuerst nach einem geeigneten Platz um. Er achtet darauf, daß dieser nicht sumpfig sei, und er so ein ungesundes Haus bekomme; daß der Grund fest sei, damit das Haus nicht einfalle; daß er eine freie Aussicht erhalte und frische Luft habe. Wie er bei der Auswahl des Bauplatzes vorsichtig ist, so wendet er auch die größte Sorgfalt an, daß das Haus gut und seinen Bedürfnissen entsprechend gebaut wird, damit er nicht nach Vollendung des Baues genöthigt sei, nochmals zu bauen, weil er vorher nicht wohl überlegt hatte. Alles nun, was der Erbauer eines Hauses berücksichtigt, das soll man gleichfalls bei der Wahl einer Wohnung beachten. Man wohne nicht in einem Hause, das an einem feuchten Platze steht; denn in einem solchen findet man sicher keine gesunde Wohnung. Ist der Grund feucht, werden auch die Mauern feucht. Feuchte Wände sind aber schädlich, weil sie die Luft nicht durchlassen, also die eingeschlossene Luft ganz schlecht werden muß. Wie häufig kommt in Wohnungen in Folge der Feuchtigkeit der Mauerfraß vor! Von unten herauf löst sich der Mörtel oder Anwurf stückweise ab, und Salpeter bildet sich in den Mauern. Wenn dieses Mauerübel vorhanden, darf man sich gar nicht wundern, daß jeder Bewohner des Hauses über Etwas zu klagen hat; besonders nachtheilig aber wird dasselbe für die Kinder. Wie die Mauern öfters von unten herauf Mauerfraß haben, so bekommen sie auch sehr häufig feuchte, selbst ganz nasse Flecken, die gewöhnlich den Bewohnern ein sicherer Wetteranzeiger sind. Sieht man, daß die Mauer naß ist, so sagt man, es kommt bald Regen; stehen Tropfen auf der Mauer, so heißt es, ein recht starker Regen wird kommen. Wenn die Bewohner in einem solchen Hause nicht wissen, wie schädlich die Ausdünstung von solchen Mauern ist, dann sind sie zu bedauern, weil sie auch keine Mittel anwenden, dieselbe, so weit es möglich ist, unschädlich zu machen. Durch eine recht gute, geregelte Lüftung kann hier viel, sehr viel geschehen, um Übeln vorzubeugen. Man muß recht sorgen, daß die schlechte Luft stets ausströmen und eine gesunde eindringen kann. Hat aber das Übel weit um sich gegriffen an einer Mauer, dann soll man's dieser machen wie einem alten Rock, der unbrauchbar geworden ist. Man schafft sich dann einen andern an. Wenn man feuchte Räume eines Hauses gar nicht lüftet, so werden nach und nach auch alle anderen Räume des Hauses mehr oder weniger schädlich für die Gesundheit.

Wie in dem besprochenen Falle, so muß überhaupt große Sorge getragen werden für eine gute L ü f t u n g . Auch in unbewohnte Zimmer soll stets der freien Luft Zugang gestattet werden. Besonders aber soll man darauf achten, daß zur allgemeinen Wohnstube ein Zimmer gewählt werde, in das eine frische, gute Luft stets Zugang haben kann. Eine feuchte, dunkle Wohnstube, in welche wenig oder selten oder vielleicht gar kein ordentliches Licht und keine gute Luft dringen kann, ist mehr ein Kerker als ein Wohnraum, und die Bewohner eines solchen sind bedauernswerthe Leute. Der Aufenthalt darin ist den Erwachsenen sehr schädlich, noch mehr aber den Kindern, die bereits halb krank auf die Welt kommen und in dieser elenden Luft schon in der Wiege verkümmern müssen. Noch schädlicher aber als eine Wohnstube, die des hinreichenden Lichtes und gesunder Luft entbehrt, ist eine Schlafstube, der es hieran mangelt. Aus dem Wohnzimmer geht man doch mehrmals im Tage hinaus und athmet dann wieder frische Luft; im Schlafzimmer aber verbleibt man unausgesetzt die ganze Nacht hindurch. Müde und erschöpft vom Tagwerk legt sich der Mensch darin am Abend auf sein Ruhebett nieder, und in langen Zügen athmet er die für seine Erhaltung erforderlichen Stoffe ein, besonders Sauerstoff. So wird seine Natur erquickt und gestärkt für das kommende Tagewerk. Wenn nun aber im Schlafzimmer feuchte Wände die Luft verderben, und wenn dasselbe nicht fleißig zum Lüften geöffnet wird, dann bekommt ja der Mensch, statt Stoffe zur Beförderung der Gesundheit, nur solche, die dieselbe verderben. Nichts ist so nachtheilig als eine eingesperrte Luft im Schlafzimmer. Dieser ergeht es wie dem Wasser, das keine Bewegung hat und faul wird. Ich habe die Erfahrung gemacht: Wenn ich irgendwo übernachtete, und der Zimmergeruch zeigte mir an, es wird nicht fleißig gelüftet, so hatte ich jedesmal am Morgen einen kleinen Katarrh und dazu noch einen eingenommenen, schweren Kopf. Als ich aber den Vorsatz gemacht, wo immer ich übernachten möge, stets ein Fenster zu öffnen, sei es Sommer oder Winter, blieb ich jedesmal von beiden Übeln frei. In dem Angeführten liegt auch der Grund, weßhalb man allgemein behaupten hört, wenn man in einer fremden Wohnung schlafe, könne man nicht so gut schlafen, wie zu Hause. Ich gebe zu, daß das Ungewohnte etwas störend wirkt; aber vielfach wird die Hauptursache in der ungünstigen Zimmerluft zu suchen sein. Wenn die Mauern einmal durch Vernachläßigung des Lüftens verdorben sind und in ihrem feuchten Zustande alles Mögliche aufgenommen haben, so läßt sich das nicht in kurzer Zeit oder gar in wenigen Minuten verdrängen, wie Einige glauben. Das beweist der eigenthümliche Geruch, den ein wenig oder gar nicht gelüftetes Zimmer lange Zeit behält. Es brauchen übrigens die Mauern nicht einmal feucht zu sein; um die Luft im Zimmer schlecht zu machen, genügt es, daß dasselbe nicht ordentlich gelüftet wurde.

Noch nachtheiliger wirkt es auf die menschliche Natur, wenn Mehrere in einem nicht gehörig gelüfteten Zimmer schlafen. Schon das Ausathmen von mehreren Personen und das Ausdünsten von mehreren Betten wirkt nachtheilig auf die Luft. Durch das Einathmen solch' verdorbener, mit Kohlensäure angefüllter Luft wird man aber matt und müde, statt am Morgen mit frischen Kräften zur Arbeit gehen zu können. Es kann deßhalb nicht genug empfohlen werden, daß man ein Schlafzimmer wähle, in das die Sonnenstrahlen recht eindringen können, und in welchem der freien Luft der Zugang nicht abgesperrt ist.

Die Wohn- und Arbeitszimmer müssen im Winter natürlich geheizt werden, aber gar oft wird hierin das rechte Maß nicht eingehalten. Die Natur ist wie Wachs; man kann sie an fast Unglaubliches gewöhnen in der einen wie in der anderen Richtung. Es gibt Leute, die einheizen bis 16, ja 20 Grad Wärme, und dabei fühlen sich solche Leute oft ganz behaglich; man kann aber auch viele antreffen, die mit 12 bis 14 Grad sich begnügen. Welche Klasse ist nun besser daran? Wenn die Heizung in den Wohn-48 und Arbeitszimmern zu stark ist, so verweichlicht sie die menschliche Natur, und deßhalb vermögen solche Leute die Kälte nicht mehr zu ertragen. Aber ein noch größeres Übel besteht darin, daß die Feuerung Sauerstoff verzehrt. Die eingeathmete Wärme macht auch die Athmungsorgane recht empfindlich gegen die Kälte. Wie wohl thut's, wenn man aus einem heißen Zimmer in die frische, wenn auch kalte Luft hinauskommt, wie erfrischt das, und wie behaglich fühlt man sich dabei! Gerade das Gegentheil tritt aber ein, wenn man aus der frischen Luft in ein zu sehr geheiztes Zimmer kommt. Wer viel in Gottes freier Natur auch zur Winterszeit sich aufhält und in keinem zu sehr geheizten Zimmer wohnt und sich auch vernünftig kleidet, der wird nicht leicht einen Katarrh bekommen. Wer aber das Gegentheil thut, wird selten ohne Katarrh sein. Hat er ein Katarrhfieber durchgemacht, so wird bald wieder ein anderes seiner warten. Denken wir uns nur den schroffen Wechsel, wenn man aus einer Wärme von 20 bis 25 Grad plötzlich hinaustritt in die freie Luft, wo eine Kälte von 7–15 oder noch mehr Graden herrscht. Einen solchen Wechsel vermag eine verweichlichte Natur am allerwenigsten auszuhalten. Sie unterliegt, und das Fieber bekommt die Herrschaft. Ist aber der Mensch abgehärtet, die Kleidung entsprechend, so wird der Wechsel von der nicht übermäßigen Zimmerwärme in die freie Natur ihm nichts anhaben und leicht ertragen werden.

Du fragst mich, lieber Leser: Welche Wärme soll man denn im Wohnzimmer haben? und ich antworte dir: 15 bis 19 Grad, ausnahmsweise auch 20 Grad, ist die beste; was aber über 20 Grad ist, gereicht zum Nachtheile deiner Gesundheit. Es werden nun vielleicht manche Landleute sagen: Wir haben große Wärme am liebsten, und wenn's 20 bis 27 Grad hat, ist's uns am wohlsten beim Ofen. Landleute, die den Tag hindurch in der kalten, freien Natur arbeiten, gegen den Wechsel von Wärme und Kälte durch das Arbeiten abgehärtet sind, und den ganzen Tag über die beste, reinste Luft eingeathmet haben, denen wird die warme Zimmerluft am Abend auf ein paar Stunden kaum schaden, zumal sie die schwerere Arbeitskleidung ablegen und bei ihrer gewöhnlichen Hauskleidung im warmen Zimmer verweilen. Was aber einem abgehärteten Bauer nichts schaden kann, das kann einen Schwächling halb umbringen. Wer also die goldene Mittelstraße gehen will, der heize sein Wohn- und Arbeitszimmer bis 15, höchstens 20 Grad Celsius Wärme, und er wird sich wohl dabei fühlen.

Vor 50 bis 60 Jahren konnte man in manchem Dorfe vielleicht nicht in einem einzigen Schlafzimmer einen Ofen finden; heut zu Tage aber kann man häufig einen solchen dort treffen. Es gibt viele Leute, die am Abend ihr Schlafzimmer heizen; sie glauben dadurch etwas Besonderes für die Erhaltung ihrer Gesundheit zu thun. Ich versichere Allen, daß sie sich dadurch mehr schaden als nützen. Denn erstens gewöhnen sich Solche viel zu sehr an die Wärme, die empfindlich und schlaff macht; zweitens werden alle Krankheitsstoffe durch diese Wärme gleichsam aufgeweckt; das Schlimmste aber ist, daß der Sauerstoff von der Feuerung aufgezehrt wird und oft sehr schädliche Verbrennungsgase sich bilden. Gerade dann, wenn wir so recht in langen Zügen athmen, wie es im Schlafe der Fall ist, wirken jene um so verderblicher. Besonders nachtheilig ist auch der Wechsel der Temperatur in einem solchen Schlafzimmer. Wenn der Mensch von der Wärme in die Kälte hinausgeht, so steigert sich durch das Gehen die Körperwärme, und der Wechsel vermag dann nicht so viel zu schaden. Wenn aber das Schlafzimmer am Abend eine Wärme von 20 Grad Celsius hat und diese, während man ruhig daliegt, in vier bis fünf Stunden auf 9–10 Grad sinkt, so hat ein solcher Wechsel gewiß nicht die besten Folgen. Auch ist Dieses sehr nachtheilig, daß man zu immer größerer Verweichlichung kommt. Frage man recht hochbetagte Leute, ob man in ihrer Jugendzeit eine solche Schwäche und Armseligkeit und so viele Krankheiten wie heut' zu Tage gekannt habe; damals aber schlief Jeder im ungeheizten Zimmer. Ich bin der Überzeugung, daß gerade die kalte, frische Luft am günstigsten aufs Blut einwirkt, und daß hingegen die erwärmte Luft das Blut verschlechtert. Und sollte wirklich bei schwächlichen, alten Leuten eine Heizung nothwendig sein, so würde doch eine Wärme von 10 Grad, höchstens aber 12 Grad Celsius gewiß ausreichen. Endlich kommt beim Heizen der Schlafzimmer noch der Übelstand hinzu, daß man die Wärmegrade immer mehr erhöht, wenn man einmal angefangen hat zu heizen, weil die Verweichlichung durch die Heizung zunimmt.

Es gibt aber noch eine ganz besondere Art der Heizung in den Schlafzimmern, die darin besteht, daß man den Ofen im Bett hat, nämlich F l a s c h e n mit heißem Wasser gefüllt. Der wird wohl miserabel daran sein, der nicht mehr so viel Wärme hat, daß er sein Kleid anziehen kann, ohne es vorher zu erwärmen! Und ist das Bett schließlich etwas Anderes als das Nachtkleid? Gerade durch das Erwärmen des Bettes mit heißen Flaschen wird nicht nur verhindert, daß sich neue Naturwärme bildet, sondern die Füße werden noch mehr verweichlicht. Diese künstliche Wärme trocknet auch die Füße zu sehr aus. Und wie will man den Wechsel von dieser künstlichen Bettwärme und der herrschenden Temperatur im Freien, besonders wenn es recht kalt ist, ertragen? Wie also die Heizung der Schlafzimmer sehr nachtheilig auf den ganzen Körper einwirkt, so wird diese künstliche Bettwärme im Besondern noch schädlich für die Füße sein. Man wird auf solche Weise gebrechlich und will doch nicht glauben, daß man selbst schuld daran ist.

Es entsteht nun die Frage: Wenn das Heizen der Schlafzimmer und das Erwärmen des Bettes nachtheilig ist, soll dann der schroffeste Gegensatz angewendet und am Ende gar zur Winterszeit das Fenster im Schlafzimmer geöffnet werden? Man sagt doch allgemein, die Nachtluft sei schädlich. Hierauf ist zu antworten: Wenn die Nachtluft wirklich schädlich wäre, dann hätte der Schöpfer bei der Erschaffung und Regierung der Welt einen Fehler gemacht. Es ist sicher die freie, reine Luft die beste. Man denke überdieß an die alten Hütten, wie es deren noch vor einem halben Jahrhundert so viele gab; dieselben waren häufig nur aus Balkenholz zusammengefügt und durch manche Ritzen hätten selbst die Sonnenstrahlen scheinen können. Wie gleichgültig ging man ferner mit dem Fensterverschluß um! Es gefror Alles in den Schlafzimmern, was nur gefrieren konnte. Es war darin dieselbe Temperatur und Luft, wie im Freien, nur etwas ruhiger. Hat das den Leuten geschadet? Nicht im Mindesten! Damals habe ich auch nirgends eine Bettflasche gesehen oder einen Ofen im Schlafzimmer. Jeder war im Stande, sein Nachtkleid, das Bett selbst zu erwärmen – ein Beweis, wie abgehärtet und ausdauernd die Leute damals noch waren. Niemand klagte über Nachtkälte oder schlechte Nachtluft. Ich habe Wochen hindurch selbst bei 12 und 15 Grad Kälte immer ein Fenster meines Schlafzimmers offen gehabt, und ich habe mich nie frischer und wohler gefühlt, als zu dieser Zeit. Deßhalb aber rathe ich nicht, man solle alle Fenster öffnen und solle auf einmal, nachdem man sich verweichlicht hat, sich der kalten Temperatur aussetzen. Das hieße freveln. Aber wenn die menschliche Natur durch das kalte Wasser nach und nach vernünftig abgehärtet wird, dann könnte es Jeder dazu bringen, bei offenem Fenster zu schlafen. Durch Abhärtung und eine entsprechende nahrhafte Kost muß die Blutarmuth vorerst gehoben und die widerstandsunfähige Natur kräftig und ausdauernd gemacht werden. Was der Mensch ertragen kann, beweisen uns die vielen in Wagen herumziehenden Leute, die zu jeder Zeit im Freien leben und ruhen, sei es Winter oder Sommer. Sie sind immer für die herrschende Jahreszeit abgehärtet und brauchen am wenigsten Arzt und Apotheke. Was halten ferner die Thiere des Waldes aus, die im Sommer wie im Winter Nacht und Tag im Freien zubringen und nur durch einen dichteren Pelz im Winter gegen die Kälte geschützt sind! Will sich Jemand abhärten und auch Nachts frische Luft einathmen, so muß dafür große Sorge getragen werden, daß durch das offenstehende Fenster nicht der Wind hineinkommt, der einer Zugluft gleich dem ruhig Schlafenden in der ersten Nacht schon einen ordentlichen Katarrh bringen würde. Es ist auch keine Nothwendigkeit, daß ein Fenster im Schlafzimmer ganz geöffnet sei; es reicht aus, wenn nur irgendwie gute Luft in dasselbe eindringen kann, so daß die Luft in demselben frisch und gesund bleibt. Man öffne aber, wenn es möglich ist, nicht den unteren, sondern den oberen Theil des Fensters. Hätte ich das Glück, durch diese Worte recht Viele zu überzeugen, wie schädlich die Verweichlichung ist und wie glücklich die Abhärtungen machen, und würden sie dann anfangen, vernünftig sich abzuhärten und womöglich nur gute, gesunde Luft einzuathmen bei Tage wie zur Nachtzeit: wie viele Tausende würden frei werden von Kränklichkeit und Siechthum und sich wieder ihres Lebens freuen können! Es leben in der That viele Menschen, denen durch die Armseligkeit ihres Körpers das Leben eine große Qual ist; wenn diese dann durch Verweichlichung und Mediziniren ihr Heil suchen wollen, so finden sie nur um so leichter ihren Todtensarg.

Ein anderer großer Fehler ist es, daß die Ruhestätte selbst in unserer Zeit vielfach ein Werkzeug zur Verweichlichung ist. Früher schliefen Tausende auf dem Strohsack; denn sie hatten nicht die Mittel, sich ein weiches Bett anschaffen zu können. Ich erinnere mich noch recht gut, wie man von Krieg, Theuerung und Kriegsschulden erzählte, die das Land drückten, und wie deßhalb die ganze Hauseinrichtung und Lebensweise recht armselig war. Arme Leute lagen auf ihrem Strohsack, hatten unter dem Haupt ein Strohpolster und ein einziges Kopfkissen und zum Bedecken ein einfaches Oberbett. Trotzdem waren Ruhe und Schlaf süß. Nichts ist schädlicher, als auf einem weichen Federbett zu liegen, weil dieses außerordentlich viel Hitze entwickelt und die Natur verweichlicht und schlaff macht. Die Oberbetten sind gewöhnlich mit Flaumfedern gefüllt und häufig mit so vielen, daß sich eine viel zu große Wärme entwickelt. Muß dann der Mensch aus dieser Wärme hinausgehen in die frische, kalte Luft, so zieht er sich leicht einen Katarrh zu. Hat aber Jemand außer einem solchen übertrieben dicken Oberbett noch einen warmen Ofen im Schlafzimmer, so ist Alles geschehen, um der Gesundheit zu schaden. Heut zu Tage taucht auch noch eine andere schöne Mode auf, nämlich Betttücher aus Schafwolle herzustellen. Es war nicht genug der Verweichlichung, ein Oberbett mit viel zu viel Flaumfedern zu haben, dazu noch Wolldecken, die allein zum Zudecken ausgereicht hätten: man sucht jetzt auch noch durch wollene Betttücher die Wärme zu erhöhen. Dadurch verweichlicht man sich nur noch mehr und macht sich noch mehr unfähig, schädlichen Einflüssen zu widerstehen. Man darf sich ferner nicht wundern, daß so viele Leute über

Kopfweh und über Blutandrang zum Kopf klagen, wenn zwei bis drei Kopfkissen mit Flaumfedern gefüllt für den Kopf recht viele Hitze entwickeln. Kommt dann der Kopf aus der Kopfkissenwärme in eine kalte Luft, so wird Frösteln und Erkältung nicht verhütet werden können.

Willst du dir nun, lieber Leser, ein recht geeignetes Nachtlager bereiten, so möchte ich dir Folgendes rathen. Lege auf deinen Strohsack eine feste Matraze und ein festes Kopfpolster, über letzteres nur ein einziges Federkissen. Wenn du eine Wolldecke zum Überdecken willst, so habe ich nichts dagegen, falls du ein Leintuch darüber nähst. Gebrauchst du aber ein Oberbett, so habe dieses recht wenig Federn oder Flaumen, damit sich nicht zu viel Wärme entwickle, wie bereits oben gesagt ist. Die Verweichlichung, welche vielfach durch die Kleidung verursacht wird, führt auch gewiß zur Verweichlichung durch das Bett und umgekehrt. Wer durch Lebensweise und Kleidung sich abgehärtet hat, dem kann ein modernes, weiches Bett nicht behagen. Wer hinwiederum anfängt, sich eines verweichlichenden Bettes zu bedienen, der wird sich auch bald mit einer ausreichenden Kleidung nicht mehr begnügen, sondern eine übermäßig warme gebrauchen. Möchte man sich doch vor beiden hüten und sich in vernünftiger Weise abhärten; denn wer sich verweichlicht durch Kleidung und Bett und schlechte Luft einathmet, der wird sich ein recht übles Loos bereiten.

Wie in den genannten Stücken im Allgemeinen viel gefehlt wird, so auch sehr häufig in der Herrichtung des Bettes. Wenn man in 15 bis 20 Häuser gehen und die Betten mit einander vergleichen würde, so fände man fast in jedem Hause etwas Anderes, und in vielen Betten würde man zu einem wahren Krüppel gemacht, wenn man sich hineinlegen würde. Es ist sehr häufig Mode, daß man statt eines Strohsackes Federmatrazen hat; legt man sich darauf, dann werden die Federn zusammengepreßt, und es gibt dort eine große Vertiefung, wo die Schwere des Körpers drückt. Dann liegen die Füße hoch, der mittlere Theil des Körpers liegt in einer Vertiefung, dem Oberkörper werden drei bis vier Kissen zur Unterlage gegeben, und so befindet sich der Ruhende in einer ganz ungesunden Lage im Bett. Wer gut schlafen und sich eine erquickende Nachtruhe verschaffen will, der soll sein Bett horizontal machen, und die Erhöhung, worauf der Kopf ruht, soll nicht mehr betragen, als die Entfernung von der Schulter zum Kopf. Man soll auch beim Schlafen die Füße nicht einziehen und die Kniee nicht krümmen, weil dadurch der Blutlauf behindert wird und recht leicht Blutanstauungen gebildet werden. Wer für den Körper, insbesondere für den Blutumlauf, am vortheilhaftesten liegen will, der halte die Beine ziemlich ausgestreckt. Auch die Hände sollen nicht gebogen sein, gleichfalls um den Blutlauf zu begünstigen und um Blutanstauungen zu verhindern. Auf der linken Seite zu liegen ist nicht bei Allen rathsam und bei Vielen gar nicht möglich, weil bei dieser Lage das Herz zu viel belastet wird. Das Beste ist, halb auf der rechten

Seite und halb auf dem Rücken zu liegen und dabei die Arme und Beine ziemlich gerade zu halten, so daß am ganzen Körper keine besonderen Krümmungen sich finden. Dann geht der Blutlauf am leichtesten von statten. Das Ruhebett soll ferner nicht zu schmal, noch auch zu kurz sein, mit einem Worte, man soll recht bequem darin liegen können. Die Bedeckung sei ebenfalls breit und lang, damit nicht bei etwaiger Bewegung im Schlaf kalte Luft eindringt, wodurch recht leicht in wenigen Minuten ein Rheumatismus sich einstellen kann. Viele gibt es, die selbst zur Nachtzeit an den Leib festanschließende Unterbeinkleider tragen und auf diese Weise auch den Blutlauf stören. Das soll man nicht thun. Auch der Hemdkragen soll, ebenso wie die vorderen Enden der Ärmel nicht geschlossen sein. Schließt sich ersterer fest an den Hals, so kann im Schlafe leicht eine Spannung eintreten; diese bewirkt Blutstauung am Halse und so eine höhere Wärme. Wird dann kalte Luft eingeathmet, so kann recht leicht Jemand in der Nacht einen ordentlichen Katarrh bekommen. Es gibt auch Leute, welche, um warme Füße zu bekommen, in der Nacht Strümpfe anhaben und diese mit Strumpfbändern festbinden. Gerade die Strumpfbänder bewirken gern Störungen im Blutlauf. Ein großer Theil Derjenigen, die Krampfadern an den Füßen haben, haben sich dieses Elend selbst zuzuschreiben durch das zu feste Binden. Die verschiedenen Kleider nun, wie Unterhosen, Strümpfe u. s. w., welche man zur Nachtzeit am Leibe trägt, bewirken aber nicht nur Störungen im Blutlauf, sondern auch eine ungleichmäßige Körperwärme, und auch dadurch wird der regelmäßige Blutlauf beeinträchtigt. Die Nachthaube ist gleichfalls verwerflich, weil sie die gehörige Abhärtung hindert und durch die Wärme das Blut mehr in den Kopf zieht. Durch Beides können leicht Katarrhe entstehen.

Ich werde vielleicht wegen solcher Regeln für die Gesundheit von Manchem ausgelacht werden, und mancher Haubenträger wird sagen: Ich fühle mich wohl in meiner Haube und bleibe dabei. Und die, welche Strümpfe und andere Kleidungsgegenstände im Bette tragen, werden Dasselbe sagen. Allen Diesen entgegne ich: Thu' Jeder, wie er mag! Sollte er auch jetzt noch über nichts zu klagen haben, so ist es doch noch lange nicht sicher, daß er später nicht viel Ursache zu Klagen haben wird. Bei gar vielen Leiden liegt zu klar am Tage, daß sie in dem Angegebenen ihren Ursprung haben.

Ich wurde schon öfters gefragt, ob man vor dem Schlafengehen ein anderes Hemd anziehen solle wegen des Schweißes, oder ob man das Tageshemd auch in der Nacht anbehalten solle. Ich glaube, es ist hier nur ein kleiner oder gar kein Unterschied für die Gesundheit. Man soll überhaupt in der Nacht nicht schwitzen, und wenn das doch häufig geschieht, so ist sicher das Bett nicht in Ordnung. Wie Jemand, wenn er irgendwo sitzt, nicht in Schweiß kommt, so soll auch während der Nachtruhe ein solcher nicht eintreten. Der dennoch eintretende Schweiß ist selbstverschuldet, wofern Jemand nicht krank ist.

Krankenstube.

Ist bisher von der Wohnung im Allgemeinen die Rede gewesen, so soll nun noch ein Wort über Kranken-Häuser und -Zimmer gesprochen werden. Kommt man in ein Spital, das von guten Vorstehern geleitet ist, und überblickt dessen innere Einrichtung, dann thut es einem wahrhaft wohl, wenn man Alles so den Bedürfnissen und dem Zustande der Kranken angemessen findet. Kommt man aber in die Krankenzimmer bei manchen Familien, so möchte man mit den Kranken ein doppeltes Mitleid haben, einmal weil sie leidend sind, und dann, weil sie nicht die entsprechende Pflege haben. Allererst wird regelmäßig zu viel eingeheizt, wodurch die kranke Natur noch mehr verweichlicht wird. Dabei wird die frische Luft aufs Sorgfältigste abgesperrt, und was ist dem Kranken nothwendiger als eine gesunde Luft? Wenn schon jedes Athmen die Luft mehr verdirbt als verbessert, so thut das der Athem des Kranken in weit höherem Maße. Was für eine Luft wird also ein Kranker in sich aufnehmen, in dessen Zimmer keine frische, gesunde Luft eindringen kann? Es soll daher gesorgt werden, daß keine Verweichlichung durch zu große Wärme stattfindet, und daß durch Zugang gesunder, reiner Luft der Kranke die erforderlichen Stoffe aus der Luft recht reichlich einathmen kann. Wie jeder Ofen einen Kamin haben muß, so soll jedes Krankenzimmer eine Öffnung haben, durch welche die schlechte Luft aus- und die frische Luft einzieht, ohne daß dem Kranken dieser Wechsel schaden kann. Es soll also das Krankenzimmer wohl kühl, aber nicht zu kühl sein; 14 bis 17 Grad Celsius werden im Allgemeinen die beste Temperatur für die Kranken bilden; wenn dieselbe aber auf eine Höhe von 20 bis 30 Grad steigt, wie ich's häufig angetroffen habe, dann hat man sicher dem Kranken durch die zu große Hitze noch ein neues Leiden dazu geschaffen. Besondere Nachtheile hat zu große Zimmerwärme bei Fieberkranken und namentlich bei Lungenleidenden, die bei entsprechender Wärme fast ohne Husten sind, aber, wenn tüchtig geheizt wird, den stärksten Krampfhusten bekommen können, hauptsächlich dann, wenn ein rascher Wechsel von Hitze und Kälte eintritt. Wenn man Mitleiden mit den Kranken haben und ihr Loos möglichst erleichtern will, so vermeide man große Hitze und Kälte im Krankenzimmer.

Wenn ferner jedes Schlafzimmer trocken sein soll und frische Luft und Licht gehörigen Zugang zu demselben haben sollen, so ist dieß um so mehr geboten für die Krankenzimmer. Wird hiergegen gefehlt, so kann das Krankenzimmer selbst die Ursache sein, daß der Kranke noch kränker wird. In Bezug auf das Bett des Kranken gelte als erster Grundsatz: Sorgfältigste

Reinlichkeit, und dann sei es recht bequem und gut eingerichtet, weil eine unpassende Lage im Bette hier doppelt nachtheilig wirkt.

Siebentes Kapitel.
Von der Nahrung.

1. Speisen.

Die vorausgegangenen Kapitel sind gewiß von großer Wichtigkeit, und der wird sich wohl fühlen und seine Gesundheit erhalten, der den gegebenen Winken folgt. Wer aber weder glauben noch folgen will, dem wird die Strafe auch nicht ausbleiben. Nicht weniger wichtig ist aber das Kapitel, das von der Nahrung handelt.

Wer die ganze Schöpfung recht betrachtet, dessen Bewunderung wird sich immer mehr steigern. Er wird kaum wissen, ob er mehr über die Allmacht des Schöpfers in der Erschaffung oder über die Weisheit desselben in der Einrichtung derselben staunen soll. Er wird aber auch klar erkennen, daß Alles in der Schöpfung die Bestimmung hat, dem Menschen zu dienen.

Man kann die Welt eine große, weite Werkstätte nennen, in der jeder Erdenbewohner seine bestimmte Beschäftigung hat. Aber sie ist auch zugleich die allgemeine Versorgungsstätte, die Allen das zum Lebensunterhalt Erforderliche bietet.

Es soll aber jetzt bloß die Rede sein von den so verschiedenen und mannigfaltigen Nahrungsmitteln, die der Mensch überall auf der Welt vorfindet. Wie der Mensch theilweise sein Leben erhalten muß durch das, was er einathmet, so ist zur Fristung desselben auch nöthig, daß er die erforderlichen Nährmittel aufnimmt; denn sonst geht seine Kraft und Gesundheit zu Grunde. Solche Nährstoffe bietet aber die Erde dem Menschen in großer Fülle und Mannigfaltigkeit. Die Vögel in der Luft stehen zur Verfügung, ebenso die Thiere des Waldes und des Feldes. Flüsse und Meere bieten ihre Fische, und die Bäume ihr Obst. Jeder Acker, jede Wiese, jedes Land läßt sich gebrauchen zur Gewinnung des täglichen Brodes und alles dessen, was dem Menschen nothwendig ist zum Unterhalt. Bei dieser großen Mannigfaltigkeit darf freilich auch nicht verschwiegen bleiben, daß es in der Welt vieles der Gesundheit und dem Leben des Menschen Feindliche gibt. So beherbergt der Wald viele reißende Thiere. Giftige Schlangen und giftige Pflanzen bedrohen das Leben der Menschen. Letztere sollen daher ihre Vernunft gebrauchen, um das auszuwählen, was ihnen dienlich ist, und vor dem sich zu hüten, was ihr Leben schädigen oder zerstören kann. Ein Jeder soll wohl überlegen und an sich die Fragen stellen: Was ist für dein Leben dienlich? Was macht dich kräftig und ausdauernd? Was hingegen hast du zu fliehen, daß du dein Leben nicht verkümmerst, daß du nicht durch eigene Schuld frühes Siechthum oder den Tod dir zuziehest?

So erhaben der menschliche Geist ist, ein Bild des Schöpfers durch seinen Verstand und freien Willen, so kann dieser Geist doch nur in Vereinigung mit dem Leibe seine Aufgabe auf Erden erfüllen. Dieser ist gleichsam seine Wohnung, das Werkzeug, dessen er zur Vollführung seiner Aufgabe bedarf. Wie es nun einen großen Unterschied macht, ob man in einem festen, gesunden Hause oder in einer morschen, baufälligen Hütte wohnt, so ist es auch für den menschlichen Geist etwas ganz Anderes, ob der Leib gesund und kräftig, oder gebrechlich und schwach ist. Ist Letzteres der Fall, dann ist jener übel genug daran. Es erscheint daher von großer Wichtigkeit, daß der Leib, diese wunderbarste aller Wohnungen, aus dem besten Material aufgebaut werde. Nur dann ist er fest und ausdauernd, und nur dann fühlt sich der Geist wohl darin. Ist doch auch ein Haus nur dann eine dauerhafte, gute Wohnung, wenn alles Das, was man zum Bau desselben verwandte, tadellos und gut war. Ein Beispiel möge das noch mehr veranschaulichen.

Ein Meister führt drei Häuser auf, alle nach einem und demselben Plane. In der Wahl des Materials jedoch wechselt er. Das erste Haus führt er auf mit den besten Steinen, dem besten Sand, und statt Kalk nimmt er Cement. Wenn dieses Haus fertig ist, steht es da so fest und dauerhaft, daß es allen Stürmen Trotz bietet und fast unverwüstlich ist. – Das zweite baut er aus guten Steinen, ziemlich gutem, aber nicht dem besten Sand, und gebraucht auch guten Kalk. Auch dieses Haus wird fest sein und ausdauernd, wenn auch nicht in dem Maße, wie das erste. Es wird lange stehen können, ehe es baufällig wird. – Beim Baue des dritten Hauses geht er aber recht leichtsinnig zu Werke; er ist gleichgiltig in der Auswahl der Steine, nimmt schmutzigen Sand und keinen guten Kalk. Der Verputz des Hauses macht dasselbe freilich hübsch für das Auge, so daß der, welcher das Material nicht gesehen hat, und beim Aufbau nicht zugegen war, sagen würde: Diese Häuser sind alle drei gleich gut, und es wird das eine so lange halten wie das andere. Wie würde sich aber ein Solcher täuschen, und wie anders wäre sein Urtheil, wenn er das Baumaterial mit eigenen Augen gesehen und dem Aufbau dieser Häuser beigewohnt hätte! Sein Urtheil müßte sein: Das erste Haus macht dem Meister alle Ehre; es ist am meisten werth, dauert am längsten, und wer es bewohnt, wird Freude daran haben. Beim zweiten würde er das Urtheil fällen müssen: Es wird ziemlich lange bestehen, es wird seinen Besitzer zufrieden stellen, und es wird sich lange gut darin wohnen lassen, doch steht es dem ersten bedeutend an Werth nach. Beim dritten Hause würde er aber sagen müssen: Aus schlechtem Material läßt sich kein gutes Haus bauen; wer in dieses Haus einzieht, wird sich getäuscht finden, und es wird früh zusammenbrechen. Solchen Unterschied macht es, welches

Material man zum Bauen wählt, und mit welcher Sorgfalt man den Bau ausführt. In ähnlicher Weise wie mit jenen drei Häusern verhält es sich auch mit dem menschlichen Körper, der ja gleichfalls aus unendlich vielen kleinen Theilen aufgebaut ist, die mit einander verbunden sind, wie die Steine eines Hauses. Das Material, woraus jene Theile gebildet sind und ihre Verbindung hergestellt wird, sind die Speisen und Getränke. Unter diesen kann nun der Mensch, ähnlich wie der obengenannte Meister beim Material zum Baue seiner Häuser, eine gute oder schlechte Auswahl treffen. Die Dienste, welche beim Bau der Cement, der gute und der schlechte Kalk leisteten, diese leistet beim Aufbau und Erhaltung des menschlichen Körpers vorwiegend der Stickstoff, den der Mensch durch seine Nahrung in sich aufnimmt. Wer stickstoffreiche Nahrung wählt, der wird einen kräftigen, ausdauernden Körper bekommen. Wer aber Speisen genießt, die wenig Stickstoffe enthalten, der kann nicht darauf rechnen, daß sein Körper so fest und ausdauernd ist, wie im ersteren Falle. Wer aber solche Nahrungsmittel wählt, die gar keinen Stickstoff enthalten, der kann vernünftiger Weise nicht erwarten, daß sein Körper gesund, fest und ausdauernd sein werde. Er wird vielmehr bald wie ein nicht gut gebautes Haus morsch werden und in Trümmer zerfallen. Wem also an seiner Gesundheit liegt, und wer lange leben will, der möge stets eine gute Wahl treffen und bei seinen Speisen und Getränken das meiden, was seinem Körper keine Dauer bringt, vielmehr frühes Siechthum herbeiführt.

Du wirst nun, lieber Leser, gewiß begierig sein zu erfahren, welche Nahrungsmittel stickstoffreich sind, damit du eine recht feste Hütte für deinen Geist herstellen könnest. Du wirst auch diejenigen Nahrungsmittel wissen wollen, die zwar weniger Stickstoff enthalten, aber doch ausreichen, um einen gesunden und kräftigen Körper zu bilden. Sie sollen angegeben werden und außerdem auch noch jene Speisen und Getränke, die gar keinen Stickstoff enthalten, welche den Menschen bloß in so weit nähren, daß das Leben fortdauert, oder dasselbe nur durch ihren Reiz auffrischen. Zuerst jedoch soll von dem Unterschiede zwischen dem Genuß von Fleisch und Vegetabilien die Rede sein.

So lange ich denke, besteht ein Streit unter Gelehrten und Nicht-Gelehrten, was vorzuziehen sei: Der Genuß von Fleisch oder von Vegetabilien. Die Ansichten hierüber konnten sich nie vereinigen und haben sich stets unversöhnlich einander gegenüber gestanden. Die Einen verwerfen den Fleischgenuß ganz, und die Fleischesser legen wenig Werth auf den Genuß von Früchten. Mein Urtheil hierüber ist folgendes: Hat der Schöpfer die ganze Schöpfung für die Menschheit bestimmt, so soll man, was sie bietet, auch in vernünftiger Weise gebrauchen, sonst hätte derselbe es nicht erschaffen. Wozu wären so viele Tausende von Thieren auf den Feldern, in den Wäldern und in der Luft da, wenn sie nicht auch als Nährmittel der

Menschen dienen und diese bloß Körner und andere Früchte und Pflanzen genießen sollten? Die ganze Sache wäre viel zu einseitig. Vielmehr dürfen wir sicher nicht bloß von Allem, was uns geboten ist, genießen, sondern wir werden auch darauf rechnen können, daß wir uns dadurch nicht schaden. Ich bin aber der Überzeugung, daß die Leute noch mehr fehlen durch die Bereitung der Speisen als durch die Wahl derselben. Ferner glaube ich behaupten zu können, daß die Leute, welche mehr an Vegetabilien gewöhnt sind, hierdurch größere Vortheile für ihre Gesundheit haben. Daß der Fleischgenuß der Vegetabilienkost nicht vorzuziehen ist, soll näher dargelegt werden.

Die Leute und Völker, welche vom Getreide sich nährten, waren stets besser daran; aber man ist durch die Gewohnheit dahin gekommen, daß man glaubt, man könne ohne Fleischspeisen nicht mehr leben. An Milch und Brod gewöhnt man die Kinder sehr leicht; will man aber Kinder von 5, 6 bis 8 Jahren an Fleischkost gewöhnen, so hat das recht bedeutende Schwierigkeiten.

Gibt man ferner einem Fieberkranken Fleisch, so geht der Puls recht bald schneller, und das Fieber nimmt zu. Das Fleisch verursacht dem Magen nach dem Essen eine kleine Röthe, wie ein bedeutender Arzt sagt, eine leichte Entzündung und nützt somit auch die Organe stärker ab. Warum ißt man überhaupt nicht stets nur Fleisch, sondern auch Gemüse dazu? Weil Fleisch allein geradezu widerstände und zu viel Hitze erzeugte. Man bedenke auch, wie Viele das Fleisch nicht frisch haben können! Nicht selten wird dieses 6, 8, ja 10 Tage alt; wenn man solch altes Fleisch ungekocht sieht, möchte einem der Appetit vergehen. Es ist ferner festgestellt, daß bei denen, die sich hauptsächlich von Fleisch nähren, leichter verschiedene Krankheiten besonders gern Entzündungen entstehen und gefährlicher werden können als bei Anderen, die vorzugsweise von Vegetabilien leben. Ebenso bilden sich bei den Fleischessern häufiger Ausschläge als bei denen, welche größtentheils Vegetabilien genießen. Es kommt noch dazu, daß zum Fleisch auch noch hitzige, scharfe Sachen hinzugenommen werden, was bei Mehlspeisen nicht nothwendig ist. Erwähnen möchte ich an dieser Stelle, daß die Gemüse, welche man mit den Fleischspeisen genießt, oft in einer Art und Weise zubereitet werden, daß sie nicht am zuträglichsten sind. Nur wenige Gemüse werden im ursprünglichen Zustande genossen; die meisten werden 2- bis 3mal umgewandelt durch Sieden, Dünsten und was sonst alles noch geschieht, ehe sie gegessen werden. Wie gut schmeckt ein gesunder, frischer Apfel! Kommt er aber als Gemüse auf den Tisch, wie viele Umwandelungen hat er erlitten! Ist ihm nicht der erste, angenehme Apfelgeschmack gänzlich abhanden gekommen?

Aus dem Gesagten können wir den Schluß ziehen, daß der Genuß von Früchten und Pflanzen vorzuziehen sei und der Fleischgenuß hinter diesem zurückstehe. Da jedoch auch das Fleisch ein gutes Nahrungsmittel ist, so wird man am besten thun, neben den Vegetabilien auch dieses zur Speise zu wählen.

Wir kommen nun zur Aufzählung der verschiedenen Nährmittel nach ihrem Werth zur Herstellung und Erhaltung von Gesundheit und Körperkraft. Es sollen, wie schon oben gesagt ist, aufgezählt werden:

a) die stickstoffreichen,

b) die stickstoffarmen und

c) die stickstofffreien Nährmittel.

Erste Klasse. Stickstoffreiche Nährmittel.

1. Milch. Oben an steht die Milch. Diese ist und bleibt von der Kindheit bis zum höchsten Alter das erste und beste Nährmittel. Sie enthält alle Nährstoffe, die der menschlichen Natur nothwendig sind, wird überdieß leicht verdaut und leicht ertragen. Es möchte mir Jemand vielleicht einwenden, daß es sehr viele Leute gibt, welche die Milch gar nicht ertragen können; dem einen widersteht sie, einem andern verursacht sie Magensäure und große Beschwerden, wieder andere müssen selbige sogar erbrechen. Hier muß ich entgegnen, daß solche Leute entweder krank sind oder zu viel Milch auf einmal genießen. Gerade weil die Milch stickstoffreich ist und alle Nährstoffe enthält, welche die Natur braucht, so soll die Milch, besonders von schwächlichen und kränklichen Leuten und von solchen, die wenig Bewegung und schwere Arbeiten haben, recht mäßig genossen werden. Ich habe schon oft Leuten, denen die Milch große Beschwerden machte, gerathen, sie sollten jede Stunde einen Löffel voll nehmen. Auf diese Weise gelang es. Die Natur konnte so viel verwerthen, und die Kranken erholten sich dabei auffallend. Wenn aber ein Schwächlicher oder Kranker oder ein Solcher, der eine ruhige Lebensweise hat, einen viertel oder halben Liter zu sich nimmt, so vermag der Magen ein solches Maß nicht zu verarbeiten. Die Milch wird zu großen Klumpen gerinnen und so Beschwerden machen. Bei recht schwächlichen, kranken Leuten ist es sogar gut, dieselbe mit frischem Wasser etwas zu verdünnen, ähnlich wie bei ganz kleinen Kindern. Die Arbeiter, besonders die Landleute genießen viel Milch und sind dabei recht kräftig und wohlgenährt, weil wegen schwerer Arbeit und reichlicher Bewegung der Körper mit einer größeren Menge Milch leichter zurecht kommt. Wer also schwächlich und kränklich ist oder eine sitzende Lebensweise hat, darf dieselbe nur in kleinen Portionen nehmen. – Die Milch ist aber nicht bloß das erste Nährmittel, sie ist auch das allgemein verbreitete, billigste und am leichtesten zu beschaffende. Es wird ja nicht bloß Milch von den Kühen gewonnen, in vielen Gegenden wird auch Schafmilch,

Ziegenmilch, Stutenmilch gebraucht. Stärker als die Kuhmilch ist die Ziegenmilch, an welcher die Armen ein außerordentlich gutes Nährmittel haben. Sie ist aber leider lange nicht so hoch geschätzt, als sie es verdient, weil viel schwächere Nährmittel Mode geworden sind.

Soll unsere blutarme Generation wieder in einen bessern Zustand kommen, dann muß auch die Milch höher geschätzt und entsprechend gebraucht werden. Die Milch kann in der Küche vielseitig verwendet werden, und wo immer dieß geschieht, bringt sie einen Schatz von Nährstoffen mit. Es ist deßhalb sehr zu beklagen, daß man in den Familien auf dem Lande die Milch oft für 7–8 Pfennige den Liter verkauft und dafür Sachen einkauft, die wenig Werth haben und dem Menschen manchmal eher schaden als ihn kräftigen, z. B. schlechtes Bier und verfälschte Weine. Lieber Leser, seiest du jung oder alt, laß dich nicht von diesem ersten und vorzüglichsten Nährmittel trennen, schätze es hoch und gebrauche es fleißig!

2. K ä s e. Aus der Milch wird Käse bereitet. Der Käse enthält gleichfalls viele Nährstoffe, aber diese haben verschiedene Umwandlungen durchgemacht und viele Zusätze, besonders Salz &c. erhalten. Deßhalb ist er nicht mehr ein so reines und schuldloses Nährmittel wie Milch. Viele können den Käse nicht vertragen, besonders schwächliche und kränkliche Personen. Schon der Umstand, daß der Käse Durst erzeugt, beweist, daß er im Magen Hitze verursacht, was bei der reinen Milch gewiß nicht der Fall ist.

3. H ü l s e n f r ü c h t e. Stickstoffreich sind auch die Hülsenfrüchte, als Erbsen, Bohnen, Linsen. Früher nährten sich die armen Leute besonders im Winter vielfach von E r b s e n, und sie hatten ein so großes Vertrauen auf dieses Nährmittel, daß Erbsen – im Wechsel mit noch andern Nährmitteln – niemals ganz fehlen durften. Es hieß: Hat man Erdäpfel, Brod und Erbsen, dann darf die übrige Kost mager sein, man bleibt doch gesund und stark für seine schweren Berufsarbeiten. Ich muß hier noch bemerken, daß man vor 50–60 Jahren viel strenger und mehr gearbeitet hat als jetzt; daher wünsche ich nicht bloß, sondern fordere auch besonders die arbeitende Klasse dringend auf, dieses Nährmittel, welches zu den besten gehört, in den Haushalt wieder einzuführen und in der Woche 2–3mal wenigstens eine Portion Erbsen zu gebrauchen. Es gab früher Erbsensuppen, Erbsenbrei und Erbsen mit Sauerkraut gemischt. Möchten doch diese und ähnliche Speisen, von denen man so sehr abgekommen ist, wieder aufgenommen werden, es würde der Menschheit damit sehr gedient sein.

Die B o h n e n können in jedem Garten ganz leicht gebaut werden, fast jeder Acker bringt eine reiche Ernte; wenn daher nur jeder Landwirth wie mit Erbsen, so auch mit Bohnen ein kleines Grundstück bepflanzen möchte! Er würde nicht bloß eine ergiebige Ernte erhalten, sondern – was noch mehr Werth hätte – auf eine leichte Weise und ohne viel Kostenaufwand ein kräftiges Nährmittel in seinem Haushalte haben. – Gerade so verhält es sich mit den Linsen. Möchte sich daher doch Jeder die genannten Nahrungsmittel recht häufig zur Speise wählen, da sie so stickstoffreich sind und zur Erhaltung und Kräftigung der Gesundheit so viel mitwirken. Die Hülsenfrüchte wie die Milch möge er als das beste und billigste Material zum Aufbau und zur Erhaltung der Hütte seines Geistes benutzen. Ich habe in meiner Jugendzeit viele hochbetagte Leute, die über 80 Jahre alt waren, kennen gelernt. Sie waren noch geistesfrisch und auch im hohen Alter noch kräftig und nicht mit so vielen Mühseligkeiten beladen wie die Menschen heut zu Tage. Sie genossen die genannten Speisen und kannten die modernen Nährmittel nicht.

4. Fleischspeisen. Stickstoffreich ist auch das Fleisch, aber nur das magere. Obenan steht das Rindfleisch, besonders wenn die Rinder ausgewachsen sind; das Kalbfleisch steht hinter dem Fleische ausgewachsener Thiere weit zurück.

5. Fische. Auch die Fische bieten dem Menschen viele Nährstoffe und enthalten ziemlich reichlich Stickstoff.

Die angeführten Nährmittel gehören also zu den stickstoffreichen. Sie können nicht bloß empfohlen werden wegen ihres vorzüglichen Gehaltes, sondern auch deßhalb, weil sie großen Theils wohlfeil sind und Jedem leicht zu Gebote stehen.

Zweite Klasse. Stickstoffarme Nährmittel.

Zu dieser Klasse gehören die Nährmittel, die weniger Stickstoff enthalten, aber doch ausreichen, um den Menschen gesund und ausdauernd zu machen, wenn auch nicht in dem Maße wie die, welche in der ersten Klasse aufgezählt sind. Dahin gehören:

1. Die Getreidearten. Von diesen seien genannt: Mais, Weizen, Spelt oder Dinkel, Roggen, Gerste, Hafer, Buchweizen. Gerade diese Getreidegattungen würden vorzügliche Nährstoffe für's menschliche Leben liefern, wenn sie nur ihre naturgemäße Verwendung finden würden. Es gab eine Zeit, wo die Menschen die Körner aßen und dabei recht gesund blieben und das höchste Alter erreichten. Wollte aber jetzt Jemand Körner essen und sich davon nähren, würde er zum allgemeinen Gespötte werden. Seitdem man Mühlen erfunden hat, mit denen man 2 bis 4erlei Mehlgattungen herstellen kann, wird das Getreide nicht mehr mit all' seiner Nährkraft verwendet. Vor ungefähr 4 oder 5 Jahren klagte ein berühmter Arzt, daß das Lebensalter der Menschen bedeutend kürzer werde, weil man die Kleie vom Mehle gesondert habe. Die meiste Kraft ist in der Hülse der

Frucht, welche den Kleber einschließt, und von der Hülse bis zur Mitte nimmt der Nährwerth immer mehr ab. Ziehe einem Rettig die Haut ab, iß ihn dann, und du wirst finden, daß er bedeutend weniger Geschmack hat. Die Zitrone hat auch ihren stärksten und besten Saft in der Schale. Da auch beim Getreide in der Hülse die meiste und beste Kraft enthalten ist, so geht uns heut zu Tage das Beste vom Getreide verloren, besonders auch der meiste Stickstoff. Man macht viel Rühmens von dem Auszugmehl oder Kunstmehl; man kann aber sagen, es ist das Meiste und Beste an wahrer Kraft und Güte herausgekünstelt, und nur armseliger Nährstoff ist im feinsten Mehle übrig geblieben. Ein bedeutender Arzt behauptet, wenn man einem Hunde nur Brod vom feinsten Mehl und Wasser gäbe, so krepiere er in 40 Tagen. Mahlt man aber das ganze Korn, also mit der Schale, und gibt ihm das aus diesem Mehl bereitete Brod, dann lebt er viele Jahre. Wenn daher die Leute jetzt nur mehr Kunstmehl kaufen und dieses zu ihrer Speise bereiten, wie armselig werden sie davon genährt! Mache Einer einmal den Versuch und nehme er reines, grobgemahlenes Kleienmehl, Naturmehl, und lasse sich beim Bäcker Semmeln daraus backen! Lasse er dann auch solche von Kunstmehl herstellen! Vergleicht er hierauf diese beiden Brodsorten mit einander, so wird er kaum glauben, daß beide von demselben Getreide gemacht seien. Vergleiche auch nur ein reines Naturmehl von irgend einer Getreidegattung mit einem Kunstmehl von derselben Gattung, dann wirst du einen ganz überraschenden Unterschied finden. Sie werden sich neben einander ausnehmen wie ein Zwilchkittel neben einem seidenen Kleid. Ist das Weizenmehl weiß, so wird das Kunstmehl fast blendend weiß sein. Das Gerstenmehl ist gelblich; laß Kunstmehl daraus machen, so ist das Mehl wie umgewandelt; und so ist es bei allen Getreidegattungen. Am traurigsten ist es aber, daß so viel Betrug durch Verfälschung beim Kunstmehl stattfindet. Selbst ganz unverdauliche Stoffe werden gemahlen und unter dasselbe gemischt. Der W e i z e n wird vor Allem zur Brodbereitung verwendet; er liefert das schmackhafteste und nahrhafteste Brod. Soll man es daher nicht beklagen, daß man gerade aus dem Weizen ein Kunstmehl bereitet, dem die beste Kraft entzogen ist, das wohl fein aussieht, aber wenig nährt und auch den vortrefflichen Getreidegeschmack durch die künstliche Verarbeitung verloren hat? Das Weizenmehl ist auch das vorzüglichste für die Mehlspeisen und das Hauptmehl für solche Gegenden, wo der Fleischgenuß wenig oder gar nicht üblich ist. Wie unvernünftig und nachtheilig ist es daher, wenn gerade den Mehlspeisen, welche die gesundesten wären und von der Natur am leichtesten verarbeitet werden, der Hauptnährwerth zu unserer luxuriösen Zeit entzogen wird! Soll es bei der Menschheit besser werden und Blutarmuth und Gebrechlichkeit wieder mehr verschwinden, so muß große Sorge darauf verwendet werden, daß unverfälschte Nahrungsmittel überhaupt und besonders gutes Naturmehl in die Küche kommen.

Ziemlich gleich kommt dem Weizen der S p e l t, auch Dinkel genannt, der in kälteren Gegenden leichter gedeiht, an Nährgehalt hinter dem Weizen kaum zurücksteht und, wie vielfach behauptet wird, zu Mehlspeisen in mancher Beziehung noch geeigneter ist als das Weizenmehl. Was der Weizen und Spelt für kältere Gegenden ist, das ist der Mais für die wärmeren.

R o g g e n, auch K o r n genannt, ist etwas gröber, aber sehr geeignet für das Brod der ärmeren Klasse und der Landleute. Was den Werth betrifft, so wird dieses Brod kaum von einem Brode aus irgend einer anderen Getreidegattung übertroffen, weder an Schmackhaftigkeit noch an Nährstoffen. Dieses Brod backen die meisten Landleute sich selbst. Es ist zu bedauern, daß das so vorzügliche, reine Roggenbrod nur mehr selten zum Verkaufe in einem Bäckerladen ausgestellt ist, und daß das gewöhnliche Schwarzbrod, Hausbrod genannt, wenig oder gar nicht von Roggen gebacken ist, sondern bloß vom Nachmehl, aus dem das Auszugmehl bereits gewonnen ist. Das reine Roggenbrod, wie es die Landleute backen, ist sicher sehr nahrhaft und auch am wenigsten verfälscht. Das Roggenmehl ist aber nicht bloß zum Brod, sondern auch sonst noch in der Küche verwendbar, worüber in einem späteren Kapitel Näheres wird angegeben werden.

Die G e r s t e steht hinter dem Weizen, Spelt und Roggen etwas zurück, jedoch kaum in ihrem Nährwerth. Weil sie nicht so leicht für das feinste Mehl verwendbar ist, so wird sie auch weniger gebraucht. Vor 50 Jahren wurde das Landbrod bei den Meisten halb aus Gerste und halb aus Roggen gebacken. Es wurde auch das Gerstenmehl wie das Roggenmehl wegen seiner Nahrhaftigkeit zu Mehlspeisen verwendet. Heut zu Tage aber wird es, selbst auf dem Lande, nur noch theilweise zur Brodbereitung gebraucht. Leider wird gerade aus dieser Getreidegattung fast nur Bier gebraut, und weil sich in diesem nur ein kleiner Theil des in der Gerste enthaltenen Stickstoffes befindet, so kommt also von letzterem nur wenig den Menschen zu gute. Der meiste wird mit den Träbern den Thieren zum Futter gegeben. Die Gerste kann, wenn sie etwas zu lange auf dem Acker geblieben ist, zum Brauen nicht mehr gebraucht werden, und arme Leute hätten daher oft Gelegenheit, sich um wenig Geld ein recht gutes Nährmittel zu verschaffen.

Der H a f e r galt einst als ein vorzügliches Ernährungsmittel, und wer recht kräftig und ausdauernd werden wollte, der genoß viele aus Hafermehl bereitete Speisen. Gerade diesem Hafermehl mit Milch verdankten die Allgäuer ihre kräftigen, gesunden Naturen. Es steht auch bei Einzelnen noch im hohen Ansehen; aber leider haben die Luxusartikel den Hafer größtentheils verdrängt, z. B. Kaffee den Haferbrei, und obwohl Tausende und Tausende wissen, daß die Pferde durch alle andern Gattungen des Getreides nicht den Muth, die Kraft und Ausdauer bekommen, wie durch Hafer, so will man doch den verwöhnten Magen nicht ärgern durch eine gute

Haferkost. Wenn ich 50 Kinder mit Haferkost ernähren könnte und sie nach 2 Jahren neben 50 andere stellen würde, die Kaffee und Speisen aus feinem Kunstmehl erhielten, wie verkümmert an Körper- und Geistes-Kraft würden die letzteren im Vergleich mit den ersteren dastehen! Ähnlich ist es bei jungen Pferden, die viel Hafer bekommen haben, und solchen, die keinen zur Nahrung erhielten. Zudem kann der Hafer so leicht gebaut werden und ist so gut zu verwenden. Trotz alledem vernachläßigt man ihn, weil die herrschende Mode gegen denselben ist. Vielleicht vermag diese Ermahnung den Einen oder Anderen zu bewegen, dem Hafer wieder mehr Aufmerksamkeit zu schenken; dieser wird sich nicht undankbar dafür erweisen. Ich hatte das Glück, von Eltern abzustammen, bei denen Hafer und Gerste noch in gebührenden Ehren standen, und verdanke meiner Jugendernährung den größten Theil meiner jetzigen Ausdauer und Kraft.

So lange die E r d ä p f e l in Europa eingeführt sind, sind sie vielfach verfolgt und als Nahrung für die Menschen heruntergesetzt und verworfen worden. Sie mußten dasselbe Schicksal erleiden, wie so manche Kräuter und andere Nährmittel. Wer aber ihren Werth erkennt und sich zu Nutzen zu machen weiß, wird sie gewiß nicht gering achten. Für den menschlichen Unterhalt haben sie eine so hohe Bedeutung, daß sie geradezu unentbehrlich geworden sind. Schon in meiner Kindheit hörte ich freilich schimpfen, die Kartoffeln hätten keinen Nährwerth. Dem kann ich durchaus nicht beistimmen. Für die ärmere Klasse sind die Erdäpfel ein nahrhaftes und zugleich wohlfeiles Lebensmittel. Von den Gelehrten hat besonders der allbekannte Liebig ihnen Recht widerfahren lassen, der ihnen geradezu viele Nährstoffe zugeschrieben hat. Daß er hiermit das Richtige getroffen, zeigen die günstigen Wirkungen, welche die Erdäpfel als Nahrungsmittel hervorbringen, weßhalb sie auch so allgemein als solches gebraucht werden. Sie nähren die Hausthiere und mästen die Schlachtthiere; das Geflügel wird zur Winterszeit großentheils mit Erdäpfeln gefüttert. Wo der allgemeine Fleischgenuß nicht ist, verbindet man mit fast allen Mehlspeisen die Erdäpfel. Dem Fleischesser sind sie immer ein willkommenes Gemüse. Besonders möchte ich die Erdäpfel gern bezeichnen als die Nothhelfer am Tische der Armen. Welche große Noth würde hier eintreten, welche Verlegenheit überhaupt, wenn sie nicht mehr zu haben wären!

Hat man über die Kartoffeln im Allgemeinen selten günstig geurtheilt, obschon der verbreitete Gebrauch und ihr Nährwerth für sie sprechen, so erging es von jeher den E i e r n viel besser. Sie wurden allgemein für recht nahrhaft und gesund gehalten und deßhalb Kranken wie Gesunden recht empfohlen. Ich will über die Eier gar kein Urtheil fällen, sondern bloß die Ansicht von Gelehrten anführen, welche die nöthigen Untersuchungen hierüber angestellt haben und behaupten, daß ein Mensch, um seinen nothwendigen Bedarf an Stickstoff für einen Tag aus Eiern allein zu decken,

20 Eier essen müßte, vorausgesetzt, daß seine Verdauung noch dazu die denkbar günstigste sei. Um aber seinen nothwendigen Kohlenstoff für einen Tag aus Eiern allein zu bekommen, seien 43 Eier erforderlich. Aus diesen beiden Punkten allein geht schon hervor, daß das allgemeine Urtheil über die Eier viel günstiger ist, als sie es in Wahrheit verdienen. Aufgefallen ist mir schon oft, daß manche Leute, die viele Eier gegessen und sie über Alles gerühmt haben, doch so armselig daran waren. Roh oder halbweich gekocht gegessen mögen die Eier am besten wirken, hartgesotten sind sie schwer verdaulich. In Betreff der aus Eiern bereiteten Kost sind die Ansichten getheilt. Indeß möge Jeder für sich bezüglich der Nahrungsmittel nach seinen Erfahrungen das für ihn Passendste wählen. Während aber das Urtheil in Betreff des Werthes mancher Nahrungsmittel verschieden war und noch ist, so ist es doch über die Hülsenfrüchte von jeher sicher gewesen. Es geht dahin, daß sie die erforderlichen Nährstoffe enthalten und am meisten zur Erhaltung der Gesundheit beitragen.

Gemüse. Stickstoffarm sind ferner die Gemüse. Diese werden in mannigfaltigster Weise gebraucht. Die Völker, die sich ganz von Getreide nähren, benutzen nur wenig Gemüse, mitunter gar keines. Für die Fleischesser sind die Gemüse nothwendig, weil Fleisch allein nicht gut längere Zeit genossen werden kann, da es zu viel Hitze erzeugt und dadurch manchen Nachtheil bringt. Was ihren Nährwerth betrifft, so ist derselbe nicht so hoch, als man gewöhnlich annimmt, da sie recht wenig Stickstoff enthalten. Sie machen auch das Blut zu wässerig. Dazu kommt noch, daß die Gemüse viel an Nährwerth durch Kochen verlieren, weßhalb es rathsam ist, dieselben wenn möglich in rohem Zustande zu genießen. Mit vielen Gemüsen sich nähren, würde Einen wohl beleibt machen, wenn die Natur sich daran gewöhnt und dieselben gut aufnimmt. Aber sicher wäre auch eine zu frühe Auflösung des Körpers in Aussicht. Ich habe mehrere Leute kennen gelernt, die recht viel Gemüse genoßen; aber alle entbehrten einer frischen Farbe und einer ausharrenden Kraft, und wenn sie korpulent geworden, litten sie an großer Blutarmuth und schwerem Athem, und wassersüchtige Zustände und früher Tod traten ein. Der Körper Jener, die sich nur von Gemüse nähren, gleicht daher dem dritten Hause, wovon die Rede war. Er hat wie dieses nicht lange Bestand. Man soll nur einmal Gemüse kochen ohne irgend eine Zuthat, ohne Salz, Gewürze &c.: wie wenig sagt das dem Menschen zu! Nur durch die verschiedenen Beigaben bekommt das Gemüse Geschmack und Reiz zum Genusse. Deßhalb ist es meine Ansicht, daß man die Gemüse nur in Verbindung mit andern Speisen dem Körper zuführen soll.

Die verschiedenen Arten der Wurzeln sind auch stickstoffarm. Sie sind im ungekochten Zustande am nahrhaftesten und gesundesten. Sie waren ein Hauptartikel bei der Nahrung der Einsiedler. Diese lebten großentheils von Kräutern und Wurzeln. Es ist schade, daß es fast ganz außer Gebrauch ist, die Wurzeln ungekocht zu genießen. Hätte man sich nicht so entwöhnt, sie roh zu verzehren, so würden sie in größerer Geltung stehen. Wie gern essen die Kinder die Wurzeln in rohem Zustande, und gewiß werden sie ihnen gut thun. Durch das Kochen werden viele Stoffe, die sie enthalten, entweder zerstört oder umgewandelt, besonders wenn sie im Wasser gesotten werden; sie behalten dieselben besser zusammen, wenn sie nur gedünstet, d. h. durch Dampf aufgelöst und weich gemacht werden. Daß die gekochten Wurzeln recht schmackhaft sind, bewirken wiederum die verschiedenen Gewürze und was alles sonst darunter gemischt wird. Man soll also darauf sehen, daß die Wurzeln nur durch Dampf zubereitet werden, und daß sie nicht durch allerlei Gewürze zu scharf und Hitze erzeugend werden, was mehr dem Gaumen als dem Körper zusagen würde.

Obst. Das Obst enthält unstreitig sehr gesunde Nährstoffe und ist auch nicht ohne Stickstoff. Aber auch dieses ist am zuträglichsten und besten im ungekochten Zustande. Es gibt zwar recht viele Leute, die täglich ein- auch zweimal frisches Obst genießen und die Wirkung desselben loben. Doch wird es mehr gekocht als roh gegessen. Bei den Fleischessern wird es viel als Gemüse genossen. Daß das Obst ganz besonders gut bekommt, beweisen die Kinder am besten, die eine besondere Vorliebe für frisches Obst haben, die Jedem auch bleiben wird, wenn er nicht durch eine verkehrte Lebensweise irre geführt wurde. Das Obst wird ferner gedörrt und ist auch in diesem getrockneten Zustande wiederum ganz vorzüglich. Ist man auf der Reise, hat man ein Stücklein schwarzes Brod und genießt dazu 5–6 Birnen, so hat man vielleicht besser gegessen, als bei mancher Mittagskost, die das Fünf- ja Sechsfache kostet. Den Reisenden ist das gedörrte Obst ganz besonders zu empfehlen; aber auch für jeden Andern ist es gut, nur soll man stets bloß kleine Portionen und diese regelmäßig nehmen. Wird das Obst gekocht, so soll es gleichfalls nur mit Dampf zubereitet werden und vor Allem nicht zu viele Gewürze bekommen.

Sollen die Äpfel und andere Obstgattungen geschält oder ungeschält genossen werden? Beim Getreide wurde schon angeführt, daß die Haut mancher Früchte, z. B. der Citrone, den meisten Gehalt hat. Auch beim Obst ist es so, und deßhalb sollte man dasselbe, wenn möglich, mit der Schale genießen. Der Grund mag darin liegen, daß jenes, was am meisten dem Sonnenschein und der Einwirkung der freien Luft ausgesetzt war, am besten ausgebildet ist und daher auch die größte Kraftfülle hat.

Um das Steinobst, welches sich nicht lange hält, aufzubewahren, wird es meistens eingekocht. Dasselbe wird nicht nur gern genossen, sondern ist auch für die Gesundheit vortheilhaft. Wenn es gut eingekocht wird, gibt es auch ein vortreffliches Labsal. Doch soll man beim Einkochen Sorge tragen, daß durch Zugabe von allerlei Gewürzen nicht das Beste verdorben wird. Man darf annehmen, daß Alles, was die Erde zur Nahrung hervorbringt, uns vom Schöpfer in der schuldlosesten Form geboten ist, und wer die größte Sorge trägt, daß es unverändert bleibt, gewinnt auch den größten Vortheil.

Dritte Klasse. Stickstofffreie Nährmittel.

Zu diesen gehören alle Fette. Ist das Fleisch stickstoffreich und eine kräftige Nahrung für den Körper, so ist das Fett ohne allen Stickstoff. Es nährt wohl, aber es bietet dem Körper keine Stoffe, die ihn ausdauernd machen. Milch hat den größten Stickstoffgehalt und ist das beste Nährmittel; die Butter dagegen hat gar keinen Stickstoff und steht als Nährmittel im Werthe weit zurück. Hierbei zeigt sich recht klar, wie verkehrt man häufig urtheilt. Viele Tausende glauben, gerade die Butter sei dem Körper besonders zuträglich. Es gibt Gegenden, wo auch der Ärmste sich etwas Butter auf's Brod streicht, und hat man diese nicht, dann ist die Armuth sehr groß. Und doch ist die Butter ein stickstofffreies und deßhalb recht geringwerthiges Nahrungsmittel, und je älter sie wird, desto werthloser wird sie auch. Jeder schätze also die Milch hoch und die Butter recht gering, und zwar deßhalb, weil sie keinen Stickstoff enthält. Wer sollte glauben, daß der Rahm, der sich oben auf der Milch ansammelt und mehr als noch einmal so theuer als die Milch bezahlt wird, viel weniger Werth hat, als die Milch, oder eigentlich fast keinen Werth, eben weil er stickstofffrei ist! Ebenso wenig wie die Butter enthält das Schmalz Stickstoff; es ist daher auch ein recht armseliges Nährmittel, und das Stücklein Brod, auf welches man Schmalz streicht, wird lange nicht in dem Maße verbessert, als man gewöhnlich meint.

Öle. Wo die Fette von Thieren nicht gebräuchlich sind, werden dieselben durch Öle ersetzt. Alle diese Öle aber bekommen dieselbe Note; sie sind stickstofffrei. Fette wie Öle enthalten Nährstoffe und sind nothwendig zum Stoffwechsel. Damit die Natur aber in ihrer Kraft und Ausdauer erhalten bleibt, muß sie den erforderlichen Stickstoff aus anderen Nährmitteln nehmen. Wenn Jemand sich fast ausschließlich mit Fetten und Ölen nähren wollte, so würden seine Kräfte bald verkümmern und sein Organismus, obgleich anscheinend gut genährt und kräftig, einem frühen Einsturze entgegen gehen.

---

2. Getränke.

Wie ein Haus aus festem und flüssigem Material hergestellt wird, so wird auch der menschliche Körper durch feste und flüssige Stoffe aufgebaut. Diese bietet der Schöpfer selbst, und sie werden bezeichnet mit dem Namen „Speisen und Getränke“. Die Zahl der Speisen ist so bedeutend, daß man kaum alle zu nennen vermag, die brauchbar und gut für den menschlichen Körper sind. Es wird also Niemand an Nahrungsmitteln fehlen können, die seinen Leib gesund und stark machen. Nur muß er vernünftig genug sein, die guten auszuwählen. Nimmt er andere, so wird seine Kraft nicht lange aushalten. Über die geeigneten Speisen ist bereits Manches gesagt, nun soll auch von den G e t r ä n k e n die Rede sein.

Der Schöpfer selbst hat uns ein Getränk besorgt, nämlich das W a s s e r . Die Menschheit war aber von jeher bemüht, sich selbst noch andere Getränke zu verschaffen, und diese hat man dann vielfach dem vom Schöpfer gebotenen vorgezogen. Wer möchte aufzählen, was alles die Menschen auf künstliche Weise an Getränken sich bereitet haben! Wenn nun die Frage gestellt wird: Welches ist wohl das beste unter allen Getränken, die von den Menschen gebraucht werden? so gebe ich zur Antwort: Was Gott erschaffen hat, ist gut, sonst hätte es Gott nicht erschaffen. Was aber Menschen machen, ist und bleibt Menschenwerk. Durch das, was die Menschen sich bereiten, beabsichtigen sie nicht bloß, den Durst zu stillen, d. h. dem Gaumen und Magen Flüssigkeit zukommen zu lassen, damit die festen Speisen verdaulich werden und von der Natur aufgenommen werden können, sondern sie wollen dieser auch vorzügliche Nährstoffe durch das Getränk bieten. Ob ihnen Dieß durch ihre künstlichen Getränke gelingt, wollen wir jetzt sehen.

Zu diesen künstlichen Getränken gehören in erster Linie Bier, Wein und Schnaps. Das B i e r wird aus Getreide bereitet, in der einen Gegend mehr aus Weizen, in der anderen aus Gerste. Die Gerste erleidet viele Umwandlungen, bis sie endlich durch Zusatz von Hopfen zu Bier wird. Gerade so ist es mit dem Weizen. Das Bier macht dann eine länger dauernde Gährung durch, wobei Alkohol (Spiritus) sich bildet. Einen besondern Geschmack bekommt dieses Getränk durch den Hopfen. Dieser ist eine Giftpflanze, wenn auch keine starke, und somit auch der menschlichen Natur gewiß nicht vortheilhaft. Enthält nun das auf solche Weise hergestellte Bier wirklich viel gute Nährstoffe für den Körper? Hierauf muß man antworten: Nein, nicht sehr viele. Es enthält allerdings Nährstoffe; aber es wirkt mehr durch Reiz und wird daher mit Recht zu den Reizmitteln gezählt. Um den Körper fest und ausdauernd zu machen, nützt das Bier nichts, weil es sehr wenig Stickstoff enthält. Der Biertrinker wird allerdings durch Bier wohl genährt; es setzt sich Fett bei ihm an, oft nur zu viel, so daß Fettsucht bei ihm eintritt. Das Bier frischt ihn auch auf, aber eine ausdauernde Kraft und somit ein langes Leben kann es ihm nimmer verleihen. Kraft und Ausdauer ist nur da, wo gutes und ausreichendes Blut ist, die Biertrinker aber sind regelmäßig arm an wirklich gutem Blut. Den Beweis geben die vielen Schlaganfälle, die nicht von Blutreichthum, wie man oft irrthümlich noch annimmt, sondern von Blutarmuth herrühren. Man sagt allerdings, die

Brauknechte seien gewöhnlich recht starke Leute. Darauf antworte ich: Das ist der Fall, wenn sie eine recht gute, starke Kost bekommen. Ältere Brauknechte sind dagegen gewöhnlich mit einem ausgelotterten Wagen zu vergleichen. Wenn du aber, lieber Leser, mir nicht recht glauben willst, so frage einen Gottesacker, wie viele hochbetagte Biertrinker er bekomme. Du wirst die Antwort erhalten: Ich bekomme recht viele Biertrinker im schönsten Alter ihres Lebens, aber recht alte nur den einen oder andern. Insbesondere möchte ich bemerken, daß die Krankheit, bei der das Eiweiß sich zersetzt (Bright'sches Nierenleiden), sich am liebsten bei Biertrinkern einnistet. Was dann die Stillung des Durstes betrifft, so möchte ich behaupten, daß es hier gerade die entgegengesetzte Wirkung hat. Trotz des vielen genossenen Bieres wird der Durst der Trinker nicht gestillt. Die Ursache ist diese: Im Bier ist Alkohol, der ein kleines Feuer im Innern des Menschen entzündet und Durst macht. Hopfen enthält etwas Gift und entzündet auch. Daher kommt es, daß die Biertrinker dürsten trotz des vielen Trinkens. Damit ist aber nicht gesagt, daß man gar kein Bier trinken, sondern nur, daß man im Bier nicht sein Heil suchen solle. Warum soll ein Glas Bier, wenn es erwärmt und die Verdauung unterstützt, verworfen werden? Wenn du übrigens kein Bier trinkst, darfst du ohne Sorge sein; du wirst doch gedeihen, falls du nur deine Nahrung vernünftig wählst. Trinkst du aber Bier, so gehe über ein oder zwei Glas nicht hinaus!

Eines will ich hier noch bemerken. Wenn die Tausende und Tausende von Centnern Weizen und Gerste, aus denen Bier gebraut wird, verwendet würden, um gutes Brod zu backen oder andere einfache Mehlspeisen zu bereiten, wie viele Millionen Menschen könnten auf der Erde mehr leben und gesund und glücklich sein! Kostet ein Liter Bier 24 Pfennige, so kann man für dieses Geld 8 Brodsemmeln kaufen, von denen eine einzige mehr Nährstoffe enthält, als zwei Liter Bier.

B i e r f ä l s c h u n g. Hat schon das gute, reine Bier wenig Nährwerth, was soll man da erst über das gekünstelte Bier sagen, welches jetzt so allgemein verbreitet ist? Man sucht einen billigen Ersatz für Hopfen und für Malz zu bekommen und kümmert sich wenig oder gar nicht darum, ob dieser Ersatz schädlich oder unschädlich ist. Die Herbstzeitlose wird häufig verwendet, obwohl sie doch ein so starkes Gift ist, daß 3 Samenkörner derselben ein Pferd tödten können, wofür ich selbst Beispiele anführen könnte. Auch die Belladonna oder Tollkirsche, deren Blätter im Sommer oft fleißiger gesucht werden als die Erdbeere, ist sehr giftig. Die Wurzeln dieses Strauches werden ausgegraben und für die Brauereien verwendet. Im Jahre 1887 sammelte in meiner Gemeinde ein Mann solche Blätter und Wurzeln und erzählte mir, daß er auf diese Weise sich gut sein Brod verdiene. Ein wie starkes Gift Belladonna ist, zeigt folgender Vorfall. Zwei Kinder in meiner Gemeinde hatten nur ein paar ihrer Kirschen gegessen. Das eine starb, das andere wurde blödsinnig. – Außer diesen zwei angeführten Giftmitteln werden noch viele andere verwendet. Alle die Getränke aber, die mit ihrer Hülfe hergestellt werden, sind gewiß nicht zum Wohle der Menschheit. Ich bin aber der Überzeugung, daß jene Mittel gleichwohl nicht selten angewendet werden, auch aus dem Grunde, weil die Leute an den dem Bier auf solche Weise gegebenen Geschmack gewöhnt sind und deßhalb das unverfälschte Bier nicht mehr trinken wollen.

W e i n . Ein zweites Getränk, das die Menschen sich bereiten aus dem Material, das der Schöpfer geboten hat, ist der Wein. Wem schmeckt nicht eine reife Weintraube gut? Wer fühlt sich nicht erquickt durch den Genuß ihrer süßen Beeren? Es kostet aber viel Mühe und Zeit, bis aus den Trauben des Rebstocks der Wein bereitet ist. Von ihm sagt das Sprüchwort: „Der Wein erfreut des Menschen Herz." Er frischt auf, er übt einen wohlthuenden Reiz auf den Menschen aus und bewirkt eine heitere und leichtere Stimmung. Der Wein erwärmt die Natur und dient deßhalb zu guter Verdauung. Stickstoff enthält aber der Wein keinen, dient daher auch nicht dazu, dem menschlichen Körper Festigkeit und Ausdauer zu geben. Er ist vielmehr gleichfalls nur ein Reizmittel. Wer also seine Rettung im Wein sucht, geht irre. Wie wenig derselbe ein Bedürfniß für den Menschen ist, zeigt sich an den Bewohnern der Gegenden, wo kein Wein wächst. Ich habe dort viele Leute kennen gelernt, die 80 und noch mehr Jahre alt waren und doch in ihrem ganzen Leben nicht einen halben Liter Wein getrunken hatten. Die Bewohner der Weingegenden werden Dieses kaum glauben können. Es ist beim Wein wie beim Bier: Wer sich denselben nicht angewöhnt, entbehrt ihn auch nicht. Weil der Wein so wenige Nährstoffe enthält, wäre es recht gut, wenn an Tausenden von Plätzen, an denen Wein angebaut wird, statt dessen Getreide gezogen würde.

Besonders aber ist zu beklagen, daß auch beim Wein die Verfälschung in außerordentlichem Maße stattfindet. Ich kann hierin nicht von eigener Erfahrung sprechen, weil ich aus keiner Weingegend bin. Ich habe aber recht viele achtbare Leute gesprochen, die meine Aussage bestätigten. Durch den verfälschten Wein aber können ebenso wie durch verfälschtes Bier viele Krankheiten entstehen und die Menschen unglücklich gemacht und ein früher Tod herbeigeführt werden. Ich gebe daher den Rath: Genieße den Wein, so du echten hast, recht mäßig, zur Auffrischung und zur Erwärmung, glaube aber ja nicht durch reichlicheren Weingenuß dir zu nützen!

S c h n a p s . Ein drittes Getränk, das die Menschen bereiten, ist der Schnaps. Wenn man dieses nichtsnutzige Getränk anklagen könnte, und es würde verurtheilt und müßte vom Erdboden verschwinden, möchte ich gern dieser Vernichtung beiwohnen, und zwar aus folgenden Gründen: erstens, weil der Schnaps gar keine Nährstoffe hat, zweitens das ärgste und stärkste Reizmittel ist, drittens durch seinen vielen Alkohol der Natur so unsäglich nachtheilig ist, viertens nicht nur den Körper erfaßt und zu zerstören sucht, sondern auch die Geisteskräfte in den erbärmlichsten Zustand versetzt. Alkohol kann von der menschlichen Natur nicht verwerthet, muß vielmehr von ihr auf verschiedene Weise wieder ausgeleitet werden, durch Urin, Stuhlgang und durch Athmen. Was davon aber das Blut aufnehmen mußte, dieß muß durch Transpiration, durch die Poren wieder entfernt werden. Ein Schnapstrinker kommt mir vor wie ein Hausvater, der die Vagabunden für seine besten Freunde hält, diesen die Thüre öffnet, sie in sein Haus aufnimmt und so nach und nach sein ganzes Hauswesen zu Grunde richtet, ohne daß er zur Einsicht kommt, welche Thorheit er begeht. Das herrlichste Talent kann durch geistige Getränke ruinirt werden und in Blödsinn übergehen oder zur Tobsucht kommen, was die Spitäler und Irrenhäuser beweisen.

Ich kannte einen äußerst talentvollen Menschen, der in seiner Jugend bei seinen außerordentlichen geistigen Anlagen und Fähigkeiten ein solch' froher und glücklicher Mensch war, wie selten einer gefunden wird. Er erfreute sich einer vorzüglichen Gesundheit und hatte für alle Unternehmungen ein außerordentliches Geschick. Mit der Zeit aber ergab er sich dem Genusse geistiger Getränke, und zuletzt kam er zum gemeinsten Schnaps. Als er all' sein Vermögen verbraucht hatte, mußte er als Taglöhner durch Holzhacken und ähnliche Arbeiten in der mühsamsten Weise sich seinen Schnaps verdienen. Essen konnte er nichts mehr; bekam er statt der Mahlzeit ein Maaß Schnaps, so übte dieses einen solchen Reiz aus, daß er durch weitere Arbeiten ein ferneres Maaß zu verdienen im Stande war. Ging ihm aber der Branntwein aus, so war er nicht im Stande zu arbeiten. Menschlich gesprochen hat er wenigstens 15 bis 20 Jahre sein Leben zu früh geendet. Was hätte dieser leisten können, wenn er sein Talent ordentlich gebraucht hätte! Beim Hinblick auf dieses traurige Beispiel möchte ich rufen, und ich wünschte, daß es alle Schnapstrinker hörten: Wer Augen hat zu sehen und Ohren zu hören, der höre und sehe doch, was der Schnaps bei dem Menschen zu Wege bringt! Welche Thorheit ist es daher auch, so viel Getreide, so viele Kartoffeln und ähnliche Nährmittel zum Branntweinbrennen zu verwenden und diese guten Nährstoffe der Menschheit zu entziehen, nur um dadurch viele Tausende ins Verderben und Elend zu bringen! Zahllose Familien hat der Schnaps an den Bettelstab gebracht; doch ich will nicht weiter davon reden, was er anrichtet, wie er das häusliche Glück, den Frieden der Familien untergräbt. Ich sage nur noch: Wo man dem Schnaps huldigt, wirkt er stets verwüstend. Davon kann sich Jeder überzeugen, der nur seine Augen gebrauchen will.

Obstwein. Wie aus Trauben Wein bereitet wird, so kann man solchen gleichfalls aus Obst und verschiedenen Beeren, z. B. Johannisbeeren, Stachelbeeren, Kirschen, Zwetschgen &c., herstellen. Ohne Ausnahme sind alle diese also bereiteten Getränke ohne Stickstoff und wirken nur durch

Erwärmen und Reiz. Von allen kann man sagen: Gebrauche nur wenig oder nichts davon! Viel besser thäte man, das Obst, dieses herrliche Nahrungsmittel, durch Trocknen haltbar zu machen. Es kann dann lange aufbewahrt werden, und man hat in Jahren, in welchen es mißräth, einen hübschen Vorrath, der gut zu gebrauchen ist.

Vergleichen wir nun das Getränk, welches uns der Schöpfer gibt, mit allen Getränken, welche die Menschen bereiten, so werden wir finden, daß alle die letzteren weit zurückstehen; denn von allen den traurigen Folgen der geistigen Getränke ist beim W a s s e r keine Spur zu finden. Es möchte nun der Eine oder Andere fragen: Wenn das Getränk, welches uns Gott gab, so ausgezeichnet ist, soll man denn nicht oft und viel Wasser trinken? Ich antworte hierauf: Richte dich ganz nach dem Gesetze des Schöpfers, welches er deiner Natur gab. Hast du Durst, so trinke; hast du keinen Durst, dann lasse das Trinken bleiben; denn dadurch, daß du keinen Durst empfindest, zeigt die Natur dir an, sic brauche keine Flüssigkeit. Ich halte es für einen großen Unsinn, der Natur Wasser aufzudrängen; was soll sie denn mit dem Wasser, wenn sie's nicht gebrauchen kann? Das Wasser mischt sich im Magen mit den Magensäften und macht dieselben viel zu dünn, geht dann wieder als Wasser ab und führt die aufgenommenen Magensäfte mit sich fort zum größten Nachtheil des Körpers, besonders seiner Verdauung. Je dünner der Brei gemacht wird, aus dem die Natur die Stoffe für's Blut aufsaugt, um so wässeriger wird auch das Blut werden, und um so langsamer die Verdauung.

Man behauptet so gern, man müsse der Natur täglich eine größere Portion flüssiger Stoffe geben. Man kann sogar in Schriften lesen, zwei bis vier Liter Flüssigkeit müsse jeder Mensch täglich zu sich nehmen. Dagegen kann ich als ganz gewiß versichern, daß ich recht viele Menschen kennen gelernt habe, die nur selten Wasser oder Bier oder ein anderes Getränk zu sich nahmen, und gerade solche haben das höchste Alter erreicht. Ich habe viele Leute gekannt, die behaupteten, sie hätten während des ganzen Winters nicht einen Schluck Wasser genommen, auch kein Bier oder andere Getränke. Ich muß aber hier bemerken, daß die Leute alle von Mehlkost lebten, da die Fleischkost mehr Hitze und Schärfe bewirkt und also mehr Durst erzeugt. Ich selbst verwerfe das häufige Wassertrinken. Ich nehme zum Frühstück ein, höchstens zwei Schluck Wasser und dann den ganzen Tag nichts mehr. Kommt nun des Mittags oder Abends eine dünne Suppe auf den Tisch, so wird sie durch Brodeinbrocken dick gemacht. Trotzdem ich so wenig trinke, fühle ich doch oft Monate lang nicht ein einziges Mal Durst. Gerade als Hydropath warne ich vor vielem Wassertrinken und halte es mit dem Landmann, der sagt: Ein Platzregen macht mehr unfruchtbar als fruchtbar.

Hat aber Jemand wirklich Durst, aus welcher Ursache es auch sein mag, so warne ich ihn davor, viel Wasser auf einmal zu trinken. Ich kenne einen kranken Herrn, der an außerordentlichem Durst gelitten und alles Mögliche getrunken hat, um ihn zu löschen, und ihn doch nicht stillen konnte. Ich rieth ihm, er solle alle halbe Stunde einen Eßlöffel voll Wasser nehmen. Als er gesund war, hat er mir versichert, dieses sei das einzige Mittel gewesen, wodurch er seinen fürchterlichen Durst habe stillen können. Wer viel Wasser trinkt, belästigt seinen Leib und hat zu gewärtigen, daß das Wasser aus dem Körper recht viele, oft die besten Stoffe fortführt. Anders dagegen wirkt das Wasser, wenn es löffelweise genommen wird; es kühlt und verdünnt die Magensäfte, so weit es nothwendig ist, und kann in kleinen Portionen weder schaden durch Erkältung, noch auch der Natur lästig fallen. Ich bekam kürzlich einen Brief aus der Hauptstadt, worin mir eine Person, die ich nicht kenne, mittheilte, sie müsse mir ihren ganz besonderen Dank aussprechen für die Hilfe, die sie durch mein Buch gefunden. Es stand unter Anderem darin: „Ich habe von jeher einen harten Stuhlgang gehabt, vier Jahre hindurch aber nie mehr ohne Abführmittel. Nun habe ich den Versuch gemacht, und zwar beharrlich, alle Stunde einen Löffel voll Wasser einzunehmen, und habe jetzt einen solch' geregelten Stuhl bekommen, wie ich ihn nie gehabt. Anfangs merkte ich längere Zeit hindurch gar Nichts, nach und nach aber hat dieser Löffel voll Wasser die größte Ordnung in mir geschaffen." Allen, die an diesem Übel leiden, rathe ich dringend: Lasset die giftigen Abführmittel weg und gebraucht statt dessen alle Stunde einen Löffel voll Wasser! Das wird die ersehnte Wirkung hervorbringen. Durch diese Empfehlung glaube ich auch dazu beizutragen, daß dem von Gott uns gegebenen Getränk die verdiente Ehre zu Theil werde.

K a f f e e. Ein allgemein verbreitetes Getränk ist der Kaffee. In meiner Kindheit war der Kaffee im Schwabenland fast unbekannt, und es wären in manchem Bauerndorf kaum ein oder zwei Weiber gefunden worden, die ihn hätten bereiten können. Jetzt aber hat er eine solche Verbreitung gefunden, daß wohl kaum ein Haus existirt, wo er nicht einheimisch ist. Ausnehmen muß ich die Landleute, die mit schweren Arbeiten zu thun haben und der Überzeugung sind, daß ihnen der Kaffee zur Stärkung nicht ausreicht. Auch läßt man in meiner Gegend den Kaffee, als ein besseres Getränk, den Arbeitsleuten nicht zukommen. Es gibt aber Gegenden, wo der Kaffee so allgemein ist, daß man kein anderes Frühstück kennt als dieses. Doch damit ist man nicht zufrieden; wenn der Kaffee einmal liebgewonnen ist, so muß er seinen Freunden auch des Nachmittags geboten werden. Es gibt sogar viele Leute, die ihn auch zur Abendmahlzeit verwenden. Ich will nun den Kaffee so hinstellen, wie er ist, und seine ganze Größe so schildern, wie er es in Wahrheit verdient.

Die Kaffeestaude ist eine Giftpflanze, somit auch die Bohne giftig. Beweis hierfür ist, daß aus Kaffeebohnen eines der stärksten Gifte gewonnen wird, das Coffeïn, von dem eine ganz kleine Portion ausreicht, den stärksten Menschen rasch zu tödten. Kann deßhalb die Kaffeebohne allgemein empfohlen werden? und wer gesund bleiben und lange leben will, kann der in ihr hierzu das rechte Mittel finden?

Ein berühmter Arzt sagt: Der Kaffee geht halb verdaut aus dem Magen und nimmt die Milch und das Brod mit, die man genossen hat. Halb verdaut kann die Natur nichts brauchen, und somit hat sie durch den Kaffee nichts oder doch nur wenig gewonnen. Was sie aufnehmen konnte in der kurzen Zeit, ist unbedeutend. Man irrt also, wenn man glaubt, sich gut zu nähren, weil man mit dem Kaffee gute Milch und gutes Brod genießt. Der Kaffee führt Beides wieder aus dem Körper hinaus, ehe es rechten Nutzen stiften konnte. Ferner führt der Kaffee auch die Magensäfte fort, mit denen er sich vermengt hatte. Also auch diese gehen durch ihn verloren. So wird wegen des Kaffees der Körper wenig genährt und in Folge davon geschwächt, so daß nach längerem Gebrauch des Kaffees ein kräftiges Frühstück kaum mehr ertragen werden kann. Aus dem Gesagten ergibt sich, daß bei Kaffeetrinkern Blutarmuth eintreten muß. Auch ist der so werthvolle Stickstoff im Kaffee nicht zu finden, denn die Kaffeebohnen sind stickstofffrei und schon aus diesem Grunde nicht schätzenswerth.

Hat dann aber der Kaffee gar keine guten Seiten? O ja! Er gehört zu den Reizmitteln und macht, daß man sich recht behaglich und wohl fühlt, so lange seine Reizwirkung anhält. Ist diese aber vorüber, so fühlt man sich wie vorher. Da der Kaffee zu den Reizmitteln gehört, so bringt er auch, wenn er einmal zum Gewohnheitstrank geworden, die heftigsten Aufregungen hervor. Es geht ähnlich, nur in schwächerer und gelinderer Weise, wie beim Schnapstrinken. Auch er führt oft schauderhafte Zustände herbei. Es ist kaum zu schildern, wie das ganze Nervensystem vollständig durch ihn zerrüttet werden kann, und gerade so nachtheilig wirkt er auf Gemüth und Geist, indem er Trübsinn, Kleinmüthigkeit, Furcht, Angst, Erschrecken &c. verursacht. Besonders ist der Kaffee beim weiblichen Geschlechte einheimisch, und man kann ihn recht gut bei diesem den Menschenmörder heißen, indem er Kraft, Gesundheit und zuweilen selbst das Leben verkümmert und abkürzt.

Es kam vor sechs Jahren eine Tochter angesehener Leute zu mir, welche von den Ärzten vollständig aufgegeben war. Sie war gut gebaut und stammte von ganz gesunden, kräftigen Eltern ab. Das Mädchen gestand mir, daß sie täglich dreimal Kaffee trinke, aber an keiner Speise mehr Geschmack finde. Ich gab ihr den Rath, nichts zu essen als jede Stunde einen Löffel voll Milch und täglich dreimal eine kleine Portion Brodsuppe. Nur die Furcht vor dem sicheren frühen Tode brachte die leidenschaftliche Kaffeetrinkerin zu dieser Kost. Nach einigen Tagen hatte sich die Natur daran gewöhnt, und in wenigen Wochen war das Mädchen wieder gesund.

Könnte ich die armen Geschöpfe, die bei mir Hilfe suchten, mit ihrer Appetitlosigkeit, mit ihren Nervenaufregungen, mit ihren Geistesgebrechen einer jungen Kaffeetrinkerin vor Augen stellen, ich glaube, einer Jeden würde sicher die Lust vergehen, dem Kaffee zu huldigen. Der Anblick solcher Krankheitszustände, meine ich, müßte auch die vernarrteste Kaffeebase zur Einsicht bringen.

Ich bin der vollsten Überzeugung, daß der Kaffee die erste Ursache der allgemein herrschenden Blutarmuth beim weiblichen Geschlechte ist, und wohin soll Dieses führen, wenn kein Einhalt gethan wird? Sollen solche heruntergekommene Personen dann ein Berufsleben antreten und mit ihren verkümmerten Schultern die Last des Ehestandes tragen, dann geht es, wie mir schon mancher junge Mann geklagt hat: „Ich glaubte eine Mithelferin für die Bürde des Lebens bei der Heirath zu bekommen, und jetzt muß ich Alles aufbieten, um nur den Arzt und die Apotheke zu bezahlen, und habe einen beständigen Jammer vor Augen." Eine große Anzahl junger Mütter theilte mir unter Thränen mit, daß sie voller Gebrechen und Elend seien, und weil sie ihren Berufspflichten nicht nachkommen könnten, seien sie von ihren Männern verlassen oder verachtet. Wenn auch nicht allemal der Kaffee die Ursache war, so war er es doch recht oft, aber immer waren diese Jammerzustände in Verbindung mit der Verweichlichung durch die Kleidung.

Allerdings wird Mancher sagen: Ich trinke viele Jahre hindurch Kaffee und fühle keine Nachtheile. Ich gebe es zu, wenn Jemand eine gute Natur hat und eine kräftige, gesunde Kost genießt, dann wird ihm freilich der Kaffee nicht viel anhaben können. Wer aber kann sich immer die gesündeste und kräftigste Kost anschaffen? Dazu kommt noch, daß wie Bier und Wein auch der Kaffee oft verfälscht wird. So wird dieses Getränk dann oft erst recht verderblich. Zu den Verfälschungen des Kaffees gehört besonders das Färben desselben. Gieße Wasser auf die Kaffeebohnen, lasse es einige Zeit stehen, und du hast oft die schönste grüne Farbe. Man kauft ferner gewöhnlich zu den Bohnen noch sogenannte Surrogate, die aus verschiedenen Stoffen bestehen. Die Einen meinen, diese gäben dem Kaffee einen besseren Geschmack; die Anderen glauben, sie gäben ihm eine schönere Farbe; bei noch Anderen heißt's, die Surrogate find wohlfeiler &c. Allein ich glaube, daß alle Surrogate nicht viel werth sind. Ich will noch hervorheben, daß die Leute, welche im Kaffeelande leben und gesund bleiben wollen, nicht viel oder gar keinen Kaffee trinken und dort zum Sprüchworte haben: „Kaffeetrinker – frühe Hinker."

T h e e u n d C h o c o l a d e. Nach dem Kaffee soll gleich vom Thee und von der Chocolade die Rede sein. Ich könnte von beiden so ziemlich das Gleiche sagen, daß sie nämlich zu den hitzigen Getränken gehören, keinen Stickstoff haben, Nervenaufregung bewirken und dem menschlichen Körper nur wenige Nährstoffe bieten.

G e s u n d h e i t s k a f f e e. Es gibt, Gott sei Dank, doch auch noch Gegenden, wo man statt der angeführten Getränke andere bereitet, von denen ich gerade das Gegentheil wie von den genannten sagen kann. Obenan steht der Malzkaffee. Wenn man diesen eine kurze Zeit lang getrunken hat, entbehrt man den Bohnenkaffee nicht mehr. Der Gerstenkaffee wird auch noch häufig getrunken, er ist wohl etwas rauher als der Malzkaffee, aber ganz schuldlos und von Denen, welche ihn gebrauchen, recht geliebt. Man kann ebenfalls aus Waizen und auch aus Roggen Kaffee bereiten, und alle diese Arten sind nur zu empfehlen. Man möge daher doch die selbstgebauten Getreidegattungen, die zudem so wenig kosten, den theuren ausländischen Bohnen vorziehen, besonders mögen das arme Leute thun! Über die Wirkung dieser Kaffeearten ist Folgendes zu sagen. Wie der Bohnenkaffee zehrt, so nährt der Getreidekaffee; wie die Bohnen aufregen, so beruhigen die Getreidekörner. Die Zubereitung des Getreidekaffees ist ganz einfach; das Malz, wie es der Bräuer gebraucht, wird bräunlich gebrannt, dann gemahlen und verwendet wie die Bohnen.

Ganz besonders gut ist der Eichelkaffee. Wie die Bohnen von der Kaffeestaude zur Herstellung des Kaffees verwendet werden, geradeso kann man von den Eicheln auch solchen bereiten. Diesen möchte ich wegen seiner Nahrhaftigkeit und Gesundheit sehr empfehlen; es ist nur Schade, daß er nicht die wohlverdiente Gunst des Volkes hat.

3. Salz.

Es ist wahr, daß der menschliche Körper Salze gebraucht, z. B. zur Zersetzung der Speisen. Eben deßhalb ist es auch vom Schöpfer so eingerichtet, daß die meisten Nahrungsmittel, die der Mensch gebraucht, schon Salze in sich enthalten. Das Salz ist aber kein Nahrungsmittel, und der menschliche Organismus kann das in die Speise hineingethane Salz nicht gebrauchen. Das beweist der Umstand, daß das Salz durch Urin wieder abgeht. Es ist somit das Salz, welches ähnlich wie der Pfeffer an die Gemüse und Suppen gemischt wird, nur ein Reizmittel. Daß der Gebrauch von vielem Salz nicht ein Bedürfniß der menschlichen Natur, sondern nur eine Angewohnheit ist, ersieht man aus Folgendem. Gebe man einem Kinde nur schwach oder gar nicht gesalzene Speisen, es wird dann kein Bedürfniß nach Salz fühlen. Man kann sich aber auch so ans Salz gewöhnen, daß keine Speise mehr schmeckt, wenn sie nicht stark gesalzen ist. Die Wirkung des Salzes ist ätzend, zerfressend, zersetzend. Wer also viel Salz nimmt, der kann recht leicht seinen Magen, die Eingeweide &c. sehr beschädigen.

Ich habe viele Versuche mit dem Salz beim Vieh gemacht. Wo die Milchwirthschaft recht betrieben wird, da wird stark gesalzen, damit eine rasche Zersetzung der Nahrung im Thiere bewirkt werde. Es war auch oft in Büchern oder Zeitungen zu lesen, man solle viel Salz füttern, und man ist sogar schon zu dem Sprüchworte gekommen: Ein Pfund Salz gibt ein Pfund Schmalz. Ich habe auch jenen Rath befolgt und ziemlich viel Salz gefüttert, habe aber die Erfahrung gemacht, daß alle Thiere, bei denen es geschah, nicht alt wurden. Auch wurden sie nicht mehr trächtig oder warfen die Kälber zu früh ab. Es haben mir auch mehrere Schlächter versichert, man könne an den Gedärmen erkennen, ob der Besitzer kein, wenig oder viel Salz füttere; wenn viel Salz gefüttert werde, dann seien die Gedärme so morsch, daß man sie zum Wursten nicht gebrauchen könne, denn sie bekämen bei der Reinigung gleich Löcher. Was diese Schlächter behaupteten, davon habe ich mich oft überzeugt, wenn ich gründlich nachsehen ließ. Ich habe dann das entgegengesetzte Verfahren angewendet und gar kein Salz mehr gebraucht und habe die Erfahrung gemacht, daß das Vieh viel gesünder und älter geworden ist. Daher möchte ich jeden Landwirth, dem sein Vieh lieb ist, warnen, vor Allem nicht viel Salz zu füttern. Ich weiß noch recht gut aus meiner Kindheit, daß die Erdäpfel häufig nicht gesalzen wurden, die Milchsuppe wurde gar nie gesalzen, wie auch Alles, was von Milch bereitet wurde. Heut' zu Tage aber muß Alles gesalzen werden. Man kann sich so sehr ans Salz gewöhnen, daß man bei allen Speisen schließlich das doppelte, ja dreifache Quantum des gewöhnlichen Maßes anwendet und trotzdem glaubt, man salze noch nicht genug. Ist das Rindfleisch von hitziger Wirkung, und muß es daher, um Nachtheilen vorzubeugen, mit Gemüse gegessen werden, so gibt es doch Viele, die das Rindfleisch erst noch ins Salz tauchen, ehe sie es genießen. Man sei vernünftig und gebrauche nur wenig Salz, in der Überzeugung, daß unsere Nährmittel das nötige Salz selbst mitbringen. Die Thiere des Feldes, wie die Vögel der Luft gebrauchen auch kein Salz und gedeihen doch kräftig. Es ist also offenbar das Salz nur ein Reizmittel ebenso wie die anderen Gewürze, vom Pfeffer bis zum letzten derselben. Sie erwärmen, erhitzen, reizen, und weiter nützen sie nichts.

4. Mineralwasser.

Du wirst auch, lieber Leser, von mir ein Wort hören wollen über Mineralwasser. Ich verwerfe sie nicht, empfehle sie im Allgemeinen aber auch nicht; denn wenn das Salz leicht nachtheilig wirken kann, so wird dieses um so mehr der Fall sein bei den Mineralwassern, die ja mehr oder weniger verschiedene Salztheile enthalten und ätzend auf den Magen wirken.

Ist eine Natur kräftig, und ist nur ein Theil des Körpers krank, so können im Mineralwasser Salze sein, die dieses Übel wegätzen; kommt man aber mit diesem Mineralwasser zu oft, und gebraucht man zu viel davon, dann kann das Übel leicht noch gesteigert werden. Es ist mit dem Mineralwasser wie mit den Laxirmitteln. Wenn Jemand hin und wieder ein Laxirmittel nimmt, so ist noch nicht viel gefehlt; wenn man aber, weil es gut wirkt, längere Zeit Gebrauch davon macht, so richtet es die Natur zu Grunde. Ich kenne recht Viele, die in Mineralbäder gegangen sind; es that ihnen gut, und sie wurden gesund; sie gingen ein zweites Mal, und es ging ihnen weniger gut; sie gingen zum dritten Male, und das Mineralwasser übte keine Wirkung mehr an ihnen aus. Der Gebrauch mancher starken Mineralwasser wirkt auf unsere Natur ähnlich wie das Putzen mit Sand auf die Silbersachen; wenn man solches öfters vornimmt, wird das Silbergeschirr großen Schaden erleiden. Daher rathe ich, das Mineralwasser entweder recht wenig und selten oder noch besser gar nicht zu gebrauchen. Den klarsten Beweis geben mir die vielen Kranken, die zu mir kamen und klagten, daß die Mineralwasser ihnen nicht bloß keine Heilung gebracht, sondern sie vielmehr noch kränker gemacht hätten.

Achtes Kapitel.
Über das Essen.[1]

Das vorhergehende Kapitel hat den höheren, mittleren und niederen Werth der Nährstoffe im Allgemeinen auseinander gesetzt; die Speisen und Getränke, die gewöhnlich genossen werden, wurden in drei Klassen eingetheilt, und zwar habe ich, da das Wichtigste für die Erhaltung eines festen, ausdauernden Körpers der Stickstoff ist, sie hiernach eingetheilt in stickstoffreiche, stickstoffarme und stickstofflose. Wer die meisten Nährstoffe von der ersten Klasse wählt, der wählt am besten für seine Natur. Wer aus der zweiten Klasse wählt, kann gesund bleiben und lange leben; er wird aber etwas mehr Nahrung zu sich nehmen müssen, um den erforderlichen Bedarf an Stickstoff zu decken. Wer nur stickstofffreie Nahrung und Getränke genießt, muß erwarten, daß seine Kraft früh erliegen wird. Auch das soll man nicht übersehen, daß der, welcher stickstoffreiche Nahrung wählt, mit kleineren Portionen zurecht kommt. Wer wollte nicht gern lange leben und gesund und kräftig sein! Möge man deßhalb die rechte Wahl treffen in der Nahrung und in den Getränken und das Werthlose und Schädliche meiden und fliehen!

Es ist nun vielleicht den Lesern dieses Buches angenehm, wenn ich eine Art Küchenzettel für die drei Tagesmahlzeiten hier niederschreibe. Ich will es thun. Da ich es aber immer noch mit den alten Sitten und Gebräuchen halte, so werde ich die ehemalige Lebensweise darstellen und das zu unserer Zeit Gebräuchliche bei dieser Gelegenheit in seiner Verkehrtheit recht beleuchten. Ich will auch bei der Eintheilung in drei verschiedene Tageszeiten bleiben, Morgen, Mittag und Abend. Wenn ich dabei hauptsächlich Rücksicht nehme auf die allgemein herrschenden Gebräuche, so thue ich das aus dem Grunde, weil früher im Volke so wenig über Blutarmuth geklagt wurde, während diese jetzt allgemein ist. Ein Arzt sagte kürzlich: „Es ist erbärmlich, wie das Landvolk so blutarm ist und bejahrte Leute von 70 bis nahezu 80 Jahren blutreicher sind, als viele junge Leute von 24 Jahren." Fangen wir mit dem Frühstück an und fragen wir: Worin bestand dieses einstmals, und was ist heut' zu Tage gebräuchlich?

Das Frühstück.

Das Frühstück der Landleute war gewöhnlich eine Suppe: Milchsuppe, Brodsuppe, Brennsuppe oder Erdäpfelsuppe. Diejenigen, welche schwere Arbeiten hatten, wie Dienstboten und Knechte, bekamen Habermuß und Suppe, oder auch Muß und Milch, auch Suppe und Milch. Weil am Morgen die Natur ausgeruht hat und somit kräftiger ist, so war diese Mahlzeit vollständig ausreichend. Die nicht besonders schwere Arbeiten hatten, aßen vom Frühstück bis Mittag nichts mehr; die aber schwer arbeiten mußten, bekamen noch ein sogenanntes Unterbrod, welches gewöhnlich aus Milch und eingebrocktem Brod bestand, oder auch aus Erdäpfeln und Milch. Die ärmeren Leute, die keine Dienstboten hatten, nahmen ein Stücklein schwarzes Brod oder ein Stücklein Brod und Erdäpfel. Wie gut war diese Wahl! Enthält doch das Brod alle Nährstoffe, die man braucht! Deßhalb ist auch die Brodsuppe so gut für den Körper. Die Milch, wie bereits erwähnt, ist stickstoffreich. Hat man noch Brod dazu, so hat man eine Mahlzeit, die dem Körper recht viele und kräftige Nährstoffe bietet und auch gut verdaulich ist. Die Brennsuppe wird also bereitet: Gesundes Mehl wird in einer Pfanne geröstet wie Kaffeebohnen, nur nicht so braun, dann mit Wasser gekocht. Nimmt man Brod dazu, so hat man ein kräftiges, nahrhaftes Frühstück. Besonders wurde diese Suppe aus Hafermehl bereitet, und sie wurde stets für die vorzüglichste Nahrung gehalten. Das Muß enthält recht viele Nährstoffe und ist deßhalb für den angestrengt Arbeitenden ein sehr gutes Frühstück. Zu dem Mehl, woraus das Muß bereitet wurde, verwendete man etwas Gerste, hauptsächlich aber Hafer. Es wurde gekocht mit Wasser, wenn man keine Milch hatte, sonst mit Milch, oder mit halb Milch und halb Wasser. Die Dienstboten wären ohne solches Muß nicht auf ihrem Platze geblieben. Zu diesem Muß kam noch eine kleinere Portion Brodsuppe. – Du siehst also, lieber Leser, wie einfach und kräftig die Nahrung und wie gut die Wahl getroffen war. Bei diesem Frühstück konnten die Dienstboten von Morgens 4 Uhr, ja oft von 3 und 2 Uhr an, falls sie noch ein Unterbrod erhielten, bis Mittag ihre Arbeiten gut verrichten, ohne geschwächt zu werden.

Welche Frühstücke hat aber unsere Zeit gewählt? Die arbeitende Klasse auf dem Lande ist auch jetzt noch großentheils, wenigstens bei uns in Schwaben, bei jenem Frühstück geblieben, hat aber leider mit demselben auch schon Schädliches verbunden. Es ist sogar in verschiedenen Orten Sitte, daß man nach dem Frühstück ein Glas Schnaps nimmt, wodurch die kräftige, nahrhafte Kost theilweise wieder verdorben wird. Mit Ausnahme dieser Klasse hat man sonst fast allgemein den Kaffee, weniger Chocolade, zum Frühstück gewählt. Was bekommt aber die Natur davon? Erstens hat der Kaffee, wie gesagt, keinen Stickstoff, und zweitens geht er halb verdaut aus dem Magen wieder heraus und nimmt Milch und Brod mit sich fort. Der betrogene Mensch aber hat von ihm bloß einen angenehmen Reiz und eine scheinbare Kräftigung bekommen, aber keine Nährstoffe, die seine Kraft erhalten oder vermehren. Also ein künstliches Reiz- und langsames Abführmittel hat man eingenommen mit der Täuschung, man habe gut gefrühstückt. Das Traurigste aber ist, daß gerade schwächliche, gebrechliche Leute ganz besonders dieses Frühstück gewählt haben und nothwendiger Weise durch dasselbe zu noch größerer Blutarmuth und Gebrechlichkeit kommen. Selten trifft man eine Näherin, die gesund und kräftig ist. Der Grund liegt neben der sitzenden Lebensweise zum großen Theil darin, daß diese Leute dem Kaffee zu sehr ergeben sind. Ich weiß von solchen, die nie mehr in einem Hause genäht haben, wenn man ihnen nicht vorher Kaffee versprochen hatte. Wenn es mit der Menschheit besser werden und die Blutarmuth gehoben und eine kräftigere Gesundheit erreicht werden soll, dann ist zu allererst nothwendig, daß man ein gesundes, nahrhaftes und kräftiges Frühstück genießt. Vertausche also den Kaffee in der Frühe mit einem guten Frühstück von der angegebenen Art! Willst du das nicht, dann lasse es bleiben, beklage dich aber auch nicht mehr über dein Elend, deine Armseligkeit, und wenn die Hütte deines Körpers zusammenbricht, dann sei überzeugt, daß du selbst das Meiste dazu beigetragen hast. Wem aber der Kaffee so sehr am Herzen liegt, daß ihm schon das Wort Kaffee allein ein Labsal ist, der möge zum Frühstück Malzkaffee, Eichelkaffee, Roggenkaffee oder Waizenkaffee nehmen; er hat eine große Auswahl, und die genannten Arten sind das reinste Gegentheil vom Bohnenkaffee. Schnaps zum Frühstück ist, wie schon gesagt, höchst verderblich; er entzündet den Magen und regt auf. Der Alkohol ist und bleibt ein Verderben für den Körper.

Es gibt viele Gegenden, wo man zum Frühstück Kaffee nimmt und Brod dazu, auf welches Butter gestrichen wird. In andern Gegenden nimmt man Honig statt der Butter. Welchen Werth hat bei diesem Frühstück die Butter und der Honig? Butter wie Honig sind ohne Stickstoff und nähren nur in soweit, daß das Leben erhalten bleibt; aber es wird keine erhebliche Vermehrung der Kräfte durch sie bewirkt. Zudem ist Honig nicht nur ein Reizmittel, sondern auch wie der Kaffee ein gelindes Abführmittel. Der Werth des Honigs liegt eben in seinem Charakter als Arzneimittel; als Nährmittel kommt er nur in geringem Maße in Betracht. – Im Schwabenlande ist die Butterwirthschaft allgemein. Es werden Tausende von Zentnern verkauft und in andere Länder geschickt; aber Niemand glaubt dort, daß das Brod ohne Butter nicht nahrhaft und kräftig sei. Wie theuer kommt überdieß in einer Familie diese Zugabe zu stehen, die ganz gut entbehrt werden kann! Ich möchte wirklich allen Butter- und Honig-Essern sagen: Laßt diese Nebensachen weg und bringet das dadurch Erübrigte entweder in die Sparkasse, oder kauft Euch auch noch ein gutes Stück Brod dazu; dann seid ihr viel besser daran.

Doch man wird entgegnen: Diese empfohlenen Frühstücke sind mir zu schwer, sie blähen mich auf und verursachen mir Magendrücken. Ich antworte dir: Hast du schwere Arbeit, so wird es dich nicht lange drücken. Hast du aber keine schwere Arbeiten oder gar eine sitzende Lebensweise, so darfst du nur wenig nehmen, dieß wird dich nicht belästigen; denn fünf bis sechs Löffel voll kräftiger Suppe bringt dir mehr Nahrung und Kraft, als ein ganzes Frühstück mit Kaffee.

Das Unterbrod (die Zwischen-Mahlzeit).

Dieses bestand einst aus Milch und schwarzem Brode; die Armen hatten gestockte Milch und schwarzes Brod, zur Winterszeit Kartoffeln und etwas Brod oder Milch dazu. Diese Mahlzeit war gewöhnlich in fünf bis sechs Minuten vorbei, und rüstig ging man wieder an die Arbeit. Heut' zu Tage kommt es häufig vor, daß man statt Milch und Brod oder Erdäpfel Bier und Brod nimmt, was sehr gefehlt ist; denn das Bier wirkt bloß durch Reiz und hat nur wenig Nährstoffe. Selten ist überdieß das Bier, welches man zum Unterbrod gibt, ein gutes, kräftiges Bier, ja öfters ist es geradezu verfälscht. Daher rathe ich den Arbeitern recht dringend: Kaufet euch statt des Bieres Brod und Milch und laßt dadurch eurer Natur eine gesunde, kräftigende Nahrung zukommen! Der halbe Liter Bier kostet 12 Pfennige; wenn ihr dafür Brod und Milch kauft, dann seid ihr viel besser genährt als mit jenem Getränke.

Eine Unsitte ist es auch, wenn besonders Handwerksleute zu dieser Zwischenmahlzeit ihr Glas Schnaps bekommen, da dieser ja nur verderblich wirken kann, wie oben bemerkt; das Traurigste aber ist, daß der Schnapsgenuß auf diese Weise zur Gewohnheit wird. Bedenke doch Jeder: Wer für die Hälfte dessen, was Bier und Schnaps kosten, Milch und Brod kauft und genießt, wird viel gesünder und kräftiger sein als der, welcher jene Getränke zu sich nimmt.

Die Mittagsmahlzeit.

Die Mittagsmahlzeit ist ganz verschieden, bei denen, die Mehlspeisen genießen, und bei denen, die vom Fleischgenuß leben. Auch herrscht eine Verschiedenheit in diesem Punkte in den einzelnen Ländern. Man kann wohl sagen: So verschieden die Sprache, so verschieden ist auch der Tisch. Ich will zuerst schildern, wie es einst im Schwabenland war und theilweise auch jetzt noch ist. Gerade hier besteht der Fleischgenuß am wenigsten, obgleich man viel und schönes Vieh hat. Selbst dann, wenn das Vieh billig ist, kann man doch nicht von allgemeinem Fleischgenuß reden; alte Gewohnheiten werden hier noch hoch geschätzt. So laß dir denn, lieber Leser, eine schwäbische Mittagsmahlzeit beschreiben, wie sie vor 50 bis 60 Jahren war.

Die erste Speise war Sauerkraut; es bekam Jeder eine Portion desselben ohne jegliches Fleisch; ärmere Leute kochten sehr oft Erdäpfel zusammen mit dem Kraut. Im Winter fügte man auch Erbsen hinzu. Hätte das Kraut gefehlt, so wäre man mit der ganzen Mahlzeit nicht zufrieden gewesen. Nach dem Kraut kam Suppe, Brodsuppe oder eingekochte Suppe von Mehl, oder Knödel, wie sie in Schwaben gebräuchlich sind. Auf die Suppe folgte eine geröstete Kost, wieder von gutem Mehl bereitet; den Schluß machte noch ein Topf mit Milch, aus dem Alle gemeinschaftlich aßen. So beschaffen war der Mittagstisch der schwer Arbeitenden. Bei den ärmeren Leuten fiel gewöhnlich die geröstete Kost aus, dafür gebrauchten sie gedünstete Speisen. Wie gefällt dir ein solcher Tisch? Bemerken muß ich noch, daß stets ein Krug frischen Wassers neben dem Tische stand, so daß Jeder Gelegenheit hatte, vor dem Essen etwas zu trinken; während des Essens trank Niemand. Bei diesem allgemein gebräuchlichen Mittagstisch blieben die Leute recht kräftig und gesund, und viele kamen tief in die 80er Jahre. Wenn ein solcher Mittagstisch wieder allgemeiner Gebrauch würde, dann glaube ich, daß die gegenwärtig große Blutarmuth nach und nach wieder verschwinden würde.

Diese Auswahl der Speisen war eine viel bessere, als vielleicht mancher Leser denkt. Das Sauerkraut gehört wohl zu den allergesündesten Nährmitteln. Es war allgemeines Sprüchwort: die fleißigen Krautesser werden am ältesten. Mit dem Kraut verbindet sich die Suppe und gibt einen Brei, den die Magensäfte recht gut für den Körper verarbeiten können. In diese Mischung kommt dann die Hauptspeise, und den Schluß macht die kräftigste Speise, die Milch. Stellen wir uns diese Mischung im Ganzen, wie im Einzelnen vor, so muß doch Jedem klar werden, daß die Natur für die Vermehrung ihres Blutes ganz Schuldloses bekomme, keine hitzigen Gewürze, nicht den so verderblichen Essig oder andere zu saure Sachen, nichts zu Trockenes und Hartes, was die Natur nicht oder nur schwer zersetzen kann.

Neben diesen schwäbischen Tisch wollen wir einen anderen, den der Fleischesser setzen. Die erste Speise ist Fleischsuppe, die gewöhnlich ganz dünn ist, indem wenig oder nichts in diese eingekocht ist. Nach der Suppe kommt ein sogenanntes Voressen, eine Fleischkost, gewöhnlich mit sauerer Sauce, dazu wird feines Backwerk gereicht. Dann kommt die Hauptspeise: Rindfleisch mit ein- oder zweierlei Gemüse. Bei einem feineren Tische folgen noch ein oder zwei Sorten Braten. Das ist der Tisch der Fleischesser für gewöhnlich. Bei größeren Mahlzeiten wird aber noch mehr aufgetragen. Vergleichen wir jetzt diesen Tisch mit dem obigen, um den Unterschied kennen zu lernen. Die Fleischbrühe ist ohne allen Stickstoff. Sie schmeckt zwar gut, ist aber nicht so sehr Nährmittel als vielmehr Reizmittel durch die Gewürze und die Wärme. Die zweite Kost enthält wieder mehrere Gewürze, sonst würde der Geschmack fehlen. Durch die dem Fleisch beigegebenen, oft sauren Saucen wird dasselbe noch schärfer gemacht. Die Zugabe aus feinem Backwerke muß hauptsächlich darum mitgenossen werden, damit jene Speise nicht so sehr erhitzt. Das Rindfleisch enthält am meisten Nahrungsstoff, entwickelt aber auch die meiste Hitze, weßhalb zum Rindfleisch die Gemüse nothwendig sind; aber auch diese sind wiederum mit Gewürzen gekocht, üben somit gleichfalls einen Reiz aus. Kommen noch mehrere Speisen, ein oder zwei Braten oder Geflügel, nach dem Rindfleisch, wie es an feineren Tischen der Fall ist, dann haben die folgenden Speisen mit den zugehörigen Gemüsen dieselbe Bedeutung und Wirkung, wie sie beim Rindfleisch angegeben ist. Den Schluß eines solchen Mittagessens macht gewöhnlich der Kaffee, der wiederum einen Reiz ausübt, aber auch bemüht ist, dem Magen Erleichterung zu verschaffen, indem er die Speisen möglichst schnell aus dem Magen verdrängt, daher das Gefühl des Wohlseins und Leichterwerdens nach dem Genuß des Kaffees. Nicht unerwähnt darf bleiben, daß bei dieser Mahlzeit kein Wasserkrug gebraucht wird, sondern das Glas Bier oder Wein, oder beide nach einander. Werden noch Mehlspeisen bei einer größeren Tafel verwendet, so sind sie gewöhnlich zu fein, um Nahrung zu geben, zu sehr gewürzt, um die durch die Fleischspeisen bewirkte Erhitzung mindern zu können. Aus dem Gesagten ist wohl Jedem klar, daß ein großer Unterschied ist zwischen dem Tisch der Leute, die sich von Fleisch, und solcher, die sich von Mehlspeisen nähren, sowohl was das Maß der Erhitzung, als auch das der Ernährung angeht.

Diese beiden genannten Mahlzeiten stehen sogar vielfach einander schroff gegenüber. Sie können aber auch recht gut, die eine wie die andere etwas gemäßigt, mit einander verbunden werden. Der Fleischesser kann bei seiner Mittagstafel eine gute Mehlspeise genießen und so deren vortreffliche Nährstoffe sich zuwenden. Umgekehrt kann der Vegetarianer auch recht gut eine Portion Fleisch mit seinen Speisen verbinden und so dessen Nährstoffe seinem Körper zukommen lassen. Bei den Mahlzeiten wird auch öfters noch frisches Obst genossen, was nur zu empfehlen ist. Das Obst kühlt, erfrischt und stillt den Durst.

Ich habe bereits erwähnt, daß unsere Vorfahren recht viel auf Erbsen gehalten haben. Gerade die armen Leute nährten ihre Kinder viel mit Erbsensuppe und Erbsenbrei. Sowohl Mittags als auch Abends wurde Erbsensuppe aufgesetzt. Fast noch mehr wurde Gerste geschrotet und zur Suppe verwendet, die an Wohlfeilheit und Kraft wohl kaum von einer anderen Suppe übertroffen werden konnte.

Wer mir das, was ich hier gesagt habe, nicht glauben will, der thue, wie er mag; ich mache es auch so, und damit basta. Eins aber möge mir Jeder glauben, Dieß nämlich, daß ich nicht mit Vorurtheil gesprochen, sondern nur zum Besten meiner Mitmenschen dargelegt habe, was ich durch Beobachtung gefunden.

Der Abendtisch.

Beim Abendtisch soll zunächst wieder angegeben werden, wie ihn einst das schwäbische Landvolk gehabt hat. Das erste Gericht war eine Suppe, Brodsuppe oder eine solche, in die Mehl eingekocht war. Auch Erdäpfel wurden mit eingekocht. Nach der Suppe kam die zweite Kost, wieder aus reinem Naturmehl bereitet, aber es war nicht geröstet, sondern entweder gedünstet oder in einer braunen Sauce. Den Schluß machte wieder die Milch. Die ärmeren Leute hatten im Winter gewöhnlich des Abends Kartoffeln und Suppe und, wenn sie Milch hatten, erstere mit Milch. Auch gab es wohl Suppe und Kartoffelmuß, sonst nichts weiter. Mithin gab es drei Speisen bei den besser Gestellten und gewöhnlich nur zwei bei den Armen. Recht oft hatte man auch eine schwarze Brodsuppe, welcher nicht selten Erdäpfel beigegeben wurden. Dieser Abendtisch ist bei den Landleuten auch jetzt noch geblieben, ebenso wie großentheils der Mittagstisch. Aber Eines muß doch sehr beklagt werden, weil es den größten Nachtheil für die Menschen hat: daß nämlich die Milch, dieses so vorzügliche und gesunde Nährmittel, nicht mehr so oft auf den Tisch kommt, und daß dafür theueres und schlechtes Bier getrunken wird, welches nur armselige oder gar keine Nährstoffe hat. Es ist ganz unbegreiflich, wie man für 7 bis 8 Pfennige den Liter gute Milch verkauft und für ein Liter mattes Bier 24 Pfennige gibt, da doch drei Liter vom besten Bier nicht annähernd die guten Nährstoffe enthalten wie ein einziger Liter Milch. Das nenne ich schlecht wirthschaften und bin der Überzeugung, daß, wenn es so fort geht, alle Milch verkauft wird und geringwerthiges Bier an deren Stelle kommt, die Menschheit immer mehr zurückgehen und die Blutarmuth immer mehr überhand nehmen wird. Am bedauernswerthesten aber sind dabei die Armen und Schwächlinge daran; wie viele der nahrhaftesten Speisen können aus der Milch bereitet werden, wie mannigfaltig kann die Milch als Nahrungsmittel verwendet werden, und jetzt wird dieses erste Nährmittel so bald wie möglich aus dem Hause getragen! Dafür wird dann der armseligste Kaffee und schlechtes Bier eingekauft, die hoch im Ansehen stehen. O daß es doch wieder anders werden möchte!

Der Abendtisch ist bei Jenen, die Fleisch genießen, dem Mittagstisch sowohl in der Art der Speisen, als auch in deren Wirkung ähnlich, gerade so wie bei denen, die sich bloß von Mehlspeisen nähren. Die Speisen der Ersteren sind stark gewürzt und hitzig, wodurch Durst erzeugt wird. Wer regelmäßig von Mehlspeisen lebt und wenig Gewürz gebraucht, wird auch wenig und selten Durst haben. Bekommt er aber diesen, dann weiß er, daß in seinem Körper nicht Alles in Ordnung ist. Das Freisein vom Durst ist ein Hauptvortheil für die, welche nur von Getreide und Früchten leben. Es sei noch bemerkt, daß der Abendtisch nicht zu reichlich sein und nicht zu spät genommen werden soll. „Große Abendmahlzeiten füllen die Särge," sagt ein spanisches Sprüchwort.

Trinken beim Essen.

Es herrscht unter der Menschheit eine zweifache Ansicht: die Einen sagen, man solle recht wenig trinken und besonders nichts während der Mahlzeit; Andere dagegen behaupten, man solle bei jeder Speise eine Zugabe von Flüssigkeit zu sich nehmen, Wasser, Bier oder Wein. Was mag wohl das Rechte sein? Ich will es dir, lieber Leser, auseinandersetzen. Die Speise, die du in dich aufnimmst, muß zuerst von den Zähnen gut verarbeitet werden, je gründlicher, desto besser; – denn g u t g e k a u t i s t h a l b v e r d a u t . – Die Speise muß ferner mit Speichel vermischt werden; im Mund sind mehrere Drüsen, die den Mundspeichel absondern. Wenn nun die Speisen gegen die Drüsen drücken, so fließt der Speichel aus und vermischt sich mit der gekauten Speise. Je besser die Speisen mit Speichel vermischt werden, um so besser sind sie vorbereitet für den Magen. In diesem werden die aufgenommenen Speisen mit Magensaft vermischt, und je inniger die Vermischung, um so besser wird auch die Verdauung sein; denn der Magensaft muß ja die Speisen zersetzen und auflösen, die weichsten wie die härtesten. Außer diesen zwei Umwandelungen der Speisen im Mund und im Magen finden noch mehrere andere im Darmkanal statt bis der Speisebrei so zersetzt ist, daß die Natur das für sie Nothwendige ausziehen kann. Es wird also Derjenige nicht recht thun, der die Speisen, ohne sie ordentlich zu zerkauen, verschluckt. Müssen aber die Speisen mit dem Magensaft vermischt werden, so fragt es sich: Wird Dieß ebenso gut geschehen, wenn man während des Essens öfters trinkt, als wenn man nicht trinkt? Trinkt Jemand beim Essen, dann werden nothwendiger Weise die Speisen zuerst mit dem Getränke vermischt, und in Folge davon können die Magensäfte nicht mehr so eindringen in die Speisen, weil sie bereits mit Flüssigkeit durchtränkt sind. Wer ein Tuch roth färben will, wird dieses Tuch nicht erst in's Wasser tauchen, ehe er's in die rothe Farbe legt. Wie dünn werden ferner die Magensäfte, wenn sie fünf bis sechs Mal, ja noch öfter mit Flüssigkeit vermischt werden! Sind aber die Magensäfte zu sehr verdünnt, so haben sie keine Kraft mehr, die Speisen zu verarbeiten. Dann kann aber auch die Natur nicht Alles bekommen, was in den Speisen enthalten ist; es wird ein großer Theil der Speisen unaufgelöst und unausgenützt abgehen. Der allein richtige Grundsatz ist: Trinke, wenn dich dürstet; denn der Durst sagt dir, es fehle an Flüssigkeit für die Magensäfte. Dürstet dich nicht, so sind deine Magensäfte schon dünn genug; dann laß das Trinken bleiben!

Wenn der Landwirth vernünftig seine Pferde füttert, so wird er sie, wenn sie von der Arbeit in den Stall kommen, nach wenigen Minuten zuerst tränken, damit durch das Wasser die dicken Magensäfte verdünnt und so zu Aufnahme der Speisen vorbereitet werden. Dann gibt er ihnen trockenes Futter, welches sie gut kauen müssen, damit es, mit Speichel gehörig vermischt, in den vorbereiteten Magensaft gelange. Während der Fütterung wird er dem Pferde nichts zu trinken geben, er wird auch kein Wasser in den Trog schütten, damit das Futter nicht durchnäßt wird. Würde er Dieses thun, dann würde das Futter, da es mit Wasser schon durchtränkt ist, nicht mehr hinreichend vom Magensaft durchdrungen werden. Das Pferd würde dann regelmäßig dickbauchig werden, nie die volle Kraft bekommen und schwerer athmen. Der Grund hiervon ist, daß die Nahrung nicht hinlänglich ausgenützt und das Thier somit nie in erforderlicher Weise genährt wird. – Denken wir uns nun die Speisen, die bei einem Mittagstisch genossen werden, unter einander gemischt, so gibt es einen weichen Brei; gießt man aber an diesen Brei einen Liter Wasser oder Bier oder Wein, wie dünn wird dann dieser, und viele Magensäfte würde man nöthig haben, daß das Ganze ordentlich davon durchdrungen würde. So ist also die erste und beste Regel: Wer Durst vor dem Essen hat, der trinke, damit die Magensäfte verdünnt werden können; er trinke aber nur ganz wenig und glaube ja nicht, daß er mit dem vielen Trinken schnell allen Durst stillen könne. Während des Essens trinke man gar nicht und selbst nach der Mahlzeit noch nicht sofort, sondern erst dann, wenn Durst sich einstellt. Wozu denn viel trinken bei Tisch? Man bekommt ja Flüssigkeit genug in der Suppe, und die Gemüse (Kartoffeln &c. &c.) enthalten ja sehr viel Wasser. Ich bin an der Hand der Erfahrung zu der Überzeugung gekommen, daß man durch die Speisen Flüssiges genug bekommt. Ich habe schon in meiner Jugend recht viele Leute kennen gelernt, und es waren gerade die ältesten, die den ganzen Winter hindurch nicht zehnmal etwas getrunken haben. Ihre Suppen, ihre weich gekochten Speisen und die Milch haben ihnen Flüssiges genug gebracht. Daß die Fleischesser und die, welche geistige Getränke nehmen, mehr Durst bekommen, ist klar und bereits oben erwähnt worden. Die Hauptgrundsätze in Betreff des Trinkens wären also kurz zusammengefaßt diese: Nicht trinken, wenn kein Durst vorhanden, und auch im Durst nicht zu viel! In kleinen Portionen wird dieser am besten gestillt. Während des Essens trinke man gar nichts; denn man ißt keine Speisen, die nicht Flüssigkeit enthalten. Selbst nach dem Essen trinke man nicht sogleich, weil die Verdauung alsbald beginnt und mehrere Stunden lang dauert, das Trinken ihr aber nicht förderlich ist.

Maß im Essen.

Wie man streitet über das Trinken beim Essen, so auch über das Maß der Speisen, wie viel man genießen soll. Es gibt Leute, die recht viel essen und glauben, wenn der Magen nicht ganz gefüllt wäre, so hätten sie nicht hinlänglich Nahrung genommen. Sie sind auch für das öftere Essen. Andere dagegen sind der Ansicht, es reiche eine kleine Portion aus, und man solle nicht so oft essen. Welche Meinung ist wohl die richtige? Für die menschliche Natur reicht eine kleine Portion aus, um sie gut zu nähren und in der Kraft zu erhalten, vorausgesetzt daß diese kleine Portion gut ausgenützt wird. Wenn man aber recht viele Speisen zu sich nimmt, die weder gut verdaut noch gehörig ausgenützt werden, dann hat man einen großen Theil umsonst gegessen. Es kommt daher viel darauf an, daß man die Natur an wenig gewöhnt, und daß dieses Wenige gut ausgenützt werde, nicht aber, daß viel genommen werde und das Meiste davon nutzlos abgehe. Beispiele werden Dieß am besten beweisen.

Ich kenne einen Herrn, der über 80 Jahre ist. Er nimmt nur die allerkleinsten Portionen zum Frühstück, Mittag- und Abendessen, und zwar ohne Getränk, wenn ihn nicht dürstet. Er ist vollständig gesund, hinlänglich genährt und hat eine vorzügliche Geisteskraft. – Ich kannte einen anderen Herrn, der bis tief in die 80 gelebt hat. Er hatte die Gewohnheit, kein Getränk zu genießen, begnügte sich mit der einfachsten Kost und aß nur äußerst wenig. – Ein dritter Mann aus meiner Bekanntschaft war 90 Jahre alt. Er hatte sich nie an Bier und Wein gewöhnt und war recht vorsichtig, daß er ja nie zu viel genoß. Mit Recht sagt auch das Sprüchwort: Ein Vielfraß wird nicht geboren, sondern nur erzogen. Man kann die Natur an Alles gewöhnen und auch so gewöhnen, daß sie gierig nach dem verlangt, was sie umbringt. Ich kannte fünf Brüder, die arm waren, und mit den schwersten Arbeiten ihr Brod verdienten. Den ganzen Winter mußten sie im Walde Holz hauen, im Frühjahr und Herbst angestrengt cultivieren, im Sommer die schwersten Arbeiten verrichten. Bei diesen Leistungen hatten sie folgende Kost: am Morgen eine Brennsuppe oder eine andere ähnliche; am Mittag des Winters im Walde einen Liter Milch und schwarzes Brod, am Abend Erdäpfel und Brodsuppe. Alle haben ein hohes Alter erreicht und waren stets gesund. Sieht man dagegen, wie viele Andere die kräftigste Kost in doppelt so großer Portion zu sich nehmen, dabei eine ruhige Lebensweise haben, die Körperkräfte wenig anstrengen und doch voller Elend und Gebrechen und fast verkümmert sind, so wird es klar, daß es nicht die Menge der Speisen ist, was den Menschen kräftig und gesund macht. Es soll nur gute Kost gewählt werden, dann reicht auch eine kleine Portion aus. Es soll ferner gesorgt werden, daß die Natur das Gebotene gut verarbeiten könne, und somit Nichts nutzlos gegessen und getrunken werde.

Wie oft soll man essen?

Auch in diesem Punkte wird viel gefehlt. Viele glauben, ohne vier- bis fünfmal zu essen, könne man nicht bestehen. Am vernünftigsten scheint es mir zu sein, täglich dreimal zu essen: Morgens, Mittags und Abends. Ißt man zu oft, dann bekommt der Magen nie Ruhe. Ist er immer gefüllt, wird er auch beständig ausgedehnt. Zehrt er nie ganz auf, was er enthält, so bleiben die Speisen theilweise unverdaut im Magen zurück und verursachen

Magenbeschwerden. Von der einen Essenszeit bis zur anderen soll im Magen aufgeräumt werden. Wenn die Landleute vier- ja fünfmal essen, so vertragen sie Dieses wegen ihrer schweren Arbeit; aber wohl gemerkt, sie kommen auch recht gut aus, wenn sie nur dreimal essen. Den Beweis geben uns die armen Landleute, die bei der einfachsten Kost nur dreimal essen und mit ihrer Kraft recht gut ausreichen. Wenn die Speisen zu lange im Magen bleiben und darin verderben, so bilden sich auch schlechte Stoffe, und es können leicht dadurch Krankheiten entstehen. – Man mache es sich also zur Gewohnheit, dreimal täglich zu essen. Das reicht vollständig aus. Recht regelmäßig leben bringt das beste Gedeihen. Je nahrhafter ferner die Kost ist, um so kleiner sei die Portion. Man vermeide endlich, was der Natur nicht gut ist, dann darf man auf Gesundheit, Kraft und Ausdauer rechnen.[2]

Neuntes Kapitel.
Erziehung.

Der Schöpfer der Welt hat der Menschheit die Fortpflanzung des menschlichen Geschlechtes übertragen und hat zu diesem Zweck schon die Stammeltern durch einen unauflöslichen Vertrag, den Ehebund, unter einander verbunden. Auf diese Weise sollte für die Pflege und Erziehung der Nachkommenschaft auf's Beste gesorgt werden. Da der Mensch ein Ebenbild des Schöpfers ist und hierdurch unendlich erhaben über der ganzen sichtbaren Schöpfung dasteht, so konnte es dem Schöpfer gewiß nicht gleichgültig sein, wie für die Erhaltung des menschlichen Geschlechtes und für die Erziehung der Nachkommenschaft Sorge getragen werde. Aus dem Zweck des Ehebundes ergeben sich auch die mit demselben verbundenen Pflichten. Da derselbe, wie er beim Anfange des Menschengeschlechtes geschlossen wurde, noch heute fortbesteht und bleiben wird bis zum Ende der Zeit, so möchte ich ein wohlgemeintes Wort an Alle richten, die ihn eingehen und seine Verpflichtungen auf sich nehmen, und ihnen zeigen, wie sie diese erfüllen sollen.

Pflichten der Eltern im Allgemeinen.

Wem ist nicht bekannt, daß ein guter Acker eine gute Frucht hervorbringt, daß aber von einem schlechten nicht viel zu erwarten ist? Gilt Dieses nicht auch in gleicher Weise von den Eltern? Ganz gewiß, wenn sie gesund und kräftig sind, ist auch eine ähnliche Nachkommenschaft zu erwarten. Wenn aber die Eltern Schwächlinge sind oder voller Gebrechen, wenn sie durch schlechte Wohnung, Kost, verkehrte Kleidung oder gar ungeregelte Lebensweise ihrem Körper schaden, so wird auch ihre Nachkommenschaft nicht gesund und kräftig sein.

Wäre es mir doch möglich, allen Müttern folgende Wahrheiten recht an's Herz zu legen! Es tragen die Kinder mehr oder weniger die Züge ihrer Eltern. Gerade so erben sich auch die geistigen wie die körperlichen Zustände von den Eltern auf die Kinder fort; darum das Sprüchwort: Der Apfel fällt nicht weit vom Stamme. Wenn eine Mutter recht der Überzeugung lebt: es ist ein Gott, der Alles regiert und leitet, dem ich zu dienen verpflichtet bin; wenn sie Tag für Tag sich bemüht, im Dienste ihres Gottes die Zeit zuzubringen, und so recht vor den Augen desselben lebt und Alles meidet, was ihr von ihm verboten ist, – sollte dann nicht erwartet werden können, daß ihre frommen Gesinnungen sich auch auf ihre Kinder fortpflanzen? Werden nicht auch diese geistigen Züge der Mutter sich in den Kindern wiederfinden? Glücklich ist eine solche Mutter, und glücklich die Kinder, denen eine solche zu Theil geworden! Aber gar traurig ist es, wenn eine Mutter ganz in entgegengesetzter Weise geartet ist. Das hat auf die Nachkommen die übelste Wirkung. Heißt es doch oft: Das Kind ist gerade so stolz und einfältig wie die Mutter, liebt die Eitelkeit wie seine Mutter, ist zanksüchtig wie diese u. s. w. Es vererben sich also gute wie schlechte Eigenschaften auf die Kinder, und zwar bis ins zweite und dritte Geschlecht. Es geht hier gerade wie bei Krankheiten. Ist in einer Familie oder Verwandtschaft die Schwindsucht, so haben die meisten Mitglieder derselben, oft Alle, Anlage zur Schwindsucht. Herrscht in einer Familie Geisteskrankheit, so bleiben auch deren Spuren bei der Nachkommenschaft nicht aus. Es kann daher den Eltern nicht genug empfohlen werden, keine Leidenschaft in sich aufkommen zu lassen, damit nicht ihre Nachkommen diese als ein unseliges Erbtheil von ihnen überkommen und den eigenen Eltern hierüber gerechte Vorwürfe machen können. Könnte man in jedem Kindlein die Anlagen, die es mit auf die Welt gebracht hat, schauen, so müßte man manches derselben bemitleiden und fragen: Was wird doch einst aus diesem Kinde werden bei so traurigen Keimen des Bösen? Diese schlimmen Anlagen kommen oft noch mehr zur Entwicklung durch das schlechte Beispiel der Eltern, welches die Kinder vor Augen haben. Das von der Mutter Gesagte gilt aber auch ebenso, wenn nicht noch mehr, vom Vater. Darum sagt das Sprüchwort: Wie der Acker, so die Ruben; wie der Vater, so die Buben.

Stelle ich mir eine größere Anzahl neugeborener Kinder vor, dann könnte ich sie in drei Klassen eintheilen: erstens lebensunfähige, zweitens schwächliche und drittens recht gesunde und kräftige. Die der ersten Klasse sind so gebrechlich, daß sie nicht zu leben vermögen. Die Maschine des Körpers kommt nicht in Gang, und die Seele muß bald den gebrechlichen Körper verlassen, es tritt ein früher Tod ein. Zur zweiten Klasse gehören die, welche wohl schwächlich und gebrechlich sind, aber doch durch eine besonders günstige Pflege dem frühen Tode entgehen, ja sogar noch gesund, kräftig und ausdauernd werden und zum Glück und Segen der Eltern gereichen können. Was die dritte Klasse betrifft, so kommen die Eltern mit solchen Kindern leichter zurecht. Ist man aber nachlässig in der Erziehung und Pflege, so werden diese Kinder denen der zweiten Klasse ähnlich. – Möchten die Eltern es doch recht beherzigen, daß in dem kleinen Körper ihres Kindes eine unsterbliche Seele wohnt, die nach dem Ebenbilde Gottes geschaffen wurde, und daß ihnen deßhalb in dem Kinde ein himmlisches Kleinod übergeben ist! Sie sollen dafür sorgen, daß der kleine Körper zu einem großen Haus für die Seele werde, recht fest und ausdauernd, so daß das Kind später seine Pflichten gegen seinen Schöpfer, gegen seine Mitmenschen und gegen sich selbst erfüllen kann. Daher müssen sie auch Alles aufbieten, daß zum Aufbau der Geisteshütte ihres Kindes nur gutes Material verwendet werde, und Acht haben, daß nicht durch schlechte Nahrung oder Verweichlichung seines Leibes derselbe einer baldigen Auflösung entgegengehe. Wie bedauernswerth sind die Kinder, welche durch die Schuld der eigenen Eltern schwach und gebrechlich dastehen, fast unfähig, ihrer hohen Bestimmung nachzukommen und die Stellung in der menschlichen Gesellschaft einzunehmen, zu der sie Gott bestimmt hatte! Haben solche Kinder nicht gerechten Grund zum Vorwurf gegen ihre Eltern? – So viel über die Pflichten der Eltern im Allgemeinen.

Pflichten der Eltern im Besonderen.

Die erste Pflicht, welche die Eltern betreffs der Gesundheit ihrer Kinder haben, ist die Sorge für die Nahrung. Für die früheste Nahrung, die dem Kinde zukommen soll, hat der Schöpfer selbst gesorgt durch ein Naturgesetz, und jede Mutter ist verpflichtet, diesem Gesetze nachzukommen. Thut sie das nicht, dann hat sie sich vor Gott darüber zu verantworten, und fade Ausreden werden ihr vor dem Gerichte Gottes nichts helfen. Jeder Mutter möchte ich recht ernstlich sagen: „Fürchte deinen Gott und halte dieses Gesetz ein!“ Allerdings kommen Fälle vor, in denen die Beobachtung desselben nicht möglich ist; aber unter diesen werden nur wenige sein, in denen nicht in der Lebensweise der Grund hiefür zu finden wäre. Gewöhnlich sind Zeitgeist, Mode, verkehrte Lebensweise, Verweichlichung, Sinnenlust &c. die Ursachen, daß dieses Gottesgesetz nicht beobachtet wird oder nicht mehr beobachtet werden kann. Liegt wirklich der Fall vor, daß dieses nicht eingehalten werden kann, dann steht gewöhnlich ein Arzt zur Seite, welcher der berufene Rathgeber ist; auch ich erlaube mir einige Winke für solche Fälle zu geben.

Eine kranke Mutter gab ihrem kleinen Kinde Milch mit etwas Wasser verdünnt; sobald dasselbe wieder Hunger zeigte, gab sie ihm wieder eine kleine Portion davon. Das Kind gedieh, konnte später nahrhafte Kost genießen und wuchs prächtig heran. – Ich kannte eine Mutter, deren Kind sieben Wochen zu früh auf die Welt gekommen war. Es war ihr einziges Kind und der einzige Liebling. Es wurde ihr der Rath gegeben, sie solle demselben täglich in mehreren kleinen Portionen Eichelkaffee geben. So rettete sie ihr Kind, ja es wurde mit der Zeit groß und stark und lebt heute noch in der vollsten Kraft. Ich kann überhaupt für Kinder den Eichelkaffee mit Milch nicht genug empfehlen. Eine Mutter hatte ein Töchterlein, das einige Wochen außerordentlich gedieh, aber auf einmal zu kränkeln anfing, keine Nahrung ertragen konnte und so armselig wurde, daß es nur mehr Haut und Knochen hatte. Während eines Vierteljahres nahm es beständig ab und man befürchtete mehrere Wochen hindurch das Ende des Kindes. Ich rieth der bestürzten Mutter: Geben Sie dem Kinde täglich dreimal, jedesmal zwei bis drei Löffel voll, schwarzen Malzkaffee, sonst die Nahrung, wie sie die Kinder gewöhnlich hier zu Lande bekommen, nämlich gekochten Brei. Das Kind bekam eine solche Lust für den Malzkaffee, daß es für diesen jede andere Kost verschmähte und ihn gierig trank. Nach wenigen Tagen wurde Milch mit dem schwarzen Malzkaffee verbunden und Dieß ein Vierteljahr fortgesetzt, ohne daß man eine andere Kost verabreichte. Nur Milch und Malz waren also die Nahrung der Kleinen. Das Kind gedieh dann so außerordentlich, daß es Lust zu jeder einfachen Speise bekam und zum gesündesten und kräftigsten Mädchen heranwächst. – Den Eichelkaffee also, der doch recht wohlfeil und in jeder Apotheke zu bekommen ist, kann man den Kindern recht gut geben, bis sie im Stande sind, eine kräftigere Kost zu genießen. Ebenso verhält es sich mit dem Malzkaffee, der auch wohlfeil ist, gut nährt und Gedeihen bewirkt. Eichelkaffee und Malzkaffee sind das gerade Gegentheil vom eigentlichen Kaffee oder Bohnenkaffee. Wer recht verkümmerte, blutarme, geistig und körperlich verkrüppelte Kinder will, der darf bloß den Bohnenkaffee als Nährmittel für dieselben wählen. Außer der Verantwortung, die er sich dadurch aufladet, hat er auch noch die traurigen Folgen solcher Verkehrtheit an seinen Kindern täglich vor Augen.

Wenn die Kinder, bis sie ein Jahr alt geworden sind, mit Milch oder Malzkaffee oder Eichelkaffee genährt werden, so kann nach Verlauf dieser Zeit, ja oft noch früher mit einer anderen Kost begonnen werden. Da entsteht nun die Frage: Was soll man kleinen Kindern geben? Ich glaube, daß die rechte Wahl meist nur von armen Leuten getroffen wird. Ist Vermögen da, so wählt man feinere Sachen, aber nicht so günstige. Vor Allem vermeide man alle aufregenden Getränke, sowohl Kaffee, als Bier und Wein. Nur was das Kind kräftigt, nährt und leicht verdaulich ist, soll ihm gereicht werden. Man soll aber nicht nur keine hitzigen G e t r ä n k e geben, sondern auch keine S p e i s e n, die erhitzen. Ich will als Beispiel einer vernünftigen Ernährungsweise ein armes Elternpaar anführen, das 13 Kinder hatte und recht mühsam das Brod für diese verdienen mußte. Die Kinder bekamen jeden Morgen eine ziemlich dicke Suppe, z. B. Brodsuppe, Brennsuppe und

Erdäpfel darin, Erdäpfelsuppe, oder ein Muß, halb aus Erdäpfeln und halb aus Mehl bereitet. Dieses Frühstück schmeckte den gesunden, kräftigen Kindern außerordentlich gut. Zwischen Morgen und Mittag war der Hunger schon wieder da, und sie bekamen Erdäpfel und Brod oder, wenn man Milch hatte, Milch und Brod. Am Mittage bekamen sie kräftige Suppe, gedünstete Mehlkost und Milch, Nachmittags ein Stücklein schwarzes Brod, und gab es noch Milch dazu, dann waren die Kinder ganz glücklich. Am Abend wurden wieder Brodsuppe und Erdäpfel aufgesetzt, auch Milch, wenn solche vorhanden war. So ungefähr wurden diese Kinder genährt, und es wird nicht leicht eine Familie zu finden sein, die gesündere, kräftigere Kinder aufweisen kann. Wenn doch nur die Eltern nie vergessen würden, daß sie auch für die körperliche Entwicklung ihrer Kinder verantwortlich sind, und daher nie eine unzweckmäßige Kost für dieselben wählen möchten! Fleisch taugt für die Kinder nicht; es gibt zu hitziges und unreines Blut, und sie werden viel größeren Gefahren, ihre Gesundheit zu verlieren, ausgesetzt, als wenn sie nur mit Milch und Mehlspeisen genährt werden. Der Hauptgrundsatz ist mithin: Wähle Milch und Mehlspeisen für die Kinder! Von großer Wichtigkeit ist aber auch, daß denselben stets eine entsprechende, nicht zu große Portion vorgelegt werde; denn der Appetit der Kinder ist gewöhnlich recht groß, und wenn sie sich satt essen, haben sie meistens zu viel gegessen. Man sei ja nicht ängstlich, daß die Speisen für die Kinder zu rauh und schroff seien. Ich kannte eine Mutter, die für ihr Brod Roggen, Gerste und Hafer mahlen ließ und beim Backen die Kleie hinzuthat und mit diesem Brode ihre Kinder nährte. Auch bereitete sie andere Speisen daraus. Die Kinder bekamen auf diese Weise alle Nährstoffe aus dem Getreide und wurden somit vorzüglich genährt. Wer den Kindern feines Brod gibt, der nährt sie armselig; ebenso wer von Kunstmehl Speisen bereitet. Wer aber den Kindern hitzige, gewürzte und saure Speisen gibt, wird das Blut derselben erhitzen und Verdauungsstörungen verursachen. Die Folge wird sein, daß die Kinder lebensunfähig werden und früh dem Siechthum anheimfallen, wie ich es an so vielen gesehen, die man hülfesuchend zu mir brachte, oder sie werden doch nur mühsam ihr Leben fristen und ihrem Berufe nur halb gewachsen sein. Die Eltern sollen auch nicht vergessen, daß erhitzende Getränke und Speisen die Sinnlichkeit mehr wecken und fördern. Der Eltern Glück sind gute Kinder, und als solche können nur die bezeichnet werden, welche geistig und körperlich gesund und kräftig und sittlich gut sind. Warum sind die Talente oft so verkümmert und schwach? Vielfach liegt es an der körperlichen Entwicklung. Der Körper übt einen sehr großen Einfluß auf den Geist aus, und ist ersterer verkümmert, wird auch letzterer darunter leiden. „*Mens sana in corpore sano*," auf deutsch: „Ein gesunder Geist in einem gesunden Körper!" Halte man eine ruhige, vorurtheilsfreie Rundschau, und man wird finden, daß ein großer Theil der Gelehrten aus dem einfachen Landvolke hervorgegangen ist. Man kann gewiß sein, daß solche die einfachste und doch glücklichste Erziehung hatten. Man hat früher den Studierenden stets den Platz nach ihren Leistungen angewiesen, und man hat überall die Wahrnehmung gemacht, daß der größte Theil der besten Plätze immer von Kindern des Landvolkes eingenommen wurde. Es sollen also die Eltern große Sorge tragen, daß ihre Kinder eine recht einfache, gesunde und nahrhafte Kost bekommen, und zwar vorherrschend Mehlkost mit Milch. Mit der Fleischkost aber soll ja nicht früh angefangen werden, und es sollen überdieß die Fleischspeisen stets mit Mehlkost verbunden werden.

Hautpflege der Kinder.

Auch das Kind muß den Wechsel der vier Jahreszeiten ertragen; es muß sich gewöhnen an Kälte und Wärme. Wird hier unrichtig verfahren, so kann der Körper sich nicht gehörig entwickeln, und nicht ausdauernd für alle kommenden Stürme werden. Jeder menschliche Körper muß gegen Kälte und Wärme abgehärtet sein, auch der des Kindes. Wenn man von den Abhärtungen liest, welche die Menschen in den ältesten Zeiten von Kindheit an bis zu ihrem Lebensende gepflegt haben, so muß man staunen, wie weit sie es hierin gebracht haben, wie gesund sie geblieben und wie alt sie geworden sind. Wie armselig sieht es hierin heut' zu Tage unter der Menschheit aus! Ich bin der vollsten Überzeugung: wenn die Jugend nicht besser abgehärtet wird, nimmt die Blutarmuth zu, die Gebrechlichkeit wird größer, und viele Tausende sterben eines gar zu frühen Todes. – Wie soll man die Kinder abhärten?

Es ist Sitte und auch der Reinlichkeit wegen nothwendig, daß die Kinder warme Bäder bekommen. Ich habe nichts dagegen; wenn aber die Kinder alle Tage ein warmes Bad bekommen, so muß ich vernünftiger Weise annehmen, daß sie dadurch verweichlicht werden. Nehme ein erwachsener Mensch zwei Monate lang täglich ein warmes Bad, und es wird ihm gehen, wie mir dieses Jahr ein Kranker erzählte. Dieser hatte 25 warme Bäder genommen und war dadurch ganz matt und so empfindlich geworden, daß er keine Kälte mehr zu ertragen vermochte. Wenn nun einen Erwachsenen ein tägliches warmes Bad halb zu Grunde richten kann, sollen nicht kleine Kinder durch die warmen Bäder noch viel mehr geschwächt werden? Und wie verschieden ist die Wärme der Bäder, die man für die Kinder anwendet! Mütter und Kinderpflegerinnen prüfen oft mit der Hand, ob das Bad warm genug sei. Weil sie aber häufig ganz kalte oder schwielige Hände haben, so kann leicht das Bad um die Hälfte zu heiß sein, und das arme Kind muß dann doppelt leiden. Ich bin nicht gegen das warme Bad, nur soll es nicht lange dauern und nicht zu warm sein. In drei Minuten kann das Kind mittelst des warmen Bades leicht gereinigt werden, und gleich darauf soll die Abhärtung kommen. Man wasche das Kind, sobald es aus dem warmen Wasser kommt, mit frischem, kaltem Wasser ab, was in ein paar Sekunden geschehen ist, und gerade so schnell wird dann auch die überflüssige Hitze genommen sein. Oder man mache die Sache noch wirksamer: man halte neben dem warmen Bade ein Gefäß mit kaltem Wasser bereit und tauche das Kind nur eine, höchstens zwei Sekunden in dieses kalte Wasser; dadurch ist nicht nur die überflüssige Wärme beseitigt, sondern die Kindesnatur ist auch gestärkt worden. Allerdings wird das Kind Anfangs schreien; es thut aber nichts, sie schreien auch ohne das kalte Bad, und in kurzer Zeit werden sie sich gar nichts mehr aus dem kalten Wasser machen. Mir hat ein Beamter geschrieben, er sei mir großen Dank schuldig für den guten Rath, die Kinder in's kalte Wasser zu tauchen; denn seit dieser Zeit seien seine Kinder gesund und kräftig. Eine gute Mutter und ein guter Vater müssen auch eine gewisse Entschiedenheit und Bestimmtheit im Handeln besitzen und nicht durch jedes Gefühl sich leiten lassen. Sollte das Muttergefühl gar zu zärtlich sein und glauben, das Vaterland komme in Gefahr, wenn sie ihr Kind in kaltes Wasser tauche, so kann sie ja in den ersten Tagen das kalte Wasser etwas mildern, so daß es 15 bis 19 Grad Celsius hat, aber ja nicht lange warten, bis sie das Kind an's frische Wasser gewöhnt.

Ist das Kind soweit entwickelt, daß es nicht mehr täglich ein warmes Bad braucht, so ist recht gut, wenn die Abhärtung mit kaltem Wasser nicht unterbleibt, sowohl der Reinlichkeit wegen, als besonders wegen der Kräftigung des Körpers. Würden die Kinder vom dritten Jahre an bis sie in die Schule gehen, wenn nicht alle Tage, so doch wenigstens drei- bis viermal in der Woche auf drei bis vier Sekunden ein Bad nehmen oder gewaschen werden, wie dankbar würden sie dereinst ihren Eltern sein, wenn sie gesund und kräftig ihrem Berufe vorstehen können. Man lasse nur die Kinder im Freien ihrer Willkür folgen, so wird man recht bald finden, falls Gelegenheit sich bietet, wie sie im Wasser plätschern, im Wasser gehen &c.; es thut ihnen so wohl, sie fühlen sich so behaglich und können sich nur schwer vom Wasser trennen. Würde es ihnen nicht so wohl bekommen, so würden sie nicht so gern in's Wasser hineingehen. Lasse man doch den Kleinen ihre Glückseligkeit, wenn sie auch tropfnaß in die Wohnstube kommen. Es hilft das ja dazu, ihnen das Glück einer kräftigen Gesundheit zu verschaffen. Es sei jedoch bemerkt, daß man ihnen, falls sie naß nach Hause kommen, trockene Kleider anziehen muß. Ein Sprüchwort sagt: Was Hänschen lernt, das treibt der Hans! Wenn sie in der Jugendzeit durch's Wasser sich abgehärtet haben, werden sie auch später durch Abhärtung ihre Gesundheit bewahren und der Verweichlichung nie anheimfallen.

Bekleidung der Kinder.

Werden viele Kinder durch unrichtige Ernährung oder durch Mangel an Abhärtung untüchtig gemacht, die Pflichten ihres späteren Berufes gehörig erfüllen zu können, so wird wiederum eine große Anzahl anderer durch die Kleidung mehr oder weniger zu Grunde gerichtet. Eine Mutter soll nie vergessen, daß ihre Kinder Kleider gebrauchen, um ihre Blöße zu bedecken und um sich zu schützen gegen Kälte und Hitze; Alles, was darüber ist, ist mehr oder weniger vom Übel. Wenn man Kinder sieht, besonders in den Städten, die bis an die Kniee nur eine ganz unbedeutende Kleidung tragen, nichts weiter nämlich als Strümpfe und Schuhe, dann aber den übrigen Körper so mit Kleidern eingehüllt haben, daß sie ganz mißgestaltet aussehen und einem Storche gleichen, der auf der Wiese herumschreitet, so kommt man von selbst auf den Gedanken, daß sie so gekleidet sind, um sich auszuzeichnen, und somit schon von frühester Jugend an zur Eitelkeit erzogen werden. Es liegt aber auch noch ein anderer großer Fehler in solcher Bekleidung. Durch die vielen Kleider wird der Leib des Kindes viel zu warm gehalten, und deßhalb zieht auch das Blut mehr nach dem Oberkörper zu, und Hände und Füße fangen an, blutarm zu werden. Durch alles Dieß ist der Grund gelegt zur späteren Blutarmuth. Dann gibt man solchen Kindern auch noch Unterhosen, wiederum ein Mittel zur weiteren Verweichlichung; dadurch ist der Anfang auch schon gemacht zu vielen späteren Krankheiten. Was der freien Luft ausgesetzt und von ihr abgehärtet ist, das bekommt Schutz vor vielen Übeln und Krankheiten. Ich rathe daher den Eltern recht dringend: Kleidet nie euere Kinder so, daß sie durch euere Schuld später viel zu leiden und zu büßen bekommen! Das Kleid der Kinder auf der Haut sei aus Leinwand, über dieses komme ein Kleid für den Werktag und ein anderes für den Festtag. Ist der Stoff noch so einfach, wenn er nur die Blöße deckt und schützt vor Kälte und Hitze, dann reicht es hin. Gerade so wie die Füße sollen auch Kopf, Hals und Hände der Kinder abgehärtet werden. Läßt man an diesen Stellen Verweichlichung aufkommen, dann pflanzt man viele Keime zu den verschiedensten Krankheiten ein. Vor 50 bis 60 Jahren kannte man keine Diphtherie, und jetzt müssen alle Jahre Tausende und Tausende von Kindern an dieser Krankheit sterben. Verweichlichung und verkehrte Kleidung werden wohl mit Ursache sein. Wenn Kopf und Hals der Kinder im Herbst, Winter und Frühling mit Wollstoffen eingewickelt sind, warum sollten die Raubvögel der Gesundheit dort ihr Nest nicht finden und ihre Jungen ausbrüten, die dann am Leben des Kindes zehren?

Wie gingen einst die Kinder so einfach mit der nothwendigen Kleidung und fürchteten im Winter keine Kälte und im Sommer keine Hitze! Damals hatte man nicht so viele Todesfälle zu beklagen wie jetzt. Ich kenne Eltern, die vier Kinder hatten, ein herrliches Anwesen und dazu noch baares Geld. In einer einzigen Woche wurden aber alle vier Kinder durch Diphtherie hingerafft. Kamen solche Fälle früher nicht vor, sollte man da nicht mit Recht vermuthen, daß die jetzige Kleidung eine Hauptschuld an so manchen

Kinderkrankheiten trägt? Ungleiche Kleidung bewirkt eine ungleiche Wärme. Den wärmer gehaltenen Theilen strömt mehr Blut zu, und umgekehrt. Daß dann durch diese ungleichmäßige Blutvertheilung und durch angestautes Blut alles mögliche Unheil entstehen kann, läßt sich gewiß nicht in Abrede stellen.

Wenn der Kopf mit dicker Wollkleidung umwunden ist, und ebenso der Hals, und durch die so erzeugte Wärme mehr Blut dort sich ansammelt, sollen da nicht große Störungen und üble Folgen zu fürchten sein? Es darf auch nicht unerwähnt bleiben, daß trotz der so umwundenen Köpfe und Hälse die kalte Luft doch eingeathmet werden muß. Daher halte man als ersten Grundsatz bei der Abhärtung des Körpers fest: Kopf, Hals und Füße müssen gut abgehärtet werden durch die frische Luft. Man hat dabei keine Erkältung zu fürchten, wenn man vernünftig verfährt. Ein warmer Ofen heizt das ganze Zimmer; so erwärmt auch die Natur alle Theile des Körpers. Der Kopf bekomme also eine leichte Bedeckung, der Hals im Sommer gar keine, im Winter ein nicht zu dichtes Halstuch, welches nicht aus Wolle sein soll. Es soll auch ja nicht fest umgebunden werden, sondern die Luft muß stets mehr oder weniger auch auf die Haut dringen können. Wie viele Menschen leiden an Drüsen! Sobald man merkt, daß die Drüsen anschwellen, wird der Hals doppelt so stark umwunden, wodurch das Blut noch mehr sich dort anstaut und die Anschwellung noch größer wird. Ich bin der Überzeugung, daß es wenige Drüsenleidende geben wird, bei denen nicht in ihrer Jugend Verweichlichung der genannten Art vorausgegangen ist. Wie viele Kinder mußten früher eine halbe, ja eine Stunde weit zur Schule gehen und haben doch kein Stück Wollkleidung an sich getragen! Gerade diese Kinder aber blieben die gesündesten und ausdauerndsten. Den klarsten Beweis aber geben uns die in den Wagen herumziehenden Familien, die oft viele Kinder zählen, welche bei größter Kälte nur halbgekleidet sind und in einem solchen Wagen übernachten. Vergleiche man sie mit Stadtkindern, wie armselig erscheinen letztere oft diesen gegenüber!

Mir ist, als höre ich eine Hausmutter, die diese Zeilen gelesen hat, sagen: Wie soll ich denn meine heranwachsenden kleinen Kinder vernünftig abhärten? Ich möchte gern Alles thun, was dieselben dereinst glücklich machen könnte, auf daß ich mich vor meinem Schöpfer verantworten kann. Dieser gebe ich den Rath: Kommt der Frühling, so haben die Kinder eine außerordentliche Freude daran, im Freien barfuß gehen zu können, und wenn sie andere barfuß gehen sehen und dürfen selbst Dieses nicht thun, dann fließen nicht selten Thränen. Lasse sie getrost barfuß gehen! Wenn es die Kinder friert, so wissen sie schon die Wohnstube zu finden. Warte, bis sie selbst nach Schuhen und Strümpfen verlangen; du wirst aber mitunter lange warten müssen, so behaglich fühlen sie sich beim Barfußgehen. Und wie die Vögel beim ankommenden Frühling einen Theil ihrer Federn verlieren und andere Thiere ihre Sommerhaare bekommen, so vereinfache auch die Kleidung deiner Kinder! Damit du gar nichts zu fürchten habest, gewöhne deine Kinder an eine vernünftige Abhärtung durch Wasser; laß sie von Zeit zu Zeit zwei bis vier Minuten im Wasser gehen oder die Arme eine Minute lang ins Wasser halten; du brauchst nicht oft dazu aufzufordern, das Kind wird schon durch das empfundene Wohlbehagen zur Wiederholung dieser Abhärtung gelockt. Laß deine Kinder wenigstens am Morgen oder Abend einige Zeit barfuß gehen im Garten im feuchten oder nassen Grase, und die große Sommerhitze wird den so abgehärteten Kindernaturen nichts schaden. Willst du noch weiter gehen und deine Kinder recht gesund machen, so leite sie an, kurze Halbbäder zu nehmen. Sobald dieselben daran gewöhnt sind, gereicht es ihnen wie zur Stärkung, so auch zur größten Freude. Wie sich die Kinder im Frühling abhärten müssen, um die Sommerhitze aushalten zu können, so müssen sie auch im Herbst durch Abhärtung auf die Winterkälte vorbereitet werden; deßhalb stelle man das Barfußgehen im Herbste nicht so bald ein, und wenn die Kinder im Freien nicht mehr barfuß gehen können, so sollen sie doch im Herbst und im Winter am Morgen und Abend im Wohnzimmer barfuß gehen. Es gibt ja doch kein größeres Glück für die Jugend als Gesundheit, und durch diese wird auch vielem Elende des späteren Alters vorgebeugt.

Sorge für frische Luft, besonders im Schlafzimmer.

Der Vogel gedeiht in der frischen Luft am besten, auch wenn dieselbe noch so sehr wechselt in Betreff der Kälte und Wärme. Kommt er in ein Zimmer, so verliert er seine schönen, glänzenden Farben und seine heitere Stimmung. Gerade so geht es auch den Kindern. Hat man das Kind auf den Armen einige Male in die freie Luft hinausgetragen, so merkt man an dem Kinde einen ungewöhnlichen Drang hinaus in die freie Natur. O daß doch alle Mütter es als Pflicht erkennen würden, diesem Begehren des Kindes nachzugeben. Möchten sie zur Erkenntniß gelangen: In der freien, frischen Luft gedeiht mein Kind am besten! Können die Kinder auf ihren schwachen Beinen noch kaum gehen, so eilen sie schon der Thür zu, um ins Freie zu kommen, und werden sie aus dem Freien ins Zimmer geholt, geht es selten ohne Weinen und Schreien ab. Dieses ist nicht bloß im Sommer der Fall; selbst im Winter bei ziemlicher Kälte suchen sie das Freie auf, manche trotz eines ärmlichen, dünnen Gewandes, gewiß der klarste Beweis, daß die Natur das Kind selbst bei noch unentwickeltem Verstande instinktmäßig in die freie Luft hinaustreibt.

Ich besuchte heute einen Kranken und traf auf dem Wege zwei Knaben an, die noch nicht in die Schule gingen. Sie marschierten barfuß im Schnee, der wegen der weichen Witterung ganz wässerig war, und fühlten sich ungemein behaglich. Ihre ganze Kleidung war sehr einfach. Weil diese Knaben im Winter Tag für Tag großentheils im Freien waren, kürzere oder längere Zeit, wie es die Kälte erlaubte, so konnte ihnen das Barfußgehen im Schnee nur nützen. Man nimmt an, und mit Recht, daß die Kinder, welche im Frühjahr geboren werden, besser daran sind als die Kinder, welche im Herbst zur Welt kommen. Sicher ist hier die Ursache, daß die ersteren früher und mehr an die frische Luft kommen. Ist also die Zimmerluft nicht die günstigste für Kinder, wie nachtheilig ist es dann erst, wenn die Schlafstätten der Kinder fast gar nicht oder viel zuwenig gelüftet werden oder gar noch das Übel hinzukommt, daß man die Schlafzimmer zu stark heizt! Vor 50 bis 60 Jahren schliefen auch die kleinen Kinder in ungeheizten Räumen, und ich habe nie gehört, daß eines erfroren sei. Möchten doch alle Mütter Sorge tragen, daß ihre Kinder so viel wie möglich frische Luft bei Tag wie bei Nacht bekommen! Am nachtheiligsten jedoch ist es, wenn die Schlafstätten der Kinder feuchte Mauern haben und nur wenig oder selten die liebe Sonne in erstere eindringt. Wie leicht und wie bald ist dann das junge Blut verdorben und der Grundstein für ein künftiges Elend gelegt! Sollen deßhalb die Kinder gesund und kräftig heranwachsen, dann ist durchaus erforderlich, daß für geeignete Kleidung und Nahrung, sowie für frische Luft und trockene helle Schlafstätten gehörig gesorgt werde.

Bewegung.

Alles, was jung ist, ist munter und lebhaft, so die Vögel in der Luft, wie die Thiere des Feldes. Auch den Kindern ist die Munterkeit angeboren; sie hüpfen und springen gern. Gebe man ihnen nur die freie Wahl, und man wird bald sehen, daß sie es machen wie die übrigen Wesen. Die kindliche Munterkeit ist auch der klarste Beweis von Gesundheit. So lange die Kinder noch klein und jung sind, dauert ihre Munterkeit und ihr Spiel nur kürzere Zeit. Die junge Kraft ist bald erschöpft; dann ruhen sie eine Zeit lang, und darauf beginnt das Spiel und die Munterkeit von Neuem. Gerade Dieses muß bei den Kindern wohl ins Auge gefaßt werden, daß sie nie zu viel angestrengt oder überladen werden. Wie aber die Kinder naturgemäß Freude haben am Spiel und vergnügtem Umherspringen, so zeigen sie auch bald Lust und Liebe zur Arbeit und erfassen, was ihre Kraft vermag, mit ebensolchem Eifer, um der Umgebung zu zeigen, daß sie als Kinder auch schon kräftig sind und thätig sein können und wollen. So schaut sich schon ein kleiner Knabe nach einer Peitsche (Geißel) um und sagt: „Ich werde einst Fuhrmann werden.“ Das Mädchen bringt eine Schüssel oder sonstiges Kochgeschirr und will auch seine Thätigkeit zeigen. Aber auch diese Emsigkeit dauert nur kurze Zeit, und bald tritt Ermüdung ein. Dieses muß wohl bei der Erziehung der Kleinen berücksichtigt werden. Sie haben Lust und Freude zu Allem, aber nur für kurze Dauer. Je mehr die Kinder im Freien sich bewegen, ihren natürlichen Neigungen überlassen unter der Aufsicht ihrer Mutter oder Pflegerin, um so gesünder und kräftiger wachsen sie auch heran. Also freie Luft, freie Bewegung gestatte man den Kindern, und ihre Spiele betrachte man als Übung für die Arbeit und als Vorbereitung für die künftige Beschäftigung! Sie werden auf diese Weise von Jugend auf an Übung ihrer Körperkräfte gewöhnt und sichern sich dadurch Ausdauer, Widerstandsfähigkeit und Kraft für's Alter. Doch sollen die Kinder niemals ohne Aufsicht sein.

Wie traurig aber ist es, wenn Kinder in einer Kinderstube eingeschlossen gehalten werden, wenn sie gar kein Gärtlein haben und keinen freien Platz, auf dem sie sich herumtummeln und dort die freie, frische Luft einathmen können! Solche Kinder haben ein erbarmungswürdiges Loos. Sie fangen ja schon an abzusterben für alles fröhliche Leben. Es fehlt solchen Kindern auch bald an gutem Appetit, oft haben sie sogar schon Nervenaufregungen. Ein recht kindliches, fröhliches, heiteres Gemüth geht ihnen ab.

Es kamen vor einem Jahre ein recht besorgter Vater und eine geängstigte Mutter zu mir mit ihren drei Kindern. Sie waren aus einer Stadt, und unter Thränen erzählte die Mutter: „Wir sind beide, ich und mein Mann, recht unglücklich wegen unserer Kinder; alle drei sind verkümmert, sie haben keinen Muth, kein Leben, keine Freude, sie haben weder Lust zum Essen, noch Freude an irgend einem Spiel. Fast jeden Tag kommt unser Arzt ins Haus; bald gibt er eine Kindermedizin, bald verordnet er Weintrinken in kleinen Portionen, bald Dieses, bald Jenes. – Wir thaten, was wir nur konnten; es fehlt uns nicht an Geld, und wir würden für die Kinder gern alles Mögliche aufbieten." Diese Eltern wollten wissen, ob sie diesem Übelstand nicht abhelfen könnten. Ich rieth den guten Eltern Folgendes: Thut eure Kinder für ein Vierteljahr auf's Land, laßt sie täglich im Freien barfuß gehen; verschafft ihnen Gelegenheit, daß sie zeitweilig auch in einem Bächlein barfuß gehen können, gebt ihnen täglich öfters in kleinen Portionen Milch oder auch alle Stunde einen Löffel voll, dazu eine recht einfache Kost ohne Gewürze, ein gutes schwarzes Hausbrod, aber weder Bier noch Wein, und nach einem Vierteljahr werdet ihr sehen, daß ihr andere Kinder habt. Und wirklich, nach vier Monaten wurden mir die drei Kinder gezeigt, die im Sommer auf dem Lande in frischer Luft abgehärtet und anders genährt worden waren, und ich mußte staunen, daß in so kurzer Zeit eine solche Umwandlung stattgefunden hatte. Jeder Familie möchte ich zurufen, besonders denen in Städten, und denen, bei welchen die Verweichlichung bereits die Herrschaft führt: Thuet deßgleichen!

Da wird freilich mancher Familienvater und manche Mutter sagen: Das ist schon recht, aber mir steht nicht so viel Geld zur Verfügung. Diesen gebe ich den Rath: Nähret eure Kinder, wie in diesem Buche Anleitung gegeben ist, hütet sie vor Verweichlichung, gebt ihnen keine geistigen Getränke und keine gewürzten Speisen, lüftet eure Wohnungen fleißig, verschafft ihnen Gelegenheit zu Halb- und Ganzbädern, wie Anleitung gegeben worden ist, und ihr werdet auch einen sichtbaren Segen dieses Verfahrens beobachten können.

Zehntes Kapitel.
Schule und Beruf.

Das ganze Leben des Menschen ist eine Schule. Tag für Tag geht Jeder in diese Schule, Tag für Tag kann er lernen und sich üben. Dieses dauert bis zum Sterben. Glücklich der Mensch, der es versteht und sich bemüht, das Nothwendige, Nützliche und Heilsame mehr und mehr sich anzueignen. Vor Allem muß man nicht vergessen, daß es im menschlichen Leben zwei ganz verschiedene Schulen gibt, in welchen Unterricht ertheilt wird und gelernt werden kann. Wer wüßte nicht, daß es auf Erden Gutes und Böses gibt, und daß das Gute mit dem Bösen in einem beständigen Zweikampfe steht! Jedes will die Herrschaft. In beiden, im Guten wie im Bösen, wird mit Eifer unterrichtet. Je nach dem Unterricht, den Jeder erhält, wird er für das Gute oder Böse eingeschult. Glückselig Derjenige, welcher nur in der guten Schule lernt und fürs Gute eingeübt wird; unglücklich aber der, welcher in die Schule des Bösen geht und dort das Böse lernt. Ich will den Versuch machen, diese zwei Klassen von Schulen, so weit es mir möglich ist, genau zu kennzeichnen, damit Jeder weiß, welches die gute und welches die böse Schule ist, und welche Folgen der Unterricht in denselben hat. Ich will beginnen bei derjenigen Lebensschule, die das Kind in frühester Jugend besucht und will dann die verschiedenen Lebensschulen durchgehen bis zur letzten hin.

Erste Schule des Kindes.

Die erste Schule ist die S c h u l e i m E l t e r n h a u s . Das kleine Kind ist wirklich einem Samenkorn gleich, dem man nicht ansieht, daß es sich zu einer so stattlichen Pflanze entwickeln kann. So klein der Körper ist im Vergleich mit einem Erwachsenen, gerade so winzig ist auch der Geist im Vergleich mit dem eines ausgebildeten Menschen. Doch kaum hat das Kindlein das zweite oder dritte Jahr erreicht, so ist es auch schon in der Schule und lernt durch den Anschauungsunterricht. Sobald es das Reden gelernt hat, schaut es nicht bloß die Gegenstände an, sondern will auch über dieselben belehrt werden. Es stellt daher verschiedene Fragen, um seine Wißbegierde zu befriedigen. Der erste Lehrer ist der Vater, und die erste Lehrerin ist die Mutter. Wie des Kindes Auge zu allererst auf Vater und Mutter gerichtet ist, so ist auch für deren Unterricht sein Ohr geöffnet, und dieser wird am liebsten ins Herz aufgenommen. O möchte doch kein Vater und keine Mutter vergessen, daß sie verpflichtet sind, den ersten Unterricht dem Kinde zu geben, und daß sie vom Schöpfer selbst bestimmt sind, seine kleinen Geschöpfe zu belehren! Und welche Gegenstände sollen Vater und Mutter dem kleinen Kinde zuerst beibringen? Gar bald kommt das Kind durch eigene Erfahrung zu der Überzeugung, daß es dem Vater und der Mutter am theuersten ist. Es soll nun recht früh darüber belehrt werden, daß es noch einen anderen Vater im Himmel hat, der es noch mehr liebt als selbst die Eltern. Mit dieser Unterweisung soll es recht gewissenhaft genommen werden. Die Eltern sollen aber nicht bloß das Kind mit Worten unterrichten, sondern auch durch ihr Beispiel demselben recht eindringlich vor Augen stellen, wie man ein gutes Leben führt. Das Erste also, was die Eltern ihren Kindern beibringen sollen, ist die Kenntniß Gottes; das Zweite ist die Art und Weise, wie man Gott dienen soll, was dieselben namentlich durch das Beispiel der Eltern lernen sollen. Die Kinder hören gern von Gott, dem höchsten Wesen und können recht gut unterrichtet werden über die Größe und Erhabenheit Gottes, wenn man ihnen von der Schöpfung erzählt. Geht der Unterricht durch das Wort schwerer von statten, so muß der Unterricht durch das Leben nachhelfen. O wie glücklich sind doch die Kinder, die einen Vater und eine Mutter haben, welche die Erkenntniß Gottes, die Liebe und den Dienst Gottes in Wort und Beispiel lehren! Aber zweimal unglücklich nenne ich die Kinder, die Eltern haben, welche Gott nur wenig oder gar nicht kennen und wenig oder gar nicht im Dienste Gottes leben. Wie der Unterricht der Eltern den Kindern am liebsten ist, so dringt er auch am tiefsten ins Herz hinein, sie mögen Gutes oder Böses lehren.

Wie das Kind unterrichtet werden muß über seine hohe Bestimmung und lernen soll, dadurch glücklich zu werden, daß es sich an den Schöpfer anschließt, so darf ein anderer Gegenstand in der Kinderschule nicht vergessen werden, und dieser ist: das Arbeiten. Es ist den Kindern angeboren, daß sie arbeiten wollen. Die Kinder haben Vater und Mutter am liebsten und weilen gerne möglichst viel bei ihnen. Wenn sie nun die Eltern fleißig arbeiten sehen, so greifen auch sie schon zu mit ihren Händlein und fangen zu tragen, zu heben und zu arbeiten an. Sie lernen das eben von jenen. Deßhalb sollen die Eltern auch den Kindern das Beispiel eifriger Arbeit vor Augen stellen. Arbeit soll einer der vorzüglichsten Gegenstände sein, den die Kinder in der Schule ihrer Eltern lernen. Die Kinder müssen aber nicht bloß eingeschult werden im Dienste ihres Schöpfers, nicht bloß gewöhnt werden an Arbeit, sie sollen auch recht bald lernen, wie sie sich zu verhalten haben in den Mühseligkeiten des Lebens, die ihnen schon als Kindern nicht ausbleiben. Denn wie der Mensch zum Arbeiten verurtheilt ist, so ist es auch über ihn vom Schöpfer verhängt, Leiden und Mühseligkeiten ausstehen zu müssen. Hierüber sollen die Kinder durch des Vaters und der Mutter Wort unterrichtet werden, aber ebenso auch durch deren Beispiel. Wenn dem

Kinde beigebracht ist: „Du mußt die Mühseligkeiten, die du nicht zu entfernen vermagst, bereitwillig annehmen, du bekommst einst Lohn dafür," und sieht es dann, wie die Eltern selbst Leiden und Mühseligkeiten geduldig ertragen, so fügt es sich leichter in das Unangenehme und gewöhnt sich an Ruhe und Ergebenheit im Schmerz. Hört es keine Klagen und keine Verwünschungen von seinen Eltern, so wird es auch selbst nicht zu klagen und zu verwünschen anfangen. Man soll nun aber während dieser Jahre, in denen die Kinder in der Schule des elterlichen Hauses unterrichtet werden, ihnen nicht zu viel aufladen und sie nicht zu lange und zu strenge zum Arbeiten anhalten; denn werden die Kinder überangestrengt, so werden sie verkümmern, anstatt sich gesund und kräftig zu entwickeln. Ein kleines Sprüchlein hat das Kind bald inne, aber ein Gedicht zu lernen ist ihm unmöglich, und ebenso ist es mit den Arbeiten. – Wird nun das von der Kost, Kleidung, Wohnung Gesagte gehörig beobachtet, und erhalten die Kinder außerdem einen entsprechenden Unterricht, dann werden sie zu hoffnungsvoller Blüthe sich entwickeln. Wie geht es aber Kindern, wenn ihnen von ihren Eltern über Gott, ihren Schöpfer und Vater, wenig oder nichts gesagt wird, wenn sie durch deren Wort und Beispiel nicht lernen, Gott zu dienen und die Mühen des Lebens zu tragen? Nur zu bald wird Eigensinn und Eigenwille sich in den Kleinen entwickeln, und es ist die gewisse Aussicht da, daß sie in nicht langer Zeit ebenso ihre Pflichten gegen ihre Eltern wie gegen Gott vergessen werden. Wenn sie ferner nicht an die jugendlichen Arbeiten gewöhnt oder noch gar mit Wort und Beispiel angeleitet werden, der Unthätigkeit sich hinzugeben, in Heftigkeit und Ungeduld zu gerathen, zu zanken und zu streiten: welche traurigen Folgen muß das für die Kinder haben! Väter und Mütter, die so handeln, sind keine christlichen Kindererzieher. Die Eltern haben indessen nicht bloß die Pflicht, die Kinder gut zu unterrichten und ihnen kein Ärgerniß zu geben, sie müssen dieselben auch davor schützen, daß sie nichts sehen und hören, was ihrem Unterrichte entgegenwirkt. Leider werden die Kinder trotz der Sorge der Eltern doch noch Manches sehen und hören, was ihnen nachtheilig werden kann. Da soll das Beispiel und Vorbild derselben ihnen ein Schutz gegen die erhaltenen schlechten Eindrücke sein. Übergeben die Eltern die Erziehung ihrer Kinder Dienstmägden, Erzieherinnen &c., dann können sie nicht vorsichtig genug sein in der Auswahl derselben, damit nicht deren Unterricht das Gegentheil von dem bewirke, was sie wünschen und beabsichtigen. Wer dem Kinde den Unterricht gibt, der hat das Kind.

Ich lernte einst zwei Priester kennen und fragte sie: „Wie kam es doch, daß ihr beide Priester wurdet? Euere Eltern sind doch nicht begeistert für's Priesterthum." Ich erhielt die Antwort: „Daß wir Priester sind, verdanken wir weder dem Vater noch der Mutter, sondern nur unserer Dienstmagd; die hat uns beten gelehrt und unterrichtet in der Erkenntniß und Liebe Gottes. Wenn sie uns ins Bett geschickt hatte, so kam sie nach einigen Minuten in unsere Schlafkammer und betete mit uns. Sie gab uns durch Unterricht und Beispiel Anleitung zu einem guten Leben, und so ist es gekommen, daß wir beide den Priesterstand wählten."

Willst du, mein lieber Leser, noch ein Beispiel, so höre! Ich kenne eine Mutter, die ihren Kindern bis zu ihrer ersten hl. Kommunion selbst Religionsunterricht gab, indem sie Tag für Tag, wenigstens kurze Zeit, die Kinder in der hl. Religion unterrichtete. Und was sie die Kinder lehrte, das übte sie auch selbst im Werke. Überaus gesegnet war auch der Unterricht dieser Mutter. Sämmtliche Kinder folgten treu den Vorschriften ihrer Religion und sind der Trost, die Freude und das größte Glück ihrer braven Eltern.

Lernt der Mensch an sich schon das Böse leichter als das Gute, wie rasch wird dann erst eine unglückliche Erziehung ihn dem Verderben entgegenführen! Eine schlechte Erzieherin oder Mutter kann nur allzuleicht durch Unterricht und Beispiel die Grundlage zum künftigen Verderben schaffen. Ich habe einst zwei Brüder kennen gelernt, von denen der eine schon mit 27 und der andere mit 29 Jahren starb, weil sie sich durch Leidenschaften zu Grunde gerichtet hatten. Kurz vor ihrem Sterben haben beide gesagt: „An unserem Untergange ist unsere eigene Mutter Schuld, weil sie keinen Eifer für's Gute hatte und uns nicht geschützt hat in unserer Kindheit und Jugend vor so Manchem, von dem sie wissen mußte, daß es uns nur nachtheilig sein konnte."

Glücklich daher die Kinder, deren Eltern gute Kindererzieher sind, die mit Wort und Beispiel in vernünftiger Weise ihre kleinen Lieblinge heranziehen und im steten Bewußtsein ihrer hohen, schweren Elternpflichten dieselben körperlich, geistig und sittlich so ausbilden, wie es Gott gefällt. Dadurch bereiten sie sich selbst Freude und Trost und ihren Kindern großen Segen. Die Kinder werden dann, wie sie im Gesichte die Züge von Vater und Mutter tragen, auch in ihrem Lebenswandel die guten Eigenschaften ihrer Eltern offenbaren. Möchten sich das alle Eltern recht merken! Es werden aber dort, wo der erste Unterricht fehlgeht, und die Kinder mehr für die Welt und das Weltleben, als für Gott und das ewige Leben herangezogen werden, die Spuren einer solchen verfehlten Kindererziehung in einem sündhaften Lebenswandel zu Tage treten. Unzufrieden mit sich selbst werden sie die Mühseligkeiten des Lebens nur mit Murren tragen, den Eltern nur den größten Schmerz und Kummer bereiten, ihnen das Leben verbittern und verkürzen. Der Gedanke an das jenseitige Leben aber wird dann Eltern wie Kinder nicht trösten, sondern nur mit Schrecken erfüllen.

Zweite Schule des Kindes.

Ungefähr mit dem sechsten Jahre beginnt gewöhnlich für die Kinder die zweite Schule, worin sie unterrichtet werden in jenen Gegenständen, deren Kenntniß für's Leben erforderlich ist. Der erste, so außerordentlich wichtige Unterricht, den das Kind von den Eltern erhalten hat, soll in der zweiten Schule nur fortgesetzt und weiter ausgedehnt werden. Hiefür ist das Kind jetzt fähig, weil es im Alter von 5 oder 6 Jahren körperlich wie geistig genügend entwickelt ist. In meiner Jugendzeit hieß es: Wer gut lesen, schreiben und rechnen kann und hinreichende Religionskenntnisse erworben hat, der ist in einer guten Schule gewesen und hat die nöthige Anleitung bekommen, sich weiter auszubilden. Damals hat Mancher eine Schule übernommen, der auch nicht viel mehr verstand, als gut lesen, schreiben und rechnen. Ich selbst hatte bis zum 12. Jahre einen Schullehrer, welcher Schuhmacher war und doch uns Kinder mit Eifer und Erfolg jene Gegenstände gelehrt hat. Diesem Lehrer bin ich heute noch großen Dank schuldig; denn er hat uns ein vorzügliches Beispiel gegeben. Wenn auch einige von den Kindern bei diesem Unterrichte ziemlich dumm geblieben sind, weil er nichts in sie hineinbringen konnte, so ist auch heute das Geschlecht der Dummen noch nicht ausgestorben, wie die Prüfungen zeigen, trotzdem man fachwissenschaftliche Lehrer hat. Man könnte auch recht gut nachweisen, daß aus solchen Schulen Viele hervorgegangen sind, die sich selbst weiter ausgebildet haben, wenn sie die Grundlage „Lesen, Schreiben, Rechnen" gut inne hatten. Es gab Leute, die in der Welt- und Kirchengeschichte sehr bewandert waren, und Manche hatten auch die Geographie in freien Stunden mittelst eines Buches recht gut erlernt. Mein eigener Vater, der Weber war, hatte solche Kenntnisse in der Welt- und Kirchengeschichte, daß er mich oft aufsitzen ließ, obgleich ich meine Universitätsstudien bereits vollendet hatte. Und so hat es manchen mit guten Anlagen Ausgestatteten gegeben, der durch jene einfache Schule eine hinreichende Grundlage erhalten hat, um sich weiter ausbilden zu können.

Die Werktagsschule dauerte bis zum 12. Jahr, und die Sonn- und Feiertagsschule vom 12. bis zum 18. Jahr. Waren einst die genannten Lehrgegenstände der Hauptinhalt des Schulunterrichts, und wurde deren Kenntniß als ausreichend betrachtet für das Leben und um sich selbst weiter bilden zu können, so hat man freilich heut zu Tage, wenn man die große Anzahl der jetzigen Unterrichtsgegenstände betrachtet, ganz andere Schulen, in denen man viel mehr lernen und umfassendere Kenntnisse sich aneignen kann. Ob aber diese Schulen für Jeden gut und nützlich sind, ist eine andere Frage. Die Kinder sind mit 6 Jahren eben noch Kinder, und gehen sie bis zum 13. Jahre in die Schule, so sind sie auch dann noch Kinder geblieben, körperlich wie geistig. Wenn man aber Kindern zu viel körperliche Arbeiten auflegt, so verkümmern sie, wie bereits früher gesagt ist. Sollte ihnen nicht auch durch den Unterricht zu viel aufgelegt und sie auf diese Weise geschädigt werden können? Wird nicht durch eine Schule, in der zu viel gelehrt wird, wie der Körper, so auch der Geist Noth leiden? Was kann aber aus einem geistig und körperlich verkümmerten Kinde werden? Wird ferner einem Kinde geistig oder körperlich zu viel aufgeladen, so wird ihm die Schule zur Last, und Gründlichkeit wird auch nicht zu erwarten sein. Dabei soll das Kind für seinen Unterricht begeistert sein, die Schule muß sein Jugendglück ausmachen. Mit Wißbegierde soll es den Unterricht aufnehmen. Wer überladen ist, der will naturgemäß seine Last abwerfen und wird mit Widerwillen erfüllt gegen jede fernere Last, sowie gegen den, der diese Last aufbürdet.

Wenn man unseren gegenwärtigen Schulplan und damit die Anforderungen, die an die Kinder gestellt werden, recht ins Auge faßt und diese dann mit der Jugend der Kinder, mit deren zarten Naturen, mit ihren schwachen Talenten und Kräften vergleicht, dann möchte man wohl fragen: Wie sollen die Kinder solche Berge übersteigen, ohne Schaden zu leiden? Den Kindern fehlt es doch naturgemäß bei ihrer unentwickelten Geistes- und Körperkraft an Ausdauer. Müssen sie nicht unterliegen geistig, wie körperlich, wenn sie Stunden lang in der Schule sitzen sollen? Ich habe oben bemerkt: ein Verslein lernt ein Kind leicht und gern, aber ein langes Gedicht kann es nicht lernen. Soll dann ein jugendliches Gehirn stundenlang neue Kenntnisse aufnehmen können, ohne ermattet zu werden? Da wird es oft gehen, wie wenn man einen Schwamm ins Wasser taucht, ihn dann herausnimmt und in anderes Wasser taucht in der Absicht, er solle noch viel von letzterem aufnehmen. Das zweite Wasser wird eben vom Schwamm ablaufen, weil er bereits gefüllt war. Wenn die kleinen Kinder über zwei Stunden auf der Schulbank sitzen, so bemerkt man an ihnen, besonders an den Schwächlingen, die größte Langweile, und man sieht recht gut, daß sie sich am Unterricht wenig oder gar nicht mehr betheiligen. Ist der Schulplan zu ausgedehnt und zu reichhaltig, so kann ferner eine Gründlichkeit im Erlernen und Einüben nicht erwartet werden. Wie kann sich Geist und Körper ausbilden, wenn auf solche Weise einer gedeihlichen Entwickelung entgegen gearbeitet wird? Kinder sind von Natur wißbegierig und wollen lernen und lernen auch gern; wenn sie aber durch das ganze Verhalten zeigen, daß sie dem Unterricht nicht mehr folgen können, und doch dazu gezwungen werden, dann wird das ganze Lernen ihnen zum Eckel, und es geht ihnen wie jungen Pferden, wenn ihnen zu viel zugemuthet wird. Sie gehen zurück anstatt vorwärts.

Ich hörte vor kurzer Zeit in einer Schule zu, wie bei dem Anschauungsunterrichte ein Garten erklärt wurde. Wie lange dauerte das, wie sehr nahm es die Kinder in Anspruch, und was mußte der Unterrichtende dabei aushalten! Ich dachte bei mir selber: Ich will doch lieber eine Predigt halten, als eine solche Erklärung in ihrer Umständlichkeit und Ausdehnung geben. Weiter dachte ich dann: Man hat in meiner Jugendschule nichts über einen Garten gesagt, und doch wußte jedes Kind, was ein Garten sei, was er hervorbringen kann, und wie er eingerichtet ist.

Ein anderes Beispiel. Ein Herr erzählte mir, daß es so schwer sei, Kindern Begriffe beizubringen, und sagte, er habe sich recht abgemüht, einem kleinen Schulkinde begreiflich zu machen, was der Kelch sei, daß er aus Kupfer, Silber oder Gold gemacht sei und in der Kirche bei Darbringung des hl. Opfers gebraucht werde. Als er nun glaubte, in aller Klarheit und Genauigkeit dem Kinde Alles gesagt zu haben, habe er dasselbe gefragt, ob es jetzt wisse, was ein Kelch sei. Es habe geantwortet: ja. Dann habe er die Frage gestellt, wo man einen solchen Kelch bekommen könne, und es habe zur Antwort gegeben: Beim Kalkbrenner. Hierdurch gab das Kind den Beweis, daß es von der ganzen Erklärung nichts erfaßt hatte. Auf jene Erzählung bemerkte ich, daß ich ganz leicht mit dem Kinde zurecht gekommen wäre, es würde mir nicht viel Mühe gekostet haben. Auf die Frage: wie? gab ich ihm zur Antwort: Ich hätte gar nichts gesagt, weil das Kind nach 6 bis 8 Jahren schon lange inne geworden wäre, was ein Kelch ist, und was Kalk ist. – Es muß also beim Unterrichte vor Allem ins Auge gefaßt werden, daß die Kinder gern lernen, daß es aber nicht zu lange Zeit dauern darf, und daß man sie nicht zu lange mit ein und demselben Gegenstande beschäftigen muß, sonst wird der Geist überladen, abgestumpft und bekommt Eckel an der Sache, und die Naturkraft unterliegt. Gilt Dieses im Allgemeinen, so darf es noch mehr betont werden bei den schwächer talentirten Kindern und bei solchen, deren Körper weniger entwickelt ist. Die Entwicklung der Kinder ist sehr verschieden. Manches Kind ist mit fünf bis sechs Jahren mehr entwickelt als andere mit 9 und 10 Jahren. Es ist nicht einmal gut, wenn sich die Geisteskräfte zu früh und zu rasch entwickeln; denn gewöhnlich wird bei solchen der Körper krank und verkümmert früh oder geht ganz zu Grunde. Es gibt ja häufig Kinder, die mit sieben bis acht Jahren scheinbar wenig Talent zeigen, mit 10 und 11 Jahren wachen sie dann um so kräftiger auf. Ich bin gewiß dafür, daß die Kinder so viel lernen, als ihre Kräfte erlauben, aber man soll sie nicht überanstrengen. Man darf aber auch beim Schulunterricht nicht vergessen, daß bei den Schulkindern der Unterricht zu Hause nicht eingestellt ist, und daß die Hausarbeiten schon früh gelernt und eingeübt werden müssen. Es müssen der Vater wie die Mutter denselben weiter fortsetzen, und die Kinder müssen nicht bloß das Arbeiten von ihnen sehen, sondern entsprechend ihren Kräften dasselbe lernen und üben. Sind dieselben zu sehr angestrengt für die Schule, und werden dadurch die jungen Kräfte erschöpft, dann bleibt die Hausschule zurück, und was sie als Kinder in dieser nicht gelernt haben, das mögen sie nachher nicht üben.

Die Eltern sollen indessen nicht bloß zu Hause die Unterweisung der Kinder sich angelegen sein lassen, sondern auch darüber wachen, daß jene den Unterricht in der Schule gut benützen. Auch hier sei die Religion der erste und wichtigste Gegenstand, und die Eltern sollen sich oft davon überzeugen, welche Fortschritte ihre Kinder in der Kenntniß derselben machen. Sie müssen deßhalb ihre Kinder auch fleißig zur Schule schicken. Wie strenge wurde zu meiner Jugendzeit von den Eltern der christliche Unterricht ausgefragt, wie eingehend wurde während der Tischzeit an Sonn- und Feiertagen über die Predigt nachgefragt, und wenn ich nichts von derselben wußte, mußte ich den Löffel weglegen und bekam nichts zu essen. Gewiß eine schwere Buße für ein hungeriges Kind, aber auch eine gerechte Strafe! Die Kinder sollen jedoch nicht bloß in der Religion gut unterrichtet werden, sie sollen auch angeleitet werden, besonders durch das Beispiel der Eltern, ihrem Glauben gemäß zu leben. Darauf sollen die Eltern während der Zeit, wo die Kinder die Schule besuchen, ganz besonders ihre Aufmerksamkeit richten. Was hier während der Schulzeit versäumt wird, wird schwer oder gar nicht mehr einzubringen sein.

Die Eltern müssen auch dafür Sorge tragen, daß die Kinder in dieser Zeit eine recht einfache, nahrhafte Kost erhalten. Sie sollen nicht bloß lernen, sie sollen auch wachsen. Wenn die Kost auch rauh ist, das macht nichts; im Gegentheil, man soll sich hüten, sie an verfeinerte Kost zu gewöhnen. Geistige Getränke sollen als Gift für die Kinder betrachtet werden. Die Kleidung soll ebenfalls einfach, dauerhaft und der Jahreszeit entsprechend sein. Nur keine Eitelkeit, welche die Führerin zum Stolze ist! Es soll ferner für ein recht trockenes Schlafgemach, gute Lüftung und recht einfache, gesunde Betten gesorgt werden, so daß auch hierdurch keine Verweichlichung eintreten kann. Nicht minder soll man auf Abhärtung der Kinder sehen, sowohl durch freie Luft, als besonders durch die angegebenen Mittel: Barfußgehen, im Wasser gehen u. s. w. Im Winter kann die Jugend des Morgens und Abends im Hause barfuß gehen; doch soll zu dieser Übung im Freien ganz besonders der Frühling und Herbst benutzt werden. Durch die Abhärtung allein kann die Natur in der Jugend um's Doppelte gekräftigt werden. Es kostet nichts, und die Mühe ist gering. Wie bald sind die Kinder unterrichtet, daß sie sich ein Badwasser zurecht machen können, und wenn sie in der Woche zwei bis vier Halbbäder oder auch Ganzbäder nehmen, ½ bis höchstens 1 Minute lang, so entwickeln sie sich kräftig zur größten Freude ihrer Eltern, wie zu ihrem eigenen Segen. Wird die Jugend aber verweichlicht, so werden ihr viele Leidenschaften und Gebrechen eingepflanzt.

Schule der heranwachsenden Jugend.

Die Schulzeit dauert gewöhnlich vom 6. bis 13. Jahre, welche Zeit man noch zur Kindheit rechnet. Sie gleicht einem schönen Frühlingstage, der jedoch bald entschwunden ist. Dann kommt eine andere Zeit, welche theilweise dieselben Pflichten mit sich bringt, aber in einem höheren Grade. Da dürfte der Hausvater und die Hausmutter schon Alles aufbieten, daß sie ein guter Lehrer und eine gute Lehrerin seien für ihre Kinder. Bisher waren diese noch scheu und schüchtern und weilten mehr in der Nähe der Eltern und sahen hauptsächlich auf diese. Sobald aber das Kind mehr heranwächst, wird es wißbegieriger, es will mehr schauen, mehr hören und ausgedehnteren Verkehr haben. Da handelt es sich denn vor Allem darum, mit aller Sorgfalt darauf zu achten, daß es nur Gutes höre und sehe und im Guten sich übe, vor allem bösen Umgang dagegen bewahrt werde. In dieser Zeit muß eine feste religiöse Grundlage gelegt werden, auf der sich das ganze weitere Leben des Menschen aufbaut. Man kann diese Jahre daher so recht eine Tugendschule nennen, weil die Übung der Tugend der Hauptgegenstand des Unterrichtes sein muß. Es soll den jugendlichen Herzen recht fest das Urtheil eingeprägt werden, das Gott über die Menschheit ausgesprochen: zu arbeiten im Schweiße des Angesichts und in Geduld die Mühsale und Beschwerden des Lebens zu ertragen. Weil in dieser Zeit die Welt Alles aufbietet, die Jugend zu fesseln, so soll sie auch noch recht vertraut gemacht werden mit dem härtesten Strafurtheil, das Gott über den Menschen ausgesprochen hat: Du mußt einst sicher sterben, und dann mußt du Alles verlassen, was du besitzest, und Rechenschaft ablegen über all dein Thun und Lassen. In diesen Jahren entscheidet es sich schon bei den Meisten, ob sie die breite Straße der Welt wandeln werden oder den schmalen mühsamen Weg der Tugend, welcher allein zur Zufriedenheit auf Erden und zum ewigen Glück führt. Sie müssen ihre Erfahrung benutzen, um ihre Kinder zu schützen vor den Gefahren der Welt, und sie unterrichten, wie sie denselben ausweichen können. Sie sollen sie lehren, daß sie zu Grunde gehen, wenn sie die Gefahren aufsuchen. Damit die Eltern aber recht sich angetrieben fühlen, mit allem Eifer hierin ihre Pflicht zu erfüllen, mögen sie wohl bedenken, daß ihre Kinder mehr Neigung zum Bösen als zum Guten haben. Nichts aber hält den Menschen kräftiger davon ab, seinem bösen Hang und den Lockungen der Welt zu folgen, als ein religiöses Tugendleben, weil dadurch dem Menschen seine ewige Bestimmung stets vor Augen bleibt, welche die Welt in ihrer ganzen Armseligkeit erkennen läßt. Nie wird die Welt und böse Lust über die Tugend siegen, wenn das ewige Ziel erfaßt und mit Jugendeifer angestrebt wird. Das Gegentheil aber wird bei denen der Fall sein, die in dieser Lebenszeit jenes Ziel aus dem Auge verlieren. So geschieht es, daß die einen den Weg der Demuth wandeln, die anderen den Weg des Stolzes, die einen Liebe zur Einfachheit haben, die anderen zur Eitelkeit. Die einen führen ein genügsames Leben, die anderen ergeben sich den Genüssen und Lustbarkeiten. Gerade so ist es mit allen übrigen Tugenden und Untugenden.

Junge Bäume, die man in den Garten setzt, brauchen viele Jahre hindurch eine feste Stütze und müssen fleißig beschnitten werden, damit sie nicht zu Grunde gehen oder ausarten. Eine solche Stütze müssen die Eltern für die Kinder sein, und sie müssen auch die verschiedenen Auswüchse des Bösen abschneiden. Geht den Bäumchen die Stütze verloren, dann werden sie bald durch die Stürme vernichtet. Gerade so geht es der Jugend, wenn nicht die schirmende und leitende Hand der Eltern sie vor dem Untergange bewahrt. Wird sie aber in diesen ihren schönsten, aber auch gefährlichsten Jahren unterrichtet in der Furcht, der Liebe und dem Dienste Gottes, dann schlägt sie den Weg der Weisheit und des Glückes ein, den sie auch lieb gewinnen wird.

Ich kannte eine Familie, in welcher der Vater herzensgut, die Mutter aber so verblendet war, daß sie nur Gutes an ihren Kindern sah. Sie übersahen beide die bösen Neigungen ihrer Kinder und die ihnen drohenden Gefahren und gönnten ihnen zu viel Freiheit. Als diese gegen 20 Jahre alt waren, konnten die Eltern schon recht gut sehen, daß sie für das eine Nothwendige nur wenig Interesse hatten, und daß sie auf der breiten Straße des Verderbens wandelten, von der sie nicht mehr abgebracht werden konnten. Die zwei Söhne suchten Weltfreuden und heitere Gesellschaften auf, und bald gefiel es ihnen nicht mehr zu Hause bei Vater und Mutter. Der eine ergab sich dem Spiel und der Trunksucht, der andere ging die Straße der Sinneslust. Das Vater- und Mutter-Wort wurde weder gehört noch befolgt, und mit 25 Jahren waren beide schon ein Opfer ihrer Leidenschaften geworden. Die Tochter kam in eine Gesellschaft, in der die Eitelkeit in Wort und Beispiel gepredigt wurde, und bald wurde auch bei dieser das Sprüchwort wahr: Hochmuth kommt vor dem Falle. Ehe sie 24 Jahre erreichte, bereitete sie schon ihren Eltern großen Jammer, und die traurigen Folgen steigerten sich von Jahr zu Jahr. Die Mutter konnte Kindsmagd ihrer verdorbenen Tochter werden, und ihr Vater konnte für Alle das Brod verdienen. Das Traurigste aber ist dabei, daß solche Eltern dann weder durch Wort noch durch Beispiel mehr etwas vermögen; denn wenn die Kinder den Weg der Thorheit wandern, werden sie leicht verstockt und unempfänglich für weisen Rath.

Dagegen ist mir ein anderer Vater und eine Mutter bekannt, die sehr arm sind und recht mühsam und kummervoll das Brod für acht Kinder verdienten, welche nur mit der einfachsten und ärmsten Kost gespeist werden konnten. Schon in den ersten Jahren wurden sie streng angehalten, das eigene Brod verdienen zu helfen. Aber sie lernten auch beten: Gib uns heute unser tägliches Brod, sowie auch den Spruch: Im Schweiße deines Angesichtes sollst du dein Brod verdienen. Diese Kinder kamen bald zu fremden Leuten, um in deren Dienst sich das Nöthige zu erwerben. Hatten sie auch nichts Anderes aus dem Elternhause mitgenommen, so doch dieß Eine: Gott treu zu dienen und fleißig zu arbeiten. Waren sie auch von Vater und Mutter entfernt, so waren diese ihnen dennoch eine feste Stütze, an der sie sich aufrecht hielten in allen Stürmen und Versuchungen; denn das Band der christlichen Kindesliebe zerreißt nicht so leicht. Alle diese Kinder kamen später zu recht guter Versorgung, so daß sie von Vielen ob ihres zeitlichen Glückes beneidet wurden. Was war die Ursache, daß sie so gesucht wurden? Sie hatten Religion und Arbeitslust, waren mit Tugenden geschmückt und erfüllten treu die Pflichten gegen Gott und ihre Eltern.

Vor mehr als 25 Jahren lernte ich eine recht christliche Mutter kennen, deren Mann starb, als das 9. Kind in der Wiege lag. Mit einem ganz auffallenden Segen leitete diese Wittwe ihr Hauswesen und erzog ihre Kinder musterhaft. Und was befähigte sie hierzu? Sie besaß wahre, tiefe Religiosität, Einfachheit, Sparsamkeit, Genügsamkeit, verbunden mit einem ruhigen Charakter und einer außerordentlichen Wachsamkeit.

In den angegebenen Jahren müssen die Eltern auch wohl überlegen, worin sie ihre Kinder unterrichten, was ihnen nothwendig, was ihnen nützlich und was überflüssig ist. Das Nothwendigste, was sie lernen müssen, ist ein einfacher Haushalt; zu diesem gehört vor allem Reinlichkeit, Einfachheit und Berücksichtigung des Nützlichen. Ganz verkehrt wäre es, wenn die Kinder lernten, das Nützliche und Nothwendige außer Acht zu lassen und Eitelkeit und Luxussachen vorzuziehen. Das Nähen, Flicken und Stricken muß ein Mädchen nothwendig verstehen; dieses muß daher auch das Erste sein, was es lernt. Wenn es aber anfängt mit Häckeln und Sticken, dann wird es später nicht flicken und nicht stricken wollen. Wie viel liegt doch an der Erlernung der häuslichen Arbeiten! Möchten ferner Reinlichkeit, Einfachheit und Genügsamkeit gut eingeschult werden! Ganz besonders aber soll die Besorgung der Küche von der weiblichen Jugend gut erlernt und dabei immer die Frage gestellt werden: Was ist am gesündesten, einfachsten und nahrhaftesten, und was gibt Kraft und Ausdauer? Alles, was hierzu nicht dient, soll man möglichst meiden. Wie gern schleicht die Genußsucht sich ein und verdrängt Einfachheit und Genügsamkeit und damit zugleich oft auch den Wohlstand! Die Eltern sollen nie vergessen, daß ihre Kinder wachsen bis zum 24. Jahre und deßhalb während dieser Zeit eine nahrhafte, gute Kost brauchen, damit sie gut auswachsen können.

Auch das dümmste Mädchen kann ein Fräulein spielen, ein nobles Kleid und einige Phrasen reichen zur Noth aus, aber damit ist in einem Haushalt nichts geleistet. Viele spazieren müßig umher und unterstützen ihr hoffärtiges Streben, vornehm zu erscheinen, noch mit hohen Absätzen unter den Schuhen. Sie kennen das Modejournal viel besser als ein praktisches Kochbuch, und stehen in ihrer eigenen Meinung bei weitem höher als das gewöhnliche Volk. Halten sie sich auch nicht ganz einer Gräfin gleich, so haben sie doch wenigstens dreiviertel davon. Wenn sie aber ein schwarzes Stücklein Brod zu ihrem Unterhalt verdienen sollten, würde ihnen jede Gewandtheit abgehen. – Ich kannte eine Mutter, die hatte ihre Tochter für schön gehalten und glaubte, sie sei zu gut für das einfache Landleben, und natürlich glaubte auch Fräulein Tochter, das Landleben sei nichts für sie, sie sei vielmehr zu Höherem bestimmt. Das eingebildete Mädchen wollte in die Stadt, und die verblendete Mutter begleitete sie gern dahin, damit sie für etwas Höheres ausgebildet werde. Als es dann die Ferienzeit zu Hause zubrachte und nicht wenig aus sich machte, hat auch die blinde Mutter ihr Wohlgefallen daran gehabt und sich gefreut, daß die Tochter so herrlich herangebildet werde. Als aber die städtische Bildungsschule zu Ende ging und die Mutter ihr kleines Besitzthum geopfert hatte, und nun ein noch höheres Glück eintreten sollte, geschah leider das Gegentheil. Niemand wollte sich durch den Besitz ihrer Tochter glücklich machen, und so war sie genöthigt, ihr Brod selbst zu verdienen. Sie hat öfters ihren Platz gewechselt und nie einen geeigneten gefunden, weil sie zu Nichts taugte. Endlich zwang sie die Noth, in eine Fabrik zu gehen. Nur wenige Jahre gingen vorbei, und sie kam wieder zurück in die Gemeinde, in der sie früher eine Zeit lang eine so vornehme Rolle gespielt hatte, und suchte um Unterstützung nach. Ehe die Mutter gestorben, konnte sie die Früchte ihrer Erziehung sehen, und sicher hat Gram und Kummer, früher, als es sonst geschehen wäre, ihr Grab geöffnet. Wer ist nun schuld an einem solchen unglücklichen Lebenslauf? Kommt aber nicht recht oft Derartiges im Kleinen oder Größeren vor? D'rum sollen die Eltern sich ihrer Aufgabe bei der Erziehung ihrer Kinder wohl bewußt sein. Es ist also am besten, von Anfang an den Unterricht in der Einfachheit, Sparsamkeit, Genügsamkeit und besonders in der Religion zu beginnen und ihn stets fortzusetzen. Die so aufgezogen sind, werden in jeder Lage ihres Lebens sich zu helfen wissen. Besonders wird ihnen die Religion, welche ihnen tief eingeprägt wurde, ein trostreicher Führer durch alle Schicksale sein, welche sie treffen.

Wahl des Berufes.

Zu dem Wichtigsten im Leben des Menschen gehört ganz gewiß die Wahl des Berufes. Fällt diese gut aus, so wird er seine Aufgabe meistens gut lösen. Ist das aber nicht der Fall, dann ist leider häufig das menschliche Leben eine Kette von Elend. Mit Recht kann die Welt als eine Werkstätte betrachtet werden, in der es unzählige verschiedene Beschäftigungen gibt und jede Beschäftigung auch ihre Liebhaber findet. Vergeht die Kindheit wie ein schöner Morgen, so schwindet auch die Jugend rasch, ähnlich der Frühlingszeit. Wie aber nach dem Frühling der heiße Sommer kommt, so folgt auch auf die Jugend das ernste Berufsleben. Jeder Mensch soll in einem bestimmten Berufe wirken. Wer aber setzt für die einzelnen Menschen fest, welchem sie sich widmen sollen? Sollen etwa Vater und Mutter ihrem Kinde denselben anweisen? Die Antwort lautet: Wir gehören ganz und allein Gott, unserm Schöpfer, und er allein hat das Recht, den Beruf zu bestimmen. Die Eltern haben nur die Aufgabe, die Kinder für den Beruf vorzubereiten, und sie sollen sich recht Mühe geben, daß der von Gott bestimmte Beruf gefunden wird. In Wirklichkeit, wenn ein Kind gut erzogen wird, so wird sich auch Neigung und Fähigkeit für irgend einen Beruf bei ihm zeigen, und wenn dann ein vernünftiges Vater- und Mutter-Wort hinzukommt, so wird der ihm von Gott bestimmte Beruf leicht ermittelt werden. Die Eltern sollen aber in dieser Sache den Kindern einen wohlüberlegten Rath geben und vor allem Andern darauf ihr Augenmerk richten, daß der Wille Gottes an ihnen erfüllt werde. Sie sollen das Berufsleben nur als ein Mittel auffassen, um Gott möglichst vollkommen zu dienen. In dieser Beziehung werden aber sehr häufig von den Eltern Fehler begangen. Sie lassen nur das ihre Sorge sein, daß die Kinder zu einem größeren Besitzthum und Reichthum kommen oder auch zu Ehre und Ansehen. Aber gerade hierdurch werden viele Tausende ihrem wahren Berufe entführt. Daher kann man manche reiche Leute treffen, und Manche in hohen Ehrenstellen, die doch, wenn sie sich aufrichtig aussprechen wollten, gestehen würden, daß sie sehr unglücklich sind. Nicht Reichthümer, nicht Besitz, nicht Ehre macht glücklich, sondern allein die Zufriedenheit; diese aber wird nur dann erreicht, wenn man zu seinem wahren Berufe gekommen ist und die Pflichten desselben treu erfüllt.

Ich bereitete einst eine sehr bejahrte Dienstmagd zum Tode vor, und als ich ihr sagte, Gott werde ihr gut sein, denn sie habe ein hartes Berufsleben gehabt, gab sie zur Antwort: „Ich habe keinen schweren Beruf gehabt; ich war immer recht zufrieden, und wenn ich nochmals auf die Welt käme, möchte ich wieder eine Dienstmagd werden.“ Ein klarer Beweis, daß sie ihren Beruf gefunden und ihre Pflichten treu erfüllt hatte.

Es kam zu mir einst ein Hausvater und suchte Trost. Er erzählte mir Folgendes: Einst habe er in einem Taschentüchlein seine ganze Habschaft in die Stadt gebracht, habe dann aber wegen seiner Arbeitsamkeit, seines Fleißes und guten Verhaltens eine reiche Partie gemacht und so ein großes Vermögen erhalten. Er sei jetzt aber ebenso unglücklich, wie er einst als Geselle glücklich gewesen. Und auf die Frage: „Warum haben Sie denn diese Heirath gemacht?“ gab er zur Antwort: „Ich wollte der Armuth entkommen und glaubte, ich werde im Besitz von Hab und Gut mein übriges Glück auch bewahren können. Jetzt bin ich eines Andern belehrt, kann es aber nicht mehr ändern. Ich bin unglücklich und werde kaum je mehr mein altes Glück wieder finden können.“ Gibt es nicht viele, denen es ähnlich ergeht? Daran wird Keiner zweifeln, der sich schon einmal in der Welt recht umgesehen hat. Darum heißt es vorsichtig sein, daß man nicht den verkehrten Stand erwählt. Jeder suche mit Hülfe Gottes unter Berücksichtigung der angeborenen Neigungen und Fähigkeiten den richtigen zu finden.

Soll ich aber den Eltern einen guten Rath geben, wie sie den Kindern zur Erlangung ihres richtigen Berufes behülflich sein können, so sage ich Dieses: Pflanzet in die Herzen eurer Kinder auf's Tiefste die Religion ein; stellt in eurem Leben den Kindern das Beispiel eines echt christlichen Wandels vor Augen; machet die Kinder gewandt für alle Beschäftigungen, wodurch sie ihr Brod verdienen können; gewöhnet sie an Selbstverläugnung, an Entsagung, an Entbehrung, ganz besonders aber an Genügsamkeit. Dann ist zuversichtlich zu hoffen, daß die Kinder in den für sie bestimmten Beruf eintreten werden.

Es herrscht vielfach die Meinung, man solle nur das allein gut lernen, was zum künftigen Berufe nothwendig sei, das Übrige aber bei Seite lassen. Ich bin ganz anderer Ansicht; denn man erhält auf diese Weise nur einseitige, unerfahrene Leute, die in ihrem Berufe lange gar nicht oder nicht vollständig zurecht kommen. Zu letzterem ist eine umfassendere Kenntniß des Lebens überhaupt erforderlich. Ich war bis zum 21. Jahre Weber und Arbeiter in der Landwirthschaft, aber es hat mich noch nie gereut, meine Jugendjahre mit diesen Beschäftigungen zugebracht zu haben. Es ist doch ein großer Unterschied, ob man von verschiedenen Berufsthätigkeiten bloß gelesen und gehört, oder diese selbst mitgemacht hat. Ich kenne mehrere Priester, die auch Landwirthschaft, Gewerbe &c. getrieben haben. Niemand aber wird ihnen den Vorwurf machen, daß Dieses ihre Leistungen im priesterlichen Berufsleben beeinträchtigt habe. Gewiß ist auch, daß der, welcher durch eigene Erfahrung das Berufsleben Anderer gekostet hat, mehr Theilnahme an deren Schicksal hat und leichter ein guter Rathgeber sein kann, als wenn er dasselbe nur durch bloßes Anschauen kennen gelernt hat. Solche Nebenschulen sind ein großer Vortheil für das eigene Berufsleben. Es kann Jemand, wenn er von Jugend auf nur das für seinen spätern Beruf Nothwendige erlernt hat, leicht ein einseitiger Mensch werden.

Gerade so, wie auf den menschlichen Geist, wirkt es auch auf den menschlichen Körper vortheilhaft, wenn einer nicht ausschließlich das erlernt, was zu seinem Berufe gehört. Landwirthschaftliche Beschäftigungen, wie ein großer Theil der Gewerbe wirken günstig auf Entwickelung und Vermehrung der Körperkräfte. Ich kenne einen Beamten, der in seinen jungen Jahren Landwirthschaft getrieben, später studiert, zwei Jahre mit Theologie sich beschäftigt hat und dann der juristischen Laufbahn sich widmete. Er wurde mit der Zeit ein allgemein beliebter Beamter, zu dem man gern gegangen ist. Man wußte, er konnte Rath geben; er schätzte auch die Religion sehr hoch, weil er durch Studium sie genauer kennen gelernt hatte. Gerade die Vielseitigkeit seines Wissens ist der Grund, daß er sich, wie Wenige, seines Berufes freut.

Eine Hausfrau war als Kind in ein höheres Bildungsinstitut gekommen, hatte aber recht sichtbar alle Anlagen für den bürgerlichen Stand. Nur mit großer Mühe lernte sie die Aufgaben im Institut, aber im einfachen häuslichen Leben wurde sie nicht unterwiesen. Sie hat auch wirklich eine Stellung, entsprechend der Vorbildung, bekommen. Sie fühlt sich aber unglücklich, eignet sich nicht für ihre Lebensstellung und wird mithin ihren Berufspflichten in keiner Weise vollständig genügen können.

Ein Mädchen mit etwas beschränktem Talent, welches ich selbst kannte, besaß viel Sinn für Religion und Arbeit. Es hätte sich für einen gewöhnlichen Stand vortrefflich geeignet. Es hat aber mit großer Mühe ein wenig Französisch gelernt, auch etwas Zeichnen, d. h. Striche machen, und mußte außerdem fleißig das Komplimentirbuch studieren und auswendig lernen. Es hat sich dabei recht mühsam abgeplagt. Vater und Mutter glaubten mit diesem Kinde recht glücklich zu werden, weil sie viel auf dessen Ausbildung verwendet hatten. Da es 80,000 Gulden von den Eltern als Aussteuer bekam, so hat das Mädchen auch einen Bräutigam aus einem höheren Stande bekommen. Ich kenne aber keine unglücklichere Person als diese Frau. Das Eingelernte half nicht weit, sie konnte es nicht verwerthen, und wo die Anlagen fehlen, wird nie etwas Tüchtiges zu Stande gebracht werden können. Ich bin der Überzeugung, sie hätte in einem gewöhnlichen Stande bei entsprechender Auswahl ihres Berufes das gerade Gegentheil, nämlich recht glücklich werden können. Möchte man doch niemals übersehen, daß der Spatz niemals eine Nachtigall wird! Diese bedauernswerthe Person ist aber nicht bloß unglücklich für sich, sondern ein Grund des Schmerzes für ihre Eltern, für Verwandte und Bekannte. Es ist daher auch sehr erklärlich, daß ihr beständiger Kummer und ihr Elend sie früher, als es sonst geschehen wäre, ins Grab gebracht hat, welches sie einem Leben vorzog, von welchem sie gern erlöst sein wollte. Den Eltern aber mußte das besonders großen Schmerz bereiten, daß sie an sich nicht genug die Frage gestellt hatten: In welchen Beruf taugt unsre Tochter nach Anlage und Fähigkeiten des Körpers und Geistes?

Ein anderes Mädchen war presthaft und hatte zudem noch einen zu kurzen Fuß, aber ein großes Vermögen. Dieses Mädchen wollte einen Bräutigam haben. Die Eltern waren in dieser Sache die Rathgeber und Auswähler. Es hieß: Um so viel ein Fuß kürzer ist als der andre, um so viel mehr Kronthaler bekommt unsere Tochter, so daß das fehlende Stück durch Silber ergänzt wird, und die presthaften Vertiefungen im Körper werden mit Gold ausgefüllt. Es kam auch wirklich ein flotter Bräutigam, der Liebe und Treue sicher versprochen und sie deßhalb auch bekommen hat. Nach drei Jahren schon war ihr aber, bildlich gesprochen, die Haut zu dreivierteln abgezogen, im 4. Jahre gings an den letzten Theil, und zuletzt war es noch ein Trost für sie, von diesem Ehemanne, den die eigenen Eltern ihr angerathen, durch den Tod befreit zu werden.

Es lassen sich unzählige Beispiele anführen, bei denen Ähnliches, wenn auch in geringerem Grade, stattgefunden hat. Die Ursache des Übels liegt in der Unerfahrenheit des Kindes und der unglücklichen Leitung und Berathung durch die Eltern. Wer Augen hat zum Sehen, der schaue nur um sich, und er wird meine Aussagen hinreichend bestätigt finden.

Ist ein großer Theil der Menschen unglücklich, weil sie entweder den richtigen Beruf nicht gewählt haben, oder weil die gehörige Vorbereitung gefehlt hat, so gibt es auch eine große Anzahl, die sich in ihrer Jugendzeit in irgend ein Laster verirrt hat und aus diesem Grunde die Standespflichten nicht erfüllt. Wie viele Jünglinge ergeben sich der Trunksucht! Diese werden später ihren Berufspflichten auf die Dauer nicht nachkommen können. Es wird fehlen am Wohlstand, am häuslichen Frieden, am rechten Betriebe des Geschäftes, kurz, das ganze Berufsleben wird ein verfehltes sein. Sie werden weder die Pflichten gegen sich, noch die des übernommenen Berufes gehörig erfüllen, und leider treffen die traurigen Folgen auch die Nachkommen.

Es war mir ein Jüngling bekannt, der in seiner Jugendzeit über alle seines Gleichen in seinem großen Heimathdorfe durch Talent und Fähigkeiten weit hervorragte; leider aber hatte er sich das Trinken angewöhnt. Anfangs trank er sich ungefähr alle Monate einen Rausch an, doch seine Leidenschaft machte immer größere Fortschritte. Er heirathete ein recht vernünftiges Mädchen, welches hoffte, er werde sein ihr gegebenes Versprechen halten und von der Trunksucht abstehen. Es war aber das Gegentheil der Fall. Mit seiner Trunksucht verband sich auch noch die Spielsucht, und nachdem er 16 Jahre unglücklich gewirthschaftet hatte, war er ein Opfer seiner Leidenschaft geworden. Der Hof kam in fremde Hände, und der Mutter mit ihren 6 Kindern blieb nur ein kleines Häuschen. Die Mutter mußte darben, die Kinder waren genötigt durch Ausdienen ihr Brod zu verdienen. Jedes hätte leicht ein schönes Heirathsgut bekommen können, wenn der Hausvater arbeitsam und genügsam gewesen wäre und, statt zu trinken, die Pflichten seines Standes erfüllt hätte. Gibt es nicht viele solcher oder ähnlicher Beispiele in jedem Stande? Was aber ist vielfach Ursache an solchen Übeln? Eine unglückliche Jugendschule im Vaterhause. Wie glücklich sind doch Kinder, welche einen strengen Vater und eine recht strenge Mutter haben, die gute Wächter und Beschützer ihrer Kinder sind und durch Wort und Beispiel sie zum Guten anleiten!

Noch nachtheiliger als Bier und Wein wirkt der S c h n a p s . Wer möchte die Beispiele alle zusammenzählen, wo durch das Laster des Schnapstrinkens der Säufer selbst und seine ganze Familie zu Grunde gerichtet wurden! D'rum sollen die Eltern ernstlich besorgt sein, von diesem verderblichen Getränke die Kinder fern zu halten, damit sie nicht dem Schnapse zum Opfer fallen. Bei geistigen Getränken sind folgende Grundsätze festzuhalten: Genieße nur wenig davon, und gewöhne dich nie so daran, daß du ein Bedürfniß darnach fühlst, sonst bist du schon auf dem verderblichen Wege, von dem du nur schwer wieder abzubringen bist. Viel besser aber bist du noch daran, wenn du dich ganz von derartigen Getränken fern hältst, dann bleibt die Natur unverdorben und in gutem Stande. Den besten Schutz vor der Trunksucht gewährt die Religion; wird diese in Wahrheit hoch geschätzt und lebt man nach ihren Vorschriften, dann wird dieses Laster gewiß nicht Eingang finden.

Ein schreckliches Laster, in das sich so Viele verirren, ist die U n z u c h t . Sie rafft viele Opfer dahin und hat für das Berufsleben die allertraurigsten Folgen. Auch hier heißt es: Was du aussäest, das wirst du ernten. Gegen kein anderes Laster sollen die Eltern ihre Kinder mehr schützen, als gegen dieses. Leicht können dieselben sich in dieses Laster verirren, wenn Vater und Mutter kein wachsames Auge haben. Hat sich aber ein Jüngling oder eine Jungfrau demselben einmal hingegeben, so wird Vater- und Mutter-Wort kaum vermögen, die Unglücklichen noch zurückzuhalten und zu bessern. Wie vielen Tausenden wird in den schönsten Jahren dieses Laster schon ein Todtengräber! Am allertraurigsten aber ist es, wenn mit der Unzucht sich die Trunksucht verbindet. Wer mit zwei Mördern es zu thun hat, wie soll der noch entkommen können? Glücklich also, wer in der Lebensschule durch seiner Lehrer Unterricht und Beispiel von solchen Unholden fern gehalten wird.

Außer diesen zwei angeführten Lastern könnten noch mehrere andere genannt werden, die recht verderblich wirken. Fällt es auch nicht so grell in die Augen, so wirken sie doch im Stillen wie ein verborgener Krebsschaden. Was aber schützt vor allen diesen Übeln? Einzig und allein dieses: die ewige Bestimmung des Menschen recht erfassen, die Religion gut erlernen und ihr folgen.

Wäre es doch möglich, allen Vätern, allen Müttern, allen Erziehern und Erzieherinnen zuzurufen: Fasset doch die hohe Würde und den Werth des

Menschen recht auf, und wollt ihr in euerem Berufe euch und Andere glücklich machen, so leget eine feste religiöse Grundlage in die Herzen der euch anvertrauten Kinder und lehret sie die Tugend üben! Schützt sie vor jeglichem Laster dadurch, daß ihr sie ihre Religion schätzen lehrt.

In dieser Lebensschule, in der man für sein künftiges Glück sich vorbereitet, soll aber, wie für die Gesundheit des Geistes, so auch für körperliche Gesundheit recht gesorgt werden. Wie man in einem baufälligen Hause nicht gut und sorgenfrei wohnen kann, so ist es auch für den Geist eine Plage, wenn er im späteren Berufsleben nicht in einem gesunden Körper wohnt. Es ist somit für Eltern und Erzieher eine heilige Pflicht, nach der Sorge für den Geist auch dafür Sorge zu tragen, daß die ihnen zur Erziehung Übergebenen nicht bloß von Lastern frei gehalten und mit Tugenden geschmückt werden, sondern daß bei ihnen die gesunde Seele auch in einem gesunden Körper wohne. Soll aber dieser kräftig und ausdauernd sein, dann muß er gute, nahrhafte Kost erhalten, und es muß Alles vermieden werden, was der Natur schädlich sein könnte. Auch das Wasser ist ein vorzügliches Mittel, um die Gesundheit zu erhalten und zu befestigen, und sollte in seiner Wirksamkeit für die Jugend erkannt und fleißig benutzt werden. Ich bin gar nicht dafür, daß Jeder Hydropath werden soll, es ist Dieses gar nicht nothwendig; aber das Wasser zu benützen als Reinigungs- und Stärkungs-Mittel des Körpers und vor Allem als Schutzmittel gegen die Krankheiten, das sollte Niemand verabsäumen. Wenn Jemand seinen Rock nie reinigt, so wird er bald vom Schmutze und Staube verdorben sein; deßhalb ist aber nicht gesagt, daß Jeder zwei- oder viermal des Tages seinen Rock ausstäuben und ausbürsten soll. Ich bin der vollsten Überzeugung, daß der größere Theil der Menschheit viel gesünder, glücklicher und zufriedener leben würde, wenn man eine vernünftige Wasserkur gebrauchen würde. Wenn die gegenwärtige Generation nicht noch armseliger werden soll, so muß schon bei den Kindern angefangen werden. Die Jugend soll nur den Versuch machen, was das Wasser für eine Wirkung hat, und recht bald wird sie zur Überzeugung kommen, daß Geist und Körper durch dessen Gebrauch in einen bessern Stand kommen.

Man verwendet im Allgemeinen für das menschliche Leben recht Vieles und hat allerlei nützliche Einrichtungen getroffen. Man hat Armen- und Krankenhäuser, Wasserleitungen, Feuerwehren u. s. w. Aber wo findet man auf dem Lande eine einfache Einrichtung, damit von Zeit zu Zeit Jeder ein Bad nehmen könnte? Ich glaube nicht, daß in einer Gemeinde ein größeres Werk der Barmherzigkeit für die Menschheit geübt werden könnte, als wenn einem jeden Gemeindemitgliede Gelegenheit geboten würde, häufig ein Bad zu nehmen. Wenn junge Leute dieses Buch lesen, mögen sie sich diesen Rath daraus recht merken: Nehmt in jeder Woche ein- oder zweimal ein Halbbad während der Frühlings-, Sommer- und Herbstzeit, aber höchstens eine Minute lang, und ihr werdet finden, wie wohl das euch thut. Wenn ihr aber die Sache recht gut machen wollt, so müßt ihr vor dem Bade entweder etwas strenge arbeiten oder gehen, so daß ihr in Schweiß kommt; je stärker der Schweiß, um so besser. Geht dann ins Wasser bis an die Magengegend und wascht den oberen Körpertheil ab. In längstens einer Minute muß Alles fertig sein. Ich will damit nicht nur die Mannspersonen gemeint haben, ich möchte gerade noch mehr die weibliche Jugend auffordern: Gebrauchet eine gelinde Wasserkur! Geht ihr z. B. an einem Bache im Sommer vorbei, so tretet ein paar Minuten in diesen Bach hinein, das härtet den Körper ungemein ab. Ist zur Sommerszeit für die Landleute das mühsame Tagewerk vollbracht, so mögen sie eine Minute im Wasser stehen, das zieht einen großen Theil der Müdigkeit aus dem Körper. Ein Halbbad ist noch wirksamer. Ein Knieguß ist auch sehr heilsam. Macht den Versuch, und die Wahrheit meiner Worte werdet ihr durch eure eigene Erfahrung bestätigt finden.

Eine Dienstmagd kam einst ganz niedergeschlagen zu mir und sagte, daß sie ihren Dienst nicht mehr versehen könne, er sei ihr zu schwer. Im Übrigen glaube sie, es fehle ihr nichts; sie sei nur zu schwächlich. Ich rieth ihr, sie solle jeden Abend vor dem Schlafengehen ¼–½ Stunde lang barfuß gehen und in der Woche 2–3 Halbbäder nehmen, wenn sie Gelegenheit habe, auch ein paar Mal wöchentlich bis an die Kniee im Wasser stehen oder umhergehen. Sie befolgte diesen Rath, und nach 6 Wochen theilte sie mir mit, sie könne jetzt ihre Arbeit wieder vollkommen verrichten. Ihre Herrschaft habe ihr auch erlaubt, daß sie im Hause Bäder nehmen könne.

Ein Bauernknecht beklagte sich bei mir, daß er genöthigt sei, das Dienen aufzugeben; er habe schon zweimal die Gliedersucht gehabt und sei seit dieser Zeit nie mehr zu rechter Kraft gekommen. Was sollte er nun anfangen? Sein Herr hatte keinen Knecht, wenn er ging, und er selbst wußte nicht wohin. Ich gab ihm den Rath, er solle sich dreimal in der Woche einen Ober- und Knieguß geben lassen und zweimal in der Woche ein Halbbad nehmen ½ Minute lang. In dieser Weise solle er drei Wochen verfahren. Nach diesen drei Wochen solle er bloß 2–3mal in der Woche ein Halbbad nehmen, und wenn er noch Weiteres thun wolle, so solle er mehrere Tage hindurch täglich eine Tasse Zinnkrautthee trinken. Dieser Knecht befolgte den Rath, und es war gar nicht nothwendig, daß er seinen Platz verließ, sondern er konnte ihn bald hinreichend ausfüllen. Sein Hausherr hat ihm auch recht gern Gelegenheit verschafft, seine Bäder zu nehmen.

Eine Familie hatte drei Töchter, die außerordentlich schwächlich waren, aber einen recht guten Willen und herrliche Anlagen hatten. Wie die Eltern öfter dachten, was sie wohl mit ihren Schwächlingen anfangen sollten, so bangte auch den Töchtern vor dem Gedanken, welchen Beruf sie einst ergreifen sollten; denn sie fühlten ihre Gebrechlichkeit. Ich gab ihnen den

Rath, jeden Morgen und jeden Abend eine Kraftsuppe zu essen, zur Mittagszeit eine kräftige Hausmannskost zu genießen und in der Woche 3–4 Halbbäder zu nehmen, außerdem die oft genannten Abhärtungsmittel zu gebrauchen. Nach einem halben Jahre stellten sich diese drei Schwestern bei mir vor und waren überaus glücklich und in heiterster Stimmung. Sie hatten ein ganz gesundes Aussehen, und die Wasseranwendungen waren ihnen fast zur Leidenschaft geworden. Wie Viele sollten doch diesen drei Schwestern nachahmen! Eine von diesen erzählte mir, sie habe eine Bekannte, die ebenso elend gewesen sei als sie. Diese habe dieselben Anwendungen gemacht und sei nun auch gesund und glücklich.

Ein Hausvater brachte mir seinen 16jährigen Sohn und erzählte, daß dieser für die Landwirthschaft zu schwächlich sei; er habe vor acht Jahren eine Krankheit gehabt, und seit der Zeit sei sein Körper nicht mehr recht fest. Der Vater fragte mich, ob er nicht studieren solle, damit er später eine leichtere Beschäftigung haben könne. Ich gab ihm zur Antwort: Lasset täglich euren Sohn zur Frühlings-, Sommer- und Herbstzeit zehn Minuten im Wasser gehen, in jeder Woche zwei- bis dreimal einen Oberguß nehmen und ein- oder zweimal in der Woche ein Halbbad. Laßt ihn dieß fünf Wochen lang so machen. Nach dieser Zeit soll er zwei- bis dreimal Halbbäder wöchentlich nehmen. Nach ungefähr zwölf Wochen kam der Vater mit seinem Sohne wieder, verwundert und hocherfreut über die große Veränderung, die mit demselben vorgegangen war. Der Sohn hatte jetzt Freude und Lust an den Arbeiten, konnte selbe auch ohne Beschwer verrichten, und er war recht froh, daß er für die Landwirthschaft brauchbar geworden war.

Wenn mein wohlgemeinter Rath bei der mir stets theuren Jugend Aufnahme findet, und wenn Eltern und Vorgesetzte dazu beitragen, daß er vollzogen wird, dann bin ich überzeugt, daß es mit der Jugend künftig viel besser gehen wird.

Höhere Schulen.

Der Mensch ist nicht bloß für diese Welt erschaffen. Gott hat ihm ein viel höheres und besseres Loos beschieden. Er soll nach kurzer Prüfungszeit auf Erden ein ewiges Glück im Himmel genießen. Diese seine Bestimmung muß er durch Erfüllung der göttlichen Gebote und der Pflichten seines Standes zu erreichen streben. Damit er aber auf dem Wege zu seinem Ziele durch Andere nicht behindert werde und nicht durch Unkenntniß oder aus andern Ursachen von demselben abirre, ist es nothwendig, daß Ordnung und Frieden unter den Menschen aufrecht erhalten werden und eine stete sichere Leitung derselben zu ihrem Ziele hin stattfinde. Dieses soll nach Gottes Willen durch den Staat und die Kirche geschehen. Staat und Kirche haben für das Wohlergehen der Menschheit zu sorgen und derselben zur Erreichung ihres Lebenszweckes behilflich zu sein. Wie nun jedem Menschen von Gott ein Beruf zugewiesen wird, so sind auch von ihm Diejenigen bestimmt, welche in der Kirche und im Staate Vorsteher und Leiter sein sollen. Daß aber diese eine höhere Schule durchmachen und mehr verstehen und wissen müssen als Jene, die nach Gottes Anordnung nur die gewöhnlichen Arbeiten verrichten sollen, wird Jedem einleuchten. Wie ein Künstler die Kunstschule besuchen und viel lernen und üben muß, bis er in seinem Fache ein Meister wird, so müssen auch die Leiter und Vorsteher in Kirche und Staat besondere Schulen durchmachen und recht Vieles lernen, bis sie im Stande sind, ihr Amt zum Glück des Volkes zu verwalten. Es sind deßhalb für sie höhere Schulen erforderlich, wo sie sich die nöthige wissenschaftliche Ausbildung aneignen, und Lehrer, die ihnen dieselbe vermitteln können. Da aber für Jene, welchen die Leitung in Staat und Kirche übergeben werden soll, vor Allem eine solide religiöse Grundlage nothwendig ist, wenn sie in segensreicher Weise wirken sollen, so müssen die Lehrer der künftigen Diener des Staates und der Kirche ihr vorzüglichstes Streben darauf richten, daß diese eine solche erhalten. Letzteres werden sie aber nur dann erreichen, wenn sie selber Religion besitzen. Nur dann werden sie in einer Weise, die ihren Zöglingen zu Herzen geht, die christlichen Wahrheiten vortragen; nur dann werden sie, was mindestens ebenso wichtig ist, durch das eigene Beispiel ihren Worten den erforderlichen Nachdruck verleihen und die ihnen Anvertrauten zum Guten hinführen. Nur in dieser Weise werden sie auch die Erwartungen der Eltern befriedigen, die ihnen ihre Kinder nicht bloß zur Ausbildung in der Wissenschaft, sondern auch zur Erziehung nach den Grundsätzen des christlichen Glaubens übergeben. Wo ist ein Vater oder eine Mutter, die nicht die Religion als den vorzüglichsten Gegenstand betrachtet wissen wollen, den man ihren Kindern beibringen soll, oder die das Theuerste, was sie auf Erden haben, einem Manne zur Ausbildung anvertrauen möchten, dem die Religion eine gleichgiltige Sache ist oder der sie gar verachtet? Deßhalb also sollen alle Lehrer einer höheren Bildungsanstalt von religiöser Gesinnung durchdrungen sein. Wenn dagegen der eine die Religion liebt, der andere aber gerade das Gegentheil thut, so wird die Jugend nur in Verwirrung gebracht. Da ferner das Böse viel leichter beim Menschen Eingang findet als das Gute, so wird der religionslose Lehrer viel mehr Unheil stiften, als der brave Gutes bewirkt, und mancher Zögling wird in Folge hievon an seinem Glauben Schiffbruch leiden und dann auch sittlich zu Grunde gehen. Den jugendlichen Herzen, welche weich sind wie Wachs, wird eben nur zu leicht durch unchristliche Lehrer anstatt des Bildes Gottes das Bild des Satans aufgedrückt werden.

Der Lehrer an einer höheren Bildungsanstalt soll jedoch nicht bloß Religion haben und Religion lehren, er soll auch wohl berücksichtigen, wie die jugendliche Geistes- und Körperkraft beschaffen sei, und darauf achten, daß sich beide gehörig entwickeln. Wie eine Pflanze aus der Erde hervorsproßt und erst allmählich groß und stark wird, so geschieht es auch mit dem Menschen. Durch eine richtige Erziehung wird er allmählich geistig wie körperlich erstarken; ist dieselbe eine verfehlte, so werden Geist wie Körper zu Grunde gehen. Es hat somit der Lehrer an einer höheren Bildungsanstalt für ein Doppeltes zu sorgen: erstens, daß über dem Lernen der Leib nicht verkümmere, und zweitens, daß sich der Geist in richtigem Verhältniß entwickle. Es soll keine Überladung des Geistes das Wachsthum hindern oder gar eine Verkümmerung der leiblichen Gesundheit herbeiführen. Nichts ist für die jungen Leute nothwendiger als Bewegung; nichts ist nachtheiliger als zu vieles Sitzen beim Arbeiten. Die Pferde, welche zu viel angebunden bleiben, entwickeln sich nie zur vollen Kraft. So ist auch für die Jugend das zu viele und lange Sitzen gefährlich; es kann leicht eine Schädigung des Körpers eintreten. Von Jahr zu Jahr nehmen die Geisteskräfte zu, und dem entsprechend sollen auch die Unterrichtsgegenstände gewählt werden. Wenn man aber den Schulplan unserer heutigen höheren Bildungsanstalten vergleicht mit dem vor 30 bis 40 Jahren, welch' ein himmelweiter Unterschied ist in der Aufgabe, welche die Jugend lösen soll! Man hört allgemein klagen: es werden zu große Anforderungen an die Jugend gestellt. Ich bin ganz dafür, daß man soviel lernen soll, als nur möglich ist; aber was hat man denn gewonnen, wenn man viele Gegenstände gelernt, aber keinen recht gelernt und überdieß noch seine Gesundheit ruinirt hat? Dadurch wird man gewiß nicht befähigt, seinem zukünftigen Berufe recht zu genügen.

Es ist bereits gesagt, daß der erste Gegenstand des Unterrichts auch in der höheren Schule die Religion sein müsse. Was ist ein Mensch ohne Religion? Aber statt auf den höheren Unterrichtsanstalten hierin weiter gebildet zu werden, vergißt man nur zu oft das, was man früher von derselben gelernt hatte. Ja noch mehr: viele junge Leute verlieren dort nicht ohne Schuld der Lehrer ganz und gar ihre frühere religiöse Überzeugung. Was aber werden sie mit der Zeit ohne den Halt des christlichen Glaubens werden? Die einen fallen der Trunksucht anheim, andere werden ein Opfer der Unsittlichkeit, und der größte Theil wird Handlanger bei den Angriffen auf kirchliche und staatliche Ordnung. Mir ist kein Fall bekannt, daß sich ein besonnener junger Landmann oder ein religiöser Geselle das Leben genommen hätte. Leider aber kann man viele Beispiele in den Zeitungen lesen, daß Schüler aus den humanistischen Schulen, weil sie ihre Religion verloren hatten, durch Selbstmord ihr Leben geendet haben. Das sind in der That traurige Früchte, die diese Schulen gezeitigt haben. Wird die Religion aber als das Nothwendigste erfaßt und in die Herzen der Jugend tief eingeprägt, dann ist hierdurch auch für den Unterricht in den übrigen Gegenständen viel gewonnen. Denn es wird dann das Studium derselben als eine Pflicht aufgefaßt und deßhalb mit Eifer betrieben. Ist aber einmal der

Geist durch Unglauben auf falsche Bahnen gerathen und seiner Bestimmung auf Erden fremd geworden, so erkennt er es nicht mehr als seine Pflicht, dem Kaiser zu geben, was des Kaisers ist, und Gott, was Gottes ist. Von einem ersprießlichen Wirken für Kirche und Staat kann dann auch nicht mehr bei ihm die Rede sein; im Gegentheil, er wird alles Mögliche aufbieten, das niederzureißen, was er aufbauen sollte. Das sind die traurigen Folgen eines verfehlten Unterrichts.

Ein mir bekannter Vater hatte sechs Kinder und erzog sie alle recht strenge; einen Sohn ließ er studieren, weil er Lust und Talent dazu hatte. Nach Verlauf von fünf Jahren hatte derselbe seinen Glauben wie auch die Liebe zu seinen Eltern und Geschwistern verloren und der Trägheit und Trunksucht sich ergeben. Wo aber Bacchus herrscht, ist Venus auch nicht fern, und um es kurz zu sagen, er ist zum größten Taugenichts geworden. Seine Geschwister hingegen sind brave Menschen und erfüllen die Pflichten ihres Berufes.

Ich kannte einen jungen Menschen, für den die Eltern Alles geopfert hatten. Sie konnten von ihm viel erwarten, weil der Sohn gutes Talent hatte und gut erzogen war. Auf einmal änderte er aber seine gute Gesinnung und erklärte, er habe jetzt von seinen Lehrern erfahren, die Religion sei bloß für die alten Weiber. Er brauche sie nicht mehr. Die Folge war, daß er ein ebensolcher Taugenichts wurde, wie der oben Angeführte.

In diesem Jahre kamen zu mir drei Männer und theilten mir mit, daß sie sich in ihrem Berufe höchst unglücklich fühlten. Sie seien durch ihre Lehrer irre geführt worden und hätten daher nicht den rechten Beruf erwählt. Sie verwünschten ihre Lehrer und bereuten ihre Thorheit. Sie waren geistig krank, und ihr Seelenleiden hatte auch den Körper krank gemacht.

Ich möchte den vorhergehenden noch folgendes Beispiel beifügen. Es kam zu mir ein Herr von Stand; seine Gesundheit war ruinirt, er war aber nicht weniger krank der Seele nach. Als ich näher nach dem Grunde seiner Krankheit fragte, sprach er sich folgendermaßen aus: Ich war ein ehrlicher, guter Bauernknabe und freute mich mit meinen Geschwistern meiner frohen Jugendzeit. Auf mein Ansuchen gestatteten meine Eltern, daß ich studieren durfte. Sie haben alle Opfer für mich gebracht, und meine Geschwister opferten mit, was sie konnten. Wie ich meine Eltern hoch geehrt, so schätzte ich auch meine Lehrer. Zwei Studentenjahre aber sind mir zum Unheil geworden durch zwei Professoren, die in ihren Vorlesungen selten es sich versagen konnten, über Religion zu spötteln und sie lächerlich zu machen. Man hat mich soweit gebracht, daß ich die Religion nur hassen und verabscheuen konnte. Auch zwei Kameraden, welche dieselben Professoren gehört hatten, trugen ihr Schärflein dazu bei. Dann habe ich durch 15 Jahre hindurch die traurigsten Schicksale erlebt. Die Augen sind mir jetzt aufgegangen, doch sind Geist und Seele zu Grunde gerichtet. Wie ich einst meine Lehrer ehrte, so kann ich sie jetzt nur verachten und verwünschen; sie nahmen mir das Heiligste und Theuerste, den Glauben. O daß doch nie ein glaubensloser Mensch auf einen Lehrstuhl käme! Wenn Einer nur für sich unglücklich sein und bleiben will, kann man das oft nicht ändern; aber man sollte einem Solchen keine Gelegenheit bieten, Andere zu verführen. Ich komme zu Ihnen, sie sind meine letzte Zuflucht, und stelle die Frage: Kann mein physisches und seelisches Elend noch gemildert werden, oder muß ich an demselben zu Grunde gehen? – Glücklicher Weise war doch noch einige Naturkraft vorhanden, und wenn der Mensch nur einsieht, daß er das Gute verloren und Verlangen hat, das Verlorene wieder zu finden, dann ist bei dem Unglücklichen noch nicht alle Hülfe unmöglich. Dreimal besuchte mich dieser Herr, und in Wirklichkeit hat das Wasser das physische Leiden überwunden, und der Geist wurde auch wieder lebendiger, nachdem der allseitig zerrüttete Körper durch das Wasser wiederhergestellt war.

Wäre dieser Fall nur der einzige! Aber wie viele hundert ähnliche Fälle könnte ich anführen, wo man am Glauben bankerott wurde und leiblichem und geistigem Siechthum anheimfiel und in den schönsten Jahren des Lebens sich selbst das Grab öffnete. Wenn solche Früchte auf den höheren Bildungsanstalten reifen, sollte man dann immer noch nicht zur Einsicht kommen können, daß man dort vielfältig auf dem Holzwege wandelt? Außer diesen Beispielen ließen sich noch viele andere für die traurige Thatsache anführen, daß junge Leute nicht bloß an der Religion, sondern auch an Körper und Geist Schaden gelitten hatten, wenn sie sechs bis acht Jahre die höheren Bildungsschulen besucht hatten.

Innerhalb zweier Jahre kam einmal eine große Anzahl junger Leute zu mir, die noch am Gymnasium studierten und rathlos die Frage stellten, was sie anfangen sollten. Sie litten an heftigen Kopfschmerzen, konnten ganze Nächte hindurch nicht schlafen, und wenn sie ein Buch in die Hand nahmen, überfiel sie Schwindel. Ihr Gedächtniß war auch geschwächt, und die von den Ärzten angewandten, vielfach giftigen Mittel hatten die Sache nur noch schlimmer gemacht. Ist das nicht ein Beweis dafür, daß eine Überanstrengung dieser jungen Leute stattgefunden hatte?

Ein Vater brachte seinen Sohn zu mir und theilte mir mit: „Mein Sohn hatte große Freude am Studieren, klagt aber jetzt am Morgen wie am Abend über Kopfweh; man hat ihn deßhalb aus der Anstalt entlassen. Er ist recht fleißig, wie sein Professor selbst gesagt hat. Was fange ich aber jetzt mit ihm an? Er will auch jetzt noch studieren, trotzdem es nicht geht.“ Ich gab dem Vater den Rath, zu allererst dafür zu sorgen, daß der Sohn gesund werde. Dann solle er ihn in eine Anstalt thun, wo minder hohe Anforderungen gestellt würden. Das geschah, und jetzt ist der Sohn gesund und setzt seine Studien mit Vergnügen fort.

Ein anderes Mal kam eine Mutter mit ihrem Sohne, der schon vier Jahre studiert und gute Fortschritte gemacht hatte, aber an krampfhaften Anfällen litt, ähnlich dem Veitstanze. So gut der Junge gewachsen war, so frisch war auch sein Aussehen. Das Übel kam nur daher, daß er geistig überladen worden war, in Folge dessen der Körper, obgleich anscheinend gesund, mit krampfhaften Aufregungen geplagt wurde.

Ein junger Mann, der auf der Universität studierte, hatte alle Spuren von Verfolgungswahn an sich. Er versicherte, daß nur durch angestrengtes Studium diese traurigen Zustände entstanden seien.

Diese Beispiele sollen nur aus den vielen mir bekannten angeführt werden. Die Zahl derselben ist sehr groß. Gar viele junge Leute sind, statt lebensfroh zu sein, körperlich oder geistig gedrückt und geschwächt in Folge zu vielen Studierens. Läßt man sich aber mit denselben in ein Gespräch ein, um zu erfahren, wie weit sie denn in der Wissenschaft vorangeschritten sind, so sieht man, daß sie Vielerlei gehört haben, aber in keinem Gegenstande recht gründlich zu Hause sind. Es entmuthiget auch nichts mehr als das Überladensein mit Gegenständen, die man lernen soll, aber nicht alle lernen kann. Ich bin der festen Überzeugung, daß ich das durchaus nicht hätte leisten können, was die jungen Leute nach dem gegenwärtigen Schulplan leisten sollen. Und doch kann ich jetzt meine Lebensaufgabe lösen. Wenn ich auch nicht alles heutigen Tags Geforderte gelernt habe, konnte ich doch das gründlich lernen, was ich gelernt habe, so daß ich mich selbst weiter ausbilden konnte. Hat es nicht in jedem Jahrhundert große Gelehrte gegeben, die beweisen, daß der einfache Schulplan am besten befähigt zum Weiterlernen?

Die Schulen sollen der Jugend Muth machen, und die gelernten Gegenstände sollen Wißbegierde erwecken und zum Weiterlernen antreiben. Man soll in ihnen aber nicht durch Überladung entmuthigt werden. Auch ist es sicher peinlich für die Lehrer, wenn ihr Bemühen, so viele Gegenstände den Zöglingen beizubringen, fruchtlos bleibt, und wenn sie sehen müssen, daß die Jugend theilnahmlos ist und mit dem besten Willen nicht zu leisten vermag, was Vorschrift ist.

Ich kannte einen Studierenden, der nicht das beste Talent hatte, aber einen recht großen Fleiß und große Beharrlichkeit, die ihn auch zum Ziele brachten. Er setzte später sein Studium weiter fort und erfüllt jetzt seine Berufspflichten gewissenhaft und vollständig. Niemand würde glauben, daß er in der Schule sich so hätte anstrengen müssen. Er ist Priester und steht einer großen Pfarrei zur vollsten Zufriedenheit Aller vor. Man kann von ihm sagen, er lernte in den Schulen so viel, um alle Arbeiten seines Berufes verrichten und um sich durch fortgesetztes Studium für denselben immer tüchtiger machen zu können. Ist das nicht genug?

Ich sollte einst eine Aufgabe lernen, die ich aber in drei Tagen nicht gelernt habe. Die Namen von 28 Gebirgen sollte ich wissen, und welche Höhe sie hatten. Was hätte es mir aber genützt, wenn ich mich auch abgequält hätte, sie auswendig hersagen zu können? Wer Lust hat, die Bergeshöhen zu wissen, der weiß ja, in welchen Büchern Dieses zu finden ist, dachte ich, und dabei ließ ich es bewenden. Wenn man auch nicht Alles weiß, so ist das noch kein Unglück; wenn man nur das für seinen Beruf Erforderliche versteht. Vieles Wissen, ganz besonders wenn es dabei an der Gründlichkeit fehlt, bläht nur auf und führt zur Verachtung Anderer, wobei man aber öfters schlecht fährt, wie folgendes Beispiel zeigt. Es begegneten einst zwei Studierende einem gut belesenen Landwirth, der den einen fragte, wer er sei. Dieser antwortete, er sei der Dichter Schiller. Er fragte den zweiten Studenten, wer er denn sei, und dieser antwortete in seiner Weisheit, er sei der Dichter Göthe. Der Landwirth, nicht ohne Mutterwitz, antwortete rasch: „Zu diesen zwei Dichtern gehört auch noch der Dichter ‚Kloppstock', " nahm seinen Stock und gab Jedem einige über den Rücken.

Lerne Jeder zunächst das, was er für seinen Beruf nothwendig wissen muß, aber lerne er Dieses gründlich und bleibe er dabei gesund; dann gehe er über zu dem Nützlichen, und er wird als ein weiser Mann handeln. Vieles Wissen bläht auf, wie bereits bemerkt, und Blähsucht ist eine Krankheit, die gerne bei Gelehrten und Narren sich einnistet. Mache dir deßhalb Folgendes zum Grundsatz: Ich will Sorge tragen, daß ich einen gesunden Leib und eine gesunde Seele habe und bei meinem Studieren recht vernünftig verfahre. Thust du Dieses, dann wirst du auch mit gutem Erfolg wirken können. Wenn man aber viel Weltweisheit gelernt und seinen Gott darüber verloren hat, so ist man ein Thor geworden; denn nur dieser spricht in seinem Herzen: Es gibt keinen Gott.

Bei unserer strengen Schule, die an Geist und Körper so große Anforderungen stellt, soll auch durch T u r n e n dafür gesorgt werden, daß die Körperkraft erhalten bleibe und vermehrt werde, damit so den Studierenden ihre Gesundheit nicht verloren gehe. Mein Urtheil hierüber ist dieses: Wenn das Turnen im Stande ist, die Gesundheit zu erhalten und die Kräfte zu vermehren, dann ist's recht. Ich bin aber der Überzeugung, es kann durch das Turnen auch dem Körper recht geschadet werden. Wenn nämlich das Turnen selbst oder die Dauer desselben über die Kräfte hinausgeht, dann wird es gewiß üble Folgen haben. Mir brachte ein Vater seinen Sohn, der seit fünf Jahren studierte. Der gutmüthige junge Mensch erklärte, daß er beim Turnen jedesmal solche Kopfschmerzen bekomme, daß er nicht mehr studieren könne, und er wollte sich daher vom Turnen dispensieren lassen. Dem Studenten wurde aber nicht geglaubt, und er wurde aufs Neue zum Turnen verurtheilt. Als sich das Kopfweh wieder einstellte, nahm der Vater seinen Sohn aus dieser Schule, brachte ihn zu einer anderen Anstalt und machte die Bedingung, daß sein Sohn vom Turnen frei bleiben müsse. Jetzt studiert derselbe ohne Kopfweh weiter. Dem angeführten könnte ich noch mehrere Beispiele anreihen, bei denen das Turnen recht böse Folgen gehabt hat. Die beste Turnübung wäre, von Zeit zu Zeit eine körperliche Arbeit zu verrichten, die nicht bloß gelenkig macht, sondern auch durch Heben und Tragen die Kräfte vermehrt.

Ich kannte einen Studenten, der nicht mehr lernen konnte. Auch das Wasser brachte ihn nicht weiter, als daß er auf kurze Zeit das Studium wieder aufzunehmen vermochte. Ich versprach ihm nur dann Hülfe, wenn er eine Zeit lang Landarbeit üben wolle. Er that's und verrichtete fünf Monate lang die Arbeiten eines Bauernknechtes. Dann setzte er seine Studien weiter fort. Sein Kopfweh und seine Congestionen hatten sich verloren, und er arbeitet jetzt bereits eifrig in seinem Beruf. Er versicherte mir erst kürzlich, er habe keine Spur mehr von seinem früheren, so unheimlichen Leiden.

Eine vernünftige Arbeit würde ich allem Turnen weit vorziehen. Damit will ich aber nicht das Turnen gänzlich verwerfen. Im Gegentheil kann ja auch durch dasselbe die Körperkraft vermehrt werden, nur sollen die Übungen nie gefährlich werden oder zu anstrengend sein. Man kann durch Aufheben, Tragen, verschiedene Körperbewegungen viel Gutes erzielen. Man soll aber nie vergessen, welch' zarte Organe im menschlichen Körper sind.

Selbst von den vernunftlosen Thieren kann der Mensch lernen, daß er seine Körperkräfte üben, aber diese Übung nicht bis zur Erschöpfung fortsetzen soll. Auch die Thiere machen instinktmäßig gewisse Turnübungen. Es ist köstlich, einem jungen Paar Hunde oder Katzen zuzusehen, wie sie in die Höhe hüpfen, Seitensprünge machen, kleine Lasten ziehen, sich muthwillig herumtummeln u. s. w. Es geschieht Dieß aber regelmäßig nur auf kurze Zeit, nie bis zur Ermüdung.

Einst machten die Studenten in großer Anzahl in den Ferienzeiten Fußreisen, bestiegen kleine und große Berge, hatten dabei einen großen Wechsel in der Luft wie auch in der Kost und härteten sich so in dieser Zeit recht gut ab für das kommende Schuljahr.

Ich kenne einen Priester, der über 70 Jahre zählt, welcher jede Ferienzeit mit Fußreisen zugebracht hat. Er hat mir schon oft versichert, daß er durch diese Reisen für Geist und Körper viel gewonnen habe. Heut' zu Tage scheut man das Gehen viel zu sehr, und Viele mögen ihre Nachbarn nur mehr mittelst Wagen oder Eisenbahn besuchen.

Ich möchte eine Turnübung besonders empfehlen, die ich selbst angewendet habe, und die auch die alleinige Ursache ist, daß ich zu meinem Berufe gekommen bin und jetzt noch lebe. Auch mich hatte das Bestreben, schnell zu meinem Ziele zu kommen, dazu gebracht, mehr leisten zu wollen, als die Natur ertragen konnte. Ich wurde bald unfähig, weiter zu studieren. Ein vorzüglicher Arzt besuchte mich in zwei Jahren 195mal und konnte mir nicht helfen. Da wurde mir das Wasser gleichsam ein rettender Engel, und dieses möchte ich daher auch Anderen dringend empfehlen. Aber man muß nur recht vernünftig verfahren bei Anwendung desselben, sonst steigert sich nur das Übel, statt daß es gehoben wird. Man hat allerdings auch Badeanstalten, und die Jugend wird dort im Schwimmen unterrichtet. Man bleibt jedoch gewöhnlich zu lange im Wasser, und das Schwimmen selbst mag wohl einem kräftigen Menschen gut thun, wenn es nicht zu oft geschieht, aber ein Schwächling vermag es nicht auszuhalten. Das Wasser ist unstreitig das beste Mittel für Gymnastik, es kräftigt die ganze Natur, bringt das Blut in geregelten Lauf, erhält und vermehrt die Körperwärme und gibt den besten Schutz gegen Kälte und Hitze. Ich muß aber nochmals bemerken: Vor Allem nur mäßig, wenn eine gute Wirkung erreicht werden soll! Welches möchten aber wohl für junge Leute die besten Anwendungen sein? Der Jugend kann nichts mehr empfohlen werden, als die Abhärtung durch Barfußgehen im Garten, im Freien, auf nassen Steinen und selbst auf dem Zimmerboden. Eine gute Abhärtung ist es schon, am Abend vor dem Schlafengehen ¼ Stunde auf dem Zimmerboden barfuß zu gehen. Wie am Abend, so kann es auch in der Frühe geschehen. Ich bin überzeugt, solche, welche dieß thun, werden nicht leicht oder gar nie Fußschweiß bekommen, weil der ganze Organismus dadurch abgehärtet wird und besonders die Füße. Die beste Anwendung außer diesen bezeichneten Abhärtungsmitteln ist ein Halbbad von der Dauer einer halben bis höchstens einer Minute. Durch viele Erfahrung bin ich zur Überzeugung gekommen, daß die jungen Naturen dadurch viel kräftiger und ausdauernder werden und daß so auch ganz besonders auf den Geist günstig eingewirkt wird. Es ist fast unglaublich, welche guten Folgen ein solches Halbbad auf den Körper hat, wenn es längere Zeit angewendet wird.

Ein junger Priester beklagte sich einst, daß ihm das Predigen so schwer sei; er habe häufig Blutandrang nach dem Kopfe, und diesen fühle er besonders, wenn er öffentlich auftrete. Nach der Predigt sei er gewöhnlich ganz entkräftet. Ich rieth dem jungen Herrn, er solle ¼ Stunde vor der Predigt ein Halbbad nehmen fünf bis sechs Sekunden lang. Nach ungefähr fünf Jahren versicherte er, daß ihm die Befolgung meines Rathes vortrefflich bekommen sei; er nehme regelmäßig vor der Predigt ein Halbbad; dann rede er viel leichter und fühle nachher keine Schwächen.

Einem Studierenden in der dritten Gymnasialklasse, der über Schmerz und Eingenommenheit im Kopf sich beklagte, rieth ich, wenn möglich, täglich ¼ Stunde barfuß zu gehen in freier Natur, dann jeden zweiten Tag ein Halbbad zu nehmen und dieß längere Zeit fortzusetzen. Nach drei Monaten war das Kopfweh verschwunden und sein Geist neugestärkt.

Wenn ich in den Schulen für Gesundheit des Körpers zu sorgen hätte, so müßte Gelegenheit geboten sein, daß die jungen Leute Halbbäder nehmen könnten. Wenn sie einen Monat lang dieselben gebraucht und die wohlthätigen Folgen für Körper und Geist an sich erfahren haben, so gebrauchen sie gern solche Stärkungsmittel. Wenn also das vernünftige Turnen seine guten Wirkungen hat und deßhalb auch geübt werden soll, so darf das Wasser als das vorzüglichste Gesundheitsmittel nicht ausgeschlossen werden; man soll es vielmehr recht fleißig anwenden.

Seminarleben.

Ich kenne einen Bauernhof, der vom Pfarrorte eine halbe Stunde entfernt ist. Dieser wurde bewirthschaftet von einem recht tüchtigen Landmann und seiner vortrefflichen Frau. Der Himmel hatte denselben 12 Kinder gegeben, und diese wurden auf's Strengste unterrichtet in der hl. Religion, in den häuslichen Arbeiten und in Allem, was für Bauersleute nothwendig und nützlich ist. Die Kinder wuchsen gesund und kräftig heran, sie lernten und arbeiteten fleißig, und so hatten die Eltern an ihren Kindern eine große Freude; als dieselben das Alter erreicht hatten, in welchem sie einen bestimmten Beruf antreten konnten, kam das eine dahin, das andere dorthin, und in wenigen Jahren waren alle zwölf aufs beste versorgt.

Es wird vielleicht Mancher fragen: Wie kam es doch, daß diese Familie so gesunde und tüchtige Kinder hatte? Die Gründe sind folgende: erstens die freie und gesunde Luft, die auf den menschlichen Körper höchst vortheilhaft einwirkt und von den Kindern täglich in Fülle eingeathmet wurde; dann die Landarbeit, welche den Körper ungemein kräftigt; drittens die einfache Kost, die alle erforderlichen Nährstoffe in reichlichem Maße enthielt und von den Kindern auch gut verwerthet wurde, weil sie kräftige Naturen hatten. Es muß nämlich wohl beachtet werden, daß viele Leute freilich eine gute, kräftige Kost essen, aber ihre schwachen Naturen vermögen sie nicht zu verarbeiten, und deßhalb bleibt eine Menge der in derselben enthaltenen Nährstoffe unbenützt. Überdieß blieb jenen Kindern Alles fern, was die Gesundheit verdirbt, als geistige Getränke, hitzige Gewürze, Kaffee &c. Auch wurden sie nicht durch die Kleidung verweichlicht, indem sie nur die einfache Landestracht erhielten. Ganz besonders aber verdankten sie ihr Glück der vernünftigen und religiösen Erziehung.

Dieses Familienleben, mit seiner Erziehung und seinem Unterricht, ist mir ein Bild von einem Seminar, in dem ein oder mehrere Vorstände die Stelle von Vater und Mutter einnehmen müssen, die für das geistige und leibliche Wohl der Zöglinge an Eltern Statt zu sorgen und jeden zu seinem Berufsleben fähig und tüchtig heranzubilden haben. Soll dieses Ziel erreicht werden, so ist das Hauptgewicht natürlich auf die religiöse Erziehung zu legen. Es ist etwas sehr Schönes, wenn eine größere Anzahl junger Leute in einem Seminar mit einander zusammen lebt, lernt und sich übt, und dann später Alle, der Eine in diesem, der Andere in jenem Berufe, gemeinsam dahin streben, Gottes Ehre und das Wohl der Menschen zu befördern. Das wird aber nur dann zu erwarten sein, wenn Allen im Seminar die Religion recht tief eingeprägt wurde. Möchten Dieß doch die Vorstände in Erziehungsanstalten recht berücksichtigen, weil dort, wo die Religion fehlt, alle übrigen Kenntnisse oft mehr Unheil als Nutzen stiften.

Soll der religiösen Ausbildung die vorzüglichste Sorgfalt zugewendet werden, so darf doch auch die Sorge für das körperliche Wohl der Zöglinge keineswegs vernachläßigt werden, da bei Verkümmerung des Körpers alle geistige Ausbildung und religiöse Erziehung desselben für die menschliche Gesellschaft ohne Nutzen bleibt. Ich habe einmal in einem Buche gelesen, ein Vorstand solle kein großer Gelehrter sein und solle auch nicht ganz gesund sein. Die Gründe dafür sind diese: Ist er ein hochgelehrter Mann, so gelten bei ihm bloß Solche, welche in der Wissenschaft recht weit voran sind, er will nur Gelehrte heranbilden. Wenn er stets gesund ist, dann hat er zu wenig Mitleiden und Schonung für die Kränklichen. Er macht es, wie einst ein Vorstand mit seinen Untergebenen verfuhr, wenn sie in Krankheit Hülfe suchten. Gewöhnlich sagte er dann zu diesen, sie sollten nur fest glauben, sie seien nicht krank und sich nichts einbilden.

Will der Vorstand einer Erziehungsanstalt die ihm Anvertrauten bei guter Gesundheit erhalten, so muß er auf folgende Punkte besonders achten: Nichts darf zur Last werden, sonst fehlt das Gedeihen, und deßhalb werde die höchste Vorsicht angewendet, daß k e i n e Ü b e r l a d u n g auf geistigem Gebiete das Jugendleben verbittere. Im Sprüchwort heißt es: Lust und Lieb' zu einem Ding macht alle Müh' und Arbeit gering. Lust und Liebe zum Studium aber werden dort nicht zu finden sein, wo Überanstrengung stattfindet. Nichts wirkt auch nachtheiliger auf die Körperkraft und Gesundheit, als die Überanstrengung der Geisteskraft, ganz besonders in der Jugendzeit. In dieser muß sich der Körper erst zur vollen Kraft und Gestalt entwickeln, und wie ist Dieses möglich, wenn durch übermäßige geistige Arbeit die Organe in ihrer Thätigkeit gehemmt werden!

Es ist ferner nothwendig, daß der Körper entsprechend a b g e h ä r t e t und vor jeder Verweichlichung bewahrt werde. Was die Kleidung angeht, so ist bereits in einem früheren Kapitel das Nöthige hierüber gesagt worden. Dann muß für gesunde, r e i n e L u f t sowohl in den Studierzimmern, als auch besonders in den Schlafräumen gesorgt werden. Was früher betreffs der Lüftung der Wohnungen gesagt wurde, ist hier um so wichtiger, je mehr Personen in denselben Räumen zusammen leben.

Auch Bewegung ist unentbehrlich, um gesund heranzuwachsen und sich gesund zu erhalten. Daß in Erziehungsanstalten die Gelegenheit zu körperlicher Arbeit fehlt, ist sehr beklagenswerth. Wenn täglich jeder Zögling nur eine halbe Stunde körperlich arbeiten könnte, so wäre Dieses vom größten Vortheil für die Gesundheit. Kein Spaziergang ersetzt eine solche Arbeit; aber es soll hier weder zu viel noch zu wenig geschehen. Wenn junge Leute nur studieren und jede Anstrengung und Abhärtung des Körpers vernachläßigen, so gehen sie regelmäßig früh zu Grunde. Es gibt in der That Solche, die aus lauter Vorliebe für einzelne Fächer weder Warnung noch Drohung beachten, bis sie sich vollständig ruiniert haben. Was sind überdieß Menschen, die ausschließlich nur Dieses oder Jenes studiert haben, für das Leben werth? Sie werden nie für irgend einen Beruf tüchtig sein. Die Einseitigkeit wird überall sichtbar werden; sie sind weder selbst glücklich noch im Stande, Andere glücklich zu machen.

Für ein Seminar ist nach meinem Urtheil auch eine geeignete Einrichtung zur Anwendung des Wassers sehr nothwendig, damit die jungen Leute gesund erhalten bleiben und gut abgehärtet werden. Ich habe einst mit einem Seminar-Vorsteher über diese Angelegenheit gesprochen. Dieser war entschieden dagegen, daß in solchen Anstalten Wasser-Anwendungen gemacht würden. Dieser Vorsteher wäre gern selbst gesund gewesen; er getraute sich aber nicht, Wasser anzuwenden, aus Furcht, er könne den jungen Leuten dadurch Ärgerniß geben, und das ganze Seminarleben könne dadurch an seinem Charakter einbüßen. Die Folge war aber, daß ihn der Tod weit eher ereilte, als es sonst nach menschlicher Berechnung geschehen wäre. Ich verlange keineswegs, daß man viel mit Wasseranwendungen sich abmühen soll, ich bin sogar entschieden dagegen. Wenn man aber für nöthig hält, Gesicht und Hände täglich zu waschen, damit der Schmutz nicht überhand nehme so wird auch wohl der übrige Körper zuweilen einer Reinigung bedürfen. Niemand wird überdieß in Abrede stellen können, daß Halbbäder oder andere Anwendungen viel dazu beitragen, den Körper gesund und kräftig zu machen und so zu erhalten. Ich möchte daher rathen, daß die jungen Leute wenigstens zweimal wöchentlich ein Halbbad nehmen.

Ich kenne einen Professor, der einst an seine Zöglinge die Frage stellte: Wer von euch hat so viel Muth und nimmt ein Halbbad auf eine halbe Minute? Es war Spätherbst. Einer meldete sich, der glaubte, er könne dadurch unter seinen Kameraden ein Herkules werden. Er wagte es, und weil er sich gar so wohl und behaglich fühlte, erklärte er sich bereit, des andern Tages wieder eins zu nehmen, was auch geschah. Nach diesen zwei Heldenthaten machte er sich lustig über die Anderen und nannte sie

Feiglinge. Diesen Spott wollten Manche nicht ertragen und glaubten, solche Herkulesthaten könnten sie auch verrichten. In kurzer Zeit war die ganze Klasse an die Halbbäder gewöhnt; die jungen Leute bewiesen durch ihr gutes Aussehen, durch ihre Körperkraft und die dadurch auch gestärkte und vermehrte Geisteskraft, daß die Abhärtungen ihnen großen Nutzen gebracht hatten und deßhalb mit Recht verdienen, allgemein empfohlen zu werden.

Seminarkost.

Wie über gar viele Dinge, so wird auch über die Kost in den Seminarien ein sehr verschiedenes Urtheil gefällt. Es wird nur wenige Seminarien geben, in welchen nicht die Einen mit der Kost zufrieden, die Anderen unzufrieden sind. Will man in denselben berechtigten Klagen vorbeugen, dann muß man den Werth und Unwerth der Speisen kennen und die guten und nahrhaften auswählen. Man muß aber auch darauf sehen, daß die Kost nicht bloß Nährstoffe enthalte, sondern daß die jungen Leute dieselbe auch vertragen können. Nahrhaft muß die Kost sein, weil die jungen Leute wachsen, und man kann sagen, je nahrhafter, um so besser; sie muß leicht zu vertragen sein, weil schwächlichen Naturen, besonders bei wenig Bewegung, eine schwerverdauliche Kost nicht zuträglich ist. Jungen Leuten möchte ich besonders empfehlen, durchaus keine geistigen Getränke zu genießen, weil diese in ihrem Nährwerthe zu armselig sind und im Körper für derartige Getränke immer größere Neigung erzeugen. Es soll ferner Vorsicht angewendet werden, daß die Kost möglichst wenig Gewürze bekomme und nicht viel Essig dazu verwendet werde. Durch Gewürze wird das Blut schärfer, und viele Säure hat auch keine guten Folgen. Der wird am besten genährt, der die einfachste und nahrhafteste Kost hat. Es könnte vielleicht Einer die Frage stellen: welches F r ü h s t ü c k wäre wohl am besten für junge Leute? Ich gebe zur Antwort: Die Milch wäre am besten, weil sie am meisten Nährstoffe hat. Allein die Milch ist nicht anzurathen; zum Milchgenuß gehört nothwendiger Weise körperliche Arbeit und Bewegung, sonst wird sie bald widerstehen und Säure erzeugen. Der Genuß reiner Milch für junge Studierende ist also nicht immer zu empfehlen. Gießt man aber zur Milch etwas Malzkaffee, so erhält man ein vorzügliches Frühstück. Ebenso ist Roggenkaffee, und besonders Eichelkaffee zu empfehlen, dem ich die erste Note geben möchte. Den aus eigentlichen Kaffeebohnen bereiteten Kaffee aber würde ich für junge Leute vollständig verbannen, weil ihm die Nährstoffe fehlen und er überdieß aufregt und zehrt.

Die bei uns allbekannte und bewährte Brennsuppe und die leider oft so verachtete Kraftsuppe, die recht nahrhaft ist und keine Gase bewirkt, möchte ich ganz besonders wieder hier empfehlen. Freilich mögen die Köchinnen diese Suppen nicht gern kochen, weil es ihnen zu umständlich und mühsam ist. Über diese Personen aber das Regiment zu behaupten, dazu gehört große Entschiedenheit. Die Brodsuppe von Roggen- und Weizen-Brod ist für die heranwachsende Jugend auch nur zu empfehlen, aber sie muß recht sorgfältig gekocht werden. Wie leicht kann mit diesen Suppen ein Wechsel vorgenommen werden, und gerade der Wechsel in den verschiedenen Nährmitteln wirkt so günstig.

Was den M i t t a g s t i s c h betrifft, so ist darüber bei den Nährmitteln und Mahlzeiten recht viel gesagt worden und es soll besonders bei jungen Leuten darauf gesehen werden, daß von der Mehlkost ja nicht ganz abgelassen wird. Es sind wirklich viele Leute recht armselig daran, wenn sie nur an Fleischspeisen gewöhnt sind und später keine andere Kost mehr ertragen können, da doch die Mehlkost für ein gutes Blut so nothwendig ist. Es ist wirklich zu bedauern, daß die einfachen Mehlspeisen von reinem Naturmehl so wenig in den Seminarien eingeführt sind, und sicher ist hierfür wieder ein Hauptgrund der, daß das Kochen etwas mühsamer ist und mehr Zeit und Fleiß beansprucht. Die Gemüse, weil sie wenig Nährstoffe enthalten und mehr wässerige, krankhafte Säfte bilden, sollen nicht häufig genossen werden; doch darf nicht vergessen werden, daß sie der Fleischkost beigegeben werden sollen, wie bereits oben erwähnt wurde.

Zur A b e n d m a h l z e i t sollen wiederum nur recht nahrhafte Substanzen gewählt werden, aber vor Allem keine schwer verdauliche Kost. Wer solche am Abend genießt, der wird über schlechten Schlaf sich oft zu beklagen haben.

Es ist auch nothwendig, daß die jungen Leute sowohl betreffs der Kost als auch ihrer übrigen Bedürfnisse an Genügsamkeit und Sparsamkeit gewöhnt werden. Ferner sollen sie angehalten werden, in manchen Stücken sich selbst zu bedienen. Wer das Arbeiten nie gelernt hat, wird auch über die Arbeit schwerlich richtig urtheilen. Wer in seiner Jugendzeit stets bedient worden ist, dem wird es zur Gewohnheit, sich bedienen zu lassen. Er versteht nur zu befehlen, welche Dienste ihm geleistet werden sollen. Abgesehen davon, daß derartige Leute höchst einseitig werden und viele Ansprüche an Andere machen, können sie auch leicht herzlos werden gegen die, welche ihre Befehle zu vollziehen haben.

Ich kenne ein Seminar, in welchem der jüngste wie der älteste Zögling sein Bett selbst machen, sein Zimmer selbst fegen, selbst seine Schuhe wichsen und seine Kleider reinigen muß. Sollten solche Zöglinge nicht viel gewandter in den häuslichen Arbeiten werden als andere, denen alles Dieß durch Dienstboten besorgt wird? Dazu kommt, daß diese Nebenarbeiten von außerordentlicher Wichtigkeit für die Gesundheit sind. Oder ist es nicht zuträglich für dieselbe, wenn Jemand in der Frühe sein Bett macht, seine Kleider ausstaubt und bürstet, seine Schuhe wichst, das Wasser sich selbst holt &c.? Eine solche Beschäftigung würde ich einem Spaziergang bei weitem vorziehen. Zugleich gewöhnt man sich an die Besorgung seines eigenen kleinen Hauswesens und erwirbt sich die Fähigkeit, später ein größeres leiten zu können. Wenn aber der kleine Schulknabe – am Ende ist er nur ein Bauernbüblein – schon als ein kleines Herrlein bedient wird, wie groß wird er sich dann bald dünken! Er wird leicht hohe Anforderungen an Andere stellen und für diese eine rechte Last werden. Kommen dann einmal widrige Schicksale, so wird er sich nicht zu helfen wissen und nur schwer in seine Lage fügen können. Bei dem aber, der gelernt hat, für sich zu sorgen, wird das ganz anders sein.

Mädchen-Institute.

Die Mädchen-Institute möchte ich eintheilen in solche, welche sich nur mit der Erziehung für das bürgerliche Leben abgeben, und in solche, in denen die weibliche Jugend für den höheren Stand herangebildet wird. Es gibt viele Väter und Mütter auf dem Lande, die ihre Töchter in Institute schicken in der Absicht, daß sie lernen und einüben, was sie für ihr künftiges Berufsleben nothwendig haben. Ganz sicher ist diesen Eltern der erste und höchste Wunsch, daß die Kinder recht religiös werden, also nicht nur Kenntnisse in der Religion sich verschaffen, sondern auch lernen darnach zu leben. Dann aber wollen sie auch, daß sie in dem unterwiesen werden, was sie für einen Haushalt gewandt und tüchtig macht. Der Unterricht, den sie im Institut erhalten, soll ein Fortbau dessen sein, was sie von den Eltern zu Hause erlernt haben, damit sie auf diese Weise durch größere Gewandtheit und Kenntnisse späterhin das besser leisten können, was der Beruf von ihnen verlangt.

Ist für die Mädchen die Erlernung der gesammten Hauswirthschaft das Allerwichtigste, weil zu deren Besorgung das Weib vorzugsweise bestimmt ist, so wäre es gewiß grundverkehrt, wenn sie gerade hierin nicht sorgfältig unterwiesen würden. Oder wäre das nicht thöricht, wenn ein Mädchen sticken, malen und ähnliche nicht unumgänglich nöthige Fertigkeiten erlernen würde, nicht aber flicken, stricken und stopfen oder ein einfaches Kleidungsstück anfertigen? Das wäre in der That ein arger Fehler. Ich kannte eine junge Person, die zwei Kurse in der Industrie durchgemacht hatte. Diese sollte auf meinem eigenen Tische ein einfaches Hemd schneiden, wie es die Landleute tragen. Sie konnte es aber nicht und gab nur in ihrer Verlegenheit zur Antwort: Ich bin für feinere und höhere Sachen ausgebildet worden. Sie war also nicht im Stande, den einfachsten Haushalt für sich oder Andere zu besorgen.

Ist ferner eine Erziehung in einem Institut wohl viel werth, wenn die Zöglinge nicht einmal ihr eigenes Bett in der Frühe zurecht machen, auch ihr

Waschwasser nicht selbst ins Schlafzimmer bringen und ihr Zimmer nicht selbst ausfegen und putzen müssen? Werden solche praktisch unterrichtet? Gewiß nicht. Solche werden weder selbst glücklich werden noch Andere glücklich machen.

Ich kannte zwei Bauerntöchter, die in der besten Absicht in ein Institut geschickt wurden. Bevor sie hineinkamen, hatten sie ihre Mutter in den häuslichen Arbeiten unterstützt, in denen diese sie unterrichtet hatte, soweit es ihre Zeit erlaubte. Im Institut mußten sie andere Kleider tragen, aber nicht so einfache, wie zu Hause, sondern noble. Dort wurden sie auch bedient, im Zeichnen sowie im Sticken unterrichtet und lernten einige französische Phrasen. Als sie dann nach einem Jahre nach Hause kamen, schämten sie sich, die Arbeiten fortzusetzen, die sie verlassen hatten, und beide Töchter hatten Hoffart und Eitelkeit recht gut gelernt. Für das Hauswesen aber waren sie unbrauchbar. So klagte mir ihr eigener Vater.

Von einer anderen Familie wurde die Tochter in derselben Absicht einem Institut übergeben. Nachdem sie aber von dort heimgekehrt war, konnte der Vater seine vornehme Tochter für seinen Haushalt nicht mehr brauchen, da sie die vorkommenden Arbeiten nicht mehr besorgen wollte. Da nahm der energische Mann aber einen Strick und trieb sie zur Arbeit. Hat er daran nicht vernünftig gehandelt?

Was ist gefährlicher als Eitelkeit? Sie ist die Führerin von der Einfachheit zur Prunksucht. Wo Eitelkeit ist, da findet sich leicht die Hoffart ein, und wo diese herrscht, fehlen Bescheidenheit und Genügsamkeit. Ich halte Institute, in welchen die weiblichen Personen in dieser Weise erzogen oder vielmehr verzogen werden, für ein großes Übel unserer Zeit. Gerade durch die Institute sollten die Zöglinge zur Einfachheit, zur Bescheidenheit, zur Demuth und zum Opfersinn angeleitet werden, weil diese Eigenschaften und Tugenden das Fundament für ein wahrhaft glückliches Leben sind. Für ein nobles Leben sind die jungen Gemüther empfänglich genug: gewiß greifen die Mädchen lieber nach Glacehandschuhen als nach dem Besen oder dem Strickzeug, und es fehlt oft nicht viel, daß sie es für eine Schande halten, letzteres in die Hand zu nehmen.

Zu beklagen ist es auch, wenn in solchen Instituten Derartiges geschieht, wie ich es jetzt erzählen will. Es kam ein Mädchen zu mir und klagte über heftiges Kopfweh. Es hatte schon viel gebraucht, konnte aber nicht davon frei werden. Auf die Bemerkung: „Wie es mir scheint, sind Sie geschnürt," gab es zur Antwort: „Ich kam in ein Institut, und wir mußten dort alle einen gut anliegenden Schnürleib tragen; ich mußte deren zwei kaufen." Das Mädchen glaubte nicht, daß das Tragen desselben Ursache an seinem Übel sein könne, weil sie am einfachsten unter allen Zöglingen gewesen sei. Ich gab ihm den Rath, es solle sich wieder kleiden, wie es zu

Hause bei seinen Eltern geschehen sei. Dasselbe folgte mir, und nach wenigen Tagen war das Kopfweh verschwunden. Dieses Beispiel ist aber nicht das einzige seiner Art, das mir vorgekommen ist; es braucht gar nicht viel, daß man durch die Kleidung die Blutcirculation stört, und die nachtheiligen Folgen bleiben dann gewiß nicht aus.

Mir erzählte ein Graf, er sei in einem Institute gewesen, wo er neben seinem Studium die Hauswirthschaft recht gut gelernt habe; er habe sich sein Bett jeden Morgen selbst zurecht machen, seine Kleider selbst ordnen, auch seinen Zimmerboden selbst reinigen müssen. Dadurch sei er inne geworden, wie die Hausarbeiten verrichtet werden müssen. Er sei hierfür jener Anstalt sehr dankbar und habe das Gelernte recht gut brauchen können. Seine Söhne werde er alle gerade deßhalb diesem Institut übergeben, weil man dort für das Leben unterrichtet werde. Wenn nun ein Graf es für gut hält, seine Söhne so unterrichten zu lassen, und öffentlich seine Anerkennung über das genannte Verfahren ausspricht, was soll man denn von einem Institut für Mädchen sagen, wenn die Zöglinge desselben weder ihr Zimmer zu ordnen, noch anderes Derartiges zu besorgen haben, oder wenn es sogar vorkommt, wie mir Dies versichert wurde, daß dieselben noch angezogen werden, als wären sie unmündige Kinder? Verfehlt ist es auch, wenn die jungen Mädchen in den Küchenarbeiten nicht gehörig unterrichtet werden. Kann man denn wirklich glauben, es sei für weibliche Personen nicht nöthig, die Besorgung der Küche zu lernen? Muß nicht auf die Unterweisung hierin ein ganz besonderes Gewicht gelegt werden, wenn die Erziehung eine vernünftige sein soll? Auch ist Niemand ausgenommen von der Arbeit, und sollte auch ein Mädchen Aussicht haben, eine gnädige Frau zu werden, so wird es ihm doch nur Ehre machen können, auch in der Küche tüchtig zu sein. Wie armselig steht am Ende eine solche da, wenn ihre Köchin weiß, sie versteht nichts von der Küche!

Ich kannte eine Baronin, welche allgemeines Ansehen genoß, die alle Tage in der Küche war, und sogar ihre Mägde im Kochen unterrichtete. Sie stand eben deßhalb in so hohem Ansehen und war so allgemein geliebt. Ich halte dafür, daß, nothwendiger noch als im Lesen und im Schreiben, alle Zöglinge in den häuslichen Arbeiten unterrichtet werden müssen. Bloß zum Essen und Trinken, zum Roman lesen und Visiten machen, Unterhaltungen und Gesellschaften aufsuchen, dazu ist doch fürwahr kein Mensch erschaffen. Wie froh bin ich heute noch, daß ich bei Landwirthen und im Handwerk bis zum 21. Lebensjahre gearbeitet habe! Ich brauche mich dessen nicht zu schämen; geschadet hat's mir auch nicht, wohl aber unendlich viel genützt, und ich danke meinem Schöpfer, daß er mich diesen Weg geführt hat. Jene Institute sollten es in der That als eine heilige Pflicht ansehen, daß, wie in der heiligen Religion, so auch in den häuslichen Arbeiten die Mädchen gehörig unterrichtet würden.

Es herrschte einst unter dem Volke der Spruch: „Selbst gesponnen, selbst gemacht ist die beste Landestracht." Das sind schöne Worte, und wer ihnen folgt, kommt überdies billig zu seiner Kleidung. Leider werden sie wenig mehr beachtet. Wie ein Postbote seine Briefe überallhin trägt, so wandert auch die städtische Mode von Ort zu Ort und verdrängt die Landestracht. Die Kleidung, welche einst so wenig kostete und doch durch ihre Beschaffenheit der Gesundheit zuträglich war, wird jetzt für vieles Geld gekauft und ist noch dazu nicht selten derart, daß sie die Gesundheit schädigt.

Aber was kann es helfen gegen die Mode aufzutreten? Man wird am Ende doch nur tauben Ohren predigen, obschon man mit Sicherheit nachweisen kann, daß Viele an Kopfweh oder an kalten Füßen oder an anderen Gebrechen gerade in Folge der Kleidung leiden. Ich will daher auch nicht weiter mehr hierüber reden; wem nicht zu rathen ist, dem ist auch nicht zu helfen. Wer es aber gut mit sich selber meint und sich manches Leid ersparen will, der möge meinen Worten folgen.

Sollen die Zöglinge in den Instituten das Hauswesen gründlich erlernen, so sollen sie gleichzeitig auch zur Einfachheit in demselben angehalten werden. Auch sollen sie so erzogen werden, daß sie mit dem Stande ihrer Eltern zufrieden sind, sich nicht desselben schämen und aus Hoffart sich über denselben erheben wollen.

Nicht weniger soll auch auf eine geeignete Kost Rücksicht genommen werden. Wer braucht eine einfachere, nahrhaftere und gesündere Kost als junge Leute? Nur wenn sie eine solche erhalten, können sie gut gedeihen, sich kräftig entwickeln und tüchtige, brauchbare Leute für die Zukunft werden. Was hilft eine feine Kost, wenn sie den Zögling armselig macht? Was nützt ein schönes, nobles Gewand, was Musik und Dichtkunst und die feinsten Manieren, wenn der ganze Körper voller Gebrechen und Elend ist? Mache man einmal den Versuch, den Zöglingen eine einfache Kost zu geben, wie sie im Kapitel über die Nahrungsmittel angegeben ist, unterrichte man sie fleißig in dem Nothwendigen und Nützlichen, und Geist und Körper werden sich wohl dabei fühlen und fähig werden zur Lösung der Lebensaufgabe.

Gesundheitspflege in weiblichen Instituten mittelst Wasseranwendungen.

Das Wasser, wenn es steht oder nur recht langsam sich bewegt, wird bald trübe, ungenießbar und unbrauchbar. In ähnlicher Weise geht es Hunderten, wenn sie von einem bewegten Leben in der Welt zu einem zurückgezogenen und abgeschlossenen übergehen. In kurzer Zeit verlieren sie die frische Farbe, ihre Naturkraft und ihr heiteres, jugendlich frisches Gemüth; sie sehen welk aus und klagen über verlorene Gesundheit. Es ist wirklich nicht leicht, wenn eine größere Gesellschaft durch lange Zeit in geschlossenen Räumen verweilt und arbeitet, alle Mitglieder bei voller Gesundheit zu erhalten. Daher muß mit rechter Sorgfalt für eine Lebensweise gesorgt werden, die das leibliche Wohl befördert. Es kann das Kleid, die Kost, die Beschäftigung angemessen sein, und doch ist kein Gedeihen da. Worin mag die Ursache hievon liegen, und wie soll man dem Übelstand abhelfen? Vor Allem muß gesorgt werden, daß für die gute Luft keine Clausur gemacht wird; denn wo jene fehlt, wird auch die beste Gesundheit nach und nach zerstört werden. Besonders ist das der Fall, wenn eine Krankheit in einem Gebäude sich eingenistet hat. Ist man da nicht vorsichtig, so kann das eine Opfer nach dem andern durch Ansteckung fallen. Es ist unglaublich, wie leicht Kranke und Sterbende ein Denkzeichen ihrer Krankheit hinterlassen, wenn man nicht darauf bedacht ist, daß durch frische Luft die Krankheitsstoffe verdrängt werden. Ferner sehe man auf einfache Kleidung, ganz besonders aber auf Verrichtung körperlicher Arbeit und Bewegung.

Auch das Wasser kann als wirksames Mittel zur Erhaltung der Gesundheit, zur Bewahrung und Vermehrung der Kräfte verwendet werden. Deßhalb sollte in jedem Institut ein Raum vorhanden sein, in welchem verschiedene Wasser-Anwendungen mit leichter Mühe vorgenommen werden können. Es soll aber das Wasser nicht dann erst angewendet werden, wenn Gebrechlichkeit und Krankheit sich bereits eingestellt haben. Wie man die Thüre den Spitzbuben verschließt, weil man weiß, daß, sind sie einmal eingebrochen, dann Elend und Noth herrscht, so sorge man, daß die Krankheiten keinen Eingang finden, vielmehr der Körper gesund und kräftig bleibe. Es ist freilich wahr, daß die Gesunden oft nicht gern Wasser anwenden und manche sogar eine recht große Wasserscheu haben. Aber ist es denn zu viel verlangt, daß ein Zögling in der Woche zwei- bis dreimal ein Halbbad von einer halben Minute nehmen soll, wenn dadurch das so edle Gut der Gesundheit erhalten und geschützt wird? Soll man dafür nicht gern seine Wasserscheu überwinden? Wem aber Dieses doch zu viel ist, der soll einfach ruhig hinsitzen und abwarten, bis er krank und elend wird, dann wird er schon unternehmender werden. Können nicht auch junge Mädchen im Frühjahr, Sommer und Herbst öfter einige Zeit im Garten oder auf nassen Steinen barfuß gehen, um sich abzuhärten, das Blut vom Kopf abzuleiten und Congestionen vorzubeugen? Wem diese Forderung übertrieben vorkommt, für den wäre es Schade, wenn er gesund bliebe; Diesen muß vielmehr Schmerz und Krankheit zu der Einsicht bringen, daß der Mensch kleine Opfer für die Erhaltung seiner Gesundheit nicht scheuen darf. Ich rathe nicht einmal, daß man viel anwenden soll, sondern nur so viel, daß der Körper hinreichend abgehärtet ist, um Kälte und Wärme ertragen zu können.

Mir hat eine Dame erzählt, sie habe mein Buch gelesen, und es haben ihr besonders die Abhärtungen sehr gut gefallen. Sie habe noch im Spätherbst Halbbäder genommen und sei dadurch während des ganzen Winters vor Katarrhen geschützt gewesen.

Ein Fräulein, welches sechs Jahre in einem Institute Sprachen, Industrie und verschiedenes Andere, besonders Musik, gelernt hatte, wurde so nervös, daß sie nicht mehr in die Kirche gehen konnte, ohne die größte Qual auszustehen, weil Gesang und die Musik der Orgel ihr die größten Schmerzen bereiteten. Die einfachsten Hausarbeiten in einem Privathause und die angegebenen Abhärtungsmittel haben dieses Fräulein in vier Monaten vollständig wieder gesund gemacht. Möchte man sich derartige Beispiele doch recht merken und sich darnach richten!

Ich will diesen noch ein anderes beifügen. Ein Mädchen, welches in einem Institut ausgebildet war, kam in Begleitung seiner Mutter und zeigte mir die herrlichsten Zeugnisse. Mit den ihm gegebenen schönen Anlagen hatte es recht Vieles gelernt, wurde aber so nervös, daß es deßhalb entlassen wurde, mithin zu seinem Beruf nicht gelangen konnte. Dazu hatten sich aber noch Gemüthsleiden eingestellt, so daß das arme Geschöpf mit all' seinem Wissen doch in der traurigsten Lage war. Die entsprechenden Abhärtungen haben das beklagenswerthe Mädchen wieder zurecht gebracht. Wäre es aber nicht viel besser gewesen, man hätte im Institute durch die erwähnten Abhärtungen einem solchen Elend und Jammer vorgebeugt?

Wäre es mir möglich, vorläufig nur ein einziges Institut zur Übung einer vernünftigen Abhärtung zu bringen, ich bin der Überzeugung, daß der gute Erfolg manche andere zur Nachahmung antreiben würde. Die liebe Jugend würde sicherlich schon bereit zum Gebrauch des Wassers sein, wenn nur ihre Lenker und Leiter selbst zur Einsicht kommen wollten und diese nicht oft gerade Diejenigen wären, welche die Jugend abhalten, solche Mittel zu gebrauchen, die ihre Gesundheit erhalten und befestigen und vor einem frühen Verfall der Kräfte schützen. Ich habe nichts gegen das Turnen, wenn es in vernünftiger Weise geschieht, bin aber der Überzeugung, daß die Wasseranwendungen viel mehr nützen. Das Turnen vermag allerdings die Körperwärme zu erhöhen. Nichts aber erzeugt schneller und gefahrloser das richtige Maß der Körperwärme als das Wasser. Das Turnen kann übrigens recht aufgeregt machen, das Wasser entfernt jede Aufregung und bringt Ruhe; deßhalb behaupte ich zuversichtlich: Die Jugend würde glücklich sein, wenn ihr Gelegenheit geboten würde, Wasser anzuwenden, aber auch dafür gesorgt würde, daß es vernünftig geschieht und nicht das Sprüchwort in Geltung komme: „Zu wenig und zu viel verdirbt alles Spiel.“

Klosterleben.

In dem Abschnitte über das Seminarleben habe ich dieses mit dem Leben in einer Familie verglichen; auch eine klösterliche Genossenschaft gleicht in manchen Stücken einer Familie. Wie nun in einem großen Hauswesen ein tüchtiger Hausvater nothwendig ist, wie von diesem vorwiegend das Glück oder Unglück der Familie abhängt, so bedarf auch ein Kloster vor Allem eines verständigen Vorstehers, und von ihm hängt vielfach das Wohl und Wehe der Genossenschaft ab.

Wenn man nur oberflächlich eine solche Klosterfamilie betrachtet, so könnte man leicht meinen: „Diese Leute haben es recht gut; sie haben Wohnung, Kost und Kleidung, es wird gesorgt für alle ihre leiblichen Bedürfnisse; es gibt dort auch nicht allzuviel Arbeit – kurz: ein solche Leben läßt sich führen, ohne daß man große Opfer zu bringen hat." Doch schaut man die Sache genauer an, ist man Augenzeuge davon, welche Anforderungen an Geist und Körper der Insassen der Klöster beiderlei Geschlechtes gestellt werden, so wird man ein ganz anderes Urtheil fällen müssen. Die meisten Klöster gleichen großen Werkstätten, in denen Jeder an dem ihm zugewiesenen Posten Jahr aus – Jahr ein schwere Arbeit verrichten muß, wobei obendrein noch die Zeit für die Mahlzeit und für Erholung des Geistes und Körpers sehr knapp bemessen ist. Bei der strengen Regel mancher Orden ist die Gefahr einer vorzeitigen Aufreibung der Geistes- und Körperkräfte stets vorhanden. Hier ist es vor Allem Sache des Vorstehers, dem wohlgemeinten, aber oft zu großen Eifer seiner Ordensmitglieder Zügel anzulegen und strenge darauf zu halten, daß die richtige Abwechslung zwischen Arbeit und Anstrengung einerseits und Ruhe und Erholung andrerseits stattfinde, daß bei großer Anstrengung der Geisteskräfte auch dem Körper sein Recht werde, daß die Pflege desselben und damit die Erhaltung der Gesundheit nicht vernachläßigt werde.

Eine große Anzahl von Ordensleuten ist schon zu mir gekommen; sie hatten durch übermäßige geistige Thätigkeit ihre Gesundheit ruiniert und sich schwere Körpergebrechen zugezogen, welche sie zur Erfüllung der Obliegenheiten ihres Berufes theilweise oder ganz unbrauchbar machten. Fast Alle hatten die Pflege des Körpers mehr oder weniger vernachläßigt, und das rächt sich immer. Soll der Geist auf die Dauer kräftig und thätig bleiben können, so muß vor Allem seine Wohnung und sein Werkzeug, der Körper, gesund und kräftig erhalten werden. Darum sollten jene Ordensleute, welche vermöge ihrer Regel sich vorwiegend oder ausschließlich geistig zu beschäftigen haben, in ihren freien Stunden, soviel sie können, körperliche Arbeit verrichten; denn nur so kann die Kraft und Gesundheit des Leibes auf die Dauer erhalten bleiben.

Vielen Orden ist zwar schon durch ihre Regel eine solche Abwechslung zwischen geistiger und körperlicher Arbeit vorgeschrieben; wo Dieses aber nicht der Fall ist, da ist es Sache des Vorstehers der einzelnen Genossenschaft, für eine solche Abwechslung, sowie für die Pflege des Körpers, soweit dieß nur geschehen kann, zu sorgen. In dieser Beziehung möchte ich mir hier erlauben, den Vorstehern der Orden beiderlei Geschlechtes folgende sehr beherzigenswerthe Rathschläge an's Herz zu legen:

Die Kost sei recht nahrhaft; man vermeide aber vor Allem die scharfen Gewürze und alle Reizmittel, weil sonst bei geringerer körperlicher Thätigkeit leicht Krankheiten entstehen. Die Einsiedler haben ein sehr hohes Alter erreicht, und was war ihre Nahrung? Die einfachste Naturkost, Gemüse ohne alle Würze und Früchte. – Auch soll die Kost nicht eine schwer zu verdauende sein; hier beugt allerdings die Fastenordnung vieler Klöster dem Übel vor.

Nicht vorsichtig genug kann man ferner sein bei der Auswahl oder dem Neubau einer Wohnung für Klosterleute, da viele derselben sie während ihres Lebens nie wieder verlassen dürfen, andre nur selten aus derselben herauskommen. Das Haus muß vor Allem sonnig und trocken sein; wie Viele werden in der Blüthe ihres Lebens dahingerafft, wo dem nicht Rechnung getragen ist! Wenn ferner schon in einem gewöhnlichen Hause für tägliche und genügende Durchlüftung aller Wohn- und Schlafzimmer gesorgt werden muß, um wie viel mehr ist Dieses in einem Kloster geboten! Die Schlafzimmer insbesondere sollen zu jeder Jahreszeit den ganzen Tag offen gehalten werden, und die übrigen Räume müssen sofort ausgelüftet werden, wenn sie nicht von den Insassen des Klosters benützt werden.

Was die Kleidung anlangt, so soll man sich nicht zu warm kleiden, weil sonst der Körper nicht genug abgehärtet wird. Manchen Ordensleuten ist die Wollkleidung durch die Regel vorgeschrieben. Soweit diese unmittelbar auf der Haut getragen wird, soll man dafür sorgen, daß die Kleider nicht zu enge an den Körper sich anschließen, vielmehr die Luft überall Zugang habe, damit auf diese Weise sich nicht zu viel Wärme entwickle und die Haut abgehärtet bleibe.

Für die Ordensleute beiderlei Geschlechtes wäre es auch von großer Bedeutung, eine vernünftige Wasseranwendung zu betreiben, sowohl um die Natur widerstandsfähiger und kräftiger zu machen, als auch um durch das Belebende und Erfrischende einer solchen Anwendung den Geist in seiner Thätigkeit zu unterstützen. Deßhalb soll, wie für das Waschwasser gesorgt wird, so auch eine Gelegenheit geboten sein, das Wohlbefinden des ganzen Körpers in dieser Weise zu befördern. Die Gesunden, d. h. Diejenigen, deren ganzer Körper stets die gehörige Naturwärme hat, die ordentlich schlafen können und einen frischen Geist haben, sollen in der Woche zwei- bis dreimal ein Halbbad eine halbe bis eine Minute lang nehmen und sich darauf eine halbe Stunde Bewegung machen, damit sie wieder die volle Wärme erhalten. Dieß sollen sie zu jeder Jahreszeit thun, wie im Hochsommer, so auch zur Winterszeit; dann werden sie die Hitze und Kälte gleich gut ertragen können. Ihre Berufspflichten werden ihnen nicht zur Last werden, sondern, da sie gesund an Geist und Körper bleiben, wird die Erfüllung derselben sie zufrieden, froh und glücklich machen. Wird aber das Genannte nicht beobachtet, sorgt man weder für ein trockenes Gebäude, noch für gesunde Luft, noch für zweckentsprechende Kleidung und Nahrung, dann kann freilich in einem solchen Hause leicht eine Schaar von Krankheiten die Leute peinigen, die Erfüllung der Berufspflichten ihnen verbittern oder diese gar vereiteln, und es rafft der Tod das eine Leben nach dem andern in den schönsten Jahren dahin.

Zum Belege des Gesagten sollen hier einige Beispiele angeführt werden, welche allerdings zum Theil nicht unmittelbar Klosterleute betreffen, aber mittelbar doch das Leben in manchen Klöstern berühren.

Es kam ein Fräulein zu mir und erzählte: Ich bin mit 14 Jahren in ein Institut gekommen, bin acht Jahre in demselben gewesen, habe mich ausgebildet für das Lehrfach, und ich wäre jetzt daran, das Berufsleben zu beginnen. Doch leider, während meine Eltern und Geschwister alle gesund sind, bekam ich vor zwei Jahren ein ganz unbedeutendes Hüsteln, das sich aber jetzt zu einem heftigen Husten ausgebildet hat, dazu habe ich Fieber und Nachtschweiße und kann kaum mehr eine längere Strecke gehen. Das Fräulein war gut gebaut und stammte von gesunden Eltern; aber es hatte Jahre lang in geschlossenem Gebäude gewohnt, und bei fortwährender geistiger Anstrengung war der ganze Körper vernachläßigt worden, so daß er schließlich dem Siechthum anheimfiel. Mich dauerte die jugendliche Person; Hülfe war aber keine mehr möglich, und acht Wochen nach ihrem Besuche bei mir endete sie ihr zeitliches Leben. Ich bin der vollsten Überzeugung: wäre dieses Fräulein in ihren ländlichen Verhältnissen geblieben, so wäre es von dieser Krankheit verschont geblieben und hätte ein hohes Alter erreichen können.

Ein anderes Fräulein holte sich Rath bei mir betreffs ihres Berufes. Sie war schon einige Jahre in einem Institut gewesen, hatte sich in der Musik und Sprachenkenntniß ausgebildet, von Körperarbeit aber und Abhärtung wußte sie nichts. Ich sagte ihr, daß sie nothwendig körperliche Arbeiten verrichten müsse. Das Klosterleben sei ihr nicht zuträglich, weil sie im Kloster bloß für geistige Arbeit werde verwendet werden. Doch wer das Arbeiten und das Abhärten durch die Arbeit nicht schon in der Jugendzeit gelernt hat, wird später sich auch nicht leicht dazu entschließen. Und so ging es auch hier. Das

Fräulein wählte ihren Beruf gemäß dem, was sie erlernt hatte, und starb in Folge dessen zweieinviertel Jahre später an der Schwindsucht.

Ich kannte eine Bauerntochter, die recht gesund, kräftig und arbeitsam war, dabei besondere Vorliebe fürs Klosterleben hatte und den Drang fühlte, in einen strengen Orden einzutreten, was auch geschah. Welche Umwandlung fand aber hier statt! Bisher hatte sie immer in der freien Natur gearbeitet und dadurch die Kräfte erhalten und vermehrt. Dazu hatte sie eine einfache, nahrhafte Landkost genossen. Nun kam sie auf einmal in ein Gebäude, wo wenig auf Lüftung gehalten wurde, wo sie wenig Bewegung hatte, und diese nur im Gebäude selbst, und keine Arbeit mehr zur Erhaltung der Kraft. Mußte eine solche Person nicht verkümmern? So geschah es auch, und zwar war sie schon im dritten Jahre voller Gebrechen, und Niemand wußte, was ihr fehlte. Im vierten Jahre endete sie ihr jugendliches Leben.

Drei Kandidatinnen hatten die Lehrkurse durchgemacht und fragten mich, was sie jetzt beginnen sollten; denn infolge der fortwährenden geistigen Anstrengung war die eine gebrechlicher als die andere. Ich gab ihnen den Rath, sie sollten, ehe sie in's Lehrfach eintreten würden, ein Jahr lang mit landwirthschaftlichen Arbeiten sich beschäftigen, damit durch gute Landluft und entsprechende körperliche Arbeit die Natur abgehärtet werde; so würden sie das, was sie an Körperkraft verloren, wieder gewinnen und später ihrem Berufe mit frischer, voller Gesundheit nachkommen können. Eine folgte meinem Rath, und sie erfreut sich eines sehr guten Rufes wegen ihrer vorzüglichen Leistungen; die zwei anderen starben, die eine im dritten, die andere im vierten Jahre nachher. Diese waren aber nicht schlimmer daran gewesen, als die erste.

Sehr häufig werden für die Mädchenschulen Lehrerinnen angestellt; dieß ist nur zu billigen. Aber es gehört recht viel dazu, daß eine solche Lehrerin allseitig genüge. Es fällt mir schwer, an dieser Stelle mich öffentlich auszusprechen über einen offenbaren Mißstand, und wenn ich nicht ein Freund der Wahrheit wäre und nicht Theil nähme an den traurigen Schicksalen, welche oft die Menschen treffen, würde ich kein Wort sagen. Doch es soll und muß gesagt sein. Es wird allzuviel für das Wissenschaftliche gethan, die Geisteskräfte werden zu viel angestrengt, und so lernen dann in fünf, sechs oder noch mehr Jahren die jungen Personen erstaunlich viele Dinge; aber wozu? Meistens können sie es gar nicht oder nur kurze Zeit verwenden, dann sind die Kräfte aufgezehrt. Bei dieser Vorbereitung werden gewöhnlich die Körperkräfte gar nicht geübt; der Körper darf bloß den Geist von der einen Stelle zur anderen tragen. Er wird nicht abgehärtet und gestärkt durch die Arbeit, und so bekommt der Geist eine baufällige Hütte, die bald zusammenbricht. Das Berufsleben ist infolge dessen meist bitter und von kurzer Dauer. Bei einer solchen Unterrichtsweise ist aber noch ein zweites Unglück dieses, daß die Ausbildung eine einseitige wird, und daß die also ausgebildeten Kandidatinnen des Lehramtes dann mit ihren Schülerinnen ebenso verfahren, wie mit ihnen verfahren worden ist.

Sollte man dem, was ich im Vorhergehenden gesagt habe, widersprechen und meinen, die angeführten Thatsachen hätten andere Gründe gehabt, so will ich meine Behauptung gern zurücknehmen, falls man mir beweist, daß ich mich geirrt habe. Ich will übrigens noch bemerken, daß die von mir gerathene Anwendung des Wassers zur Abhärtung des Körpers oder Heilung von Gebrechen, wie aus zahlreichen mir von solchen Anstalten zugekommenen Briefen deutlich hervorgeht, recht gute Erfolge gehabt hat. Deßhalb soll das Wasser gehörig benutzt werden zur Kräftigung und Erhaltung der Gesundheit. Freilich wird bei Manchen, die durch geistige Anstrengung geschwächt sind, keine Heilung möglich sein, wenn nicht körperliche Arbeiten verrichtet werden. Es soll deßhalb in jedem Kloster sowohl zur Anwendung des Wassers, wie zur Verrichtung körperlicher Arbeiten Gelegenheit geboten werden, wenn dem Körper die volle Gesundheit gebracht und erhalten werden soll.

Wie in den Frauen-Klöstern, so muß auch und noch mehr in den Männer-Klöstern darauf geachtet werden, daß die Lebensweise eine richtige sei. Ist hier die Wissenschaft meist Hauptgegenstand der Beschäftigung, so soll man darüber doch nicht die Sorge für den Leib vergessen. Der Körper ist ja Wohnung und Werkzeug des Geistes, mit dem der Gelehrte hauptsächlich arbeiten muß. Was hilft zudem alles Wissen, wenn der Körper zu Grunde gerichtet ist? Darum möge man auch ernstlich darauf halten, daß dem Körper die nöthige Zeit zum Schlafe gegönnt werde. Hat doch der Schöpfer durch den Wechsel von Tag und Nacht die Zeit bestimmt zur Arbeit und zur Ruhe. Wenn man sich die nöthige Nachtruhe entzieht, handelt man gewiß weder vernünftig, noch zu seinem Vortheile.

Ich kannte einen jungen Herrn, der so eifrig und fleißig studierte, daß er in jeder Nacht bis 11, ja 12 Uhr und noch länger mit den Büchern beschäftigt war. Aber wie lange trieb er es? Nach drei Jahren hatte er so viel Kopfleiden, so häufige und starke Kongestionen, daß er mit 28 Jahren zu jedem Berufe und zu jeder Arbeit unfähig war. Hat er recht gethan? Was hatte er gewonnen? Täglichen Jammer und tägliches Leiden und eine trostlose Zukunft.

Ich kenne einen anderen Herrn, der Abends um 8 Uhr eine Tasse schwarzen Kaffee trank, damit er seine Studien recht lange in der Nacht fortsetzen konnte, ohne vom Schlaf belästigt zu werden. Einige Jährchen ging es recht gut, weil er eine vorzügliche Gesundheit hatte; aber auf einmal brach die ganze Naturkraft zusammen, und der Unglückliche wurde unfähig für jedes Berufsleben. Geist und Körper waren zerrüttet. Es sei also für die, welche sich mit der Wissenschaft abgeben, eine Hauptsorge, ihrem Körper die nöthige Zeit zum Schlafe nicht zu entziehen. Ich bin überzeugt, wer über 9 Uhr am Abend arbeitet, der arbeitet zu seinem Nachtheil. Für das Gedeihen des Körpers und des Geistes sind die Ruhestunden vor Mitternacht entschieden viel werthvoller als die Zeit nach Mitternacht. Nicht minder fehlen die vorwiegend mit geistiger Arbeit Beschäftigten, wenn sie die Körperkräfte gar nicht durch körperliche Thätigkeit üben. Nehme man einen starken Bauernknecht und setze ihn ein Vierteljahr an einen Schreibtisch hin und beschäftige ihn ausschließlich mit geistiger Arbeit. Schicke man ihn dann wieder an seine frühere Arbeit, und es wird sich zeigen, daß er drei Viertel seiner Kraft verloren hat. Wird es einem Studierenden nicht ähnlich gehen, wenn er sich aller körperlichen Anstrengung enthält? Bei beständigem und ausschließlichem Studieren wird der Körper einer Maschine gleich, die verrostet und verdirbt, weil sie zu wenig gebraucht wird. Mancher wird wohl sagen: Ich mache täglich meinen Spaziergang, um meinen Körper bei Kräften zu erhalten. – Ich erwidere hierauf: Das reicht nicht aus. Der Spaziergang bietet dem Auge Manches zum Sehen, man athmet dabei eine bessere Luft ein, und die Beine werden angestrengt; der größere Theil der Organe aber ruht während des Spazierganges. (Das Weitere über diesen Punkt bietet das Kapitel über die Bewegung.)

Ich kannte einen Herrn, der viel studierte und nicht viel spazieren ging; aber jeden Tag spaltete er zweimal eine halbe Stunde Holz oder grub in seinem Garten; er versicherte mir, er verdanke diesem Mittel seine anhaltend gute Gesundheit und seine allzeit frische Geisteskraft.

Wenn mancher Leser vielleicht meint, es sei das Gesagte etwas übertrieben, er fühle sich geistig und körperlich gesund und kräftig, trotzdem er nicht körperlich, aber viel geistig arbeite, so antworte ich ihm: Halte nur eine kleine Rundschau, und du wirst bald Beispiele in Menge finden, die meine Worte bestätigen. Gar Viele beklagen jetzt die Unvorsichtigkeit, mit der sie hierin gehandelt haben, ebenso sehr, wie ihr dadurch entstandenes Elend. Deßhalb sage ich zum Schlusse noch einmal: Es soll in jedem Kloster eine Stätte sein, wo zu körperlichen Arbeiten Gelegenheit geboten ist. Ebenso soll aber auch die Möglichkeit gegeben sein, die erschöpfte Natur durch Anwendung des Wassers aufzufrischen, zu kräftigen und abzuhärten.

Nachtrag zum I. Theile.

1. Vom Rauchen.

Zum Schlusse möchte ich noch einige Bemerkungen über Rauchen und Schnupfen machen. Ich bin schon oft gefragt worden, was ich vom Rauchen halte. Meine Meinung hierüber ist diese: Junge Leute, die mit 15 bis 17 Jahren zu rauchen anfangen, setzen sich im Allgemeinen der Gefahr aus, sich sehr zu schaden. Erstens wirkt bei einer jungen Natur das Tabakgift (Nicotin) viel stärker und nachtheiliger ein als in späteren Jahren. Zweitens wird das Rauchen, wenn es früh begonnen wird, leicht zur Leidenschaft. Nicht selten wird auch die vollkommene Entwicklung dadurch behindert, und Krankheit und Siechthum können leicht bei jungen Leuten entstehen. Es gehört nicht viel dazu, daß Lungenleiden, Halsgebrechen, Aufgeregtheit in den Nerven, Herzklopfen und dergleichen entstehen. Solche und ähnliche Übel sind zwar leicht herangelockt, doch nicht mühelos wieder zu entfernen. Ist das im Allgemeinen so, dann ist es noch mehr der Fall, wenn schlechte Stoffe geraucht werden.

Ich traf einst drei junge Burschen von 15 bis 16 Jahren, welche blaß aussahen wie der Tod. Ich fragte sie, was ihnen fehle. Erst auf dringendes Fragen bekam ich zur Antwort: „Wir lernen das Rauchen und haben soeben eine Cigarre geraucht.“ Ich forderte sie dann auf, sie sollten einander ruhig in's Gesicht schauen und an sich die Frage stellen: Kann das Rauchen gesund sein, wenn man so schlecht davon aussieht und sich darnach so unbehaglich fühlt? Das Traurigste aber ist, daß man sich das Rauchen leicht dermaßen angewöhnt, daß man nicht mehr ohne dasselbe sein kann und zum Sklaven des Tabaks wird. Ziemt sich das für einen Menschen, bei dem doch die Vernunft die Herrschaft führen sollte?

Vielleicht fragst du, ob ich nicht selbst rauche. Ich will darauf ganz der Wahrheit gemäß antworten. Bis zum 45. Jahre habe ich nicht geraucht. Da ich aber die Bienenzucht gründlich erlernen wollte und der Cigarrenrauch ein vorzügliches Mittel ist, mit den Bienen fertig zu werden, so habe ich das Rauchen angefangen. Es hat mich große Überwindung gekostet, mich daran zu gewöhnen. Ich rauche auch jetzt noch eine oder zwei Cigarren, wenn ich in Gesellschaft bin. Rauche ich aber gar nicht, so entbehre ich deßhalb nichts. Mein Urtheil über das Rauchen geht überhaupt dahin: Wer gar nicht raucht, thut am besten, weil er seiner Natur keine nachtheiligen Stoffe zuführt und zugleich nicht wenig Geld erspart, das er sonst recht gut verwerthen kann. Wenn aber ein gesunder Mann in einer freien Stunde, besonders bei einer Unterhaltung, eine Cigarre oder Pfeife raucht, so wird es ihm nicht schaden. Aber man möge ja nicht zu viel und besonders nicht während der Arbeit rauchen. Denn erstens wird man viel bei der Arbeit dadurch gestört, und zweitens kommt es zu theuer. – Ich fuhr einst auf der Eisenbahn, und im Laufe des Gespräches sagte Jemand, er habe schon für mehr als 3000 Gulden Cigarren geraucht. Alle lachten darüber und glaubten, er wolle uns einen Bären aufbinden. Der Reisende aber gab die Zahl der Cigarren an, die er in einem Tage rauche, und die Jahre, während welcher er geraucht habe. Nun wurde zusammengerechnet, und es ergab sich, daß er reichlich 4000 Gulden verraucht hatte. – Wie viel kosten die Cigarren, die in einem Jahre in einem

Lande geraucht werden! Trotz der großen Summe, die man dafür ausgibt, hat die menschliche Natur nicht den mindesten Nutzen davon gehabt.

2. Vom Schnupfen.

Über das Schnupfen bemerke ich Folgendes. Daß der Schöpfer dem Menschen deßhalb eine Nase anerschaffen hat, damit er schnupfen könne oder solle, glaube ich nicht und bin daher weit davon entfernt, dasselbe für nothwendig zu halten. Ich will jedoch das Schnupfen nicht durchaus verwerfen. Wird es aber so stark betrieben, daß man nicht mehr arbeiten kann oder sich nicht mehr behaglich fühlt, wenn man nicht schnupft, so ist dieses doch nicht mehr in der Ordnung. Überdieß findet man bei einem starken Schnupfer sehr oft keine besondere Sorge für Reinlichkeit. Der Schnupftabak gelangt auch bei einem solchen Schnupfer leicht in den Hals, selbst bis in den Magen, und Gutes wird er nirgends stiften, aber sicher kann er viel Unheil anrichten. Zudem kostet der Schnupftabak auch nicht wenig Geld. Daher ist mein Urtheil dieses: Man soll nichts zur Leidenschaft werden lassen, also auch das Schnupfen nicht. Von Zeit zu Zeit eine Prise nehmen erzeugt ein kleines Gewitter und leitet aus dem Kopfe durch die Nase Manches aus. Wer sich aber ganz an das Schnupfen gewöhnt hat, darf vorsichtig sein, wenn er sich dasselbe abgewöhnen will, daß er dieß nicht auf einmal thut; denn durch das oftmalige Schnupfen ist die Natur daran gewöhnt, daß die Flüssigkeit aus dem Kopfe nur mehr durch Anwendung des Schnupftabaks ausgeleitet werden kann.

3. Wasseranwendungen im Alter.

Zum Schluß will ich noch die Frage beantworten, ob auch das Greisenalter Wasseranwendungen machen könne. Wenn ein Haus lange steht und viel ausgenützt worden ist, wird es nach und nach theilweise oder im Ganzen baufällig. Deßhalb wird aber das Haus nicht gleich eingerissen, sondern die Schäden werden ausgebessert, und so kann es noch eine geraume Zeit stehen und bewohnt werden. In ähnlicher Weise wird auch der Mensch hinfällig und schwach, wenn das Alter herankommt. Diesem Übelstande muß man vorzubeugen und den Verfall der Kräfte möglichst zu verhindern suchen. Hierzu dient ganz besonders wiederum das Wasser. Vom Gebrauch desselben ist kein Alter ausgeschlossen. Wie schon das kleine Kind dasselbe mit Nutzen gebraucht, so kann es der Mensch auch im Alter noch mit Vortheil anwenden. Wäscht dieser ja auch seine Hände und sein Gesicht noch und wird dadurch aufgefrischt und gekräftigt, warum sollte eine ähnliche Wohlthat nicht auch dem übrigen Körper durch das Wasser zu Theil werden können?

Ich kenne einen Herrn von 90 Jahren, der ganz gesund an Geist und Körper ist. Derselbe wäscht jeden Tag den ganzen Körper mit kaltem Wasser. – Es können also auch im hohen Alter noch Abhärtungen vorgenommen werden. Ganzwaschungen und selbst Halbbäder von fünf bis sechs Sekunden werden auch dem Hochbetagten noch gut bekommen. Nicht bloß äußerlich, auch innerlich kann das Wasser recht viel nützen. Ich mache aber hier ganz besonders darauf aufmerksam, daß man nicht viel auf einmal nehmen soll. Es kann nicht genug empfohlen werden, vier- bis fünfmal täglich nur einen einzigen Löffel voll Wasser zu nehmen, oder, wenn man etwas unwohl ist, stündlich einen Löffel voll.

Man soll aber der Schwäche des Alters nicht bloß durch Anwendung einer gelinden Wasserkur zu Hülfe kommen, sondern auch durch eine recht einfache Kost, die nicht viel Reiz übt, aber recht viele Nährstoffe enthält. – Ich habe eine große Anzahl hochbetagter Leute ausgefragt, wie sie gelebt haben, und gewöhnlich hieß es: Ich habe nie viel auf Bier und Wein gehalten, lebte recht mäßig und genoß recht einfache Kost. Viele derselben hatten zum großen Theil von gekochter Brodsuppe gelebt. Diese ist sehr nahrhaft, kann genossen werden ohne Zähne, und die Natur, welche während des früheren Lebens an diese Kost gewöhnt ist, kann sie auch am leichtesten ertragen. Ich will noch bemerken, daß man auch in späteren Jahren die Natur noch an Manches gewöhnen kann, was ihr früher fremd gewesen ist. Nur muß man vorsichtig verfahren und die Angewöhnung nicht zu rasch vornehmen. Wer z. B. keinen Teller voll von irgend einer Suppe zu verdauen im Stande ist, kann oft ein bis zwei Löffel voll leicht ertragen und bekommt auf diese Weise Nährstoffe genug für eine Zeit lang; nach Verlauf derselben nehme er von Neuem eine solche Portion. – Was dem Alter gewöhnlich abgeht und viele Gebrechen nach sich zieht, ist der Mangel an gehöriger Naturwärme. Diese aber wird am leichtesten und sichersten vermehrt und erhalten durch Anwendungen mit Wasser.

Darum möge jeder Mensch von der Wiege bis zum Sarge das Wasser in Ehren halten, dem Schöpfer für diese Gabe dankbar sein und sie vernünftig gebrauchen. Dann wird sich der Mensch unter einem besonderen Schutze des Allerhöchsten zur vollsten Kraft und Stärke entwickeln und seine Gesundheit erhalten können. Dann wird er vielen Krankheiten und Miseren entgehen, und viel Elend und Jammer wird aus der ohnehin schon mühevollen Welt verbannt werden. Dann wird die Last des Lebens erleichtert, und selbst die Gebrechen des Alters werden erträglicher gemacht.

---

4. Der Essig.

Der Essig ist sicher eines der ältesten Hausmittel, durch welches unsere Vorfahren in hunderten von Fällen sich zu helfen wußten. Ich kann mich selbst noch erinnern aus meiner Jugendzeit, wie oft Essigwaschungen und Essigüberschläge angewandt wurden. Der Essig hatte aber nicht bloß als Hausmittel eine hohe Bedeutung, sondern wurde und wird heute noch verwendet zur Zubereitung der Nahrungsmittel; und es ist gut, wenn man weiß, welchen Werth er in jeder Beziehung hat.

Der Essig wurde früher gewöhnlich aus Wein bereitet, indem die Weinsäure in Essigsäure umgewandelt wurde. Dieser Essig wurde für den besten gehalten und war natürlich auch theurer. – Ein anderer Essig, den gewöhnlich das Landvolk gebrauchte, wurde meistens aus Weißbier bereitet. Die Maß solchen Essigs kostete gewöhnlich 3–4 Kreuzer, und es war nicht leicht ein Haus zu finden, wo man nicht solchen Essig verwendete zu verschiedenen Speisen.

Heutzutage wird aus allen möglichen Sachen Essig hergestellt. Es geht mit dem Essig, wie mit vielen andern Artikeln; Fälschungen bleiben nicht aus. Wie verschiedene Pflanzen, so werden auch verschiedene Mineralien zur Essigfabrikation gebraucht. Ich habe vor zwei Jahren ein Rezept gelesen zu einem recht wohlfeilen und schwachen Essig. Unter Anderm waren 25 Pfund Vitriol verzeichnet. Um Gottes willen, dachte ich, welch schwachen Essig wird Dieses geben, und was wird das Vitriol für eine Wirkung im Körper haben, und wie wird es dem Magen ergehen, der mit den Speisen öfters solchen Essig aufnehmen muß!

Wie Vitriol, so wird auch oftmals zur Essigbereitung Schwefel- und Salzsäure verwendet. Auch verschiedene Holzgattungen werden dazu gebraucht. Der Kukuk weiß, was heutzutage Alles zur Essigbereitung verwendet wird, und es ist kein Zweifel, daß viele tausend Menschen gerade durch den Essig nicht bloß Nachtheile an ihrer Gesundheit erleiden, sondern die Gesundheit selbst verlieren, und daß ihnen das Leben durch den Essig abgekürzt wird. Darum sei man doch recht vorsichtig beim Ankauf von Essig. Man wird gar häufig gefälschten Essig einkaufen und hat dann für sein Geld nur etwas seiner Gesundheit Schädliches gekauft.

Der beste Essig wäre wohl der, welchen die Hausfrau selbst bereitet, und zwar von Obst oder von sogenanntem Weißbier aus Gersten- oder Waizenmalz.

Ich will ein Rezept zur Bereitung eines gesunden Essigs beifügen.

Man nimmt das geringere Obst vom Baume, wenn es auch nicht ganz reif ist, zerschneidet dieses oder zerstampft es im Mörser, bringt das Ganze in einen irdenen Hafen oder in ein Glas, gießt ein wenig Essig daran, füllt es mit Wasser auf, überbindet die Öffnung mit einem festen Papier und sticht mit einer Stricknadel mehrere kleine Löcher hinein, daß etwas Luft eindringen kann. Darauf stellt man das Gefäß an die Sonne oder sonst einen warmen Ort. Nach 2–4 Tagen rührt man den Inhalt durcheinander. Ob er früher oder später brauchbar wird, kommt auf die Wärme an. Es darf aber das Gefäß nicht heiß werden. Ist das Aufgegossene ganz hell, so ist die Gährung vollendet und der Essig brauchbar. Dieser wird dann abgegossen, und es kann nochmals Wasser aufgegossen werden. Die Äpfel, welche gekocht werden, werden meistens geschält. Gerade die Schalen haben die meiste Schärfe und bewirken, in der angegebenen Weise behandelt, den besten Essig.

Will man aus weißem Bier, wie es für die Arbeiter bereitet wird, Essig machen, so thut man dieses ebenfalls in ein Gefäß, verschließt es oben und stellt es warm. Auch mit diesem Essig kann noch Obst vermischt werden. Solcher Essig ist nicht theuer und sehr gesund.

Der Essig, bemerkte ich oben, war stets ein gutes Hausmittel und ist es auch jetzt noch für den Kenner. Der Essig übt einen großen Reiz. Ein Beweis dafür ist, daß, wenn es Jemand übel wird und man ihm das Gesicht oder die Lippen damit wäscht, er schnell wieder zu sich kommt. Auch auf die Haut übt er einen großen Reiz, wenn man den ganzen Körper oder einen Theil des Körpers wäscht mit einem Theil Essig und zwei oder drei Theilen Wasser. Der Essig übt dann einen wohlthuenden Reiz aus, befördert die Hautthätigkeit und vermehrt die Körperwärme.

Der Essig wirkt auch zusammenziehend, und deßhalb wird er verwendet bei Geschwulsten, die durch Stoß, Schlag und Zerquetschung entstanden sind. Er hindert die Fäulniß, deßhalb wird oft Fleisch in Essig gebeizt. Damit neue und ältere Verwundungen nicht rasch in Fäulniß übergehen sollten, wurden sie häufig in früheren Zeiten mit Essig ausgewaschen. Die Heilung ging dann um so rascher vor sich. Das Waschen mit Essig löst ferner das Blut auf, welches sich durch Schlag, Quetschung &c. gesammelt hat. Zusammengestautes Blut wird also durch Essig aufgelöst und ausgeleitet. – Essig bewirkt sogar, daß die Gebeine weicher und mürber werden. Die größten Quetschungen wurden schon oft durch Überschläge von Essig geheilt. Wenn bei einem Beinbruch Geschwulst und Blutunterlaufung stattgefunden hat, leistet der Essig die besten Dienste. Die Geschwulst löst sich, und das angestaute Blut wird abgeleitet. Aus dem Gesagten erhellt hinreichend, daß sehr viele Gebrechen des menschlichen Körpers durch Essig gehoben werden können.

Wie der Wein und Branntwein nicht zu den Nährmitteln gehören, so enthält auch der Essig keine Nährstoffe; er übt bloß einen Reiz im Innern oder wirkt zersetzend. Die Speisen, an welche man Essig gethan hat, sind reizender, als sie es ohne Essig wären. Er wirkt aber auch zerstörend. Kommt der Essig mit den Speisen in den Magen und empfängt das Blut seine Nahrung aus den Speisen, so kann die Natur den Essig nicht fernhalten, sondern er gelangt mit in das Blut wie der Schnaps. Ist nun der Essig im Stand, bei Quetschungen das Blut aufzulösen, so muß man auch annehmen, daß er wenigstens im Kleinen Störungen bewirkt, wenn er in's Blut gelangt. – Wenn dieß beim Essig im Allgemeinen anzunehmen ist, welche Zerstörungen kann dann erst ein verfälschter Essig hervorbringen, besonders wenn scharfe Mineralsäuren zu dessen Bereitung verwendet wurden. So kann Mancher mit dem säuerlich angenehmen Geschmack ein böses Übel in sich aufnehmen und sich selbst ein Zerstörungsmittel wählen. – In den Säften wirkt Essig zusammenziehend, mithin kann auch im Innern ein Nachtheil für die Natur dadurch entstehen, daß die Transspiration geschwächt wird. – Nach innen hat also der Essig nur Bedeutung für den Geschmack. Ich will nicht sagen, daß man nichts Saures essen darf; aber es gibt Leute, denen weder eine Speise sauer genug noch genug Essig am Salat ist. Daß solche Leute sich sehr schaden, daran ist kein Zweifel, besonders wenn der Essig gefälscht ist. Wem also seine Gesundheit lieb ist, der esse nie stark gesäuerte Sachen und sei recht vorsichtig in der Auswahl des Essigs. Wie man übermäßig an das Salz sich gewöhnen kann und dann nie genug von demselben an den Speisen hat, so ist es auch mit dem Essig.

Leute, die recht viel Neigung zum Salz haben und dasselbe gern essen, bekommen Anlage zur Schwindsucht; gerade so geht es Denen, welche große Vorliebe für Essig haben. Es ist daher zu bedauern, wenn Manche solche Neigung zum Essig haben, daß sie ein Stück Brod in Essig tauchen und dasselbe lieber essen als ein Stück Fleisch.

Somit verwerfe ich es nicht, an die Kost ein wenig Säure zu bringen, eine kräftige Natur wird hiervon nichts zu fürchten haben. Ich warne aber vor stark gesäuerten Speisen und besonders vor dem Essigtrinken. Ich habe selbst Leute kennen gelernt, die Solches thaten, aber alle sind nicht alt geworden. Recht sauer essen ist ja doch nur Angewöhnung, und der Magen verlangt das gewiß nicht. Dieser würde sich sträuben, wenn er könnte, gegen den ihm aufgebürdeten Essig.

5. Toppen-Käse.

Was der Mensch oft so wenig beachtet, weil's nicht theuer ist und er daran gewöhnt ist, das ist doch oft von großem Werth.

In jedem Haushalte, wo man Ökonomie treibt, ist Toppen-Käse leicht zu bereiten, der von einem großen Werth ist nicht bloß als Nährmittel, sondern auch als Heilmittel. Hat Jemand entzündete Augen, sei es infolge von Erkältung oder Verletzung durch Schlag oder Stoß, so lege man ungefähr einen Löffel voll fein gerührten Toppen-Käse auf das Auge und darüber eine Binde; auf diese Weise wird in wirksamer Weise die Hitze ausgeleitet, und die vorgekommenen Störungen werden gehoben werden.

Bekommt Jemand eine Entzündung, sei es Lungen-, Brust- oder Bauchfell-Entzündung, und mag die Hitze noch so groß sein, der Schmerz mit der Entzündung fortwährend zunehmen, so wird doch ein aufgelegtes Pflaster von fein gerührtem Toppen-Käse ganz auffallend alles Stechen und Brennen heben, und recht bald wird die Entzündung gefahrlos sein. Ich kenne kein Mittel, das bei Entzündungen eine solche auffallende Wirkung hervorbringt, wie dieses. – Wie der Toppen-Käs bei Entzündungen die Hitze nimmt, so ist er auch heilsam bei offenen Geschwüren, wo er nicht bloß die Hitze entfernt, sondern auch die kranken Stoffe auszieht. Ich habe schon mehrere Lupus-Fälle kurirt, und kaum hat mir ein Mittel bessere Dienste geleistet, als das wiederholte Auflegen dieses Toppen-Käses, der auch in einigen Gegenden Zieger genannt wird. Bei Geschwulsten, die zu Geschwüren werden wollen, zieht er nicht bloß die Hitze beim Beginne ganz aus, sondern auch die kranken Stoffe, welche die Entzündung verursachten, falls er wiederholt aufgelegt wird, was nothwendig ist, wenn er ganz trocken und steif geworden ist. Geschwülste, die dem Anscheine nach nicht mehr erweicht werden können, löst dieser Toppen-Käse nach und nach recht gut auf. Es ist also der Toppen-Käse zur Ausleitung der Hitze und zum Heilen bösartiger Geschwüre ein vorzügliches Hausmittel, das nicht genug empfohlen werden kann. Ganz besonders wirkt er bei recht giftigen, krebsähnlichen Geschwüren, wo weder Salbe, noch sonst etwas wirken will. Soll der Toppen-Käs als Hausmittel angewendet werden, so muß er gut abgerührt und mit Toppen-Wasser verdünnt werden, bis er zur feinsten Salbe geworden ist; je feiner er abgerührt wird, um so besser ist es.

Wie viel Gutes kann eine Hausfrau mit diesem einzigen Hausmittel erreichen! Hat Jemand zu große Hitze im Kopfe, röthet sich die Stirne vor Hitze, so werden eine oder zwei Auflagen das Übel beseitigen. Ich möchte also den Hausmüttern dieses einfache Hausmittel aufs Wärmste empfehlen.

Es ist der Toppen-Käse aber nicht bloß ein Hausmittel, welches äußerlich angewendet werden kann, sondern auch ein vorzügliches Heilmittel im Innern der Natur. Wenn der Toppen-Käse Hitze aus den äußeren Körpertheilen entfernt, warum sollte er nicht auch die Hitze im Magen fortnehmen, wenn dieser entzündet ist? Man nehme täglich vier- bis sechsmal einen Löffel voll Toppen-Käse ein; die Wirkung bleibt gewiß nicht aus. Wenn ferner der Toppen-Käse äußere Geschwüre heilt und giftige Stoffe aus der Natur leitet, warum soll er nicht auch Magen-Geschwüre heilen können, wenn von Zeit zu Zeit ein Löffel voll genommen wird? Und wenn bei Krebs oder krebsartigen Geschwüren äußerlich oft recht Vieles erreicht wird, warum soll er nicht eine ähnliche Wirkung hervorbringen, wenn Magenkrebs sich bilden will? Aber nicht bloß bei Magen-Krankheiten, sondern auch bei Entzündungen anderer Theile des inneren Körpers wirkt er stets kühlend, lösend und heilend und kann somit auch als inneres Mittel recht gut angewendet werden.

Einen ganz besonders großen Werth hat der Toppen-Käse als Nahrung; er gehört zu den besten Nahrungsmitteln, wird leicht verdaut, kann recht gut ertragen werden und übertrifft in mancher Beziehung die beste Milch. Den Kindern ist er ein vortreffliches Nahrungsmittel, das vielen anderen vorzuziehen ist und von ihnen gern gegessen wird. Wie die Kinder reicherer Eltern von diesen ein Stück Brod und Butter darauf gestrichen bekamen, so erhielten einst die ärmeren Kinder ein Stück schwarzes Brod, auf welches Toppen-Käse gestrichen war, und das schmeckte ihnen nicht bloß recht gut, sondern sie gediehen auch sehr gut dabei wegen der vielen Nährstoffe und der leichten Verdaulichkeit dieser Speise. Es ist ganz sicher, daß die ärmeren Kinder viel besser daran gewesen sind als die reichen, weil die Butter gar keinen Stickstoff hat, der Toppen-Käse aber stickstoffreich ist. So ein mit Toppen-Käse bestrichenes Stück Brod schmeckt auch denen recht gut, die schwere Arbeiten haben; ganz besonders ist es denen zu empfehlen, die im Alter weit vorangeschritten sind, wegen Nahrhaftigkeit, leichter Verdaulichkeit, und auch weil das Kauen leicht ist. Es kann also dieser für Jung und Alt nicht genug empfohlen werden, und es ist nur zu bedauern, daß dieses Nahrungsmittel besonders für die heranwachsende Jugend nicht mehr so vielfältig im Gebrauche ist. Besonders sollten es blutarme Menschen oft genießen. Um den Toppen-Käs recht schmackhaft zu machen, wird er kräftig gerührt, etwas gute Milch daran gegossen, ein klein wenig Salz, aber ja nicht viel, hinein gethan und etwas Kümmel- oder Fenchelsamen daran gerührt.

Daß dieser Toppen-Käse zu recht vielen Mehlspeisen paßt, und gerade die Mehlspeisen dadurch viel kräftiger und schmackhafter werden, ist jeder gewandten Hausfrau wohl bekannt, die nicht in einem vornehmen Pensionat ausgebildet worden ist.

Das möge über die Bedeutung des Toppen-Käses genügen.

Die Bereitung des Toppenkäses geschieht auf folgende Weise. Man läßt süße Milch, je nach der Jahreszeit, ein bis zwei Tage lang stehen. Dieselbe wird dann dick, und der Rahm liegt oben auf. Dieser Rahm wird dann fortgenommen, und die Milch in ein irdenes Geschirr oder in ein Blechgeschirr gethan und auf den warmen Herd gesetzt, bis sie ganz zusammengeronnen ist, und das sogenannte Toppenwasser sich ausgeschieden hat. Die dicke feste Masse wird nun herausgenommen und in ein irdenes Sieb gethan, damit das Toppenwasser vollständig abläuft. Dann bleibt der fertige Toppenkäse im Siebe zurück. Will man denselben als Speise genießen, so empfiehlt es sich, ihn mit Milch oder Rahm zu mischen.

Zweiter Theil.
Wie kann geheilt werden nach den Regeln meiner Erfahrung?

Asthma.

Ein Herr von Stand gibt an: „Ich habe immer schweren Athem, in der Nacht aber oft solche Athemnoth, daß ich recht oft in der Nacht rasch aus dem Bette springen muß, um Athem zu holen, und weiß mir dann nicht zu helfen außer dadurch, daß ich frische Luft einathme. Ich fühle mich auf der Brust so enge, wie wenn Alles zerplatzen wollte. Appetit habe ich gar keinen, und was ich esse, vermehrt mir mein Leiden. Schlafen kann ich gar nicht, weil ich nicht ruhig sein kann. Es fröstelt mich auch im Innern recht viel; es ist mir, als wenn ein Fieber in mir wäre und nicht zum Ausbruch käme. Zum Stuhlgang brauche ich Nachhilfe; was mir die Ärzte gegeben, schien mir Anfangs Erleichterung zu bringen, aber bald war Alles wieder beim Alten. Wenn es noch schlimmer wird, werde ich es nicht mehr lange aushalten. So geht es schon seit mehreren Wochen, aber immer im Zunehmen."

A n w e n d u n g e n : Zuerst durch 2 Tage täglich zweimal Ober- und Knieguß, dann jeden Tag am Morgen einen kurzen Wickel, 1½ Stunden lang, das Tuch in heißes Wasser getaucht, jeden Nachmittag ein 6faches Tuch in Wasser und Essig getaucht ganz warm auf Brust und Unterleib legen und mit einer wollenen Decke umwinden. So acht Tage lang. – Die W i r k u n g war: Schon nach dem ersten Wickel wurde der Urin so trüb und dick, wie wenn im Inneren Geschwüre aufgebrochen und Blut und Materie mit dem Urin abgegangen wären. Es sei noch hierzu bemerkt, daß vorher ganz wenig Urin abging. Tag für Tag ging mehr und noch dichterer und schmutzigerer Urin ab. Nach 4 Tagen trat zeitweilig bedeutende Erleichterung im Athmen ein, das innere kalte Fiebergefühl hatte sehr abgenommen, und der Appetit stellte sich mehr ein. Vier weitere Tage mit denselben Anwendungen hatten die Athemnoth vollständig gehoben, doch blieb der Athem noch etwas schwer. Die weiteren Anwendungen waren: Jeden Tag einen Oberguß und Knieguß, jeden Nachmittag ein mehrfaches Tuch in heißes Wasser und Essig getaucht auf den Oberleib 2 Stunden lang. So 10 Tage lang, und der ganze Organismus war wieder hergestellt. Wo hat es hier gefehlt? Dieser kranke Herr war von unten bis oben voll ungesunder Stoffe. Es mußte aus dem ganzen Körper der Krankheitsstoff aufgelöst und ausgeleitet werden. Die ersten Übergießungen wirkten schneidend ein auf alle Organe, die Wickel und Auflagen lösten nach allen Richtungen hin auf; wie jedes Fieberzeichen verschwunden war, war auch angezeigt, daß der Krankheitsstoff sich ausgeschieden hatte, und da der Athem leicht, der Appetit vorhanden war, erschien auch die Natur als gereinigt.

Das Auge.

Sind auch alle Theile des Körpers von hoher Bedeutung, so ist doch sicher das Auge eines von den wichtigsten Theilen. Darum heißt es auch im Sprichwort: Blind ist elend. Wie die Augen im Kopfe ihren Sitz haben, so kommt auch meistentheils ihre Kraft oder ihre Schwäche vom Kopfe her. Wer einen gesunden kräftigen Körper hat, hat auch gewöhnlich ein gutes und kräftiges Auge. Hat das Auge große Schwäche, so ruht die Ursache sicher im Körper, wenn dieß auch nicht gefühlt wird. Ist das Auge krank, so ist sicher ein kranker Stoff im Körper Ursache, der das Auge krank gemacht hat. Wie oft ist Flüssigkeit im Körper und im Kopfe, die einen Ausgang durch die Augenhöhle findet und das Auge ungesund macht. Beispiele machen dieß am klarsten.

1.

Ein Kind, vier Jahre alt, hat einen angeschwollenen Kopf, ganz entzündete Augen und kann keinen Augenblick die Tageshelle ertragen. Wie ist dieß zu heilen? Das Kind hat ungesundes Blut und ungesunde Säfte, die sich im Kopf und Körper anstauen. Daher der angeschwollene Kopf. Ist diese ungesunde Flüssigkeit entfernt, der ganze Körper und der Kopf gestärkt und gesund geworden, dann wird auch das Auge gesund sein und die Tageshelle ertragen können.

Anwendungen: Das Kind soll 1) täglich mit frischem Wasser gewaschen werden und 2) jeden Tag ein Hemd anbekommen in Wasser getaucht, in welchem Heublumen gesotten wurden, so 12 Tage lang. Darauf soll das Kind 3) täglich zweimal gewaschen werden und jeden zweiten Tag das Hemd wie oben anlegen. So wieder 10 Tage. – Nach 22 Tagen war das Kind ganz frisch und gesund. Die Augen waren spiegelhell und hatten ihre volle Sehkraft. Es war weiter nichts mehr nothwendig, als daß das Kind noch einige Zeit hindurch täglich einmal gewaschen wurde. Die kalten Waschungen schwächten die Hitze und stärkten die ganze Natur. Das Hemd öffnete die Poren und saugte die schlechten Stoffe auf, und als so die Natur gereinigt war, wurde das ganze Kind gesund. Mit dem Körpergebrechen verschwand auch das Augenleiden. Die Augen wurden täglich ausgewaschen mit Wasser, in welchem etwas Aloe aufgelöst wurde. Dieß Wasser bewirkte Reinigung der Augen von der Flüssigkeit, die aus dem Körper kam.

2.

Anton, neun Jahre alt, hatte durch mehrere Wochen fast beständig rothe Augen. Am Morgen, wenn er aufwachte, waren die Augen wie zugeklebt. Erst nachdem er die Kruste entfernt, konnte er die Augen öffnen. Besonders schmerzlich waren die Augen nicht. Er hatte viele Mittel gebraucht, sei es, daß etwas über die Augen gebunden oder dieselben ausgewaschen werden mußten. Ein Arzt hatte ihm täglich dreimal scharfe Tropfen eingeträufelt, die gebrannt haben wie Feuer. Doch die Augen wurden nicht besser. Es bildete sich auf jedem Auge eine Wolke, und ein Arzt erklärte, er müsse operirt werden. Weil die Operation von den Eltern gefürchtet wurde, wollten sie durch das Wasser Hülfe finden, was auch geschah.

Wie klar ist hier, daß ungesunde Stoffe sich im Körper gesammelt und einen Ausweg durch das Auge gefunden haben! Daß die Augen nicht auffallend geröthet waren und nicht so gebrannt haben, liegt daran, daß der Krankheitsstoff nicht so scharf war, wie ja auch ein Unterschied ist zwischen Wasser und Essig. Was ausgedrungen ist, war zäh und verdichtete sich durch Vertrocknung. Hier ist also wieder nothwendig, auf den ganzen Körper auflösend und ausleitend einzuwirken.

Anwendungen: 1) Jeden Tag ein Halbbad von frischem Wasser, eine halbe Minute lang, und den Oberkörper während dieser Zeit gut waschen. 2) Täglich ein Hemd anziehen in Salzwasser getaucht, 1½ Stunde lang. 3) Täglich zweimal in jedes Auge eine kleine Messerspitze voll Zucker einblasen oder auch einstreuen. Der Zucker aber muß nicht gar zu fein gerieben sein und auf das Auge selbst kommen. – Nach 14 Tagen waren die Augen gesund, und der Kranke erklärte, er fühle sich jetzt viel wohler als früher, was das gute Aussehen auch bestätigte.

Wirkungen: Die Halbbäder und Waschungen kräftigten den Körper, so daß die schlechten Stoffe ausgeleitet wurden. Das Hemd in Salzwasser getaucht übte großen Reiz auf die Haut und öffnete die Poren, so daß alles Krankhafte nach allen Richtungen einen Ausweg bekommen konnte. Der Zucker enthält bekanntlich ätzende Kraft; durch das Zucken der Augenlider wurden diese gleichsam ein Fegwisch und lösten die krankhaften Stoffe auf den Augen los. Der Zucker löste sich dann auf, und es floß eine weiße Masse aus den Augen. Selbst die Wolken sind auf diese Weise aufgelöst und ausgeschieden worden. Als diese kranken Stoffe alle entfernt waren, was das frische Aussehen bezeugte, wurden die Augen gereinigt und bekamen die gehörige Helle und Frische und Kraft wie der Körper selber.

3.

Ein Mädchen, neun Jahre alt, hatte vor zwei Jahren Scharlachfieber. Seit dieser Zeit ist dasselbe nie mehr recht gesund gewesen. Es bekam öfters entzündete Augen oder einzelne Flecken (Ausschlag) am Körper. Das Kind sah selten gut aus, wurde von Monat zu Monat schwächer, und besonders fehlte der Appetit. Kurz, das Kind war durchaus nicht gesund. Auch das Augenlicht hatte bedeutend abgenommen.

Hier ist sicher das Kind vom Scharlachfieber nicht ganz geheilt worden, und der Rest, der in der Natur geblieben, verderbte fortwährend Blut und Säfte. Der Krankheitsstoff suchte bald da, bald dort einen Ausweg, so auch durch die Nase; denn diese war bei dem Mädchen öfters wund. Hier ist ganz klar, daß noch ein Rest von der Krankheit im Körper haust, der aufgelöst und ausgeleitet werden muß. Erst dann kann das Kind seine volle Gesundheit wieder erhalten. – Das Kind wurde täglich mit kaltem Wasser, vermischt mit etwas Essig, gewaschen. Den einen Tag bekam es ein Halbbad, den andern Tag ein in warmes Heublumenwasser getauchtes Hemd angelegt. Nach 14 Tagen war aller Ausschlag verschwunden, die Augen waren ganz hell und das Kind bekam das frischeste Aussehen. Damit aber die volle Kraft nach und nach eintrete, mußte es noch längere Zeit in der Woche zwei Halbbäder nehmen. Die Halbbäder wirkten stärkend, erwärmend, auflösend auf den ganzen Körper. Die Ganzwaschungen wirkten stärkend und reinigend. Das angelegte Hemd saugte auf. Die Augen wurden während der Kur mit Fenchelwasser täglich zwei- bis dreimal ausgewaschen. Dieses Wasser reinigt und schärft die Sehkraft.

4.

Ein Mann erzählt: „Im vorigen Jahre fiel mir ein Stück Holz an den Kopf auf der rechten Seite. Ich wurde ganz betäubt. Der Kopf wurde wohl geheilt, aber seit dieser Zeit habe ich immer auf dieser Seite von Zeit zu Zeit große Schmerzen, und es fließt auch viel Unreinheit aus dem rechten Auge. Dieses selbst ist schwach, ich sehe nur ein klein wenig. Auf dem Auge ist eine trübe Wolke. Ich habe mehrere Augenärzte gehabt, man hat mir viel in das Auge geträufelt; aber es wurde immer schlimmer statt besser. Zuletzt hat der Doktor gesagt, das Auge müsse operirt werden, aber es sei jetzt noch zu früh; ich solle mich nach drei Monaten wieder zeigen."

Es werden viele Wunden geheilt, und in einem großen Theil der Geheilten bleiben doch noch Krankheitsstoffe zurück. Daher kommt es auch, daß Narben von Zeit zu Zeit schmerzen. So ein zurückgebliebener kranker Stoff dehnt sich immer weiter und weiter aus, wird auch immer giftiger. Dieses ist auch hier der Fall. Zur Heilung ist also nothwendig, auflösend und ausleitend einzuwirken und die verletzte Stelle gesund zu machen, was hier durch folgende Anwendungen geschah:

1) In der Woche einmal einen Kopfdampf. Dieser öffnete die Poren, und durch den starken Schweiß wurde viel ausgeleitet. 2) Der Kranke bekam täglich einen Oberguß. Dieser wirkte stärkend auf den obern Körper, und durch die größere Thätigkeit in diesem trat auch größere Ausscheidung ein; denn die Natur ist ja bemüht, alle schlechten Stoffe abzustoßen, wenn es ihr nur möglich ist. 3) Jeden zweiten Tag, später jeden vierten Tag ein Halbbad, so daß sich der ganze Körper mehr gehoben fühlte und kräftiger wurde; denn

es thut selten gut, bloß auf einen Theil des Körpers einzuwirken. Für die Augen reichte es aus, dieselben jeden Tag zweimal mit Fenchelwasser auszuwaschen, welches dieselben reinigte und die Sehkraft vermehrte. Nach 14 Tagen war nicht bloß die kranke Stelle gesund; auch der ganze Körper hatte eine Verbesserung erfahren.

5.

Ein Bauer, 31 Jahre alt, erzählt: „Ich habe im vorigen Jahre eine Lungenentzündung gehabt und vor zwei Jahren eine Bauchfellentzündung. Ich bin wohl geheilt worden, habe aber seit dieser Zeit gar so wenig Kraft; aber noch ärger ist mir, daß ich fast nicht mehr sehe; wenn es so fort geht, werde ich noch blind. Alle Ärzte sagen, den Augen fehle nichts, sie seien bloß recht schwach."

Hier ist Körperschwäche auch Ursache der Augenschwäche; deßhalb muß auch der ganze Körper gekräftigt werden, die Augen werden alsdann ihre Kraft von der Körperkraft bekommen.

A n w e n d u n g e n : Dieser Bauer bekam acht Tage hindurch täglich zwei Obergüsse und zwei Kniegüsse. Diese wirkten stärkend auf den Oberkörper und die unteren Theile des Körpers. Nach acht Tagen bekam er täglich ein Halbbad, das viel stärker wirkte auf den ganzen Körper, zudem täglich einen kräftigen Oberguß, der wieder stärkend wirkte. Die Augen wurden bloß mit dünnem Alaunwasser täglich zweimal ausgewaschen. Dieses wirkte ätzend und reinigend. Nach drei Wochen war der ganze Körper in einen besseren Zustand gekommen, das Augenlicht hatte in Folge dessen zugenommen, und als der Kranke noch längere Zeit wöchentlich ein bis zwei Halbbäder und einen Oberguß bekam, wurde die Sehkraft wie der ganze Körper in einen gesunden Zustand versetzt.

Allgemeine Bemerkungen über Augenschwäche und deren Hebung.

Wie der ganze Körper durch das Wasser belebt, gekräftigt und widerstandsfähig gemacht werden kann, so kann man auch mit Wasser auf das Auge günstig einwirken, damit es gestärkt, die Sehkraft erhöht und ausdauernd gemacht werde. Es ist sonderbar, daß der ganze Körper im Allgemeinen seine Pflege findet: man wäscht Gesicht und Hände, nimmt Fußbäder &c., nur dem Auge kommt nichts zu. Die Augenlider sind so besorgt, daß womöglich nichts in das Auge komme; denn wenn ihm etwas naht, wird rasch die Thüre zum Auge geschlossen. Es ist auch gewöhnlich die Meinung, ins Auge dürfe nicht einmal Wasser kommen, und doch ist das Gegentheil der Fall. Gerade das Wasser hält das Auge rein und gesund und stärkt dasselbe, damit weder Hitze noch Kälte ihm schaden könne. Wie leicht kann dasselbe angewendet werden! Wäscht man sich in der Frühe, wie leicht kann man mit einer Hand voll Wasser auch die Augen etwas auswaschen!

Wie man ein Halbbad für den Körper nehmen kann, so kann man ja auch den Augen ein Wasserbad geben. Man bringt Wasser in ein Geschirr, taucht die Stirne mit offenen Augen in's Wasser, läßt die geöffneten Augen anfangs ein bis zwei, dann drei bis vier Sekunden im frischen Wasser und zwinkert dabei mit den Augen; auf diese Weise wird mit den Augendeckeln das Auge gereinigt, wie wenn man mit der Hand das Gesicht wäscht. Dieses einfache Augenbad habe ich schon Vielen gerathen, die ganz schwache und empfindliche Augen hatten, und in kurzer Zeit wurden die Augen gekräftigt und das Sehvermögen gehoben. In einer halben Minute ist es geschehen.

Mir hat einst Jemand geklagt, es sei ihm der Rath gegeben worden, täglich dreimal mit lauwarmem Wasser die Augen auszuwaschen, weil täglich zähe Flüssigkeit aus denselben gekommen sei. Er habe es gethan, aber schon nach einigen Tagen habe er gemerkt, daß die Augen schwächer geworden seien und die frische Luft nicht mehr ertragen konnten. Wie klar ist dadurch bewiesen, daß auch das Auge wie der Körper durch warmes Wasser nur schlechter wird!

Somit empfehle ich aufs Dringendste Jedem, der für gute Augen sorgen will, die angegebene kleine Mühe nicht zu scheuen und den Augen, dem edelsten Theil des Körpers, das Waschen und Baden nicht zu entziehen. Ich bin überzeugt, daß viele Tausende kein Augenglas brauchen würden, wenn sie von Jugend auf dieses einfache Mittel gebraucht hätten. Ich kannte einen Herrn, der 89 Jahre alt wurde und versicherte, er habe recht fleißig mit frischem Wasser seine Augen gewaschen. Er konnte mit 89 Jahren noch ohne Augenglas gut lesen und mußte seine Augen sehr viel zum Lesen und Schreiben gebrauchen. Es geht auch mit den Augen durch's ganze Leben, wie mit dem Körper. Es gibt Zeiten, wo man eine auffallende Verminderung seiner Kräfte fühlt. Diese Schwäche dauert einige Zeit, und die Kraft kehrt wieder. So erleiden auch die Augen von Zeit zu Zeit eine Schwächung, und wenn man gleich zum Augenglas greift, gewöhnt man das Auge schnell an dieses, die Schwäche bleibt, und das Auge wird nie seine volle Kraft wieder erlangen. Unterstützt man aber das Auge mit dem angerathenen Mittel, dann wird es auch sich bald wieder erholen, und die Sehkraft wird sich wieder vollkommen einstellen.

6.

Es kommt mir ganz sonderbar vor, wie man heut zu Tage von der Jugend an bis in's hohe Alter so viel Augengläser trägt, – ein Beweis für die Schwäche der Leute in unserer Zeit.

Es kommt ein Vater, ungefähr 50 Jahre alt, bringt seinen Sohn mit gewaltigen Augengläsern und jammert: „Mein Sohn sieht fast gar nichts mehr, die Augen werden von Woche zu Woche schwächer, und er kann kaum noch mit dem Augenglase den rechten Weg finden. Der Knabe ist auch sonst nie gesund, hat nie guten Appetit, kann keine kräftigen Speisen essen, am liebsten trinkt er Kaffee. Kraft hat er fast keine. Die Augengläser hat ihm der Arzt gegeben, damit das Auge geschützt und geschont werde."

Wo fehlt es hier?

Dieser Knabe ist körperlich verkümmert, wenn auch gut gebaut, hat ganz wenig Naturwärme, wenig Blut, die Haut ist ganz trocken und spröde, somit: wie die Augen, so der Körper. Was kann hier helfen?

1) Zu allererst muß die Naturwärme erhöht werden, die Unthätigkeit und Schlaffheit der Organe muß aufgehoben werden, damit der Knabe eine gute Kost ertrage, bessere Blutbildung eintrete, mit einem Wort die ganze Maschine in neue Thätigkeit gebracht werde. Die Augengläser müssen entfernt werden, auf daß Licht und Luft die Augen abhärten und stärken; sonst bleiben die Augen den Pflanzen gleich, die unter dem Baum im Schatten wachsen und nur welk sind, schwach und verkümmert.

2) Täglich müssen die Augen mit Fenchelwasser ausgewaschen werden zwei- bis dreimal, wodurch sie gereinigt und gestärkt werden. Das Waschen muß aber nicht bloß äußerlich geschehen, sondern das Auge selbst muß gewaschen werden.

3) Täglich muß der Knabe mit ganz kaltem Wasser ganz gewaschen werden.

4) Täglich ein Halbbad nehmen, eine halbe Minute lang, gleichfalls in kaltem Wasser. –

Nach drei Wochen sah der Knabe schon ganz gut, die Augen kräftigten sich von Tag zu Tag. Das Aussehen wurde frischer, die Kräfte nahmen zu, und die jugendliche Lebendigkeit und Heiterkeit wuchs mit jedem Tage.

Weitere Anwendungen:

1) jeden Tag ein Halbbad;

2) in der Woche eine Waschung mit Wasser und Essig;

3) fleißig barfuß gehen;

4) Die Augen sollen täglich mit Fenchelwasser einmal gewaschen werden.

In sechs bis sieben Wochen war die ganze Natur und auch das Augenlicht wie umgewandelt.

7.

Ein Studierender, 21 Jahre alt, erzählt: „Ich bin etwas schwächlich gebaut, habe zudem noch recht wenig Kraft und nie guten Appetit. Ich bin auch etwas weichlich erzogen, aber mein größtes Leiden ist, daß ich trotz einer Doppelbrille stets wachsende Abnahme des Augenlichts verspüre. Ich fürchte, wenn es noch ein Jahr so fortgeht, könnte ich erblinden. Was dann? Im Elend leben ohne Beruf. Ich habe die größte Begeisterung für mein künftiges Berufsleben und möchte daher gerne Hilfe. Ich habe eine große Anzahl Augenärzte zu Rathe gezogen. Es wurde Jahre hindurch viel an den Augen gethan. Ich habe die schärfsten Gifte bekommen, große Schmerzen ausgestanden – doch Alles ohne Erfolg."

Schaute man den jungen Mann so an, hörte man den Jammer, so drang sich das Urtheil von selbst auf: die Augen sind wie der Körper und dieser wie die Augen, beide sind vollständig verkümmert. Derselbe ist schlecht genährt worden, er wurde ganz verweichlicht durch die Kleidung, und durch Meidung jeder Abhärtung steigerte sich die Verkümmerung. Wie können doch oft Eltern so thöricht gegen ihre Kinder handeln!

Zur Heilung geschah Folgendes:

1) Jede Nacht vom Bette aus ganz waschen, damit sich die Naturwärme steigere, Leben und Thätigkeit eingeleitet werde.

2) Jeden Tag einen Knie- und Oberguß, die stärkend, belebend und erwärmend einwirken.

3) Jeden Morgen und Abend eine kleine Portion Kraftsuppe, weil die Natur eine größere nicht ertragen konnte.

4) Alle geistigen Getränke wurden strengstens verboten, dafür nahrhafte Kost empfohlen.

Die Augengläser konnten schon am dritten Tag entfernt werden. Die Augen konnten schon Helle und Luft ertragen.

In der angegebenen Weise wurde drei Wochen lang angewendet. Dann wurde den einen Tag Ober- und Schenkelguß, den andern Tag ein Halbbad verordnet. Das wurde vier Wochen fortgesetzt. Die Augen wurden täglich während der ganzen Kur mit Honigwasser gewaschen zur Reinigung und Stärkung. (Eine Messerspitze voll Honig wird in ¼ Liter Wasser 3 Minuten lang gesotten.)

Nach sieben Wochen sah der junge Mensch ganz anders aus. Die Augen waren schon ziemlich kräftig. Er glaubte noch nie besser gesehen zu haben. Das ganze Aussehen war wie umgewandelt. Dic erfrischten Gcisteskräfte und das heitere Gemüth machten den jungen Menschen lebensfroh. Er sagte ausdrücklich: „Ich habe gar nicht gewußt, daß einem so wohl werden kann, wie es mir jetzt ist."

Möchten doch Eltern und Erzieher nicht bloß den Geist, sondern auch den Körper in's Auge fassen! Wie dankbar würden dann die glücklichen jungen Leute denselben sein!

8.

Ein Student, 13 Jahre alt, kommt, von seiner Mutter begleitet, wegen Augenleiden und klagt: „Ich habe fast beständig Kopfschmerzen, selten bin ich einige Stunden ganz frei davon; je stärker die Kopfschmerzen, um so weher thun mir die Augen. Wie seit Wochen das Kopfleiden zunimmt, nimmt auch das Augenlicht ab. Ohne Augenglas kann ich gar nicht mehr lesen, und auch mit dem Augenglas nur kurze Zeit. Wenn es nicht besser wird, muß ich das Studieren einstellen."

Hier ist sicher zu starker Blutandrang in den Kopf, wodurch ein Druck auf die Augen ausgeübt wird. Wie Hände und Füße verkümmert sind, und das Blut mehr in den obern Körper dringt, so wird die Blutarmuth immer größer und auch die Verkümmerung. Es ist also hier die Aufgabe, das Blut an alle Theile des Körpers zu leiten, die ganze Natur in höheres Leben und größere Thätigkeit zu bringen, damit sie kräftige Nahrung ertrage und dadurch der ganze Körper gestärkt werde. Hört der Drang des Blutes in den Kopf auf und nimmt die Kraft des Körpers zu, dann werden auch die Augen die gehörige Sehkraft und Ausdauer bekommen. Außer dem Kopf, der durch den Blutandrang frisch aussah, war der ganze übrige Körper verkümmert. Weil nur an den Augen kuriert wurde, denen doch nichts fehlte, und nicht am Körper, so wurde von dem einen Arzte erklärt, es sei allgemeine Augenschwäche da, von dem andern, es werde sich mit der Zeit ein Staar bilden, und von einem dritten wieder etwas Anderes.

A n w e n d u n g e n: Der Student mußte 1) jeden zweiten Tag ein Hemd anziehen, in kaltes Salzwasser getaucht, eine Stunde lang, 2) jeden Tag den ganzen Körper waschen mit Wasser und etwas Essig darin, 3) jeden zweiten Tag ein Halbbad ½ Minute lang nehmen, aber nicht an den Tagen, wo das Hemd angezogen wurde. Für die Augen wurde nichts gebraucht. So drei Wochen lang.

Am dritten Tag konnte der Student die Brille ablegen, somit Helle und Luft schon ertragen. Nach sechs Tagen merkte er schon eine kleine Zunahme der Sehkraft. Es verbesserte sich der Zustand des ganzen Körpers mehr und mehr.

Nach drei Wochen waren die Augen schon ziemlich gut. Noch besser aber erging es dem ganzen Körper. Der Appetit wuchs von Tag zu Tag. Der Student konnte die kräftigste Kost ertragen. Aller Trübsinn verschwand, und er lebte, wie junge Leute leben sollen. Die weiteren Anwendungen waren bloß Halbbäder, in der Woche zwei bis vier.

W i r k u n g: Das Hemd in Salzwasser getaucht öffnete die Poren, entwickelte mehr Naturwärme und kräftigte und vermehrte die Hautthätigkeit. Die Waschungen wirkten auf den ganzen Körper stärkend, anregend, abhärtend; das Halbbad wirkte in derselben Weise in noch höherem Grade.

9.

Eine Mutter bringt ihre Tochter, 6 Jahre alt; diese hat Augengläser, deren sich ein altes Mütterchen nicht hätte zu schämen gebraucht. Diese Brille war von einem Augenarzt empfohlen. Das Kind war ganz schwächlich, hatte geröthete Augen, aufgedunsenen Kopf und ganz schwächliche Hände und Füße, mit einem Wort, das Kind war ganz verkümmert. Es bekam täglich zweimal Kaffee, auch Bier, und der Arzt habe befohlen, man solle dem Kind täglich starken Wein in kleinen Portionen geben.

Hier ist das Kind mit schwächlicher Anlage noch verkümmert zum größten Elend durch die unglückliche Nährweise. Da heißt es: entweder – oder: zu Grunde gehen oder eine andere Lebensweise führen. Die Mutter weinte bitterlich, ob dieser Mittheilung und glaubte das schwache Kind könne keine andere Nahrung ertragen, und sie könne nicht so unbarmherzig sein und dem Kinde etwas versagen, wozu es Neigung habe, und demselben etwas aufdringen, wozu es nicht Lust habe und woran es nicht gewöhnt sei. Doch es war nicht zu ändern. Das Kind mußte 8 Tage hindurch täglich zweimal mit kaltem Wasser und etwas Essig daran gewaschen werden, täglich wo möglich im Freien barfuß gehen, jeden zweiten Tag ein Halbbad nehmen und täglich zweimal Kraftsuppe essen. Jede kräftige Kost war außerdem erlaubt. An den Tagen, wo das Halbbad genommen wurde, durfte nur eine Waschung geschehen.

Nach wenigen Tagen hatte das Kind den besten Appetit, aß seine Kraftsuppe ganz gern, auch andere gute Kost. Das Augenglas konnte das Kind die ersten zwei Tage nicht entbehren. Am vierten Tag wurde es entfernt. Nach drei Tagen bekam das Kind den einen Tag ein Halbbad, den anderen Tag zwei Waschungen des ganzen Körpers mit Wasser und Essig. Die Augen wurden jeden Tag zweimal mit schwachem Alaunwasser ausgewaschen. (Eine Messerspitze voll Alaun wird in ¼ Liter warmen Wassers aufgelöst.) Es müssen aber nicht bloß die Augenlider gewaschen werden, sondern es muß das Wasser auf das Auge selbst kommen.

Nach sechs Wochen war die Hauptkur zu Ende. Das Augenlicht war schon ziemlich gut. Das Auge konnte Helle und Luft gut ertragen. Wie der ganze Körper gesünder wurde, so verbesserte sich auch das Auge mehr und mehr. Somit ist auch hier wahr: Ein gesunder Körper hat auch ein gesundes Auge. Fehlt es an den Augen, so fehlt es auch am Körper.

Bauchfellentzündung, Folgen derselben.

1.

Ein Bauernsohn, 21 Jahre alt, hatte zweimal in einem Jahr Bauchfellentzündung; er wurde zwar geheilt, wie er glaubte, hatte aber von Zeit zu Zeit Beschwerden im Wassermachen und gewöhnlich bedeutende Schmerzen, besonders bei ungünstiger Witterung oder wenn er keine entsprechende Kost für seinen geschwächten Unterleib bekam. Jede schwere Kost brachte ihm Schmerzen, besonders fehlte gehörige Stuhlentleerung. Das ganze Aussehen sagte: der Mensch ist krank.

Was heilt diesen Rest von der Krankheit, der selbst eine Krankheit ist?

Hier ist sicher anzunehmen, daß die kranken Stoffe von der Entzündung nicht alle ausgeschieden sind, daß der ganze Unterleib recht geschwächt ist und große Unthätigkeit herrscht. Dieses zu heben, diente folgende Anwendung:

1) In der ersten Woche drei kurze Wickel, das Tuch in Wasser getaucht, in welchem Haberstroh ½ Stunde lang gesotten wurde.

2) Jeden Tag ein Sitzbad eine Minute in kaltem Wasser.

3) Den ganzen Körper täglich waschen mit kaltem Wasser und etwas Essig daran.

4) Jeden Morgen und Abend Kraftsuppe; am Mittag recht nahrhafte, aber leicht verdauliche Kost; vom Frühstück bis Mittag jede Stunde einen Löffel voll Milch; von Mittag bis Abends alle Stunde einen Löffel voll frisches Wasser.

In 14 Tagen war dieser Kranke gesund, und weiter war nichts mehr nothwendig als ein bis zwei Halbbäder.

Die Wickel lösten die faulen Stoffe auf und reinigten die Natur. Die Ganzwaschung belebte und stärkte den ganzen Organismus. Die Milch bewirkte Vermehrung des Blutes. Wasser sorgte für den Stuhlgang. Die Halbbäder am Schluß vollendeten die Heilung und verhalfen zur vollen Körperkraft.

2.

Ein Vater erzählt: „Mein Sohn, 13 Jahre alt, hatte Bauchfellentzündung. Von dieser befreit, wie der Arzt sagte, hatte er 20 Wochen hindurch so viele Schmerzen am ganzen Leibe, daß er immer im Bett liegen mußte. Er hat oft solche Unterleibsschmerzen, daß er schreit, daß man es beim Nachbar hören kann. Anfangs waren die Schmerzen mehr im Unterleib, von da ist nach und nach der Schmerz in alle Glieder gekommen. Jetzt klagt er besonders über Schmerz unter den Nägeln. Er kann nicht sterben und gedeiht doch auch nicht. Er hat recht viel eingenommen, aber Alles war umsonst.“

Für diesen Fall folgende A n w e n d u n g e n :

1) Den einen Tag ein Hemd anziehen in Wasser getaucht, in welchem Heublumen gesotten wurden. Dasselbe ist warm anzuziehen, und der Knabe dann in eine Wolldecke einzuwickeln und 1½ Stunden lang darin zu belassen.

2) Den andern Tag angeschwellte Heublumen in einem Tuch warm auf den Unterleib binden und 1–1½ Stunden darauf zu lassen. So 12 Tage lang. Nach diesen 12 Tagen in der Woche zweimal Heublumen auf den Leib binden und in der beschriebenen Weise einmal ganz waschen und einmal ein Hemd anziehen, wie oben angegeben.

In vier Wochen war der Knabe vollständig geheilt.

In diesem Falle waren durch die Unterleibsentzündung die Säfte aufgezehrt, und weil der Knabe nicht genährt werden konnte, ist die ganze kleine Maschine vollständig verkümmert.

W i r k u n g e n : Die Heublumen brachten Wärme in den Unterleib, entfernten die Hitze, kräftigten die inneren Theile und stärkten den ganzen Unterleib. Alle Theile des Körpers aber wurden erweicht und gestärkt durch das Hemd. Die Waschungen bewirkten Kräftigung, gleiche Naturwärme und geregelten Blutlauf. Hiernach wurde gebraucht in der einen Stunde ein Löffel Milch, in der anderen Stunde ein Löffel Wasser, in welches ein Tropfen Wermuthtinktur gemischt war. Die letzten Anwendungen waren nur gelinde Fortsetzung der ersteren.

Beinfraß.

Daß von Zeit zu Zeit am Körper Geschwüre entstehen, aufbrechen und vereitern, ist Jedem bekannt, und wenn sie einen günstigen Verlauf nehmen und sich rasch entwickeln, wird viel ungesunder Stoff ausgeleitet, und die ganze Natur wird um so gesünder. Die Natur hat dann, wie man sagt, sich selbst geholfen und die Lumpen hinausgeworfen. Es scheidet sich aber nicht immer aller Krankheitsstoff aus. Es kann das Blut verunreinigt sein, ebenso die Säfte, und es entwickelt sich doch keine Ausscheidung. Ist so ein Krankheitsstoff tief im Innern bis auf dem Knochen, dann greift er selbst diesen an, macht ihn morsch und greift um sich, so daß oft mehrere kleine Knochenstücke herauskommen. Ich kannte eine Person, welche längere Zeit Zahngeschwür hatte. Weil es nicht aufgebrochen ist, hat dieser ungesunde Stoff das Kieferbein zerfressen, und die Unglückliche mußte sterben. Wie dieser Kieferknochen zerfressen wurde, so geht es auch mit anderen

Gebeinen; es bleibt auch nicht bei einer Stelle des Körpers, sondern wie Geschwüre an mehreren Stellen sich bilden können, so kann auch der Beinfraß an zwei oder drei Stellen sich bilden.

1.

Ich kannte eine Dienstmagd, die den Fuß übertreten und verstaucht hatte. Man hielt es für eine Kleinigkeit. Sie hat auch noch einige Tage gearbeitet. Die Fußknochen und Gelenke entzündeten sich. Der Knochen wurde angefressen, – der Fuß wurde abgenommen, aber an einer anderen Stelle begann der Beinfraß aufs Neue, und das Mädchen mußte endlich nach vielen Leiden sterben. Kommt man früh genug zu Hülfe, so ist der Beinfraß leicht zu heilen. Härter geht es, wenn das Blut schon länger verdorben ist und schlechtes Blut sich gebildet hat; dann ist das Blut unverbesserlich und der Beinfraß unheilbar.

Mir wurde ein Mädchen gebracht, das vom Knie bis zum Knöchel an einem Fuß vier Löcher hatte, und zwar schon seit zwei Jahren. Aus jeder Öffnung sind schon Knochensplitter gekommen. Das Kind hat viele Mittel angewendet, aber vergebens.

Wie kann hier geholfen werden? Allererst muß für gesunde, leicht verdauliche Nahrung gesorgt werden, damit das Blut verbessert wird.

1) Täglich sechs bis acht Wachholderbeeren wirken günstig auf den Magen.

2) Täglich dreimal eine kleine Tasse Thee von Spitzwegerich, Salbei und Wermuth; sie reinigen das Blut und dienen zur Verdauung.

3) Den einen Tag den Körper ganz waschen bewirkt eine bessere Naturwärme und stärkt. Noch wirksamer ist die Einwirkung, wenn

4) täglich ein Oberguß und Knieguß, oder ein Halbbad genommen wird.

Was die schadhaften Stellen betrifft, so wirkt ganz besonders günstig das Zinnkraut durch Überschläge und Aufschläge von angebrühtem oder gekochtem Zinnkraut selbst.

Es ist auffallend, wie schnell sich auf diese Anwendungen die Gesichtsfarbe änderte, guter Appetit kam und die Wunden anfingen zu heilen. In vier Wochen war der bezeichnete Beinfraß vollständig geheilt.

2.

Anna, 33 Jahre alt, hat durch Zugluft einen starken Rheumatismus auf der linken Schulter bekommen. Sie hat verschiedene Einreibungen gebraucht und wegen unerträglicher Schmerzen auch schmerzstillende Einspritzungen.

Von der Schulter hat sich der Schmerz auch in den Schenkel verbreitet, der unter den Knieen stark geschwollen und brennend roth ist; es floß täglich immer reichlicher eine brennende Flüssigkeit heraus. Alles, was sie gebrauchte, war umsonst.

Hier wurde die Transspiration vollends gestört. Die Entzündung hat kranke Stoffe gebildet. Das Blut wurde verdorben, und jetzt hat sich der kranke Stoff einen Ausweg gebildet.

Zur Heilung Folgendes:

1) In der Woche zwei Wickel von unter den Armen ganz hinunter, in Wasser getaucht, in welchem Haberstroh gesotten wurde. Diese warmen Wickel öffnen die Poren, lösen die Geschwulst auf und leiten die Krankheitsstoffe aus.

2) In der Woche zweimal ein Hemd anziehen, ebenfalls in warmes Haberstrohwasser getaucht, bewirkt im Oberkörper, was der Wickel im Unterkörper.

3) Jeden Tag einen Oberguß und Schenkelguß. Diese Anwendungen kräftigen die Natur, härten sie ab und lösen nach innen die Krankheitsstoffe auf. So drei Wochen lang. Dann

4) in der Woche drei Halbbäder und drei Obergüsse und in jeder zweiten Nacht eine Ganzwaschung mit kaltem Wasser. Diese erhält und vermehrt die Naturwärme, die Bäder kräftigen den Körper.

So 14 Tage lang, und die Cur war beendet. Der Erfolg war, daß die Geschwulst verschwunden.

Nach innen bekam die Kranke alle Tage eine Tasse Thee von sechs grünen Holderblättern, klein zerschnitten und 10 Minuten lang gesotten, dieß nimmt alle innere Hitze und bewirkt Stuhlgang, wirkt auch reinigend auf die Nieren.

3.

Johann bekommt unter heftigen Schmerzen eine große Geschwulst am Arm. Es entwickelte sich aber nicht ein Geschwür, sondern die Geschwulst war recht schmerzlich und ganz hart. Ärzte hatten mehrere Monate lang Verschiedenes angewendet. Es wurde auch von zwei Seiten eine Öffnung gemacht und etwas eingegossen, er weiß nicht was. Der Arm wurde immer schlimmer, und nach vielen Wochen kam der Beinfraß zum Vorschein. Es gingen einzelne Knochensplitter heraus, und weil die Verschlimmerung immer zunahm, wollte der Kranke andere Mittel gebrauchen und nahm die Zuflucht zum Wasser. Das ganze Aussehen sagte, dieser Mensch habe nicht bloß einen kranken Arm, sondern sei überhaupt krank, sei blutarm, habe kein gutes Blut und keine guten Säfte. Mache man zuerst den Körper gesund, und dann wird der Arm auch gesunden!

1) Jeden Tag wurde der ganze Körper gewaschen, dadurch die Natur erfrischt, gekräftigt, und es begann wieder die erforderliche Transspiration.

2) Der Kranke nahm jeden Tag ein Halbbad. Dieses wirkte stärkend und auflösend (die kranken Stoffe), brachte Appetit und gutes Aussehen.

N a c h i n n e n wurde gebraucht:

1) Täglich drei kleine Tassen Thee von Salbei zur Verbesserung der Säfte, etwas Wermuth zu besserer Verdauung und Wachholderbeeren zur Kräftigung des Magens und zur Reinigung der Nieren.

2) Die Hand wurde alle Tage vier Stunden lang eingewickelt in angeschwellte Heublumen. Nach zwei Stunden wurde der Wickel erneuert, jedesmal angenehm warm.

3) Über Nacht wurde ein Lappen über den Schaden gebunden, in Wasser getaucht, in welchem Zinnkraut gesotten worden war.

Nach wenigen Tagen änderte sich das ganze Aussehen, das Geschwür löste sich auf, der Beinfraß hörte auf, und der Arm wurde wieder gesund.

Bemerkt sei noch, daß nach drei Tagen der Arm täglich einmal und später zweimal in kaltes Wasser getaucht wurde, zwei bis vier Minuten lang.

4.

Ein Mädchen, 23 Jahre alt, bekam eine Geschwulst unterhalb der Waden, recht heiß und schmerzhaft, ganz hart. Da sie Anfangs sich nicht viel daraus gemacht und später erst Hülfe gesucht hatte, war das Bein schon angegriffen. Viele Wochen lang gebrauchte sie vergebens verschiedene Mittel. Sie las mein Buch, wendete Heublumenwickel an, legte auf die Wunde Zinnkraut, nahm Ganzwaschungen und später Halbbäder und machte sich innerhalb vier Wochen gesund.

5.

Ein Hausvater, 56 Jahre alt, hatte etwas enge Stiefel. Die Zehen thaten ihm wehe. Doch konnte er in seinem Geschäft fortarbeiten, deßhalb schenkte er diesem Schaden wenig Beachtung. Nach einiger Zeit entzündete sich die erste und zweite Zehe am rechten Fuß. Er machte sich noch nicht viel daraus. Endlich konnte er nicht mehr gehen und beobachtete jetzt mehr Schonung. Eine Zehe war stark entzündet, die andere war am Zusammenbrechen. Der Arzt entfernte beide Zehen und glaubte geheilt zu haben. Doch es liefen immer braune Stoffe heraus, ein Beweis, daß der Beinfraß schon tiefer eingedrungen. Sonst war der Mann gesund. Als er sich verloren glaubte und ihm auch nicht viel Besserung bereitet werden konnte, nahm er seine Zuflucht zum Wasser. Es wurden:

1) täglich beide Füße bis an die Waden in angeschwellte Heublumen zwei Stunden lang eingewickelt und mit einer Wolldecke gut zugedeckt. Nach den ersten zwei Stunden wurden die Heublumen wieder in's warme Wasser getaucht und der Umschlag erneuert. Sonst wurde

2) der ganze Körper täglich mit kaltem Wasser gewaschen.

3) Während der Nacht wurde ein Tuch in Zinnkrautabsud getaucht und der Fuß bis über den Knöchel gut eingewickelt, während derselben Nacht wurde der Umschlag erneuert.

Wie am ganzen Leib die Waschung kräftigend und ausscheidend wirkte, so wirkten in viel höherem Grade die Einwickelungen an den Füßen. In wenigen Tagen war alle Gefahr beseitigt und in vier Wochen der Beinfraß geheilt. Es kamen noch einige kleine Splitterchen heraus. Bemerkt muß noch werden, daß der kranke Fuß täglich mit zwei Gießkannen voll kalten Wassers abgegossen wurde; diese einschneidende Kälte trennte den kranken Stoff vom Bein, und so ward auch eine gänzliche Heilung erzielt. Nach innen wurde täglich eine Tasse Thee getrunken von Schafgarbe, Johanniskraut und Spitzwegerich. Dieser Thee wirkte auf Reinigung des Blutes.

6.

Ein Kind von neun Jahren hatte schon längere Zeit einen geschwollenen Finger, der ganz heiß war, aber nicht besonders schmerzte. Nach einiger Zeit entzündete er sich heftiger, und es floß ein wenig braune Flüssigkeit heraus. Dieses dauerte einige Tage, dann löste sich das erste Glied zur Hälfte ab – also B e i n f r a ß .

A n w e n d u n g :

1) Zinnkraut wurde abgesotten und die Hand eine halbe Stunde in diesem warmen Zinnkraut gebadet. Dann wurde

2) der Finger und die Hand eingewickelt mit einem Tuch, eingetaucht in Zinnkrautabsud;

3) zweimal während des Tages die Hand in das kälteste Wasser getaucht, 5 Minuten lang, und gleich wieder eingebunden;

4) täglich der ganze Körper gewaschen.

In 12 Tagen war der Finger geheilt, und zwar so, daß derselbe ganz brauchbar wurde.

Die Ganzwaschung wirkte auf den ganzen Körper, das Zinnkraut heilend und ausleitend, das kalte Handbad löste die krankhaften Stoffe auf.

7.

Ein Mädchen, 18 Jahre alt, hatte häufig Ausschläge am Körper, bald da, bald dort, und es floß öfters ätzende Flüssigkeit aus. Es trat eine Geschwulst auf oberhalb des Knies, welche sich entzündete. Das Mädchen verbarg den Schaden, so lang es gehen konnte. Die Geschwulst entzündete sich auf's heftigste, brach von selber auf, und es kamen zwei Knochensplitter heraus, also B e i n f r a ß .

A n w e n d u n g : 1) Der ganze Schenkel bis unter die Kniee wurde täglich in Heublumenabsud 8 Stunden, je vier am Morgen und am Nachmittag, warm eingewickelt; nach je 2 Stunden wurde der Umschlag erneuert.

2) Über das Geschwür selbst wurde beständig ein Fleck, in Zinnkrautwasser getaucht, gelegt, alle zwei Stunden frisch eingetaucht. Die Geschwulst löste sich nach und nach auf, bis der Fuß ganz normal war.

3) Jeden Tag wurde die Kranke ganz eingewickelt, das Tuch in Heublumenabsud getaucht. Dieser Wickel war hier nothwendig, weil durch den vielen Ausschlag der Beweis gegeben war, daß viel kranker Stoff im Blut war, der dadurch ausgeleitet wurde. In 12 Tagen war die Heilung vollendet.

Wie der Wickel die ganze Natur reinigte, so leiteten die übrigen Wickel die kranke Masse aus. So wurde dieses Mädchen, Dank ihrem Schöpfer, dem Wasser und Zinnkraut, vollständig gesund.

8.

Ein Mädchen, das stets frisch und gesund ausgesehen, bekam am dritten Finger der rechten Hand den sogenannten Wurm. Der Finger war dreimal so dick, als er hätte sein sollen, und schmerzte sehr. Der Arm that ihm wehe bis unter die Schulter; es war ohne allen Appetit und am ganzen Körper glühend heiß. Nach 10 Tagen brach der Finger auf, und es floß mehrere Tage lang ziemlich viel Eiter heraus. Endlich löste sich das erste Glied ganz ab; es war vom Beinfraß zerfressen.

A n w e n d u n g : 1) Täglich mußte das Mädchen ein Hemd anziehen, in warmen Heublumenabsud getaucht, 1½ Stunden lang.

2) Täglich wurde die Hand und der Arm bis zum Ellenbogen 6 Stunden lang in angeschwellte Heublumen recht warm eingewickelt, und dieses nach je 2 Stunden erneuert. Diese Heublumen zogen wie ein Zugpflaster aus dem Arm und Hand alle Schärfe.

3) Die Hand wurde zweimal während des Tages mit einer Gießkanne voll kalten Wassers übergossen. Dieses zog die Hand zusammen und löste

die ungesunden Stoffe auf. Die Wunde heilte wieder zu, der Finger war gesund, nur das erste Glied fehlte.

Bettnässen.

Ein Kind von 10 Jahren konnte das Wasser nicht halten. Es befolgte den Rath: Erstens täglich zweimal im Wasser gehen bis an die Knie 2 bis 5 Minuten lang. Zweitens jeden Tag einen Oberguß. In 12 Tagen war das Mädchen von diesem Übel befreit. Um die volle Kraft zu erlangen, wurden in der Woche 2 bis 3 Halbbäder genommen.

Blasenkatarrh.

Jakob hatte sich vor drei Jahren erkältet und bekam Blasenkatarrh; er hatte längere Zeit Ärzte gebraucht, viel eingenommen und mußte auf Anordnung des Arztes wollene Beinkleider tragen, anfangs eines, später zwei; dadurch kam er in eine Lage, daß bei jeder Kleinigkeit, z. B. wenn ein Gewitter entstand oder bei trockenem Wind, sein Leiden sich steigerte; er war somit vor beständiger Erkältung gar nie sicher.

Ist hier eine große Verweichlichung und dadurch große Empfindlichkeit und Schwäche eingetreten, so sind die zur Abhärtung, Kräftigung und Ausscheidung der faulen Stoffe geeigneten Anwendungen nothwendig.

Oberkörper und Extremitäten werden zuerst abgehärtet und gekräftigt durch Oberguß und Schenkelguß, täglich zweimal.

N a c h i n n e n wird reinigend eingewirkt, indem drei Tage hindurch alle Stunden ein Löffel voll Zinnkraut und Wachholderthee eingenommen wird. So vier Tage lang.

Abhärtung und Kräftigung wird jetzt auch am ganzen Körper erzielt durch:

1) täglich einen Rückenguß, ein Sitzbad;

2) jeden zweiten Tag noch ein Halbbad dazu, ½ Min. lang;

3) täglich eine Tasse Thee von Wermuth, Zinnkraut und Schafgarbe in drei Portionen.

Nach drei Wochen war der Kranke gesund. Er bekam eine gleiche Naturwärme, allgemeine Naturkraft und durch die Abhärtung eine Widerstandskraft gegen alle schädlichen Einflüsse.

Hier ist anzuwenden der Grundsatz: die Kraft dringt immer auf die schwachen Theile und verdrängt die Schwäche, wie die Verweichlichung der Abhärtung weichen muß.

Blut.

Wichtigkeit einer geregelten Blutcirculation im menschlichen Körper.

Bei der menschlichen Natur ist das Wichtigste, um gesund und ausdauernd zu sein, daß der Blutumlauf im ganzen Körper in Ordnung ist. Man kann sagen: der wird wohl zu den Glücklichsten gehören, bei dem keine Blutstörungen stattfinden. Es wird aber auch kein Unglück für den Menschen geben, das größer sein kann, als wenn der Blutlauf in große Unordnung geräth. Vom Blute l e b t , wie der ganze Körper, so auch jeder einzelne Theil desselben. Darum muß das Blut nach allen Richtungen hin dringen, und dieß geschieht durch kleine Canäle, Adern genannt, auf daß jedes, auch das kleinste Körpertheilchen seine Nahrung bekomme. Das Blut e r w ä r m t auch den Körper, und wo Blut fehlt, tritt Kälte ein. Wo Mangel an Wärme, dort fehlt es an Blut. Die Wärme sagt uns, wo das Blut ist, und wie viel man Blut hat. Wo die Wärme fehlt, fehlt also Blut, und daher kommen dann die größten Störungen. Es gibt Leute mit so schwachen Füßen, daß diese den Körper nicht mehr tragen. Fragen wir solche Leute, ob die Füße warm seien, dann heißt es gewöhnlich: „Meistens kalt, selten warm." Also müssen die Füße Hunger leiden, sie werden nicht gehörig genährt. Es kommt oft vor, daß eine Hand oder ein Fuß anfängt zu schwinden, wie man sagt. Woher kommt Dieß? Der Arm bekommt fast kein Blut mehr. Er muß aushungern. Es kann eine Ader verstopft sein, das Blut kann also nicht mehr hinaus in den Arm oder Fuß. Darum, lieber Leser, wirst du es auch für wichtig halten und Sorge dafür tragen, daß dein Blut den besten Lauf habe, überall hindringe und alle Körpertheile gut nähre. Wenn in einem Wirthshaus recht viele ordentliche Leute sitzen, gut essen und kräftig trinken, dann geht es recht geweckt und lebendig zu; wenn aber recht viele Lumpen bei einander sitzen, dann geht wohl Alles darunter und darüber, und ein ordentlicher Mensch möchte die Flucht ergreifen. Ganz ähnlich kann auch das Blut, das einem Wanderer gleich ist, an einzelnen Stellen des Körpers sich anhäufen, erzeugt eine große Wärme, auch Hitze, und es geht dann an dieser Stelle ziemlich bewegt zu. Es kann aber auch das Blut eine solche Aufregung bewirken, daß man meint, es möchte den menschlichen Körper zertrümmern, und daß Nachtheile entstehen für Geist und Körper. Man denke nur an einen Gemüthsleidenden oder einen Tobsüchtigen, von welchen Krankheiten die Ursache oft in Blutstörungen zu suchen ist. Wie aber in dem angeführten Großen, so ist es auch im Kleinen bis zum kleinsten Äderchen. Die allerkleinste Blutstauung, und sollten es auch nur wenige Tropfen sein, kann Entzündung und Anschwellung verursachen, macht viel Hitze und Schmerz, und es tritt keine Ruhe ein, bis es ausgeschieden ist entweder durch Zertheilung (durch Schwitzen) oder durch ein kleines Geschwürchen.

Wenn das Blut sich an verschiedenen Stellen anstaut, so wird es nicht besser, sondern schlechter, ebenso wie das Quellwasser am frischesten ist, während es fließt, aber schlecht wird, sobald ein Theil davon liegen bleibt. So wird auch durch die Blutanstauung das Blut verschlechtert, und dieselbe mag auch öfters mit Ursache sein, wenn bei mancher Kleinigkeit gerne Blutvergiftung eintritt. Bei Blutanstauungen kann einer lange Zeit gesund sein oder wenigstens sich für gesund halten. Aber regelmäßig haben sie doch nicht gute, meistens die schlimmsten Folgen. Ganz sicher haben die meisten Schlaganfälle ihre Ursache in den Blutstauungen. Wem also an seiner Gesundheit liegt, wer sein Leben lieb hat und lang leben will, der muß sorgen, daß er einen recht geregelten, gleichmäßigen Blutlauf habe. Dann bleibt das Blut im besten Zustand, der ganze Körper wird gleichmäßig genährt, und es ist auch für den Geist das größte Glück, der gerade durch Blutanstauungen und Blutarmuth am meisten zu leiden hat. Hiefür ist das Wasser das sicherste und beste Heilmittel. Eine gute Mühle geht zu Grunde, wenn nicht die Kraft des Wassers Alles in gutem Gang erhält. So wird auch das Wasser das einzige Mittel sein, das solche Übel zu heben im Stande ist und den traurigsten Folgen vorzubeugen vermag. Beispiele werden die Sache noch klarer machen.

Blutarmuth.

1.

Martha kommt zu mir und jammert: „Ich habe so viele Kopfschmerzen und solche Hitze im Kopf, daß ich oft meine, der Kopf zerplatze mir, habe aber beständig kalte Füße, und auch meine Hände sind selten warm; wenn ich mich noch so gut ankleide, friere ich doch, bin ohne Kraft und Lebenslust, obgleich erst 24 Jahre alt."

Martha hat zu viel Blut im Kopf. Ärzte haben schon Blutegel gesetzt, um Blut herauszulassen. Martha aber ist höchst blutarm, und die besten Körpertheile sind viel zu wenig genährt. Das Blut muß aus dem Kopf in die Füße und Hände und in den ganzen Körper geleitet werden, die unthätige Maschine muß in Gang kommen; dann wird der Appetit schon kommen, die Verdauung sich bessern und die Blutarmuth sich heben. Und Dieß geschieht, wie folgt:

1) täglich einmal im Wasser gehen 2 bis 5 Minuten lang,

2) täglich einmal einen Knieguß, noch besser einen Schenkelguß,

3) jede Nacht vom Bett aus ganz waschen, nicht abtrocknen, gleich wieder in's Bett,

4) jeden Morgen und Abend eine Kraftsuppe,

5) vom Frühstück bis Mittag jede Stunde einen Löffel voll Milch; von Mittag bis Abend alle Stunden einen Löffel voll Wasser. So 10 bis 12 Tage lang. Weiterhin

6) den einen Tag einen Oberguß und Knieguß, den andern Tag ein Halbbad ½ Minute lang, den dritten Tag ein Sitzbad. So 14 Tage lang.

Hier ist Überfluß des Blutes im Kopf, und in Händen und Füßen Blutarmuth, was die vorherrschende Kälte beweist; das Blut muß deßhalb nach allen Richtungen hin geleitet werden. Dieses bewirken Ober- und Kniegüsse.

Die Kraftsuppe und Milch bewirken eine bessere Blutbildung, das Wasser weichen Stuhlgang; die Halbbäder im Wechsel mit den Güssen kräftigen den ganzen Körper. – In fünf Wochen war diese Kranke hergestellt.

Zur weiteren Erholung reichen aus in der Woche zwei Ober- und Schenkelgüsse und ein Halbbad, später nur das Halbbad in der Woche ein- bis zweimal.

2.

Ein Mädchen, 19 Jahre alt, hat Drücken auf der Brust und viel Kopfleiden. Hände und Füße sind kalt; Appetit ganz wenig, das Aussehen feurig, Schlaf ganz wenig.

Hier hält sich das Blut mehr auf der Brust und im Kopf auf. Die übrigen Theile des Körpers sind blutarm.

1) Täglich zweimal im Wasser gehen und zweimal die Hände zwei Minuten lang in's Wasser legen, leitet das Blut vom Herzen und Kopf nach aussen.

2) In der Nacht eine Ganzwaschung mit Wasser und Essig, bringt mehr Wärme und vertheilt das Blut gleichmäßig. So acht Tage lang. Dann

3) jeden Tag ein Halbbad und jeden zweiten Tag ein Oberguß und Wassergehen bewirkt Kräftigung und erhält das Blut in Ordnung. – Nach vier Wochen war die Heilung erzielt.

3.

Ein Student ward unfähig, weiter zu studiren, und wurde deßhalb aus der Schule entlassen. Früher hatte derselbe ganz gute Fortschritte gemacht und Liebe zum Studium gezeigt. Darum war seine Entlassung um so auffallender und schmerzlicher. Die Ärzte wußten keine Hülfe. Der Junge sah recht krank und abgemagert aus, war zu matt schon zum Gehen, ohne Appetit. Die Haut war so trocken, daß, wenn man mit der Hand fest über den Arm streifte, der Staub davon flog. Mir kam es vor, als ob man diesen Menschen in der freien Luft austrocknen wollte. Auffallend waren die Augen, weil die Augendeckel gefüllt waren wie bei Wassersüchtigen. Auch die Wangen waren im Verhältniß zu andern Gesichtstheilen zu voll.

Dieser Student hat fast kein Blut mehr und nur dünnes; der Herzschlag ist kaum vernehmbar. Die Haut ist so eingetrocknet, weil keine Säfte vorhanden sind und die innere Thätigkeit bereits eingestellt ist.

Dieser Knabe bekommt:

1) Täglich einen Oberguß und Knieguß, und zwar am Morgen und Nachmittag, vier Tage lang.

Später: 2) Jeden Tag ein Halbbad, drei bis vier Sekunden lang.

3) Täglich einen Oberguß. Endlich

4) die meiste Zeit des Tages Barfußgehen.

D e r W e i n, den die Ärzte streng befohlen, wurde ihm verboten, ebenso das Bier; dafür durfte er M i l c h i n k l e i n e r e n P o r t i o n e n nehmen, so viel er wollte, und gute Hausmannskost genießen.

In drei Wochen war der Junge hergestellt; er bekam eine ungewöhnliche Heiterkeit, hüpfte und sprang. Auch die Lust, seine Studien fortzusetzen, lebte wieder in ihm auf. – Zur Nachkur brauchte derselbe nur noch

1) in der Woche drei bis fünf Halbbäder zu nehmen,

2) Abhärtungen zu üben durch Barfußgehen &c. und bei einfacher Kost zu bleiben.

D e r O b e r - u n d K n i e - G u ß trieben die Maschine in Gang, weichten die vertrocknete Haut auf und regten die Transpiration an. Die H a u s m a n n s k o s t brachte gutes Blut, und so ward die junge Maschine wieder hergestellt.

4.

Eine Mutter bringt drei Töchter, Bertha, Aloisia und Martha, alle drei krank. Die älteste Tochter, 14 Jahre alt, sieht blaß aus, fast wie der Tod, und ist so mager, als ob sie fast nichts zu essen bekomme. Wie die Jugendfarbe verschwunden ist, so auch alle Heiterkeit; sie ist ohne Kraft und ohne Appetit. Am liebsten trinkt sie Kaffee, etwas Bier und ein wenig Wein, was ihr besonders vom Arzt verordnet wurde, um Blut zu bekommen. – Sie trägt auf dem Leib Wollkleider, ist überhaupt weichlich angezogen und doch voll Frost. – Die Mutter selbst ist ziemlich groß und stark, auf dem Lande erzogen und hat sich in einer Stadt verheirathet.

Wo fehlt es hier? Die Nahrung reicht zur Entwicklung des Körpers nicht aus. Die hitzigen Getränke erzeugen scharfes Blut. Die Wollkleidung verweichlicht die Natur und macht diese jedem Elend zugänglich. Der Kaffee, welcher als ein Abführmittel zu betrachten ist, geht halbverdaut mit Milch und Brod aus dem Magen; wie kann da ein Kind gedeihen, wenn ihm so schonungslos die Nahrung entzogen wird? Wein gibt gar kein Blut; er ist bloß ein Feuer im Körper.

Bertha soll gebrauchen:

1) Jede Nacht vom Bett aus ganz waschen, dann wieder ins Bett.

2) Jeden Tag drei- bis viermal Barfußgehen, eine halbe Stunde lang. (Es war nämlich Frühlingszeit.)

3) Jeden zweiten Tag ein Halbbad.

So 14 Tage lang, dann

1) In der Woche zweimal in der Nacht waschen mit Wasser und Essig;

2) in der Woche zweimal ein Halbbad;

3) in der Woche zweimal ein Oberguß und Knieguß;

4) täglich Barfußgehen.

Nach weitern 14 Tagen

1) in der Woche zwei bis drei Halbbäder,

2) in der Woche zweimal Oberguß und Schenkelguß.

D i e K o s t betreffend, mußte die Kranke jeden Morgen und Abend Kraftsuppe essen; vom Frühstück an bis Mittag jede Stunde einen Löffel Milch, von Mittag bis Abend jede Stunde einen Löffel frischen Wassers trinken. Das Mittag- und Abendessen war gewöhnliche Hausmannskost.

D i e K l e i d u n g mußte geändert werden; statt des Wollhemdes ein leinenes Hemd; im Übrigen eine einfache Kleidung, Hals und Kopf ziemlich frei.

In sechs Wochen war Bertha wie umgewandelt, bekam eine kräftige Stimme, frisches Aussehen, und die einfache Kost schmeckte ihr vorzüglich.

D i e G a n z w a s c h u n g e n bewirkten Belebung, Kräftigung und Abhärtung des ganzen Körpers. D a s H a l b b a d vermehrte die Kräftigung und machte den Körper widerstandsfähiger gegen Erkältung und Verweichlichung. D a s B a r f u ß g e h e n bewirkte Abhärtung und Ableitung des Blutes vom Kopf in die äußern Theile und wirkte besonders auf ein heiteres Gemüth und vorzüglich auf die Sprachorgane. (Durch Barfußgehen allein schon kann man seine Stimme um Vieles verbessern.) D i e K r a f t s u p p e wollte Anfangs nicht munden, weil die Natur an Derartiges nicht gewöhnt war. Mit der Zeit gewöhnte sich dieselbe jedoch so daran, daß die Kraftsuppe eine Lieblingsspeise wurde. D e r L ö f f e l v o l l M i l c h nach dem Frühstück ist ganz besonders günstig zur Blutbildung. Recht schwache Leute können nicht viel Milch essen. Dieselbe stockt oder wird sauer im Magen. Ein Löffel voll dagegen wird ertragen und gibt Nahrung. D e r L ö f f e l v o l l W a s s e r wirkt günstig auf geregelten Stuhlgang, nimmt alle innere Hitze und verdünnt die Säfte zur Verdauung. Alle Stunden nur ein Löffel voll Wasser ist besser als ein Glas voll.

Ähnlich wie Bertha wurden auch die übrigen Schwestern behandelt. Nun aber die Frage: Warum sind die Töchter einer kräftigen und gesunden Mutter so armselig? Die Mutter ist auf dem Lande geboren, genoß nur einfache ländliche Kost ohne starke Gewürze und geistige Getränke; sie wurde gekräftigt durch schwere Landarbeit, trug ländliche Kleidung und genoß frische Luft. Weil sie talentvoll und für's Hauswesen gut herangebildet war, wurde sie, deren große Aussteuer besonders anzog, für ein Stadtgeschäft aufgesucht, dem sie auch gut vorstand. Nun änderte sich aber die ganze Lebensweise: in der Früh und Mittags den besten Kaffee, das beste Bier und theuren Wein – statt Wasser und Milch. Statt einfacher ländlicher Mehlspeisen – einen feinen Tisch. So wurde die Natur, statt erhalten, nur verkümmert durch den Wechsel der Kleidung, der Speisen und Getränke und der Luft, und das mußten die armen Kinder büßen.

5.

Ein Fräulein, 18 Jahre alt, ziemlich groß, gut gewachsen, aber so schwächlich, daß sie nur kurze Strecken gehen kann, klagt über zeitweiliges starkes Kopfweh, Kältegefühl, Mangel an Appetit. Kaffee sage ihr noch am besten zu, weniger Bier und Wein.

Hier ist große Blutarmuth vorherrschend, die Kräfte sind heruntergekommen, große Unthätigkeit ist im ganzen Körper, eine kleine Mühle ohne treibendes Wasser; sonst sind die Organe gesund.

Die A n w e n d u n g e n sind folgende: 1) Jeden Tag zweimal Oberguß und zweimal Knieguß, so sechs Tage hindurch; dann 2) täglich einen Oberguß und Knieguß und täglich ein Halbbad, natürlich auch täglich Barfußgehen. Diese Anwendungen 10 Tage lang. 3) Dazu diese 10 Tage täglich Rückenguß und Halbbad.

Nach innen: täglich dreimal, jedesmal 2 Löffel voll, Wermuththee; täglich 6–8 Wachholderbeeren; gewöhnliche Hausmannskost essen.

Wirkungen: Die Ober- und Kniegüsse wirken auf Kräftigung des ganzen Körpers. Der Wermuththee bewirkt gute Verdauung. Die Wachholderbeeren kräftigen den Magen. Die Halbbäder heben die Kräfte noch mehr und vermehren auch die Naturwärme.

Nach sechs Wochen schaute die Person ganz blühend aus und war vollkommen gesund. Im Anfang der Kur wurde das Mädchen allerdings vier Tage hindurch außerordentlich geschwächt, doch ließ die Schwäche bald nach. Das Kopfweh kehrte öfters wieder, aber immer schwächer und nicht andauernd; besonders traten öfters Verstopfungen ein. Die Kranke bekam aber hiergegen nichts weiter als jede Stunde einen Löffel voll Wasser.

6.

Ein Mädchen, 19 Jahre alt, erzählt: „Ich habe vor dreiviertel Jahren so stark aus der Nase geblutet, daß man glaubte, ich würde sterben. Das Bluten habe ich seitdem nur von Zeit zu Zeit und immer nur wenig; gewöhnlich habe ich, bevor das Bluten kommt, starkes Kopfweh. Früher war ich ganz gesund, jetzt bin ich armselig und gebrechlich, kraftlos, leicht fröstelnd und appetitlos. Auch kann ich wenig ertragen, bin leicht mißgestimmt und zum Weinen geneigt."

Durch das Bluten ist Blutarmuth eingetreten; wenn auch das Blut rasch wieder ersetzt wurde, so ist dasselbe doch nur schwach und dünn. Deßhalb fehlt dem Körper die gehörige Wärme, die gehörige Ernährung und somit auch die volle Kraft.

Anwendungen:

1) Täglich zweimal ein Knieguß oder ein Schenkelguß und eine halbe Stunde Barfußgehen.

2) Jeden zweiten Tag einen Oberguß.

3) In der Woche zwei bis drei Halbbäder.

4) Wo möglich vom Frühstück bis Mittag stündlich einen Löffel voll Milch, von Mittag bis Abend 5 Löffel voll Wermuththee. Im Übrigen einfache, nahrhafte Kost.

Dieses Mädchen hat durch den Blutverlust sich eine große Schwäche zugezogen. Blut bildet sich schnell, und in ganz kurzer Zeit ist das verlorene Blut wieder ersetzt; aber das neue Blut ist nur schwach und kann nur nach und nach zu gutem Blut werden, oft gar nicht mehr. Bei jedem Blutverlust geht Blutbildungss t o f f verloren, und je öfter Blutverlust eintritt, um so geringer und schwächer wird der Blutbildungsstoff. Deßhalb muß vor Allem auf Kräftigung des Körpers durch recht gute Nahrung gewirkt werden. Der Knieguß leitet das Blut in die Füße, damit diese nicht blutleer werden: deßhalb der Knieguß so oft. Der Oberguß stärkt und kräftigt den Oberkörper und bewirkt Thätigkeit im Athmen &c. Das Halbbad wirkt stärkend und erwärmend auf den ganzen Körper, es macht den welken Körper kräftig. Die Milch in kleinen Portionen ist vorzüglich zur Blutvermehrung. Der Wermuththee dient zur Verbesserung der Magensäfte, damit die Kost leichter verdaut werden kann.

Diese Anwendungen, fünf Wochen fortgesetzt, hatten die besten Folgen. Es war weiter nichts mehr nothwendig, als den Körper zu unterstützen durch drei bis fünf Halbbäder in der Woche.

7.

Ein Bauernsohn, 23 Jahre alt, macht folgende Angaben: „Vor zwei Jahren habe ich eine Magenblutung gehabt, bei der ich nahezu zwei Liter Blut verlor. Seit dieser Zeit bin ich so kraftlos, daß ich fast gar nichts arbeiten kann. Appetit habe ich höchst selten und nur zu solchen Sachen, welche mir keine Kraft geben. Man hat mir schon oft gesagt, ich werde wohl noch die Auszehrung bekommen."

Hier ist sicher die B l u t a r m u t h das Hauptleiden; alle andern Gebrechen rühren davon her; die Schwäche der Organe und deren geringe Thätigkeit lassen wohl keine Blutbildung zu. Es ist eine Mühle, auf die wieder Wasser gelangen muß.

1) Der Kranke soll jeden Tag einen Oberguß und einen Knieguß nehmen, damit in die obern und untern Theile Leben und Kraft komme.

2) Jede Nacht ein Sitzbad, eine Minute lang. So drei Tage.

3) Täglich Oberguß und Schenkelguß.

4) Jeden zweiten Tag ein Halbbad, eine halbe Minute lang.

5) In der Wochc zweimal Ober- und Unteraufschläger, drei Viertel-Stunden lang.

N a c h i n n e n: 1) Täglich dreimal, jedesmal zwei Löffel voll, Wermuththee, 8 Tage lang. Dann 2) zehn Wachholderbeeren zerstoßen, mit etwas Zinnkraut, 10 Minuten lang gesotten, in drei Portionen trinken.

Zum Frühstück und am Abend eine gut verkochte Brodsuppe. Sonst eine recht einfache Kost weder Kaffee noch Bier oder Wein.

In sechs Wochen war der Kranke vollständig genesen. Kräftiges, gutes Aussehen und Appetit und recht heiteres Gemüth stellten sich ein. Wie die Güsse auf Ober- und Unterkörper wirken, so wirkt das Sitzbad stärkend auf den Unterkörper. Der Thee wirkt auf den Magen und kräftigt die innern Körpertheile.

8.

Ein armer Taglöhnerssohn bekam so starkes Nasenbluten, daß man befürchtete, er möchte sich verbluten. Was angewendet wurde, hat zwar das Blut gestillt; aber es blieb eine große Schwäche zurück, und so oft der junge Mensch etwas aufgeregt wurde, zeigten sich Spuren von Nasenbluten.

Hier ist wieder der Beweis, wie sich das Blut unverhältnißmäßig im obern Stock aufhalten kann, und wie dann der ganze Körper herunterkommt, wenn er nicht gehörig genährt wird. Deßhalb ist auch wieder die erste Einwirkung, das Blut abwärts zu leiten und den ganzen Körper zu kräftigen, was geschah durch folgende Anwendungen:

1) der Oberguß, der täglich vorgenommen ward, mußte den ganzen obern Stock kräftigen,

2) der Schenkelguß, wieder alle Tage, das Blut abwärts leiten;

3) jeden zweiten Tag ein Halbbad kräftigte und belebte den ganzen Körper.

4) Täglich mußte der Kranke Absud von Zinnkraut durch die Nase so hinaufziehen, daß wenigstens ein Theil beim Mund herauskam.

Zinnkraut zieht zusammen, stärkt und reinigt; die Kost war einfache Naturkost, und es trat bald großer Appetit ein. Nach vier Wochen hatte der Kranke nur den Wunsch, daß es so bleiben möchte.

9.

Eine Hausmutter, 48 Jahre alt, hatte so heftige Blutflüsse, daß man innerhalb vier Jahren öfters das Ende erwartete. Alles, was sie angewendet, half nichts, die vielen Medizinen so wenig, wie der Gebrauch vieler Bäder. Wenn auch die Blutungen geheilt wurden, so traten sie in Bälde wieder ein. Die Frau suchte zuletzt, was sie am meisten gescheut, beim W a s s e r Hülfe. Das so sehr geschwächte Weib nahm

1) den ersten Tag einen Unter-, den andern Tag einen Ober-Aufschläger, jeden dreiviertel Stunden lang mit ganz kaltem Wasser.

2) Nach innen täglich viermal, jedesmal drei Löffel voll, Zinnkrautthee. Statt Bier und Wein, was sie vorher viel trinken sollte, um, wie man sagte, Blut und Kraft zu bekommen, genoß sie Milch in ganz kleinen Portionen; sonst einfache Hausmannskost.

Nach 14 Tagen bekam sie den ersten Tag Oberguß und Schenkelguß, den andern ein Halbbad. In sechs Wochen war die Frau gesund.

10.

Ein Priester, 56 Jahre alt, klagt über starken Blutandrang gegen den Kopf; er merke recht gut, wie das Blut aufwärts dringe, einen starken Druck auf das Gehirn übe und zeitweilig Schwindel verursache. Die Geisteskräfte nehmen immer mehr ab, besonders das Gedächtniß, und das ganze Gemüth habe sehr gelitten. Wenn er auch die Füße noch so warm zu halten sich bemühe, so seien sie doch regelmäßig kalt. Der Schlaf sei gut, aber er stärke nicht.

Hier ist sicher der Andrang des Blutes nicht der Beweis, daß Blutreichthum vorhanden, der Puls deutet vielmehr auf B l u t a r m u t h , ebenso die kalten Füße. Bemerkt muß noch werden, daß die Füße auffallend dünn waren im Vergleich zum ganzen Körper. Um einem Schlaganfall vorzubeugen, war es nothwendig, folgende Anwendungen vorzunehmen:

1) Das Wassergehen, täglich drei bis fünf Minuten, leitete das Blut abwärts und vermehrte die Blutwärme.

2) Ein täglicher Oberguß erfrischte, belebte und kräftigte den Oberkörper.

3) Täglich ein Sitzbad leitete wieder das Blut abwärts.

4) Jeden zweiten Tag ein Rückenguß stärkte den ganzen Körper.

Nach i n n e n : Täglich eine Tasse Thee von Schafgarbe, Johanniskraut und Wachholderbeeren bewirkte gute Verdauung und Ausscheidung verdorbener Stoffe.

Nach 14 Tagen begann die zweite Kur:

1) jeden Tag einen Oberguß und Schenkelguß,

2) jeden zweiten Tag ein Halbbad.

Der Erfolg war, daß nach sechs Wochen der ganze Körper umgewandelt war; alle Steifheit war entfernt, ein guter Appetit vorhanden und die Geisteskräfte wieder in Ordnung. Die Angst vor Schlaganfall war beseitigt, und das Berufsleben wurde auf's neue fortgesetzt.

11.

Ein Mädchen, 22 Jahre alt, hat solch starken Blutandrang nach dem Kopf, daß sie oft fast besinnungslos wird. Sie hat fast immer mehr oder weniger heftige Kopfschmerzen, hat beständig kalte Füße und von Zeit zu Zeit solche Leibschmerzen, daß sie gewöhnlich sechs bis acht Tage im Bette liegen muß. Sie hat eine schöne Summe Geld an Ärzte und Apotheker ausgegeben, aber das Leiden blieb.

In diesem Falle ist klar, daß die B l u t a r m u t h groß ist und das Blut zu sehr in den Kopf dringt. Daher die allseitigen Schmerzen, bald da, bald dort. Dieses Übel wird am leichtesten dadurch gehoben, daß die ganze menschliche Maschine aus dieser Schwäche herauskomme und gestärkt werde.

1) Täglich einmal ein Schenkelguß und einmal ein Knieguß.

2) Jeden Tag ein Oberguß.

3) Jede zweite Nacht ein Sitzbad.

4) Jeden Morgen und Abend statt des bisherigen Kaffees eine Kraftsuppe.

5) Täglich dreimal, jedesmal zwei Löffel voll, Wermuththee.

So drei Wochen lang. Dann weiter:

1) Täglich ein Halbbad und Oberguß.

2) Täglich eine Tasse Thee von Johanniskraut, Schafgarbe und Salbei.

Nach sechs Wochen war diese Kranke geheilt, der ganze Körper hatte seine Naturwärme, die großen Schmerzen waren verschwunden, die Kraftsuppe war lieb gewonnen. Die Natur konnte wieder kräftige Kost ertragen. Mit einem Wort: die Kranke war gesund.

Die große Verweichlichung wurde gehoben durch die Begießungen, wodurch auch der ganze Körper gestärkt wurde. Das Blut wurde abgeleitet von oben nach unten; und wie sich Appetit einstellte durch Wermuth, konnte auch bessere Kost ertragen werden. Die Bäder stärkten den Gesammtkörper, und so wurden diese verschiedenen Krankheitszustände entfernt und das trübselige Leben in ein fröhliches umgewandelt.

Blutbrechen (durch Hustenreiz).

1.

„Vor 2½ Jahren," so klagt ein Leidender, „hatte ich Blutbrechen, bin drei Wochen lang im Bette gelegen und habe viel gehustet. Seit dieser Zeit habe ich von Zeit zu Zeit Husten, öfter Fieber und Schweiß. Die Ärzte nannten mein Leiden Lungenkatarrh. Der letzte Arzt gab mir Creosot-Pillen und sagte, wenn diese nicht helfen, werde mir kaum mehr zu helfen sein. Auch diese haben nichts geholfen. Jetzt möchte ich es mit Wasser versuchen."

Dieser Kranke bekam 1) jeden Tag zweimal Oberguß und zweimal Knieguß, 2) täglich eine Tasse Thee von zwei Messerspitzen *foenum graecum* und einer Messerspitze Fenchel. Vier Wochen machte dieser Kranke mit diesen Anwendungen fort. Er mußte viel Schleim ausspeien, durch Urin ging viel ungesunder Stoff ab, und so wurde er wieder gesund.

Weil hier eine allgemeine Verschleimung stattfand, die inneren Theile aber noch nicht zu sehr angegriffen waren, wurden durch die Gießungen die Organe gestärkt, der Schleim gelöst, die Naturwärme erhöht. Durch den Thee wurde das Innere gereinigt, und so kam die Maschine wieder in den rechten Zustand.

2.

Ein Mann, 27 Jahre alt, erzählt: „Ich habe seit mehreren Jahren Husten; derselbe thut mir nicht besonders weh, ist nur mehr lästig. Vor drei Jahren hatte ich B l u t b r e c h e n und bin zwei Monate lang recht krank gewesen.

Vor einem Jahre hatte ich wieder Blutbrechen und vor 14 Tagen wieder, aber nur ganz wenig. Ich konnte meinem Beruf immer vorstehen; aber jetzt will es nicht mehr recht gehen. Wenn ich nur so weit hergestellt würde, daß ich mein Hauswesen besorgen könnte; ich wollte mich dann gerne schonen."

Hier ist das Blutbrechen sicher durch krampfhaften Hustenreiz verursacht. Die Lunge ist noch nicht besonders angegriffen, könnte aber auch bald unterliegen. Deßhalb muß auf Kräftigung nach innen und außen gewirkt werden.

Nach innen ist am besten: 1) Täglich eine Tasse Thee von Zinnkraut und Wachholderbeeren (zehn Wachholderbeeren werden etwas zerquetscht, und einiges Zinnkraut mit diesen Beeren zehn Minuten lang gesotten) in drei Portionen. 2) Ist recht gut, während des Tages zweimal einen halben Löffel voll feines Öl (Salat- oder Provenceröl) einzunehmen. 3) Die Kost sei ganz gewöhnlich und einfach mit wenig oder keinem Bier und Wein.

Nach außen: 1) Hier ist der Oberguß ganz am Platz. Deßhalb täglich einmal, auch zweimal. 2) Jeden zweiten Tag ein Sitzbad, eine Minute lang. 3) Täglich Wassergehen oder Knieguß. So vier Wochen lang. Die weitern Anwendungen sind Oberguß und Knieguß im Wechsel mit Halbbad, d. h. den einen Tag Ober- und Knieguß, den andern ein Halbbad, eine halbe Minute lang; am dritten Tag aber aussetzen.

Wachholderbeeren und Zinnkraut bewirken Zusammenziehung der Blutgefäße, sie reinigen und stärken. Die Obergüsse kräftigen und lösen den Schleim ab. Die Kräftigung am übrigen Körper geschieht durch den Knieguß; das Sitzbad wirkt gegen Krampfhusten und stärkend auf den Unterleib.

Nach sieben Wochen erfreute sich dieser Kranke seiner vollen Gesundheit und erklärte sich bereit, in jeder Woche ein oder zwei Halbbäder zur Erhaltung seiner Gesundheit zu nehmen.

Blutbrechen (aus dem Magen).

Ein Bursche, 26 Jahre alt, erzählt: „Ich habe im vorigen Jahre ziemlich starkes Blutbrechen gehabt und mehr als einen Liter Blut gebrochen; seit dieser Zeit bin ich nie mehr recht zur Kraft gekommen. Vor 12 Tagen habe ich in derselben Weise Blut gebrochen, zwar nicht mehr so viel, aber ich glaube, es kommt nach allen Vorzeichen bald wieder so Etwas."

Ist die Blutung wirklich aus dem Magen, worüber kein Zweifel bestehen kann, so muß dagegen gewirkt werden nach innen und außen. Deßhalb: 1) Acht Tage lang jede Stunde zwei Löffel voll Wermuththee oder auch Misteltee trinken. 2) Nach diesen acht Tagen jeden Tag eine Tasse solchen Thee's auf Morgen, Mittag und Abend vertheilt. 3) Eine kräftige einfache Nahrung, wenig oder kein Bier und Wein.

Von außen: 1) In der Woche zweimal einen Ober- und zweimal einen Unteraufschläger, jeden dreiviertel Stunden lang.

2) In der Woche zwei Halbbäder und einmal einen Oberguß und einen Knieguß.

Nach sechs Wochen war der Kranke vollständig geheilt. Um künftigem Übel vorzubeugen, ist es gut, in der Woche eine Tasse solchen Thee's und ein Halbbad zu nehmen.

Zinnkrautthee wirkt zusammenziehend, reinigend und kräftigend. Ober- und Unteraufschläger wirken stärkend auf den Leib; der Oberguß und das Halbbad ebenfalls stärkend auf den ganzen Körper.

Blutstauungen.

1.

Eine Hausfrau, 52 Jahre alt, erzählt: „Seit vier Jahren werde ich ganz auffallend stark. Ich glaube oft mit Grund fürchten zu müssen, mich treffe in Bälde ein Schlag. Auch hat der Arzt gesagt, zweimal habe eine Berührung von Schlag stattgefunden. Mir steigt von Zeit zu Zeit auf der linken Seite das Blut so stark in den Kopf, daß mir ganz schwindlig wird und ich kaum mehr weiß, was ich thue. Ich habe dann solche Hitze im Kopfe, daß mir der Schweiß von der Stirne rinnt. Darauf geht aber alles Blut und alle Hitze vom Kopf in den Unterleib, und nicht selten schießt es mir in den linken Fuß wie ein Pfeil, und ich bin dann arbeitsunfähig. Dagegen ist mir der rechte Fuß und die ganze Seite immer kalt, und ich kann oft zwei bis drei Stunden im Bette liegen, ohne erwärmt zu werden. Was ich dagegen gebraucht habe, hat mir höchstens eine Linderung auf kurze Zeit gebracht, immer blieb das alte Übel. Wenn ich den Schmerz recht im Unterleib habe, habe ich starken Reiz zum Erbrechen, zum wirklichen Erbrechen kommt es jedoch selten. Wenn ich nicht bald Hülfe bekomme, bin ich verloren und möchte doch noch recht gern auf längere Zeit mein Hauswesen leiten.“

Anwendungen: 1) In der Woche zweimal 1½–2 Stunden lang einen Wickel von unter den Armen ganz hinunter, das Tuch in warmes Wasser getaucht, in welchem Heublumen gesotten wurden. 2) Jede Woche

1½ Stunden lang zwei kurze Wickel, ebenfalls in warmes Heublumenwasser getaucht. 3) Jede Woche zwei- bis dreimal den ganzen Körper waschen, am besten Nachts vom Bette aus und dann gleich wieder ins Bett. An das Wasser den vierten Theil Essig zu mischen. 4) Täglich eine Tasse Thee trinken von zehn zerstoßenen Wachholderbeeren und Zinnkraut, zehn Minuten lang gesotten. Derselbe ist in drei Portionen während des Tages zu trinken.

Nach drei Wochen erzählte die Frau: „Mir ging es recht gut, mein aufgetriebener Leib ist ganz zusammengefallen, das Blut stieg mir nie mehr so in den Kopf; ich habe seit dieser Zeit nur selten Kopfschmerzen gehabt, und diese waren nicht stark. Meine Füße sind warm, und ich freue mich, wieder meine Berufsarbeiten verrichten zu können." Nun die Frage: Wo hat es hier gefehlt? Antwort: Vor Allem am geregelten Blutlauf. Weil die rechte Seite kalt war, ist auf Blutlaufstörung zu schließen und auf Anstauungen im Unterleib. Daher Schmerzen bald im Kopf, bald im Unterleib u. s. w. Die Anwendungen wirkten wie folgt: Die Wickel lösten die Anstauungen im Unterleib auf und verschafften dem Blute geregelten Gang. Die Waschungen belebten und kräftigten die ganze Natur, der Thee reinigte den Magen und die Nieren, und was sich dort Verlegenes und Ungesundes aufhielt, wurde entfernt. Um die Natur in dieser Ordnung zu erhalten, ist nothwendig, in der Woche zwei Halbbäder, einen Oberguß und Knieguß und zweimal eine Tasse genannten Thee's zu nehmen.

2.

Ein Mädchen von 38 Jahren suchte Hülfe für folgende Leiden. „Von Zeit zu Zeit," so sagte es, „wird mir ein Fuß ganz unempfindlich und kraftlos, ich bekomme dann oberhalb des Kniees eine ziemlich große Geschwulst, die bald kleiner, bald größer wird. Im Halse bekomme ich öfters ein Geschwür, das gewöhnlich aufbricht. Gerade so kommt mir zeitweilig Blut aus der Nase ohne jegliche Veranlassung. Dann werde ich seit einigen Monaten auffallend stark. Ich habe einen schweren Athem und fühle mich meistens recht kraftlos. Was soll ich thun?"

Anwendungen: 1) Jeden Tag einen Oberguß und Schenkelguß. 2) Jeden zweiten Tag einen kurzen Wickel zu nehmen. So 12 Tage lang. Darnach in der Woche drei Halbbäder und zwei Obergüsse. Diese Anwendungen, vier Wochen gebraucht, machten die Unglückliche gesund. Willst du, lieber Leser, erfahren, wie hier die Anwendungen wirkten, so wisse: Hier waren Blutanstauungen vorhanden. Die Geschwulst oberhalb des Kniees enthielt eine solche Blutstauung, und es war viel Blut durch Erweiterung der Adern dort vorhanden. Das zeitweilige Geschwür und das Nasenbluten kamen gleichfalls von Blutstauung her. Das Blut mußte somit besser in Gang gebracht werden. Die Wickel lösten auf, die Gießungen brachten das Blut in Gang und stärkten die Gefäße, wie auch die ganze

Natur, hinderten zugleich durch Kräftigung, daß sich neue Blutstauungen bilden konnten.

3.

„Vor acht Monaten,“ so erzählte Jemand, „befiel mich ein heftiger, mit starkem Fieber verbundener Gelenkrheumatismus, der ein Glied nach dem andern ergriff. Zu dessen Heilung wurde viel Salicylpulver von den Ärzten angewendet. Auf diese Anwendungen bekam ich häufig starken Schweiß. Nach einigen Wochen trat eine Entzündung der großen Venen des rechten Beines ein mit Blutandrang nach den Lungen, welche Erscheinungen vom Arzte als äußerst gefährlich bezeichnet wurden. Bei Beobachtung äußerster Ruhe und hoher Lage des Beines wurde das dickangeschwollene Bein nach drei bis vier Wochen allmälig etwas dünner, und es begann, wie der Arzt sagte, das Blut sich wieder zu vertheilen. Nach Monaten konnte ich wieder mittelst eines Stockes mühsam gehen; weil aber eine weitere Besserung nicht mehr eingetreten, möchte ich Hülfe beim Wasser suchen.“

Die Anwendungen waren folgende: Jeden Morgen ein Schenkel- und Oberguß, jeden Nachmittag ein Rückenguß, am Abend Knieguß; so eine Woche lang. In der zweiten Woche jeden Morgen ein Oberguß und Wassergehen, jeden Nachmittag ein Halbbad. Jeden zweiten Tag statt Oberguß in der Frühe ein Rückenguß. Nachdem so 14 Tage fortgemacht war, hatte sich aller Rheumatismus verloren, die Geschwulst ebenfalls, und der ganze Körper war im besten Zustand.

Hier waren nach dem Rheumatismus mehrere Blutanstauungen geblieben, die sich da und dort gebildet hatten und einen Schmerz verursachten, wie wenn einer den Hexenschuß bekommt. Die genannten Anwendungen zusammen hoben sämmtliche Blutanstauungen, indem sie theils auf einzelne Theile des Körpers, theils auf den ganzen Körper einwirkten. Die Obergüsse hoben die Anstauungen auf den Schultern und in den Armen, die Schenkelgüsse die in den Beinen, der Rückenguß und das Halbbad hoben die Stauungen im ganzen Körper und kräftigten denselben.

4.

Ein Herr, circa 48 Jahre alt, hatte oft Kopfschmerzen, so daß er glaubte, er werde wahnsinnig. Alle Ärzte hielten es für Blutandrang zum Kopf. Weil er keine Hülfe weder durch Medikamente noch Bäder gefunden hatte, suchte er Hülfe durch Wasser. Bei den ersten Anwendungen zeigte sich alsbald, daß eine Seite lange nicht dieselbe Wärme hatte, wie die andere, auch nicht die gleiche Kraft wie die andere, und es stellte sich dann wirklich heraus, daß Blutanstauungen vorhanden waren und das Blut nicht gleichmäßig in alle Theile des Körpers dringen konnte.

Wer möchte aber diese Anstauungen immer finden? Sie können auf den Schultern sein, im Unterleib, in den Gelenken. Man könnte vielleicht sagen: man muß auf's gerathewohl hin einwirken. Das mögen Andere sagen; der Hydropath sagt: Ich treibe alle Lumpen aus dem Körper, seien sie, wo sie wollen. Das vermag eben das Wasser, wie es sich auch an diesem Kranken bewiesen hat.

1) Täglich bekam der Kranke zwei kräftige Obergüsse, ebenso zwei kräftige Schenkelgüsse; so vier Tage lang.

2) Dann jeden Tag einen Rückenguß und ein Halbbad.

Nach 14 Tagen war der gestörte Puls in Ordnung gebracht, das Kopfweh beseitigt, alle Unbehaglichkeit entfernt.

5.

Ein Fräulein hatte besondere Freude am Tanzen und auch die Gelegenheit dazu fleißig benützt; sie hatte sich auch ziemlich nach der Mode gekleidet und ihren Leib stark geschnürt. Die Strafe blieb nicht aus. Sie bekam solchen Blutandrang in den Kopf, daß sie die gräßlichsten Schmerzen litt; die Füße waren meistens kalt; sie wurde dabei so blutleer, daß die kleinste Beschäftigung für sie zu lästig war. Es ist unbegreiflich, wie man eine Lustbarkeit so eifrig üben mag, daß die Gesundheit dabei zu Grunde geht. Viele Tausende werden an ihrem Sterbetag inne geworden sein, daß vom Schöpfer für sie noch eine Reihe von Jahren bestimmt war. Die Leidenschaft aber hatte sie verblendet. Es ist fast unglaublich, wie man Lust zur Schnürsucht bekommen kann, wenn man an die vielen Todesfälle denkt, die in Folge davon bekannt geworden sind. Und wenn auch nicht immer Todesfälle deßhalb eintreten, so verkümmert sie doch den menschlichen Körper. Was man eben gar nicht bedenkt, ist, daß das Blut gar oft den natürlichen Gang nicht mehr einhalten kann, und deßhalb durch die Blutstauungen viele Gebrechen eintreten können.

Kehren wir zu dieser unglücklichen Person zurück. Sie wurde geheilt 1) durch die Entfernung der Schnürgurten, 2) durch Anwendung des Wassers, und zwar Oberguß und Knieguß den einen Tag, den andern Tag Halbbad. Wie die einen Anwendungen belebend einwirken und die Natur in Thätigkeit bringen, so stärken die Bäder die ganze Natur.

6.

Ein Herr von Stand hatte Jahre hindurch am linken Oberschenkel von Zeit zu Zeit Schmerzen, die nicht besonders lästig waren; daß aber der linke Fuß nicht recht war, merkte er gut. Man glaubte, es sei Rheumatismus und hatte noch mehrere Ursachen angegeben, woher dieses Leiden kommen könne. Der Herr war ziemlich korpulent, im Übrigen hatte er in seinem

Leben nie eine Medizin eingenommen. Er zählte 60 Jahre und konnte mit Leichtigkeit seinen Berufspflichten nachkommen. Eines Tages, kurz nachdem er sein Berufsgeschäft vollendet, traf ihn ein Schlaganfall mit Lähmung der einen Körperhälfte; er erholte sich indeß wieder vollständig. Mit diesem Schlaganfall verschwand auch das kleinste Unbehagen in dem leidenden Fuß, und dadurch war auch der klarste Beweis gegeben, daß in demselben nichts Anderes als eine Blutstauung war. Nachdem der Schlag geheilt und durch die Kur das Blut in den rechten Gang geleitet war, hat sich auch das Fußübel nicht mehr eingestellt.

Wenn solche Fälle öfter vorkommen, so soll man so ein allerdings leicht erträgliches Unbehagen ja nicht gleichgültig hinnehmen. Denn Blutstauungen können die übelsten Folgen haben. Es kam mir noch ein zweiter Fall vor, wie der beschriebene.

Der betreffende Herr wurde mit folgenden Anwendungen geheilt:

1) Jede Nacht, oder wenigstens jede zweite Nacht vom Bett ganz waschen, damit eine gleiche Wärme im ganzen Körper erzielt, der Blutlauf angeregt und der Schlaffheit vorgebeugt werde.

2) In der Woche zwei Halbbäder; durch diese wurde der ganze Körper gestärkt und abgehärtet, und so war das Übel in kurzer Zeit gehoben.

7.

Ein Mädchen, 23 Jahre alt, ist durch starken Regen durchnäßt worden und kam in einen großen Frost. Es mußte einige Wochen im Bette zubringen und bekam heftigen Blutandrang in den Kopf, dadurch beständige Kopfschmerzen, so daß es oft fast besinnungslos wurde. Immer hatte es kalte Füße, keinen Appetit und Schmerzen im Unterleib oder auf der Brust. Die weitere Folge war, daß Gemüthsleiden eintrat und Kleinmuth und Verzagtheit statt Heiterkeit und Fröhlichkeit. Es suchte mehrfach ärztliche Hülfe, aber gänzlich ohne Erfolg.

Folgende Anwendungen wurden gemacht: 1) Täglich eine Tasse Thee von Johanniskraut in drei Portionen. 2) Jeden Abend ein warmes Fußbad mit Asche und Salz. 3) Jede Nacht vom Bett aus ganz waschen und ohne abzutrocknen wieder ins Bett. So 14 Tage lang. Dann jeden Tag einen Knieguß, jeden zweiten Tag einen Oberguß, jeden dritten Tag eine Tasse Thee von Schafgarbe und etwas Wermuth. So drei Wochen lang. Nach fünf Wochen war das Mädchen gesund. Das Kopfweh war verschwunden, der Blutlauf wieder in Ordnung, die Unterleibsschmerzen waren weg. Das Mädchen fühlte wieder eine heitere Stimmung.

W i r k u n g e n: Die Fußbäder leiteten das Blut vom Kopf abwärts und brachten dadurch den Füßen Wärme. Die Waschungen brachten das Blut in geregelten Umlauf. Der Thee von Johanniskraut regelte aufs Beste die Störungen im Blutlauf. Der Knieguß und Oberguß kräftigten wie die Natur, so auch den Blutlauf. Die Ganzwaschungen brachten gleichmäßige Wärme und Kräftigung. Der Thee von Schafgarbe und Wermuth bewirkte gute Verdauung und Verbesserung der Säfte.

8.

„Vor sechs Jahren", so erzählt Jemand, „habe ich durch einen Sturz einen Fall erlitten; so daß man glaubte, ich sei verloren. Seit dieser Zeit habe ich auf einer Seite ganz wenig Kraft, oft will mich mein Fuß gar nicht tragen. Ich merke, daß die Schwäche immer mehr die ganze Seite einnimmt. Es bleibt mir an dieser Seite der Fuß oft die ganze Nacht kalt." – Der Unglücksfall hat hier sicher eine starke Störung im Blutlauf bewirkt, die gehoben werden muß. Der Kranke muß dazu:

1) Jede Nacht vom Bett aus sich ganz waschen, aber nur vier Tage lang, dann jeden dritten Tag. Dieß bewirkt Anregung des Blutlaufes, Vermehrung der Wärme und Kräftigung.

2) Die ersten vier Tage ein Oberguß und Schenkelguß; Dieß wirkt stärkend und erzeugt eine kräftigere Vertheilung des Blutes.

Nach acht Tagen

3) Jeden Tag ein Rückenguß und Halbbad. Diese bewirken die stärkste Vertheilung des Blutes und kräftigen den Körper.

Nach vier Wochen hatte der Körper eine allgemeine gleiche Wärme, mithin war der Blutlauf in Ordnung. Die schwache Seite war um Vieles gekräftigt. Um die volle Kraft und Vermehrung des Blutes zu erlangen, reichten in der Woche zwei Obergüsse und Schenkelgüsse und ein- bis zweimal ein Halbbad aus. Dazu war nothwendig gesunde kräftige Kost.

Blutvergiftung.

Wer das gesundeste Blut hat, hat auch die besten Aussichten, gesund zu bleiben und das Leben lang zu fristen. Je krankhafter das Blut wird, um so gebrechlicher wird auch der Körper, und um so mehr werden sich dann schadhafte Stellen bilden. Herrscht heutzutage allgemein Klage über große Blutarmuth, so wird ebenso häufig auch geklagt über Blutvergiftung, die viele Menschenleben dahinrafft. Es ist sonderbar, daß die Blutvergiftung vor 40 bis 50 Jahren so selten vorkam, dagegen heutzutage so oft. An der

Lebensweise fehlt es unstreitig. Besonders gebe ich eine große Schuld der Kleidung, die im Vergleich zu früher großentheils verändert ist; gerade so auch den kraftlosen Nährmitteln, die einst viel besser waren, wie beschrieben ist im Kapitel von der Nahrung. Manche Leute erschrecken schon, wenn sie einen kleinen Schnitt am Finger bekommen, weil so viele Fälle vorkommen, in denen eine kleine Verletzung den Tod gebracht. Das beste Mittel gegen Blutvergiftung ist sicher eine recht vernünftige Lebensweise, eine einfache, gute, nahrhafte Kost und einfache, gesunde Kleidung; ferner daß man, wie man täglich Gesicht und Hände wäscht, so in der Woche ein oder zwei Halbbäder nimmt. Sicher würde dann das Blut viel besser werden und die Vergiftung nicht so zu fürchten sein. Ist aber wirklich Gefahr vorhanden, so soll schleunigst Hülfe gebracht werden.

1.

Ein Mädchen, 19 Jahre alt, bekam oberhalb an der Hand hinter den Fingern eine Geschwulst. Es glaubte nur ein kleines Geschwür zu bekommen, durch das sich krankhafte Stoffe ausscheiden. Diese Geschwulst dauerte mehrere Tage, reifte nicht zum Aufbrechen und fing an, blau und schwarz zu werden. Der Appetit verschwand, der Schmerz verbreitete sich nicht bloß über die ganze Hand, sondern auch über den ganzen Oberkörper. Der Arzt erklärte, es sei Blutvergiftung, und es werde schwer Hülfe zu bringen sein.

Auf folgende Weise wurde Hilfe gebracht: Es wurden erstens Heublumen angeschwellt und die Hand in dieselben eingewickelt, so warm, als es die Hand ertragen konnte. So wurde acht Stunden fortgemacht, aber nach je zwei Stunden wurden die Wickel erneuert. Nach zwei Stunden hatte der größte Schmerz nachgelassen. Nach sechs Stunden war am ganzen Arm der Schmerz verschwunden und die Gefahr beseitigt.

Zur weiteren Ausheilung hatte das Mädchen zwei Tage lang jeden Tag zweimal ein Hemd angezogen, in heißes Salzwasser getaucht, und sich dann in eine Decke eingewickelt.

2.

Ein Bauer bekam während der Arbeit, er wußte nicht wie, einen kleinen Splitter in den Finger. Weil es ihm nicht besonders weh gethan, hatte es ihn nicht weiter bekümmert. Nach vier Tagen fing die ganze Hand zu schwellen an, verursachte fast unausstehliche Schmerzen, und die ziemlich große Geschwulst fing an ganz blau zu werden. Da, wo der Schmerz begonnen, wurde geöffnet, und es wurde nur ein ganz kleiner Holzsplitter gefunden. Das Blut war ganz schwarz und dick, und es war kein Zweifel, daß Blutvergiftung eingetreten.

Der Arm wurde schleunigst in heiße Heublumen eingewickelt und die Hand in warmes Heublumenwasser gesteckt, so heiß als es der Kranke ertragen konnte. In zwei Stunden ließ der Schmerz nach. Nach sechs Stunden brach die Geschwulst zusammen. Zwei Tage hindurch wurde der Arm zwei Stunden lang in warme Heublumen gewickelt und so die Blutvergiftung gehoben.

3.

Ein Knabe mit 10 Jahren, der meistens leidend war und ein krankes, blasses Aussehen hatte, scherzte etwas unzart mit einer Katze. Diese verwundete ihn mit einer Kralle. Der Knabe machte sich nichts daraus. Nach zwei Tagen schwoll die Hand, besonders der Finger gewaltig auf. Die Hand wurde blau, der Finger schwarz. Jetzt wußte man, daß es Blutvergiftung sei.

Dem Knaben wurde schnell ein Hemd angezogen, in Heublumenabsud getaucht, und die Hand sechs Stunden lang in Heublumen gewickelt, was nach je zwei Stunden erneuert wurde. Die blaue Farbe verschwand; die Hand wurde roth, und nach und nach auch der Finger wieder gesund. Der Knabe wurde 14 Tage lang täglich zweimal mit Wasser und Essig kalt gewaschen, bekam guten Appetit, gutes Aussehen, und somit war die Natur wie das Blut von dem ungesunden Stoff gereinigt. Der Knabe lebte frisch auf. Würden so schlecht aussehende Kinder mit ihrer Todtenfarbe durch Hemde und Waschungen behandelt, so würden viele Kinder von ihrem Elend befreit werden.

Blutverlust, Folgen desselben.

1.

Ein Hausvater, 32 Jahre alt, erzählt: „Vor 15 Jahren fiel mir ein großes Messer auf den rechten Fuß neben den Knöchel. Ich erlitt eine solche Verblutung, daß ich äußerst schwach wurde und mehrere Wochen im Bett liegen mußte. Seit dieser Zeit bin ich nie mehr gesund. Die ganze Seite ist geschwächt und hat nur wenig und keine ausdauernde Kraft. Das Ärgste ist das Kopfweh auf der rechten Seite. Gewöhnlich ist mein Kopf glühend heiß. Die Schmerzen im Rückgrat sind häufig so arg, daß ich unfähig zum Arbeiten bin. Der ganze Fuß ist im Sommer und Winter kalt, nur selten auf kurze Zeit etwas erwärmt. Wenn ich nicht besser werde, bleibe ich unbrauchbar für jeden Beruf."

Wie muß dieser Fall aufgefaßt werden? Da dieser Mann auf einmal zu viel Blut verloren hat, so sind sicher die Adern zusammengefallen und, weil sie keine Nachhilfe bekommen haben, eingeschrumpft. Da in Folge dessen die neue Blutbildung zu schwach war, so wurde seine rechte Seite zu wenig genährt; daher die Schwäche und Kälte. Der Schmerz im Kopf kommt theils vom Mangel an Blut im ganzen Körper, theils aus Überfülle des Blutes im Kopfe, weil zeitweilig bei Blutarmen alles Blut dem Kopfe zuströmt.

Wie kann hier geholfen werden? Durch Herstellung richtiger Naturwärme, ferner durch gute Kost zur Blutbildung, endlich durch allgemeine Kräftigung, damit die schwächere Seite der anderen gleichkomme und durch richtige Circulation des Blutes auch allgemeine Kraft erzielt werde.

Folgende Anwendungen bewirken Dieß:

1) Täglich zweimal Oberguß und zweimal Knieguß.

2) Den einen Tag ein Rückenguß, den anderen Tag ein Halbbad, zudem fleißig Barfußgehen im Freien und auf nassen Steinen. Nach innen: Wermuth- und Wachholderbeerthee täglich eine Tasse trinken.

Die Wirkung: Mit jedem Tag vermehrte sich eine allgemeine Naturwärme am ganzen Körper, und die Kälte schwand. Am fünften Tag bekam er, wie er behauptete, nach vielen Monaten wieder am rechten Fuß ein warmes Knie. Nach sieben Tagen war eine gleiche Blutcirculation hergestellt, auch eine gleiche Wärme, und ein außerordentlicher Appetit; der Kopfschmerz war beseitigt, und guter Humor trat ein. Die weiteren Anwendungen: In der Woche drei Halbbäder und drei Obergüsse, und von Zeit zu Zeit Barfußgehen.

2.

„Drei Jahre hindurch," erzählte eine Frau, „bin ich nie mehr gesund. Ich habe einmal einen recht starken Blutverlust erlitten. In der Brust habe ich oft eine solche Hitze und so arges Drücken, daß ich meine, sie zerspringe mir. Dann dringt mir oft das Blut stark in den Kopf und verursacht arge Kopfschmerzen. Wenn Dieses kommt, habe ich eiskalte Füße, auch fühle ich dann eine große Kälte im Unterleib."

Hier ist Blutarmuth für den einen Theil deutlich dargestellt, ebenso Ansammlung des Blutes auf der Brust und im Kopfe. Die besten Anwendungen sind:

1) Jeden zweiten Tag ein vierfaches Tuch in Wasser und 1/3 Essig getaucht, ganz warm auf den Unterleib binden, vier Tage lang; Dieß leitet das Blut durch Bildung erhöhter Wärme in den Unterleib.

2) Den einen Tag ein Halbbad, den anderen Tag einen Ober- und Knieguß. Das Halbbad wirkt stärkend und erwärmend; dasselbe bewirken Ober- und Knieguß.

3) N a c h i n n e n: Täglich eine Tasse Thee von Schafgarbe, Salbei und Wermuth in drei Portionen; wirkt auf gute Verdauung, gesundes Blut und frische Säfte. In fünf Wochen war die Kranke gesund.

Brustfellentzündung, Folgen derselben.

Eine Hausmutter klagt: „Vor einem Jahr habe ich Brustfellentzündung gehabt, dazu kam noch Bauchfellentzündung. Ich bin jetzt nur noch zu leichteren Arbeiten fähig und nie ohne Brust- und Leibschmerzen. Mein Körper ist meistens aufgedunsen; zeitweilig habe ich starkes Abweichen, dann kommt wieder Verstopfung; ich habe schon viel gebraucht, aber ohne Erfolg."

Hier ist sicher große Schwäche noch von der Krankheit her vorhanden. Die Natur ist vom Krankheitsstoff nicht gereinigt; deßhalb sind einzelne Theile im Körper verkümmert, und wirkliche Gesundheit wird nur eintreten, wenn alles Schadhafte entfernt und die Natur wieder gekräftigt ist, dieß geschieht durch folgende A n w e n d u n g e n:

1) In der Woche zwei kurze Wickel, das Tuch in Wasser getaucht, in welchem Haberstroh gesotten wurde.

2) In der Woche zweimal Ober- und Unteraufschläger ganz kalt, $^3/_4$ Stunden lang.

3) In der Woche zweimal einen Oberguß.

4) Jeden Tag einen Knieguß oder Wassergehen. So 12 Tage lang. Dann:

1) Jeden zweiten Tag ein Halbbad.

2) In der Woche dreimal Oberguß und Schenkelguß.

N a c h i n n e n: 1) Täglich eine Tasse Thee von Schafgarbe, Johanniskraut und etwas Wermuth, in drei Portionen getrunken.

2) Täglich sechs bis acht Wachholderbeeren essen.

3) Morgens und Abends eine Kraftsuppe, im Übrigen kräftige, einfache Kost. Nach sechs Wochen war diese Person vollständig hergestellt.

Die Wirkung der A n w e n d u n g e n ist folgende:

Der k u r z e W i c k e l löst die Krankheitsstoffe auf und saugt sie aus. O b e r- u n d U n t e r a u f s c h l ä g e r wirken auflösend und stärkend. Dasselbe bewirkt O b e r g u ß u n d K n i e g u ß am obern und untern Körper; S c h a f g a r b e u n d J o h a n n i s k r a u t wirken auf Regelung des Blutlaufes und Verbesserung der Säfte; W e r m u t h dient dem Magen.

Wachholderbeeren verbessern den Magen, stärken und leiten die Gase aus und wirken besonders günstig auf die Nieren.

Brustleiden.

„Ich habe," klagt ein Patient, „drei Jahre hindurch ein schweres Brustleiden, recht oft Athemnoth, besonders in der Nacht. Der Stuhlgang ist sehr hart, und ich fühle mich oft recht übel. Häufig stößt mir Luft aus dem Magen auf. Dann wird es etwas leichter."

Anwendungen: 1) Jeden Morgen einen Schenkelguß, zwei Stunden später einen Oberguß, Nachmittags 2 Uhr Rückenguß, Abends 5 Uhr Wassergehen. 2) Täglich eine Tasse Thee trinken von Schafgarbe, Johanniskraut und Zinnkraut. In drei Wochen war der Kranke durch diese Anwendungen gesund.

Der Hauptsitz der Krankheit lag im Unterleib. Von da drangen die Blähungen nach oben und übten einen Druck auf die Organe im Oberkörper. Oberguß und Knieguß wirkten stärkend auf den Körper, der Rückenguß wirkte kräftig auf den Leib und leitete die Gase ab. Das Wassergehen wirkte ebenfalls stärkend, besonders auf die Nieren. Der Thee wirkte im Inneren reinigend, besonders auf die Nieren.

Emphysem.

Ein Herr, 57 Jahre alt, klagt: „Ich leide an schwerem Athem, manchmal ist das Athmen so beschwerlich, daß ich gar nicht mehr gehen kann. Wenn es noch ein halbes Jahr so fortgeht, kann ich es nicht mehr aushalten. Ich bin wohl ziemlich korpulent, aber doch nicht auffallend. Meine Beschäftigung bringt vieles Schreiben mit sich." Die Anwendungen sind folgende:

1) Täglich zweimal einen Oberguß.

2) Jeden Tag einen Knieguß und einen Schenkelguß.

3) Jeden zweiten Tag ein Sitzbad statt des Kniegusses.

4) Täglich zweimal, jedesmal 50 Tropfen von Wachholderbeer-, Hagebutten- und Wermuth-Ansatz unter einander gemischt, in 12 bis 15 Löffeln voll Wasser trinken, innerhalb einer halben Stunde. Vier Wochen lang wurde so angewendet, und der Kranke war gesund.

Die Lunge war stark verschleimt. Im Unterleibe waren viele Gase, Unthätigkeit und Schwäche. Durch die Gießungen wurde die Schlaffheit beseitigt, größere Thätigkeit bewirkt, Schleim abgelöst und ausgeschieden. Die Sitzbäder wirkten stärkend auf den Unterleib und leiteten die Gase aus.

Die Tropfen wirkten reinigend, leiteten die Gase ab und verbesserten die Verdauung. Weiter war nichts mehr nothwendig, als zeitweilig ein Oberguß und Knieguß, ein Sitzbad und Halbbad, ungefähr jeden zweiten oder dritten Tag eine dieser Anwendungen.

Entzündungen, ungeheilte.

Die Angabe eines Kranken lautet: „Vor sieben Monaten trat Nierenaffektion und Lungenentzündung auf der rechten Seite ein. Nach längerer Zeit ging es mit den bezeichneten Übeln besser. Wo die Lungenentzündung begonnen hatte, blieb indeß ein großer Schmerz, der manchmal auch geringer wurde, aber nie lange ausblieb. Zu diesem Schmerz kamen noch eine große Ermüdung und neue Schmerzen im Kreuz, öfters auch ein vorübergehendes Frösteln. Es entstanden auch auf dem Rücken und im Kreuz einige kleine Geschwüre, durch die es mir aber nicht leichter wurde, und so bin ich für meinen Beruf unfähig."

Anwendungen: 1) Jede Nacht den ganzen Körper waschen und ohne abzutrocknen wieder ins Bett. Jeden Morgen einen Schenkelguß, jeden Nachmittag einen Rückenguß. Täglich einmal Wassergehen. So 14 Tage lang. Darauf täglich ein Halbbad und einen Oberguß, jeden zweiten Tag noch außerdem einen Rückenguß. Diese verschiedenen Anwendungen wurden vier Wochen hindurch gebraucht und der Kranke hatte guten Appetit, guten Schlaf, war heiter, und die Kräfte waren wieder hergestellt. Alle Schmerzen waren beseitigt.

Wo hat es hier gefehlt? Wo es schmerzte, waren die kranken Stoffe nicht ausgeschieden, und in diesem Schwäche-Zustande bildeten sich auch Blutanstauungen. Den Beweis gibt das fieberhafte Frösteln des Körpers. Die Anwendungen wirkten auf folgende Weise. Die Nachtwaschungen vermehrten die Naturwärme und beförderten die Transspiration. Die Aufgießungen leiteten die krankhaften Stoffe aus dem oberen Körper und den Nieren aus. Die Halbbäder stärkten die ganze Natur.

Epilepsie.

1.

Es gibt eine fürchterliche Krankheit, die den Menschen recht unglücklich macht, Fallsucht oder Epilepsie genannt. Hat diese Krankheit einmal sich vollständig ausgebildet, so scheitert jedes Heilmittel. Es kommt aber recht oft vor, besonders unter jungen Leuten, daß ähnliche krankhafte Zustände glauben machen, es sei hier die Fallsucht. In solchen Fällen ist meistens Hülfe möglich, manchmal sogar ziemlich rasch, mitunter aber geht es recht langsam.

Eine Beamtenfamilie bringt einen Knaben, der zwei Jahre hindurch, Anfangs nach längeren Fristen, später in einem Tag oft sechs-, acht- und zehnmal einen Anfall bekam; er fing gewöhnlich mit einem Schrei an, und wie im Flug war er von den Krämpfen erfaßt. Der Anfall dauerte 2 bis 10 und mehr Minuten. Zur Heilung wurde Folgendes gethan:

1) Weil Frühlingszeit war, ging der Knabe meistentheils barfuß.

2) Wurde er jeden Tag mit Wasser und Essig gewaschen.

3) Nach einigen Tagen ging der Junge täglich drei- bis viermal im Wasser bis über die Waden, 3 bis 5 Minuten lang. Die Waschungen wurden fortgesetzt.

4) Nach 3 Wochen bekam er Halbbäder, machte Fußpartieen, und weil viel Leben eingetreten, so trieb der Junge, wie den jungen Leuten zusteht, eine ordentliche Gymnastik. Die Anfälle wurden immer schwächer und kürzer und hörten zuletzt ganz auf.

Unstreitig sind ökonomische Arbeiten für solche Kinder das Beste, weil dadurch der ganze Körper gekräftigt und abgehärtet wird. Vor Allem aber sollten solche Leute recht einfache Kost bekommen, wie sie die Landleute haben, und weder Bier noch Wein trinken. Kaffee ließe ich solchen auch nicht geben, dafür die einfache Kost unserer Vorfahren: Brennsuppe oder Brodsuppe, oder die im Buche bezeichnete Kraftsuppe.

2.

Ein Mädchen, 13 Jahre alt, hatte Anfälle ähnlich der Epilepsie, regelmäßig nur in der Nacht. Das Kind wird dann ganz starr, stößt unartikulirte Laute aus, ist ganz bewußtlos; nach 3 bis 5 Minuten verliert sich das Ganze wieder. Es können einige Tage vorübergehen, bis ein Anfall kommt; oft aber kommen zwei bis vier Anfälle in einer Nacht. Seit diesen Anfällen hat das Kind den rechten Humor nicht mehr, sondern eine traurige, düstere Stimmung, und die Kraft ist dem Alter nicht entsprechend. Das Kind bekommt täglich zweimal Kaffee. Es hat wenig Appetit, mag insbesondere keine kräftige Kost, besonders keine Milch, dagegen liebt es Braunbier. Hände und Füße sind meistens kalt. Dieses Kind ist weder recht genährt, noch gesund und bedarf einer gründlichen Kur; diese besteht 1) in guter Nahrung, 2) in Kräftigung des Körpers und 3) in Vermehrung der Naturwärme.

Dazu verhelfen folgende A n w e n d u n g e n :

1) Täglich fleißig barfußgehen, um den ganzen Körper abzuhärten.

2) Täglich zweimal bei warmer Temperatur im Wasser gehen.

3) Jede Nacht oder in der Frühe beim Aufstehen den ganzen Körper waschen mit Wasser und Essig, damit die Kraft vermehrt und gleiche Wärme und Transspiration erzielt werde.

4) Jeden Tag, wenn die Witterung warm, ein Halbbad; ist die Witterung kühl, jeden zweiten Tag ein Halbbad.

Der Kaffee muß vermieden werden, dafür jeden Morgen und Abend Kraftsuppe. Weder Bier noch Wein darf das Kind genießen; dafür kräftige einfache Hausmannskost. – Recht bald hatte das Kind das Barfußgehen liebgewonnen und fühlte Erleichterung im Kopf. Die Waschungen brachten ihm neues Leben und viel Wärme. Am liebsten nahm es das Halbbad, weil es Stärkung fühlte. Die ungewohnte Kost war bald gewöhnt, es trat großer Hunger ein, und dem Hunger ist gut kochen. In sechs Wochen hatte es sich herausgestellt, daß das Kind eine verkehrte Lebensweise geführt hatte; aber Anwendung des Wassers und geeignete Kost hatten es vollständig hergestellt.

Wenn doch nur die Jugend an eine recht einfache und nahrhafte Kost gewöhnt würde! Ich möchte bei diesem Beispiel jedem Vater und jeder Mutter zurufen: „Nähret doch eure Kinder mit guter Kost und haltet fern Alles, was die Kinder verweichlicht!“

3.

Ein Bauernsohn, 26 Jahre alt, erzählt: „Seit einem Jahr habe ich, wie andere Leute sagen, öfters Anfälle, so daß ich besinnungslos dastehe, zu zittern anfange, ganz bewußtlos bin und dann in ½–1 Minute wieder zurecht komme. Manchmal, aber nicht oft, sinke ich auch auf den Boden. Dann soll es 4 bis 5 Minuten andauern, bis ich wieder ganz recht bin. Ich war schon bei drei Ärzten. Einer hat mir Laxir verordnet, ein anderer Mineralwasser und ein dritter Etwas zum Einnehmen gegeben. Es ist aber doch Alles ganz gleich geblieben. Meine Kraft hat abgenommen, und ich bin von Zeit zu Zeit schwermüthig. Früher hat mich Alles gefreut, jetzt ist mir oft Alles verleidet. Gibt's für mich noch eine Hülfe? Ich trage auch wollene Kleider, die mir der Arzt angerathen; aber anstatt mich warm zu fühlen, fühle ich mich immer kalt.“

Hier hat wieder die Verweichlichung ihr Unwesen getrieben, und der Körper ist nicht genährt, wie er es sein sollte. Deßhalb ist auch die gehörige Kraft nicht vorhanden, und da läßt sich nimmer gut leben. Somit ist eine gründliche Kur nöthig.

1) Täglich öfter, weil Sommerszeit, barfußgehen im Freien, je länger desto besser.

2) Täglich einen Oberguß und Schenkelguß.

3) Täglich ein Halbbad.

4) Morgens und Abends Kraftsuppe und recht kräftige Kost; geistige Getränke sind zu meiden.

Arbeit entsprechend der Naturkraft. In sechs Wochen erklärte der Geheilte: „Jetzt lebe ich wieder und freue mich meines Daseins. Mein Beruf ist mir nicht mehr lästig, nachdem ich meinem Elend entkommen bin." Wie verkehrt bleibt doch der Mensch! Wenn doch eine solche Sprache die Jugend rechtzeitig hören und auffassen würde!

Fettsucht.

Ein Herr, 54 Jahre alt, ein halber Riese, ist ungewöhnlich stark, recht gut gebaut und jammert: „Ich weiß fast nicht mehr zu athmen, eine Treppe kann ich kaum besteigen, Appetit hätte ich, wenn ich aber esse, wird der Athem noch schwerer. Die Füße sind stark geschwollen und sind mir bleischwer. Die Ärzte sagen, ich hätte hochgradige Herzverfettung. Was man mir eingegeben und die vorgeschriebene Diät hat mir nichts geholfen. Wenn mir keine andere Hülfe gebracht wird, bin ich nahe beim Gottesacker. Was ist hier zu thun?"

Die ganze Natur in ihrem schwammigen und schlaffen Zustand ist zuerst zu kräftigen und dann zusammenzuziehen, damit alle überflüssige Korpulenz beseitigt, die innern Organe des Körpers mehr geschmeidig gemacht und in eine günstige und bequeme Lage gebracht werden.

Wie geschieht Dieses?

Zuerst muß

1) der Oberkörper in Angriff genommen, beim untern Theil des Körpers schwächer eingewirkt werden, bis der ganze Körper an Kraft gewonnen hat.

2) Am besten wäre wohl der Oberguß, und zwar durch sechs Tage steigernd anzuwenden. Doch der Kranke kann sich nicht bücken. Dafür wird täglich zweimal der Oberkörper bloß gewaschen, daß die Hautporen geöffnet werden, um die Transspiration zu vermehren. Es wird dann fortgefahren mit den Rückengüssen, und der Kranke erhält eine Woche lang täglich zwei Rückengüsse, gesteigert von vier bis acht Kannen voll Wasser.

3) Täglich werden zwei Schenkelgüsse vorgenommen, um die untern Theile des Körpers zu kräftigen.

In der dritten Woche kam den ersten Tag ein Halbbad, den andern ein Rückenguß und dann jeden Tag ein kurzer Wickel von 1½ Stunden zur Anwendung.

Wie das Halbbad und der Rückenguß stärkend wirkten, so bewirkte der kurze Wickel in Bezug auf die innern Organe, daß alles überflüssig Angehäufte ausgeleitet wurde, theils durch Auflösen und Aufsaugen, theils durch Urin und Stuhlgang.

Nach innen wurden Mittel gebraucht zur Ausleitung der schlechten Stoffe und zur Verbesserung der Verdauung. Anfangs Wermuth-, Salbei- und Rosmarinthee; später Zinnkraut-, Wachholder- und Dornschlehblüthenthee. Beide Sorten wirkten günstig. Der Kranke blieb bei seinen bisherigen Speisen und Getränken, kurz bei der alten Lebensweise.

Ich halte es für sehr gewagt, sogar für sehr gefährlich, eine angewohnte, durch Jahre geübte Lebensweise zu ändern, um mit einigen wenigen Nahrungsmitteln den Körper hungrig abzufüttern.

Wie die Organe des Körpers zahlreich sind und jedes Organ des Körpers anderen Zwecken dient und andere Nahrung braucht, so ist auch Mannigfaltigkeit in den Nahrungsmitteln nicht zu verwerfen, im Gegentheil nur zu empfehlen.

Das ist allerdings anzurathen, daß solche Leute sich einen kleinen Abbruch thun, weil man doch in der Regel mehr ißt und trinkt, als zum Lebensunterhalt nothwendig ist.

Frühgeburt (durch Schnüren).

Eine Hausmutter klagt: „Ich habe drei Frühgeburten gehabt, und der Arzt hat erklärt, ich sei selber schuld, weil ich meinen Leib zu sehr geschnürt habe; jetzt schwebt mir dieß Unrecht und die Strafe dafür stets vor Augen. Unglücklich bin ich und meine Familie, und was kann mir noch je zum Glück verhelfen?"

Um die Unglückliche nicht trostlos zu entlassen, gab ich ihr den Rath, sie solle die Kleidung nur mehr locker am Leibe tragen und in jeder Woche drei- bis fünfmal ein Halbbad nehmen. Dieß geschah, und der Erfolg war, daß sie nach einem Jahr ganz glücklich entbunden wurde.

Fußflechten.

Ein Taglöhner zeigte mir seinen rechten Fuß, der von den Knöcheln an bis an die Knie mit solch' dicken Schuppen behangen war, daß jeden Tag eine Masse solcher sich abschälten. Der ganze Fuß hatte ein schauerliches Aussehen: roth, blau und theilweise ganz schwarz. Auch am Körper hatte er zwei ziemlich große Flecken. Der arme Arbeiter mußte viel ausstehen bei seiner Arbeit, und zudem hatte er in der Nacht keine Ruhe, konnte oft stundenlang nicht schlafen und hatte ein so fürchterliches Beißen, daß er sich wund kratzte und sein Bett in der Frühe blutbefleckt war. Das Fußübel hatte er schon fünf Jahre, und wie sein väterliches Vermögen, so auch Alles, was er verdiente, zur Heilung seines Fußes verwendet. Was für ihn das Drückendste war, war Dieses, daß er keine Hilfe gefunden und auch keine Aussicht auf solche hatte, daß das Brodverdienen aufgehört und das Betteln ihn so furchtbar schwer ankam, zumal er noch in guten Jahren stand. Dieser Knecht versprach, jede, auch die härteste Anwendung bereitwilligst vorzunehmen, wenn nur Hilfe möglich sei. Hier ist sicher das Blut durch und durch verdorben, weil er guten Appetit hatte und auch die Kraft nicht gefehlt hätte; somit muß auch einzig auf das Blut eingewirkt und den Flechten keine weitere Obacht gegeben werden. Ist das Blut gut, die Säfte gut, dann gesundet auch der ganze Körper, und die Flechten schwinden von selbst. Täglich bekam der Kranke einen Oberguß, durch den bewirkt wurde, daß der Oberkörper sich kräftigte, die schlechten Stoffe sich ausschieden und auch die inneren Organe sich besserten. Täglich zweimal bekam der Kranke einen Schenkelguß. Diese Güsse entfernten rasch alle Hitze, bewirkten Ausscheidungen der schlechten Säfte und Kräftigung der welkwerdenden Beine. Jeden zweiten Tag bekam er ein Halbbad; dieses wirkte auf den Körper, was der Knieguß auf die Füße. Nach jenem bekam der Kranke weißes Knochenpulver, täglich eine Messerspitze voll. Nach drei Wochen konnte dieser Arbeiter aufs Neue seinem Berufe nachkommen. Anfangs wurden die Flechten noch viel stärker, die Ausscheidungen mithin bedeutend größer, der beißende Schmerz aber war schon nach ein paar Tagen verschwunden, nach dem vierten und fünften Tage war die Schwärze und Bläue beseitigt, und eine bessere Hautfarbe stellte sich ein. Freilich schaudert man zurück, wenn es heißt: bei einem solchen Fuße kaltes Wasser anwenden, weil vor nichts mehr, auch von den meisten Ärzten, gewarnt wird. Ich kann aber hoch und theuer versichern, daß der Kranke nichts mehr rühmen konnte, als das Wohlthun dieser kalten Wasseranwendungen.

Fußleiden.

1.

Ein Herr aus Unterfranken kam so armselig, daß er nicht selbst aus dem Wagen steigen konnte; mühsam und langsam schleppte er sich mit zwei Stöcken fort. Er erzählte: „Vor sechs Jahren überfiel mich ein Schmerz in meinem rechten Fuß. Das Knie war etwas geschwollen, der Schmerz steigerte sich von Woche zu Woche; die Kraft in demselben ließ auch nach, und es mir kam vor, als ob der ganze Fuß absterbe. Wenn ich in der Nacht aufwachte und mit dem linken Fuß an den rechten kam, so war er eiskalt und schien mir wie todt zu sein. Ich habe einen berühmten Arzt in einer Hauptstadt aufgesucht; es wurde Verschiedenes gerathen und angewendet: Gift und nicht Gift; ich habe mehrere Ärzte berathen, und einer elektrisirte meinen Fuß 70 mal, doch Alles vergebens. Auch der rechte Arm und die ganze rechte Seite wurde schwächer, und ich hatte keine andere Aussicht mehr, als daß die ganze Seite lahm würde. Ich bin erst 29 Jahre alt.“ Wo fehlte es wohl hier? Ganz einfach: Es staute sich das Blut an im Schenkel und im Knie, der regelmäßige Blutumlauf war gestört. Es drang nicht mehr so viel Blut in den Fuß, als nöthig war, zuletzt fast keines mehr, deßhalb auch keine Wärme, und so mußte natürlich der ganze Fuß verkümmern. Mit der Zeit stellten sich auf dieser Seite weitere Störungen im Blutlauf ein, und das Übel vergrößerte sich. Die Aufgabe der Heilung besteht also darin, daß der rechte Blutumlauf wieder hergestellt wird, daß alle Theile des Körpers gleichmäßig genährt und erwärmt werden und somit auch der ganze Leib gleichmäßig gekräftigt werde. Zu diesem Zweck folgende Behandlung: 1) jeden Tag zwei Obergüsse und zwei Schenkelgüsse; 2) jeden Tag zweimal im nassen Grase barfuß gehen, weil es Frühling war; 3) jeden Tag eine Tasse Thee von Wachholderbeeren und Wermuth, in drei Portionen getrunken (Morgens, Mittags, Abends). Die Wirkung war ganz auffallend: nach 16 Tagen war aller Schmerz verschwunden, der Blutlauf vollständig hergestellt, und der Wiedergenesene wanderte mit Jubel umher wie andere Gesunde. Bei der Kur hob er ganz besonders hervor, daß er gemerkt habe, wie nach dem zweiten Schenkelguß das Blut von oben nach unten in den Fuß gedrungen sei und denselben ganz rasch erwärmt habe.

Die Schenkelgüsse bewirkten, daß das Blut in einen raschen Gang kam und die Anstauungen des Blutes beseitigt wurden. Die Obergüsse bewirkten Dasselbe im obern Körper, wo auch der Arm schon geschwächt, weil nicht hinlänglich genährt war, während die übrigen Theile des Körpers gesund waren. Der Thee aber bewirkte eine gute Verdauung, und so trat eine rasche Kräftigung des ganzen Körpers ein.

2.

Ein Hausvater erzählt: „Ich habe schon drei Jahre lang einen offenen Fuß, der aber nur von Zeit zu Zeit offen ist und vorübergehend wieder zuheilt. Anfangs machte ich mir nicht viel daraus, aber jetzt ist er mir so beschwerlich, daß ich überzeugt bin, in kurzer Zeit meinem Beruf nicht mehr nachkommen zu können." Der Mann sah ziemlich gut aus, war auch gut genährt; doch hatte er eingestanden, daß er etwas mehr Bier getrunken habe als nothwendig gewesen wäre, und meinte, dadurch könnte auch sein Blut etwas verdorben worden sein. Auf jeden Fall ist hier das Blut nicht am besten, und viele flüssige Stoffe im Körper haben im Fuß einen Ausweg gefunden. Wie diese flüssigen Stoffe sich v e r m e h r t e n , so hat das Blut a b g e n o m m e n an Güte und Menge, was besonders gern bei Trinkern geschieht. Die ganze Natur ist mehr schwammig und welk als kräftig und ausdauernd. Zur Heilung ist nothwendig, daß der ganze Körper gekräftigt und das Schwammige verdrängt werde. Die vielen wässerigen Stoffe müssen aus dem Körper ausgeleitet, und durch kräftige Nahrung muß gesundes Blut bereitet werden. Wie kann Dieß geschehen? 1) In der Woche zweimal den spanischen Mantel anziehen, in kaltes Wasser getaucht, 1½ Stunden lang; 2) jeden Tag einen Oberguß und Schenkelguß; 3) jeden dritten Tag ein Halbbad, eine halbe bis eine Minute lang. So zehn Tage lang. Dann jeden Tag ein Halbbad, eine halbe Minute, und jeden Tag einen kräftigen Oberguß. Nach innen wurde täglich eine Tasse Thee aus Zinnkraut, zehn zerstoßenen Wachholderbeeren und etwas Wermuth, zehn Minuten lang gesotten, in täglich drei Portionen genommen. In vier Wochen war der ganze Körper wie umgewandelt: das Aussehen war ganz frisch, der ganze Körper geschmeidig, der Appetit sehr gut, der Ausfluß aus dem Fuße ohne Bedeutung, und um den Körper noch mehr zu kräftigen und jedem Rückfall vorzubeugen, brauchte der Wiedergenesene bloß in der Woche zwei bis vier Halbbäder zu nehmen und jedes Übermaß von Bier zu meiden.

Die W i r k u n g der Anwendungen: Der spanische Mantel öffnete die Poren, daß die übermäßige Flüssigkeit nach allen Richtungen ausgeleitet wurde und nicht mehr in den Fuß dringen konnte. Die Güsse wie die Bäder trieben die ganze Natur zusammen und kräftigten sie, so daß sie von selbst die schlechten Stoffe auszuscheiden vermochte. Der Thee diente zur Reinigung und Verbesserung des Blutes und zu guter Verdauung. Dem

Kranken ist während der Kur ganz besonders aufgefallen, daß so außerordentlich viel Urin abging, besonders nach den Güssen.

Fußschweiß.

1.

Ein junger Herr, 18 Jahre alt, klagt sein Elend: „Von Jugend auf hatte ich beständig starken Fußschweiß. Man machte sich nichts daraus, weil ich im Ganzen gesund, wenn auch immer etwas schwächlich war. Vor zwei Jahren hörte der Fußschweiß von selbst auf, und von da an stellte sich bald schwaches Kopfweh ein. Dasselbe steigerte sich so sehr, daß ich meine Studien nicht weiter fortsetzen konnte; weil ich nun bei Ärzten keine Hilfe gefunden, möchte ich den Versuch machen mit der Wasserkur."

Wie ist dieser Fall zu beurtheilen, und wie kann geholfen werden? Von Jugend auf hatte das Kind keine guten Säfte, mithin auch kein gutes Blut. Daß sich durch die Jahre der ganze Zustand immer mehr verschlimmerte, ist begreiflich. Es müssen somit die schlechten Säfte ausgeleitet und besseres Blut bereitet werden. Dazu ist hauptsächlich nöthig, daß der ganze Körper und alle seine Theile gekräftigt werden. Der Student bekommt 1) jeden Tag zweimal einen Oberguß und zweimal einen Knieguß, 2) täglich sechs bis acht Wachholderbeeren zu essen. So acht Tage lang; dann 3) jeden Tag ein Halbbad und täglich zweimal einen Oberguß; die Wachholderbeerenkur wird fortgesetzt in gleicher Weise. In drei Wochen war das ganze Aussehen frisch und gesund, die abgestandene graue Gesichtsfarbe verschwunden, das Kopfweh hatte gänzlich aufgehört. Während der Kur hat der Student besonders geklagt über den schlechten Geschmack, den er immer im Gaumen habe. Er sei so schlecht und übelriechend wie der Fußschweiß gewesen; er hat auch recht viel ekelhaften Schleim ausspucken müssen – ein Beweis, daß die faulen Stoffe aufgelöst und ausgeleitet wurden. Um den jungen Körper zu festigen und vor dem alten Übel zu bewahren, war weiter nothwendig, in der Woche drei, und später zwei Halbbäder zu nehmen, was auch die beste Wirkung hervorgebracht hat. Die Aufgießungen kräftigten den ganzen Körper und brachten mehr Wärme, so daß durch die Poren alles Schlechte ausströmen konnte. Die Wachholderbeeren bewirkten eine bessere Verdauung, Verbesserung des Blutes und der Säfte, und so wurde mit Hilfe des noch kräftiger wirkenden Halbbades die verlorene Gesundheit wieder hergestellt. Anstatt der Wachholderbeeren hätten in diesem Fall auch ausgereicht täglich eine Tasse Thee aus einer Mischung von Wermuth, Salbei und Fenchel.

2.

Ein Hausvater, 48 Jahre alt, erzählt: „Ich bin schon mehrere Wochen, ja Monate nicht mehr gesund, habe häufig Schwindel, fühle bald Enge in der Brust, bald ist der Unterleib so aufgetrieben, daß all' meine Kraft wie verschwindet. Öfters Appetitlosigkeit und manchmal wieder auf einige Zeit großer Hunger; kurz ich weiß nicht, wo es mir fehlt. Früher hatte ich mehrere Jahre lang starken Fußschweiß. Dieser ist ausgeblieben, und ich glaube, daß dort mein Übel angefangen hat." Was ist hier zu thun?

Es ist kein Zweifel, daß der Fußschweiß die Ursache der Krankheit ist und sich im Innern an verschiedenen Stellen Anstauungen gebildet haben; deßhalb ist zuerst die Natur zu unterstützen, daß sie kräftiger wird und die faulen Stoffe auszustoßen beginnt; ebenso muß auf das Innere gewirkt werden. Deßhalb

1) täglich einen Oberguß und Schenkelguß,

2) den einen Tag einen Rückenguß, den anderen ein Halbbad und

3) jeden Tag zweimal jedesmal vier Minuten lang im Wasser gehen.

Nach innen: Täglich eine Tasse Thee von Schafgarbe, Salbei und Johanniskraut in drei Portionen zur Verbesserung des Blutes. So 14 Tage lang.

Diese Anwendungen wirkten sehr günstig, aller Schwindel war beseitigt, der Appetit gut. Nach 12 Tagen ist der alte Fußschweiß wieder eingetreten, obwohl der Kranke täglich barfuß im Gras gegangen ist.

Wieder ein Beweis, wie krank zurückgetretener Fußschweiß machen kann; welche Macht aber andererseits das Wasser auf den Körper ausübt bei entsprechender Anwendung. Zur Winterszeit hätte die Kur natürlich anders beschaffen sein müssen. Zur weiteren Kräftigung reichten aus in der Woche zwei bis drei Halbbäder und die eine oder andere Abhärtung.

3.

Ein Beamter litt an lästigem Fußschweiß, der ihm durch eine Verkältung ausblieb. Schon nach wenigen Tagen fühlte er den Unterleib stark aufgetrieben; auch auf der Brust wurde es ihm eng, im Kopf fühlte er Schwindel und Eingenommenheit.

Dieser Fall, weil es Winterszeit ist, kann geheilt werden, wie folgt:

1) In der Woche zweimal den spanischen Mantel, durch den die faulen Stoffe aufgelöst und aufgesaugt werden.

2) Zweimal in der Woche eine Ganzwaschung vom Bett aus, dann wieder in's Bett, zur kräftigen Transspiration und Widerstandsfähigmachung der Haut.

3) In der Woche ein Halbbad von einer halben Minute, wodurch der ganze Körper gekräftigt und auf gute Transspiration hingewirkt wird.

In drei Wochen war der Kranke vollständig gesund, und es stellte sich während der Kur wieder schwacher Fußschweiß ein.

Weil aber der Fußschweiß auch eine Krankheit genannt werden kann, so ist auch diese zu heben, und zwar durch folgende Anwendungen:

1) In der Woche einmal den kurzen Wickel und

2) zwei- bis dreimal in der Woche ein Halbbad von einer Minute.

Gehörleiden.

1.

Sind die Augen wohl der wichtigste Theil am Körper, so haben die Ohren nicht viel weniger Werth. Ist Blindheit Elend, so Taubheit Armseligkeit. Das beweisen am klarsten die Taubstummen, welche wohl die Sprachorgane haben, aber nicht sprechen können, weil sie nicht hören, und deßhalb auch ein Beweis, daß das Sprechen erlernt werden muß. Angeborene Gehörlosigkeit kommt nicht gar oft vor, dagegen aber verlieren gar Viele ihr Gehör durch Krankheit. Wie viele Kinder habe ich kennen gelernt, die durch Scharlachfieber oder durch einen anderen Ausschlag oder Blattern ihr Gehör vollständig verloren haben! Dieser einzige Grund würde Jedem zur Pflicht machen, solche Krankheiten durch's Wasser zu heilen. Denn ich kann nicht glauben, daß, wenn das Wasser vernünftig angewendet wird bei solchen Krankheiten, das Gehör verloren gehen kann. Aber nicht bloß bei Kindern, auch bei Erwachsenen kommt es so häufig vor, daß durch dieselben Krankheiten das Gehör theilweise oder ganz verloren geht. Ich bin der Überzeugung, daß Keiner, der durch meine Wasserkur von seiner Krankheit geheilt worden, sein Gehör einbüßt. Wohl aber kamen mir schon Beispiele vor, daß durch starke Sturzbäder in Wasseranstalten Schwerhörigkeit oder gar Verlust des Gehöres eingetreten war.

Das Gehör kann aber geschwächt werden oder verloren gehen durch Fallen, Schlagen &c., was zu den Unglücksfällen gerechnet werden muß. Daß für Schwerhörigkeit, ja sogar bei Gehörlosigkeit am besten mit Wasser eingewirkt werden kann, haben mir viele Beispiele getreu nachgewiesen. Weil gerade das Wasser alle Verhärtungen auflöst, die schwachen Organe kräftigt, die starren elastisch macht, kurz jeden kranken Stoff in jedem Theile des Körpers auflöst, ausleitet und stärkend einwirkt, ebendeßhalb ist eine Heilung möglich und so wird sie auch nicht ausbleiben.

Anna ist 9 Jahre alt, hat vor zwei Jahren Scharlachfieber gehabt, man hielt das Kind für verloren. Es wurde zwar wieder gesund, aber das Gehör war so schwach, daß es nur mühsam einige laute Töne vernehmen konnte. Weil das Wasser unschädlich ist, wenn es recht angewendet wird, so wurde der Versuch mit Wasser gemacht. Nach 14tägiger Anwendung merkte man eine ganz kleine Besserung, und nach sechs ferneren Wochen konnte das Mädchen so ziemlich mit Jedem sprechen, der deutlich redete.

Die Anwendungen waren theils auf den Körper, theils auf das Gehör. Hat das Gehör gelitten durch dieses Fieber, so darf man annehmen, daß auch andere Theile des Körpers mehr oder weniger Schaden gelitten haben, und deßhalb ist es auch nothwendig, auf den ganzen Körper einzuwirken. Solche Krankheiten lassen gern Störungen im Blutlauf zurück, die wieder durch das Wasser am leichtesten gehoben werden. Und daß solche Krankheiten auf längere Zeit, oft auf Jahre, Schwächen zurücklassen, braucht nicht auf's Neue nachgewiesen zu werden. Also ist das Beste, auf den ganzen Körper einzuwirken und denselben auf einen besseren Gesundheitszustand zu bringen. Dieses geschah: Erstens wurde täglich der ganze Körper gewaschen mit Wasser und etwas Essig, höchstens eine Minute lang, ohne zu reiben oder abzutrocknen. Durch diese Anwendung kam der Blutlauf in bessere Ordnung, und die Blutstauungen wurden gehoben. Zweitens bekam das Kind täglich einen Oberguß mit Ohrenguß. Der Oberguß wurde gemacht wie gewöhnlich, nebenbei aber wurden ganz besonders die Stellen hinter den Ohren und überhaupt um die Ohren herum kräftig begossen. Durch das wiederholte Aufgießen wurden alle Verhärtungen aufgelöst, und waren Blutstauungen vorhanden, so wurden diese beseitigt; nebenzu wurden auch diese Theile gestärkt durch die Kälte des Wassers und so vor- und nachher die Ursachen beseitigt, die das Kind hinderten, zu hören.

Weil die Ärzte erklärten, es fehle am Ohre nicht, wurde den einen Tag in das eine, den anderen Tag in das andere Ohr ungefähr drei bis fünf Tropfen süßes Mandelöl eingegossen. Dieses Öl nimmt alle innere Hitze, macht die inneren Theile weich und geschmeidig und hat mit einem Worte eine recht gute Wirkung.

2.

Ein Knabe mit 15 Jahren erzählt: „Ich bin vor zwei Jahren ziemlich hoch vom Dachboden gefallen, und seit dieser Zeit nimmt von Woche zu Woche mein Gehör ab. Ich habe schon sehr viel dafür gebraucht; aber mein Doktor hat jetzt gesagt, ich solle es nur gehen lassen, es helfe nichts.“ Hinter dem Ohre war eine kleine Erhöhung, die schließen ließ, es könnte sich hier eine Anstauung gebildet haben. Bemerkt sei noch, daß das Gehör zeitweise besser, dann wieder schlechter war. Weil der Kranke durch einen Fall sein Gehörleiden bekommen, so ist anzunehmen, daß der übrige Theil des

Körpers gesund ist und deßhalb keiner Einwirkung bedarf. Doch die Sache verhält sich anders. Die Einwirkung auf den ganzen Körper übt auch eine Wirkung auf den leidenden Theil aus; wie leicht kann eine Blutstauung sich gebildet haben, die, wenn sie auch hinter dem Ohre ist, am leichtesten gehoben wird durch eine allgemeine Einwirkung auf den Blutlauf. Und geradeso ist es mit der Ausdünstung des ganzen Körpers und des einzelnen leidenden Theiles. Mithin sind auch hier Anwendungen auf den ganzen Körper wirksam fürs Gehör: Erstens in der Woche zweimal eine kalte Ganzwaschung; zweitens einmal ein Halbbad. Diese Anwendungen stärken den ganzen Körper und bringen auch eine allgemeine größere Thätigkeit. Auf das Gehör wird täglich zweimal eingewirkt: einmal durch Wickel um den Hals und zugleich um die Stellen hinter dem Ohre, zwei Stunden lang, nach der ersten Stunde aber den Wickel frisch eintauchen; das Eintauchen ist nothwendig, damit sich nicht zu viel Hitze entwickelt und am Ende das Blut noch mehr hinleitet. Außer der Auflösung durch den Wickel ist noch eine Kraft nothwendig zum zertheilen, die angehäuften Stoffe zu zerstören, daß sie ausgeleitet werden können, wozu hauptsächlich die schwächeren oder stärkeren Gießungen taugen, die jeden Tag ein-, auch zweimal vorgenommen wurden. In das Ohr selbst wurde ein Absud von Hollunderblättern gegossen, welcher kühlt und auflöst, und so wurde nach fünf Wochen das Gehör so ziemlich wieder hergestellt.

3.

Ein Mann, 40 Jahre alt, klagt, daß seit drei Monaten sein Gehör von Woche zu Woche abnehme, und wenn es noch ein Viertel-Jahr so fortgehe, werde er gar nichts mehr hören. Er habe sich im Winter bei großer Kälte dieses Übel zugezogen. Er habe nach dieser Erkältung ein heftiges Fieber bekommen und starkes Kopfweh; er wäre jetzt aber von Allem geheilt mit Ausnahme seines Gehöres. Bei der Abnahme des Gehöres sei auch noch besonders lästig ein fortwährendes Ohrensausen.

Rührt die Abnahme des Gehöres von Erkältung her, so sind sicher die Folgen der Erkältung nicht nur im Gehör, sondern auch im Kopf, vielleicht noch weiter ausgedehnt, wenn auch die Folgen nicht gefühlt werden. Mithin soll die Einwirkung auf den Körper, Kopf und Gehör gehen. Somit mußte der Leidende Folgendes thun:

Erstens täglich einmal bis über die Waden im Wasser gehen; Dieses wirkt kräftigend, abhärtend und auflösend. Gerade dieses Gehen im Wasser wirkt häufig sehr günstig auf das Gehör. Zweitens täglich zweimal kräftigen Oberguß, und nebenzu eine Gießkanne voll Wasser auf die Umgebung des Ohres zu gießen. Drittens täglich einmal süßes Mandelöl in beide Ohren thun; dieses wirkt kühlend, auflösend und stärkend. Die Begießungen mit Wasser wirken auflösend auf alle Anstauungen und Verhärtungen. Nach 14

Tagen war das Gehör bereits wieder hergestellt. Weiterhin war nichts mehr nothwendig, als jeden dritten oder vierten Tag ein kräftiger Oberguß mit Ohrenguß und wöchentlich zweimal ein Halbbad, welches die ganze Natur kräftig und gesund erhielt.

4.

Ein Dienstmädchen hörte so schlecht, daß nur selten eine kräftige Stimme für sie vernehmbar war. Dieses Ohrenleiden hatte sie seit fünf Jahren, und es hatte sich seither immer gesteigert. Das Mädchen wurde viel magnetisirt, elektrisirt und hatte alle möglichen Mittel gebraucht, doch vergebens. Es war ihr auch die Versicherung von Ärzten gegeben worden, es helfe gar nichts mehr.

Ich wollte dem armen Dienstmädchen, das sonst ein ganz frisches, gesundes und kräftiges Aussehen hatte, doch zu Hilfe kommen.

Ich urtheilte, daß das kräftige Mädchen Blutanstauungen im Kopf und auch im Körper haben werde, und diese Stauungen auch die Ursache der Gehörlosigkeit seien. Das Wasser wurde in folgender Weise angewendet: Täglich zwei-, auch dreimal Oberguß, besonders stark um die Ohren herum; täglich eine Anwendung auf den ganzen Körper abwechselnd mit Halbbad, Rückenguß oder Schenkelguß. 14 Tage lang merkte man keine Spur von Besserung. Dem Dienstmädchen blieb ihr frisches Aussehen, ihre Kraft; nur schien sie magerer zu werden. In der dritten Woche wurde der Oberguß verstärkt, täglich drei- bis viermal vorgenommen, zudem täglich vier Tropfen in die Ohren. In dieser Woche verbesserte sich das Gehör, und nach drei ferneren Wochen hatte das Mädchen ihr Gehör wieder erlangt und ging mit Freuden in ihren Dienst. Dieser Erfolg ist mir ein Beweis, daß die Gehörlosigkeit nur eine scheinbare war, und ich kann nicht zweifeln, daß in den meisten derartigen Fällen das Gehör wieder zu erlangen sei; aber es gehört Muth und Ausdauer dazu.

5.

Eine Hausfrau, 50 Jahre alt, klagt, daß sie seit einem halben Jahre eine starke Abnahme ihres Gehöres merke. Sie könne nur mit wenigen Leuten noch reden. Seit das Gehör abnehme, habe sie immer einen recht eingenommenen Kopf, häufig auch Schwindel. Manchmal, wenn das Kopfweh besser sei, habe sie recht starkes Drücken auf der Brust. Das Aussehen war frisch, die Gesichtsfarbe ziemlich roth.

Hier ist sicher starker Blutandrang in den Kopf, und die Aufgedunsenheit des ganzen Kopfes brachte mich auf den Gedanken, daß Anstauungen vorhanden seien. Dieser Hausfrau wurde Anleitung gegeben, sie solle jede Woche zwei Kopfdämpfe nehmen, jeden 20 Minuten lang, jeden Tag einmal, öfters auch zweimal einen kräftigen Oberguß mit

Ohrenguß, jeden zweiten Tag ein Halbbad oder statt dessen in der Nacht eine Ganzwaschung vom Bett aus; ferner täglich eine Tasse Thee von Johanniskraut, Schafgarbe und Zinnkraut. Diese Anwendungen bewirkten, daß nach drei Wochen das Gehör nahezu hergestellt war, und noch eine zeitweilige, halb so oft erfolgende Fortsetzung dieser Anwendung stellte das Gehör vollkommen wieder her. Sie fühlte sich aber nicht weniger glücklich über den Gesundheitszustand des ganzen Körpers, der, wie sie behauptete, um Vieles sich gebessert habe.

6.

Ein Dienstknecht kam in starke Zugluft, zog sich einen heftigen Rheumatismus zu, und verlor dadurch das Gehör fast ganz. Hier heißt es: Entferne die Folgen der Zugluft und dann ist auch das Gehör wie die übrigen Theile des Körpers wieder in Ordnung. Zweimal in der Woche einen Kopfdampf, Nachts eine Ganzwaschung, und in 12 Tagen war Alles beseitigt. Als der Rheumatismus verschwunden, war auch das Gehör wieder hergestellt.

Geschwüre.

Ein Knabe von fünf Jahren hat am Kopf drei Geschwüre, die zwar nicht offen, aber ganz hart sind; an der rechten Hand ein großes Geschwür, fast eigroß; am Fuß ein offenes Geschwür, aus dem täglich ungesunde Stoffe auslaufen. Das ganze Aussehen ist selbstverständlich erbarmungswürdig. Der Appetit ist sehr schlecht, wie auch der Humor.

Daß dieses Kind schlechtes Blut und schlechte Säfte hat, ist klar. Die Geschwüre sind der Beweis, daß die Natur nichts mehr recht ausscheidet. Es müssen somit die Geschwüre aufgelöst und alle schädlichen Stoffe aus dem Körper ausgeleitet werden.

Die besten Anwendungen sind folgende:

1) täglich ein Heublumenbad, auf folgende Weise bereitet: Heublumen werden mit siedendem Wasser begossen und ordentlich zugedeckt. Wenn das Wasser auf 30–32 Grad Celsius abgekühlt ist, soll das Kind 15–18 Minuten lang hineingesetzt werden. Nach dieser Zeit soll es aus dem Bad genommen und sofort mit kaltem Wasser rasch abgewaschen werden;

2) täglich eine Ganzwaschung mit kaltem Wasser;

3) täglich zweimal eine Kraftsuppe und täglich zwei Pfefferkörner, die ganz, also unzerbissen, geschluckt werden. – Im Übrigen einfache kräftige Kost.

Nach zehn Tagen soll das Kind

1) an jedem dritten Tag eingewickelt werden in Absud von Haberstroh;

2) den einen Tag gewaschen, den andern in kaltes Wasser getaucht werden, 2 Sekunden lang.

Das Heublumenbad löst die Verhärtungen am kräftigsten auf. Je mehr Heublumen im Bad, desto besser. Die Waschungen kräftigen und beleben. Die Kraftsuppe gibt viel und gutes Blut. Die Pfefferkörner erwärmen den Magen. Das Ganze brachte in seiner Gesammtwirkung den armen Schelm dahin, daß er lebensfroh, wie andere Kinder, herumhüpfte.

Geschwulst (am Knie).

1.

Ein Expeditor bringt seine Bertha, ein Mädchen von neun Jahren, und erzählt: „Vor zwei Jahren bekam dieses Kind ein geschwollenes Knie. Ich ließ alsbald den Arzt kommen und dieser behandelte das Knie durch längere Zeit ohne Erfolg. Ich mußte das Kind in die Hauptstadt in eine Klinik thun, und dort wurde ein Schnitt auf der linken Seite am Knie gemacht. Nach sechs Wochen bekam ich das Kind zurück mit einem Gypsverband. Nach vier Wochen wurde der Gypsverband abgenommen, und das Kind konnte nicht einmal den Fuß auf den Boden setzen. Nach einiger Zeit wurde ein zweiter Schnitt an der rechten Seite des Knies gemacht, und man tröstete mich, der Fuß werde wieder recht. Doch es kam das Gegentheil. Das Knie wurde immer noch dicker, noch schmerzlicher und vom Knie auf- und abwärts magerte der Fuß so ab, daß er kaum mehr den dritten Theil der angemessenen Dicke hatte. Das Traurigste aber war, daß das Kind gar nicht auf dem Fuße stehen konnte. So armselig der Fuß war, so krank war auch das Aussehen, und besonders hatte das arme Kind gar keinen Appetit mehr."

Anwendungen: Das Kind wurde täglich einmal mit Wasser und Essig gewaschen, aber nicht abgetrocknet. 2) Täglich zweimal, jedesmal vier Stunden lang, mit angeschwellten Heublumen umwunden, ganz warm. Nach zwei Stunden wurden die Heublumen wieder in's Wasser gethan und von neuem aufgelegt. 3) Nach innen bekam es vier bis sechs Wachholderbeeren täglich und wo möglich vom Frühstück bis Mittag einen Löffel voll Milch. Nach nicht ganz vier Wochen sah das Mädchen ganz frisch und gesund aus und hatte guten Appetit; der Fuß war wohl noch steif, doch konnte ihn das Kind schon einwärts biegen und so gehen, daß man kaum sehen konnte, daß ein Fuß etwas steif war. Das kranke Knie selber war noch etwas dicker als das andere.

Weitere Anwendungen: 1) täglich Knie und Schenkel zweimal mit kaltem Wasser übergießen; 2) jeden Tag einmal einen Heublumenwickel, zwei Stunden lang, wie oben angegeben; 3) über Nacht mit einem Lappen das Knie umwinden, welcher mit weichem *foenum graecum* überstrichen ist; 4) die Wachholderbeeren werden weiter gebraucht. Nach weiteren drei Wochen war die Kur vorbei und der Fuß vollständig geheilt.

Wo hat es hier gefehlt? Die Kniegeschwulst hinderte, daß genügend Blut in den Unterschenkel kam, somit wurde dieser nicht mehr genährt und magerte ab, zumal er nicht in Bewegung kam und überdieß verkümmert war durch den ungeregelten Blutlauf und die vielen Schmerzen des übrigen Körpers. Die Heublumen lösten die Geschwulst auf. Die Waschungen bewirkten Kräftigung und einen geregelten Blutlauf. Der Knie- und Schenkelguß bewirkten Kräftigung, Zusammenziehung und gleichen Blutlauf. Die weiteren Anwendungen sind in der Woche eine Waschung und zwei Halbbäder.

Die Wachholderbeeren bewirkten gute Verdauung, Reinigung und Ausleitung durch Urin.

2.

Ein Vater theilt mit: „Mein Sohn, acht Jahre alt, hat an einem Fuße oberhalb des Knies eine Geschwulst. Das Knie wird von Woche zu Woche dicker. Das Knie selbst thut nicht weh, schmerzlich aber ist die Geschwulst oberhalb des Knies. Es ist so fest anzufühlen, wie ein harter Knochen. Der Fuß unterhalb desselben ist bedeutend dünner und thut manchmal recht weh. Gehen kann der Knabe noch, aber das Bein nur wenig biegen.“

Anwendungen: Der Knabe soll 1) täglich zweimal, jedesmal zwei Stunden lang, um das Knie und den geschwollenen Oberschenkel warme Heublumen winden. Dabei soll er im Bett liegen. 2) Jede Nacht gekochtes *foenum graecum* um das Knie winden, dicht um die Geschwulst. So drei Wochen fortmachen. Nach diesen drei Wochen: 1) täglich zweimal Wasser auf das kranke Knie und den Schenkel gießen; 2) täglich einmal zwei Stunden lang Heublumen herumbinden, wie oben; 3) in der Nacht *foenum graecum* herumbinden, wie oben. So drei Wochen lang. Nach sechs Wochen war der Fuß wieder ganz in Ordnung.

Wirkungen: Die Heublumen weichten auf und sogen aus. Das *foenum graecum* wirkte in derselben Weise, nur noch stärker, auf die Knochengeschwulst. Die Gießungen bewirkten besseren Blutlauf und Kräftigung des Fußes. Das Wasser auf Knie und Schenkel bewirkte Kräftigung und Erwärmung.

Die Ursache dieses Leidens war Anstauung des Blutes, das nicht mehr gehörig durch die Kniegeschwulst in den unteren Fuß dringen konnte. Es entstand deßhalb im Schenkel eine Geschwulst. Wie die Kniegeschwulst nachgelassen, konnte das Blut wieder gehörig in das untere Bein dringen, und so kam das ganze Bein wieder in Ordnung.

Gichtleiden.

1.

Der Krankheitsbericht einer gnädigen Frau lautete folgendermaßen: „Ich leide schon seit vielen Jahren unsägliche Schmerzen durch Gicht. Oft habe ich schon mehrere Wochen lang im Bette gelegen und habe mir in meinen Schmerzen gewünscht, daß ich sterben könnte. Eine große Anzahl Ärzte haben mit mir viel versucht. Ich verbrauchte schon eine große Summe Geldes, besuchte mehrere Bäder und habe die schärfsten Sachen zum Einnehmen bekommen. Ich habe schon längst alle Hoffnung auf Besserung aufgegeben und hätte keinen Versuch mehr gemacht, wenn nicht ein durch die Wasserkur Geheilter mich dazu beredet hätte und meine Steifheit mir nicht die Aussicht geben würde, daß ich in kurzer Zeit nicht mehr werde gehen können. Wie ich gewissenhaft alle Vorschriften der Ärzte erfüllte, so fürchte ich auch durchaus das kalte Wasser nicht. Wenn selbst eine Kälte von acht bis zehn Grad herrscht, so will ich bereitwillig die kältesten Anwendungen aushalten.“

14 Tage hindurch wurden bei einer Temperatur von acht bis elf Grad folgende Anwendungen gemacht: Jeden Morgen im Wasser gehen oder Knieguß, zwei Stunden später ein Oberguß, jeden Nachmittag ein Halbbad, eine halbe bis eine Minute lang, und jeden Abend ein Schenkelguß. Mitunter wurde auch ein Sitzbad genommen, eine Minute lang. Die Wirkung war, daß diese Frau nach 14 Tagen erklärte: „Mir fehlt gar nichts mehr; ich fühle mich so wohl und glücklich, wie seit vielen Jahren nicht mehr. Hatte ich früher immer Frost, so bin ich jetzt durch und durch warm. Ich habe den besten Appetit und schlafe die ganze Nacht.“

Wie wirkten hier die Anwendungen?

Die Anwendungen an den Füßen leiteten das Blut in diese, verschafften ihnen Naturwärme und Kraft. Die Obergüsse bewirkten Dasselbe im obern Körper. Die Halbbäder verfolgten alle inneren verlegenen Stoffe, schafften sie fort, stärkten den ganzen Körper und bewirkten eine allgemeine Naturwärme. Die Sitzbäder wirkten besonders stärkend auf die Nieren und Unterleibs-Organe.

2.

Ein Bauernbursche, 24 Jahre alt, sucht Hülfe und erzählt: „Meine Hände haben große Beulen, die ganz fest sind. Sie thun meistens recht weh, besonders zur Nachtzeit; die Kniee, besonders das rechte, sind stark geschwollen, so daß ich ganz steif bin. Ich kann mich oft gar nicht bücken, besonders stark ist der Schmerz bei Witterungswechsel. Was ich bisher gethan durch Einreiben, Einschmieren und Einnehmen, war ohne Erfolg." Der Kranke sah auch wirklich recht leidend aus.

Folgende Anwendungen wurden vorgeschrieben: 1) In der Woche zwei warme Bäder 37–40 Grad Celsius von gesottenem Haberstroh mit drei Wechseln und zwar jedesmal 10 Minuten lang in das warme und eine halbe bis eine Minute in's kalte Wasser, so dreimal, statt dessen manchmal eine Ganzabwaschung; 2) in der Woche zweimal ein Hemd anziehen, ebenfalls in warmes Haberstrohwasser getaucht, 1½–2 Stunden lang; 3) die Geschwülste an Händen und Füßen wurden täglich zwei bis vier Stunden lang in angeschwellte Heublumen eingewickelt. Nach zwei Stunden aber mußten die Heublumen erneuert werden. Zum Einnehmen bekam der Kranke täglich eine Tasse Thee von 12 zerstoßenen Wachholderbeeren und etwas Wermuth, zehn Minuten lang gesotten und in kleinen Portionen, während des Tages zu trinken. Nach 16 Tagen zeigte sich der Kranke, die Geschwülste waren bereits niedergegangen, die Steifheit hatte aufgehört, das Aussehen war wie umgewandelt. Dieser Kranke bekam dann weiter folgende Anwendungen: 1) In der Woche einmal ein in Haberstrohwasser getauchtes Hemd anziehen, und 1½ Stunden lang in demselben bleiben; 2) in der Woche einen Unterwickel von den Armen ganz hinunter, 1½ Stunden lang, in Haberstrohwasser getaucht; 3) die Wachholderbeerkur. Nach 14 Tagen erklärte sich der Kranke für ganz gesund und bekam als weiteren Rath, in der Woche zwei Halbbäder zu nehmen, um die ganze Natur zu kräftigen.

Die W i r k u n g der Anwendungen ist diese: Die w a r m e n B ä d e r greifen am tiefsten ein zur Auflösung der Giftstoffe; der W e c h s e l zwischen warm und kalt ist nothwendig, damit die Hitze nicht zu groß und die Natur nicht zu sehr verweichlicht wird, wirkt aber besonders stärkend auf die Natur. Die H e m d e wirken langsam auflösend und nebenzu ausleitend. Was die Bäder auf den ganzen Körper wirkten, das erreichten bei der Geschwulst in erhöhtem Maße die angeschwellten H e u b l u m e n. Der T h e e that das Seinige im Innern zur Auflösung und Reinigung. Die zweiten Anwendungen waren eine gelinde Fortsetzung der ersten.

3.

Von weiter Ferne kommt ein Schmiedmeister, 31 Jahre alt, und erzählt: „Ich bin gänzlich arbeitsunfähig, bin recht arm und kann für meine Familie den Unterhalt nicht verdienen. Meine Schultern sind zeitweilig geschwollen, auch die Kniee; dann habe ich auch Schmerzen am ganzen Leibe, daß ich Nächte hindurch nicht schlafen kann; Appetit selten. So leide ich vier Jahre, und es steigerte sich bis jetzt das Übel so, daß ich nichts mehr thun kann. Ich mußte Bäder besuchen; die Ärzte haben mir viel zum Einnehmen verschrieben, ich habe aber keine Hilfe gefunden."

Hier ist Gichtleiden und Rheumatismus ganz sicher. Zur Heilung folgende Anwendung: 1) Acht Tage lang täglich zwei Obergüsse und zwei Schenkelgüsse, mit täglich zunehmender Stärke; 2) jeden dritten Tag ein Halbbad, eine halbe Minute lang; 3) täglich eine Tasse Thee von Zinnkraut, Wachholderbeeren und etwas Wermuth. Nach acht Tagen weitere Anwendungen: 1) Jeden Tag ein Halbbad, eine Minute lang; 2) jeden Tag einen Rückenguß und starken Oberguß. Nach 14 Tagen war der Schmiedmeister soweit hergestellt, daß aller Rheumatismus verschwunden, jede Geschwulst beseitigt, guter Schlaf und Appetit eingetreten war und der Mann gesund und Gott dankend zu den Seinigen zurückkehrte.

Die Obergüsse und Schenkelgüsse wirkten erwärmend, kräftigend auf den Körper und verdrängten den Rheumatismus; ebenso lösten diese Güsse die vagirenden Geschwülste. Die Halbbäder wirkten stärkend auf den ganzen Körper, und der eingenommene Thee entfernte im Innern alle ungesunden Stoffe. Um noch mehr Kraft zu erhalten und die Natur vor Rückfall zu schützen, reichten zwei bis drei Halbbäder in der Woche aus.

4.

Eine Frau, 42 Jahre alt, hatte viele Jahre hindurch Gichtleiden und, wie sie erzählte, Unsägliches ausgestanden; aber Alles, was sie gebraucht, habe ihr nicht geholfen. Ganze Nächte, ja Wochen hindurch habe sie nicht eine Stunde ordentlich geschlafen. Geschwülste hatten sich nie gebildet.

Diese Frau bekam 1) Innerhalb drei Wochen jeden Tag Ober- und Knieguß; 2) dreimal in der Woche ein Halbbad und zweimal in der Woche Ganzwaschung. Eingenommen hatte sie täglich eine Tasse Thee in drei Portionen von Johanniskraut und Schafgarbe mit ein wenig Wermuth. Nach drei Wochen hatte sie mehr als guten Appetit, konnte jede Nacht sieben bis acht Stunden schlafen, und alle Schmerzen waren verschwunden.

Hier war die Gicht mehr in den Muskeln als in den Gelenken; deßhalb wurde stärkend auf den ganzen Körper eingewirkt durch die Gießungen. Diese bewirkten größere Wärme und somit auch größere Ausdünstung. Sie wurden noch unterstützt durch die Waschungen, die ebenfalls erwärmend und kräftigend wirkten. Der Thee wirkte auf gute Säfte und ganz besonders auf Regelung des Blutlaufes, woran es auch fehlte.

5.

Eine Wittwe bekam alle vier Wochen ein so schmerzliches Kopfweh, daß sie wahnsinnig zu werden fürchtete und gewöhnlich zwei bis vier Tage im Bette liegen mußte. Sie hatte früher an Gicht gelitten; die Gicht ruhte jetzt im Körper und brach nicht in der früheren Weise aus; um so gebrechlicher und berufsunfähiger hatte sie die ganze Person gemacht.

Hier ist angezeigt, daß eine allgemeine Auflösung der Gicht und alles dessen, was sich damit verbunden hat, eingeleitet und daß der ganze Körper innen und außen gereinigt werde. Denn gerade bei Gicht und den mit ihr verbundenen Anstauungen ist nicht bloß das Blut verdorben, sondern das Blut wird in seinem Gange gestört. Die besten Anwendungen für diesen Fall sind:

1) jeden Tag muß der ganze Körper gewaschen werden mit Wasser und etwas Essig, daß die unterbrochene Ausdünstung sich wieder einstellt;

2) muß der ganze Körper in der Woche dreimal gewickelt werden; das Tuch in Haberstrohwasser getaucht. – So 14 Tage lang; dann kommen die Halbbäder jeden Nachmittag und der Oberguß jeden Morgen. Diese wirken auflösend und ausleitend.

Nach innen wirkt am besten Thee von Schlehblüthen mit Hollunderblüthen, täglich zwei Tassen in kleinen Portionen zu trinken. Nach drei Wochen war die Krankheit geheilt und die Hausfrau wieder gesund.

Gliederkrankheit.

Ein Mädchen von 14 Jahren hat die Gliederkrankheit; die Füße und Schultern waren geschwollen, auch die Hände. Es war auch voll Fieberhitze und täglich längere Zeit im stärksten Schweiß, hatte zudem keinen Appetit und Schlaf.

Anwendungen: 1) Jeden Tag ein Hemd anziehen, in warmen Heublumenabsud getaucht; 2) jeden Tag ganz waschen, und wenn die Hitze groß ist, zweimal; 3) jeden zweiten Tag Ober- und Knieguß; 4) täglich eine Tasse Thee von Schafgarbe, Hollunderblüthen und Wachholderbeeren. In drei Wochen war die Kur vorüber. Das Hemd bewirkte Auflösung und Ausleitung, die Waschungen Kräftigung, der Thee Reinigung in den Nieren; überdieß wirkte letzterer Schweiß treibend.

Weitere Anwendungen: in der Woche zwei Halbbäder und die Wachholderbeerkur.

Gliedersucht.

Ein Mädchen, 27 Jahre alt, hatte schon fünfmal Gliedersucht, jedesmal mußte sie acht bis zehn Wochen im Bette liegen und große Schmerzen ausstehen; dabei war aller Appetit und Schlaf verschwunden.

Die Anwendungen waren folgende: 1) In der Woche zweimal von unter den Armen ganz hinunter einwickeln, das Tuch in Wasser getaucht, in dem Haferstroh eine halbe Stunde lang gesotten wurde, 1½–2 Stunden darin liegen. 2) Zweimal in der Woche ein Hemd anziehen, ebenfalls in warmes Haferstrohwasser getaucht, 1½ Stunden lang; 3) zweimal in der Woche den ganzen Körper mit Wasser und Essig waschen vom Bett aus und dann wieder in's Bett; 4) täglich eine Tasse Thee trinken von Johanniskraut, Salbei und Wermuth. Diese Kur dauerte vier Wochen. Dann war die ganze Natur im besten Zustand, die volle Kraft, guter Appetit und Schlaf vorhanden. Für weiter wird gut sein in der Woche ein Hemd anziehen, in warmes Haferstrohwasser getaucht, und ein Halbbad in kaltem Wasser. Nach sechs Wochen kann auch das Hemd wegbleiben und sind nur mehr ein oder zwei Halbbäder in der Woche zu nehmen.

Wirkungen: Das Hemd und die Wickel bewirkten Auflösung, die Waschung Kräftigung. Der Thee wirkt auf Regelung des Blutlaufes und gute Verdauung.

Die weiteren Anwendungen schützen die Natur vor Rückkfällen und erhalten den Körper in seiner Kraft.

Halsleiden.

1.

Ein Beamter brachte seinen Sohn, der nicht reden konnte. Er war 14 Jahre alt und mußte das Studieren einstellen. Der Vater erzählt wie folgt: „Vor 1½ Jahren wurde mein Sohn heiser, bekam krampfhafte Zustände im Gesicht und Mund, so daß er zuletzt stumm wurde. Ein Arzt elektrisirte ihn längere Zeit hindurch ohne jeglichen Erfolg; er erklärte, es müßten die Mandeln ausgeschnitten werden, sonst komme die Sprache nie wieder. Siebenmal wurden die Mandeln ausgeschnitten oder, besser gesagt, herausgerissen. Es war wahrhaft ein Martyrium. Jedesmal wurde mir der Trost gemacht, nach der Operation werde die Sprache plötzlich eintreten, doch niemals trat sie ein. Da erklärte der Arzt, es liege noch eine Mandel tiefer, und es müsse nochmals eine Operation vorgenommen werden, die aber erst nach einigen Wochen vorgenommen werden könne, weil sich der Knabe mehr erholen müsse, da die Operation ihn schwach gemacht habe.

Ich dankte schließlich für Alles, bezahlte meine Schuld und gab zu verstehen, daß ich anderswo Hilfe suche." Nun wurden Versuche mit Wasser gemacht.

1) Täglich bekam der Student zweimal einen Oberguß;

2) täglich einmal ein Halbbad, und

3) ging er jeden Tag den größeren Theil der Zeit barfuß.

Nach drei Wochen besuchte der Beamte seinen Sohn, der von der Ankunft seines Vaters wußte und ihm entgegen ging. Mit heller Stimme grüßte der Sohn seinen Vater. Die Stimme des Sohnes und das Aussehen desselben brachten dem Vater die Thränen in die Augen. Er fand den Sohn ganz frisch und gesund, und an der Stimme war keine Spur von Gebrechen, im Gegentheil, sie war klarer und stärker als je.

Hier war also keine Spur von Mandeln, die beseitigt werden mußten. Sicher hat der Knabe sich eine kleine Erkältung in Kopf und Hals zugezogen und war scin Leiden weiter nichts als rheumatischer Krampf. *Die Obergüsse* stärkten den ganzen Oberkörpcr, mithin auch die Sprachorgane. *Die Halbbäder* kräftigten den ganzen Körper; das *Barfußgehen* befestigte und härtete das Nervensystem ab, und somit war das Übel nicht bloß gehoben, sondern auch der ganze Körper in einem besseren Zustand als vorher.

Bei dieser Gelegenheit muß ich wieder ausrufen: „Wenn doch die Jugend an Abhärtung gewöhnt würde! Wie viel Elend würde beseitigt bleiben!"

Der Junge selbst bemerkte: „So lange ich lebe, werde ich von Zeit zu Zeit barfußgehen."

2.

Ein Fräulein, 21 Jahre alt, wurde heiser und verlor die Stimme, so daß sie keinen deutlichen Ton mehr geben konnte. Ein herbeigerufener Arzt verordnete „Inhalieren". So wurde sechs Wochen inhaliert, doch ohne Erfolg. Ein zweiter Arzt hat wieder längere Zeit hindurch ausgepinselt und nebenbei auch elektrisirt; aber die Stimme kam nicht. So wurde ¾ Jahre fortgemacht ohne jeglichen Erfolg. Aus dieser Noth sollte wieder das Wasser helfen.

Fünf Tage hindurch bekam das Mädchen täglich zweimal, auch dreimal einen Oberguß und einen Schenkelguß, und zweimal mußte es im Wasser gehen. – Am fünften Tag kam, während der Oberguß angewendet wurde, plötzlich die Stimme, aber nur auf eine Viertelstunde, und blieb bis zum sechsten Tage aus. Während des Obergusses am sechsten Tag bekam sie die Stimme wieder, und diese blieb ohne Unterbrechung, so daß das Fräulein mit heller Stimme singen konnte, ohne den geringsten Nachtheil zu fühlen. – Nach sechs Wochen bekam ich Nachricht, daß das Übel vollständig beseitigt sei.

Harnbeschwerden.

1.

Ein Mann, 50 Jahre alt, erzählt, er habe große Beschwerden mit dem Wasserlassen; manchmal stehe es recht lang an, und dann kommen auch wieder Zeiten, wo er täglich recht oft Wasserlassen müsse. Schmerzen habe er nicht besonders viel, außer wenn Harnverhaltung eintrete.

Hier ist sicher Naturschwäche vorhanden, auf welche die kühle Luft wie die Wärme nachtheilig einwirken kann. Es ist der ganze Körper zu kräftigen, mit großer Vorsicht auch für allgemeine Naturwärme zu sorgen. In diesem Fall ist am besten:

Zweimal jeden Tag ein Oberguß, einmal ein Knieguß und am Abend ein warmes Fußbad mit Asche und Salz, 14 Minuten lang. So drei Tage lang; dann täglich Oberguß und Schenkelguß und jeden zweiten Tag ein Halbbad, eine halbe Minute lang.

N a c h i n n e n ist am besten: Täglich eine Tasse Thee, in kleinen Portionen, von 12 Wachholderbeeren, zerstoßen und mit etwas Zinnkraut, 10 Minuten lang gesotten. – Nach 12 Tagen war dieser Kranke gesund. – Um dem Übel für die Zukunft vorzubeugen, ist Knieguß und Halbbad, jedes in der Woche zweimal, das beste Mittel.

2.

Ein Mann bringt vor: „Ich bin 46 Jahre alt und habe seit zwei Jahren, nachdem ich mich einmal vernäßt und erkältet habe, Harnbeschwerden. Sobald ich mich ein wenig erkälte, ist dieß Übel da, und ich bekomme dann große Schmerzen. Wenn die Witterung recht warm ist, dann ist es manchmal ziemlich gut."

Hier muß gesorgt werden, daß eine höhere Naturwärme erreicht wird, daß aller Krankheitsstoff, der sich angesetzt, aufgelöst und entfernt wird, und daß die Harnorgane, die dadurch gelitten haben, gestärkt werden.

Die Anwendungen sind folgende:

1) Jeden Tag zwei Obergüsse und zwei Schenkelgüsse.

2) Den einen Tag ein warmes Sitzbad mit angeschwellten Heublumen und gesottenem Haferstroh 12–15 Minuten, den andern Tag ein kaltes Sitzbad, eine Minute lang.

So acht bis zehn Tage lang. Dann:

1) Jeden Tag einen Oberguß und ein Halbbad. Dazu gehört aber noch

2) fleißig barfuß gehen.

Nach drei Wochen war der Kranke gesund, und um die Natur noch weiter zu stärken, war nothwendig:

In der Woche ein Sitzbad, eine Minute lang, kalt, und zwei Halbbäder.

Während der ganzen Kur hat der Kranke täglich eine Tasse Thee von Zinnkraut, Dornschlehblüthen und Wachholderbeeren, zehn Minuten lang gesotten, in drei Portionen während des Tages getrunken.

Die Obergüsse, Knie- und Schenkelgüsse wirken stärkend und erwärmend, rütteln das Krankhafte auf und beseitigen es. Das kalte Sitzbad greift stärkend und auflösend ein; das warme Sitzbad unterstützt die schwache Naturwärme, damit nicht die Kälte den Sieg bekomme. Der Thee von Dornschlehblüthen ist schwach harntreibend, reinigend, besonders mit Zinnkraut verbunden, und in gleicher Weise auch die Wachholderbeeren, die noch besonders den Magen zu guter Verdauung stärken.

3.

Ein Mädchen, 22 Jahre alt, hat sich während eines Gewitters ganz durchnäßt, bald darauf ein starkes Fieber bekommen und kann nur unter großen Schmerzen Wasser machen. Weil dieses Übel noch nicht lange dauert und durch die Verkältung eine Entzündung eingeleitet wurde, so kann leicht rasche Hilfe gebracht werden, indem schnell eine künstliche Wärme der unterlegenen Naturwärme zu Hilfe kommt und auf diese Weise die Kälte verdrängt.

Die Kranke sitze ungesäumt auf einen Leibstuhl, in welchem ein Gefäß mit heißem Wasser ist, in welches ein paar Hände voll Heublumen geworfen sind. Der aufsteigende Dampf kommt auf den bloßen, von oben gut bedeckten Leib, und innerhalb 18–20 Minuten wird der Unterleib oder auch der ganze Leib schon in Schweiß sein. Die Kranke lege sich gleich darauf in's Bett, und wird dieselbe noch einige Zeit in gelindem Schweiße sein.

Nach innen nehme sie eine Tasse warmen Thee von Schafgarbe und Zinnkraut oder Johanniskraut. Durch diese Anwendung wird die Naturwärme stark unterstützt, die Kälte wird verdrängt. Im Innern wird ebenfalls durch den warmen Thee die eingedrungene Kälte verdrängt und die Harnausscheidung ermöglicht. – Nach 6–8 Stunden soll die Kranke sich ganz waschen mit kaltem Wasser. Dadurch wird wieder eine gleichmäßige Naturwärme hergestellt und von der Natur der aufgeregte Zustand entfernt.

Sollte eine einmalige Waschung nicht ausreichen, so kann den Tag darauf noch eine zweite vorgenommen, zudem sollen täglich 6–8 Wachholderbeeren gegessen werden.

Hautausschläge und Geschwüre (Masern, Scharlach &c.).

1.

Kaum hat der Frühling an den Bäumen die Blätter in herrlichem Grün hervorgebracht, so sieht man auch schon an einem größeren Theile der Bäume einzelne Blättchen, die gelb werden und abstehen, mithin schon jung krank geworden sind. Die Ursachen mögen verschieden sein, besonders wenn an einem Bäumchen alle Blätter verwelken. Ähnlich ist es auch in der menschlichen Natur. Die Kinder bekommen oft schon in den ersten Wochen, Monaten oder Jahren, wenn sie auch vorher gesund und kräftig sind, einem Baume im Frühling gleich, geröthete Flecken; man bezeichnet sie mit den Namen Masern, Scharlach, Nesseln, Flechten. Diese Kinderkrankheiten rauben in jedem Jahre Tausenden das Leben; ich bin jedoch der Überzeugung, daß, wenn eine Mutter recht vorsichtig ist, kein Kind sterben wird, falls es sonst gesunde Organe hat. Man findet diese Krankheiten aber nicht bloß bei den Kindern, sondern auch gerne bei den Erwachsenen, selbst bei den kräftigsten Naturen; die Gründe mögen verschieden sein. Eine ungesunde Kost wird nicht das beste Blut geben, ebenso ungesunde Luft in den Schlafzimmern, vor Allem aber zu große Verweichlichung, die Schlaffheit bewirkt, und wo diese einmal Eingang gefunden hat, wird schwer mehr das Ungesunde ausgeschieden werden, und der Gesundheitszustand wird abnehmen. Beispiele machen Dieß klar.

Eine Mutter merkt, daß ihr zweijähriges Kind keine Ruhe hat, weint und schreit. Sie fühlt, daß die Kindesnatur eine ungewöhnliche Hitze hat. Sie merkt auf einmal, daß das Kind auf dem Rücken kleine Flecken (Ausschlag) bekommt. Sie hat das Zeichen, daß Ungesundes im Körper ist und aus demselben herausschaut, wie man zum Fenster hinausschaut. Die Mutter säume nicht, dem Kinde ein Hemd anzulegen, in warmes Wasser getaucht, in das etwas Salz geworfen ist, wickle es in eine Decke und lege es ins Bett; das Kind wird bald schlafen. Beim Aufwachen soll das Hemd abgenommen werden, und sie wird sehen, daß sich viele Flecken schon gebildet haben und somit kranker Stoff ausgeschieden ist. Wenn sie nach einigen Stunden merkt, daß das Kind wieder Fieber hat, so wasche sie dasselbe, aber nur ganz kurz, ohne abzutrocknen, mit frischem Wasser. So kann sie es im Tage zwei- oder dreimal thun, je nachdem die Hitze größer oder geringer ist. Auch das Hemd kann jeden Tag angelegt werden. Nach 3–4 Tagen wird das Kind von diesem ungesunden Stoffe gereinigt sein und wieder gedeihen.

2.

Max, sechs Jahre alt, bekommt heftiges Fieber und Kopfschmerzen, kann nicht essen und hat großen Durst. Man befürchtet, es sei Scharlach, welcher gerade im Orte herrscht. Weil der Knabe doch nicht auf sein kann, so soll man ihn jede Stunde, wenn der Körper viel Hitze hat, ganz waschen und so 1–2 Tage fortmachen, bis die Hitze nachläßt; kommt sie aber wieder, dann soll er aufs Neue gewaschen werden. Kommt dann Scharlach heraus, so ist Dieß ganz recht; nur fleißig fortwaschen. Kommt aber kein wirklicher Scharlachflecken heraus, so ist der Krankheitsstoff durch die Poren bereits ausgeleitet. In beiden Fällen ist geholfen.

3.

Ein Mädchen, acht Jahre alt, klagt, ihm thue Alles am Körper recht wehe, es könne nicht mehr gehen und stehen und habe am rechten Fuße zwei große rothe Flecken, die stark brennen. – Es sind hier ungesunde Stoffe vorhanden. Das Kind soll täglich einigemal ganz gewaschen werden, oder es soll ihm einigemal in der Woche ein nasses, grob-leinenes Hemd angezogen werden, in welchem es, gut eingewickelt, 1½ Stunden lang im Bett bleibt. Es soll der ganze Körper behandelt werden; je mehr Flecken sich zeigen, um so rascher folgt die Heilung. Nur nicht Angst haben, daß bei den Ausschlägen die Waschung schade. Der Beweis hiefür ist ja gegeben dadurch, daß durch die Anwendungen der Ausschlag hervorgelockt wird.

4.

Ein Mädchen, 26 Jahre alt, erzählt: „Vor zwei Jahren habe ich mich einmal stark vernäßt und großes Fieber bekommen. Seit dieser Zeit bin ich nie mehr gesund. Es fehlt mir der Appetit und Schlaf; ich bin so kraftlos, daß ich nur kleine Hausarbeiten verrichten kann; besonders habe ich alle vier Wochen viele Krämpfe und beständig Ausschlag, bald auf dem Rücken, dann an den Schenkeln oder andern Theilen des Körpers. Wenn der Ausschlag stark heraus ist, dann ist mir am wohlsten; wenn er bereits verschwunden ist, am schlimmsten."

Diese Person hat sich also verdorben, und die ganze Natur hat eine große Störung erlitten. Sie hat ihre geregelte Transspiration verloren, und es hat sich dann Ungesundes im Körper gebildet, das bald da, bald dort einen Ausweg sucht. Dieser ungesunde Stoff muß ausgeleitet, die Unordnung im Blut beseitigt, die ganze Natur mehr belebt und gestärkt werden. Dieß kann geschehen durch folgende Anwendungen:

1) Jeden zweiten Tag eine Ganzwaschung mit Wasser und Salz darin. Dadurch wird die Körperwärme erhöht und eine gleiche Ausdünstung befördert.

2) Jeden dritten Tag einen kurzen Wickel, der die kranken Stoffe auflöst und aussaugt, das Tuch in Heublumenwasser getaucht.

3) Jeden dritten Tag einen Oberguß und Schenkelguß zur Kräftigung und zu größerer Thätigkeit in allen Theilen.

4) Jeden zweiten Tag ein Halbbad; Dieß wirkt stärkend und ausscheidend auf die ganze Natur.

Nach innen: 1) Täglich eine Messerspitze voll weißen Pulvers zur Kräftigung der Natur, 2) täglich eine Tasse Thee von Johanniskraut, Salbei und Wermuth. Dieß wirkt auf guten Magen, gute Säfte und Regelung des Blutes.

In vier Wochen war der ganze Körper in der Ordnung. Zur weiteren Befestigung und Erhaltung der Gesundheit in der Woche 2–3 Halbbäder. So armselig diese Person beim Beginn der Kur sich gefühlt, so glücklich war sie nachher.

5.

Eine arme Frau zeigte mir ihre Hand, die ganz scharlachroth war. Ein beständiger Ausfluß aus der Hand hatte die Haut gleichsam zerfressen. Sie bat um Hilfe; sie habe das Leiden seit sechs Wochen, und was sie gethan habe, sei ohne günstige Wirkung geblieben. Der Schaden greife immer weiter um sich. Der Anfang sei ein kleiner Rothlauf gewesen, und sie habe geglaubt, das habe nicht viel Bedeutung. Ich rieth, täglich zweimal Folgendes anzuwenden: Angeschwellte Heublumen werden um die Hand gebunden, daß der ganze Schaden überall mit Heublumen bedeckt ist. Die Heublumen sollen nicht heiß, sondern angenehm warm sein; zwei Stunden müssen dieselben liegen bleiben. Anfangs wurde der Schaden noch ärger; nach sechs Tagen besserte sich die Hand, und in 12 Tagen war sie wieder geheilt. Dieses Weib war früher gesund und hatte nie solchen Ausschlag gehabt, und deßhalb war es nur ein recht vergifteter Rothlauf. Daher hat auch eine rasche Ausleitung eine baldige Heilung zur Folge gehabt.

6.

Ein Herr erzählt: „Ich habe einen Ausschlag auf dem Kopf unter den Haaren, besonders aber unter meinem starken Bart, deßgleichen auf der Schulter. Im Gaumen und Rachen empfinde ich oft brennende Schmerzen. Vier Ärzte habe ich gebraucht; es wurden viele Salben eingerieben, mit verschiedenen Wassern wurde mein Kopf gewaschen, auch Mineralwasser habe ich gebraucht, aber Alles vergebens. Der ganze Zustand wird eher schlimmer als besser. Wie kann ich von diesem Übel frei werden?“

Antwort: 1) Jede Woche zwei Kopfdämpfe, 20 Minuten lang, darauf kräftig abwaschen. 2) In jeder Nacht den ganzen Körper waschen. 3) Täglich eine Tasse Thee von Zinnkraut und 10–12 Wachholderbeeren, 10 Minuten lang gesotten, in drei Portionen trinken. So drei Wochen lang. Dieser Ausschlag kommt von Ungesundheit im ganzen Körper. Durch Dampf werden die Poren geöffnet, die Ungesundheit aufgelöst und ausgeleitet. Die Waschungen stärken den Körper zur Ausscheidung. Der Thee wirkt reinigend und auflösend.

Hüfte, verschobene.

Mir wurde ein Mädchen aus einer großen Stadt gebracht, zehn Jahre alt; das Gesicht deutete auf die Blüthe des Lebens. Doch jeder Fuß hatte eine eigene Maschine, in die er fest eingeschnallt war. Ein Fuß war ungefähr fünf Centimeter kürzer als der andere; zudem stack auch der Oberleib in einer eigenen Maschine, die rechte Hüfte war ganz verschoben. Es ging dabei an zwei Krücken und war auch mit diesen nicht im Stande, eine längere Strecke zu gehen. Über vier Monate schleppte sich das arme Kind mit diesen drei Maschinen herum, nachdem alle möglichen Versuche vorausgegangen waren. Durch die Maschinen sollten die Füße in Ordnung gebracht und das Rückgrat durch die Einzwängung steif werden. – So weit half die Wissenschaft!

Ich machte nun einen Versuch, ließ alle drei Maschinen entfernen und das Kind auf eine feste Matratze legen. Soweit es leicht möglich war, wurde die Ausbiegung an den Hüften eingeschoben, was in drei Sekunden gelang. Die Füße wurden neben einander gelegt, und so wurde das in Ordnung gelegte Kind mit einem Tuche umwunden, von unter den Armen bis an die Kniee; das Tuch, das auf dem Leib lag, wurde in Heublumenwasser getaucht. Dieser Wickel dauerte täglich zwei Stunden.

Täglich bekam das Kind dreimal einen Schenkelguß mit zwei Gießern voll frischen Wassers. Nachdem so fünf Tage fortgemacht worden, konnte das Kind schon gerade stehen; auch der Rücken blieb gerade.

Die Anwendungen wurden weiter fortgesetzt, und nach 14 Tagen konnte das Kind langsam, allein und ganz gerade gehen, natürlich nur kürzere Strecken.

Nach drei Wochen hatte das Kind schon bedeutende Fortschritte gemacht. Es ging so gerade wie andere Kinder. Beide Füße waren gleich lang, und außer einer weitern Erholung fehlte ihm nichts mehr. Die volle Kraft erreichte das Kind nach sechs Wochen.

Das Auffallende dabei war, daß das Kind gut genährt war, ganz ungewöhnlich frisch und gesund aussah, kurz ein stattliches Kind war. Am ganzen Körper konnte man nichts Unrechtes finden, bloß das linke Knie war etwas angeschwollen, schmerzhaft und steif. Dieser Fuß wurde aber für den gesunden gehalten, weil er der längere war. Ich führte zwei Ärzte zu diesem Kinde, um ihr Urtheil zu hören. Der eine sagte: Hier hat die Wissenschaft kein Wort; sie konnte deßhalb wohl Maschinen anlegen, aber das Kind nicht heilen; der andere erklärte: Hier kann die Wissenschaft nichts thun.

Ich beurtheilte die Sache so: Das Kind hat am Knie des linken Fußes, wo der Schmerz und die Steifheit war, einen kranken Stoff, sei es durch ausgetretenes Blut oder durch Reibung oder Schlag, bekommen. Durch eine innere dadurch entstandene Entzündung litt auch der Knochen; somit gab dieser Fuß nach, und die weichen Gebeine verschoben sich, wie wenn ein schwacher Balken seine Last nicht zu tragen vermag. Das Kind mußte somit durch die Ruhe und rechte Haltung, sowie durch die Anwendungen gekräftigt, aber auch der Krankheitsstoff aus dem Knie ausgeleitet werden, was in der That geschehen ist dadurch, daß das Knie täglich 2–4 Stunden mit angeschwellten Heublumen umwunden wurde.

Kinderkrankheiten (einige).

1.

Eine Mutter erzählte: „Ich habe einen Knaben, der gesund und frisch zur Welt gekommen war und sechs Wochen hindurch gedieh. Nachher aber bekam er einen aufgedunsenen Körper, konnte nicht mehr gut schlafen, weinte viel und blieb jetzt zehn Wochen fast immer gleich.“

Was hat hier gefehlt? Dieses Kind hat zu früh zu schwere Nahrung bekommen, welche nicht ertragen und gehörig verwerthet werden konnte. Es füllte sich deßhalb der Körper zu stark, es entwickelten sich zu viele Gase, und so mußte die kleine Maschine in ihren Funktionen erliegen.

Dieser Knabe soll:

1) täglich mit kaltem Wasser ganz und flüchtig gewaschen, aber nicht abgetrocknet werden,

2) in der Woche zweimal und später einmal ganz eingewickelt werden von unter den Armen hinunter. So vier Wochen lang; dann soll er bloß jeden Tag einmal mit kaltem Wasser gewaschen werden,

3) täglich Eichelkaffee mit Milch in kleinen Portionen bekommen und allmälig an die einfachste Kost gewöhnt werden.

Nachdem diese Anwendungen acht Wochen hindurch gebraucht wurden, war der Knabe frisch und gesund.

Der Eichelkaffee mit Milch gibt dem Kind kräftige Nahrung, die Gasfabrik hört somit auf, und es wird dem Kind leichter und wohler. Durch die Waschungen wird die Natur gekräftigt und so die verlorne Gesundheit wieder hergestellt. Die Wickel wirken auf den Körper auflösend und stärkend.

2.

Ein Kind, ¾ Jahre alt, hat ganz trübe, angeschwollene Augen mit stark angelaufenen Lidern. Es kann unmöglich in die Helle sehen. Der ganze Kopf scheint viel zu groß, ist ganz aufgedunsen. Die Gesichtsfarbe ist todtenblaß, der Leib um die Hüfte viel zu dick, Hände und Füße sind ganz abgemagert. Die meiste Zeit weint und jammert das Kind.

Dieses Kind hat unreines Blut und ist deßhalb sehr geschwächt. Die Nahrung erzeugte kein gutes Blut, somit entstand allseitige Anstauung, und konnten die Extremitäten nicht gehörig genährt werden.

Das Kind soll:

1) täglich, nur eine Minute lang, in ein warmes Bad von 30 Grad Celsius, gleich darauf, nur 2–3 Secunden lang, in's kalte Wasser getaucht werden,

2) täglich einmal mit Wasser und Essig abgewaschen und unabgetrocknet wieder in's Bett gelegt werden,

3) jeden zweiten Tag und nach acht Tagen jeden dritten Tag eine Stunde lang in ein Tuch gewickelt werden, das vorher eingetaucht wurde in warmes Wasser, in welchem Heublumen oder Haberstroh gesotten worden,

4) täglich dreimal, jedesmal 4–5 Löffel voll schwarzen Malzkaffee, mit Zucker oder besser Honig versüßt, trinken. – Die übrige Kost soll ganz einfach sein, ohne alles Geistige und Gewürz.

In vier Wochen war das Kind gesund und kräftig. Das wiederhergestellte Kind soll für weiter:

5) täglich kalt und rasch abgewaschen, aber nicht abgetrocknet werden; oder noch besser, den einen Tag kalt gewaschen, den andern kalt gebadet, drei Secunden lang, aber immer nur Hände und Füße abgetrocknet werden.

Das warme Bad erhöht die Naturwärme des Kindes, damit das kalte Wasser besser wirken kann, da sonst die Naturwärme zu schwach wäre. Der Malzkaffee reinigt die Natur im Innern und erzeugt gute Stoffe für das Blut. Der Wickel zieht durch die Poren alle faulen Stoffe aus.

3.

Ein Kind, 5 Jahre alt, ist mehr als zur Hälfte blind, hat rechts und links am Hals Drüsenerhöhungen wie eine Welschnuß; der Körper ist ganz ungewöhnlich dick und aufgelaufen. Es hat keinen Appetit, nimmt fast keine Nahrung, am liebsten noch Bier und Wein.

Dieses Kind hatte von Geburt an krankhaftes Blut, oder letzteres wurde durch verkehrte Nahrung krankhaft gemacht. In Folge dessen fehlte die gehörige Ausdünstung; es entstand allseitige Anstauung im Kopf, Hals und Leib und dadurch ungeregelter Blutlauf.

Zur Heilung Folgendes: Das Kind soll:

1) täglich in Heublumen eingewickelt werden, warm – eine Stunde lang;

2) täglich mit ganz kaltem Wasser recht schnell abgewaschen werden;

3) täglich 3–5 Mal 4–5 Löffel voll Milch bekommen, in welcher etwas gemahlener Fenchel gesotten wurde. – So zwölf Tage lang.

Nach 12 Tagen soll der Wickel nur jeden dritten Tag, die Waschung aber täglich zweimal vorgenommen werden. Ist dann das Kind ganz gesund, so soll es täglich kalt gewaschen werden oder 4–5 Secunden lang ein kaltes Bad bekommen.

D i e K o s t soll recht einfach und nahrhaft sein und nur in kleinen Portionen, aber öfters gereicht werden.

D e r H e u b l u m e n w i c k e l wird alles Überflüssige auflösen und aufsaugen. D a s k a l t e W a s s e r wird die Natur stärken und die Naturwärme vermehren. D i e M i l c h gibt gute Nahrung, d e r F e n c h e l kräftigt den Magen und leitet die Gase aus.

4.

Eine Mutter bringt ihre neunjährige Tochter und erzählt: „Meine Tochter hat schon mehrere Wochen den sogenannten blauen Husten. Wenn der Husten anfängt, steigert er sich und wird so heftig, daß sie ganz blau wird, und man glaubt, sie müsse ersticken. Dann hat sie öfter geschwollene Hände und Füße. Der Herr Doktor hat gesagt, sie habe Nierenkatarrh. Alles, was angewendet wurde, hat nichts geholfen, wenigstens bleibt es immer beim Alten. Es ist kein Appetit und kein Schlaf da. Was ist doch anzufangen?"

Folgendes: 1) Viermal in der Woche soll das Kind bis unter die Arme ganz eingewickelt werden. Das hiezu gebrauchte Tuch muß in warmes Wasser getaucht werden, in welchem Heublumen gesotten wurden. 2) Zweimal in der Woche ein Vollbad nehmen, so warm, wie von der Sonne im Sommer erwärmt, also ungefähr 19 Grad Celsius ½–1 Minute lang. 3) Täglich dreimal je 4–6 Löffel Thee trinken von Johanniskraut, Schafgarbe und Brennesseln. In 14 Tagen war das Kind geheilt. Der Husten war verschwunden, Arme und Füße frei von Geschwulst, und der Urin war in der Ordnung. Zur Kräftigung und Erhaltung der Gesundheit mußte das Mädchen noch einige Zeit in der Woche 1–2 Halbbäder nehmen, ½ Minute lang.

Die Anwendungen wirkten, wie folgt. Die Wickel lösten auf und leiteten alle ungesunden Stoffe, alle Hitze und Entzündung aus und dämpften jeden Reiz zum Husten. Die Bäder kräftigten den ganzen Körper und die Natur. Der Thee wirkte im Inneren auf Ableitung aller verlegenen, schlechten Stoffe, und so wurde das arme Mädchen wieder gesund.

Kopfleiden.

1.

Augustin, 52 Jahre alt, klagt über Folgendes: „Durch 12 Jahre habe ich immer Kopfleiden. Anfangs machte ich mir nicht viel daraus, es steigerte sich aber so, daß ich berufsunfähig bin. Ich fühle beständig schmerzlichen Druck oben auf dem Kopfe; früher hatte ich keinen Schwindel, und jetzt steigert er sich von Monat zu Monat. Ich muß oft aufmerken, daß ich auf dem Wege zurecht komme. Mein Unterleib ist auch nicht in Ordnung, ist regelmäßig stark aufgetrieben, und selten sind meine Füße warm. Mein Gewicht beträgt 206 Pfund. Gelebt habe ich ordentlich; denn wenn ich mich im Essen und Trinken nicht sehr in Acht genommen, so wäre ich schon längst arbeitsunfähig. Wer kann mir helfen? Ich werde jeder Anordnung Folge leisten. Ich habe schon mehrere Ärzte gehabt, bin allen Anordnungen nachgekommen, habe aber nie Hilfe, höchstens auf kurze Zeit Linderung bekommen."

Die Anwendungen sind folgende: Täglich einmal Knieguß und barfuß im Wasser gehen. Jeden Morgen einen Oberguß, jeden Nachmittag einen Rückenguß. So 12 Tage lang. Die Füße waren in Folge dieser Anwendungen fast immer warm, der Druck auf den Kopf hat zum größten Theil nachgelassen. Der Schlaf, der vorher sehr schlecht war, stellte sich immer mehr ein. Durch Urin hat sich täglich recht viel kranker Stoff ausgeschieden. Das Aussehen war wie umgewandelt.

Die weiteren Anwendungen waren: Jeden Morgen einen Schenkelguß und Oberguß, jeden Nachmittag ein Halbbad. So 14 Tage hindurch. Während dieser Kur wurde zur Auflösung, Reinigung und Ausleitung nach innen im Wechsel gebraucht: Wermuthextract, dann ferner Extracte von Zinnkraut, Hagebutten und Wachholderbeeren. Augustin erklärte dann: „Mein Kopfweh ist weg, meine Füße sind ganz warm, Appetit und Schlaf gut. Das Gewicht hat um einige Pfund sich vermindert; der Umfang aber ist um Vieles kleiner geworden."

Was hat hier gefehlt? Das Blut drang zu sehr in den Kopf, daher die kalten Füße und Hände, wo nur theilweise mehr Blut war. Im Unterleib waren größere Anstauungen, die viel Gase bewirkten.

Die Kniegüsse leiteten das Blut abwärts. Die Obergüsse kräftigten den Oberkörper und preßten die schwammige Natur zusammen. Die Schenkelgüsse setzten fort, was der Knieguß begonnen. Die Halbbäder kräftigten den ganzen Körper und brachten mit dem Rückenguß den ganzen Blutlauf in größere Thätigkeit. Die Mittel nach innen wirkten auflösend, reinigend und bewirkten gute Verdauung. Auf diese Weise waren die Übelstände beseitigt, und der Körper mußte gesund werden.

2.

Margaretha, 28 Jahre alt, erzählt: „Ich bin nie ohne Kopfschmerzen, bloß sind sie den einen Tag etwas gelinder als den andern. Häufig sind sie so stark, daß ich schon oft gedacht habe, ich werde noch wahnsinnig. Meine Hände und Füße sind regelmäßig kalt, und alle vier Wochen habe ich regelmäßig Kopf- und Leibschmerzen, so daß ich gewöhnlich vier bis fünf Tage im Bett liegen muß. Sonst würde mir nichts fehlen."

Anwendungen: 1) Jeden Tag zweimal im Wasser gehen bis an die Kniee; 2) jeden Tag zweimal Oberguß, jeden zweiten Tag ein Sitzbad. So acht Tage lang. Nach diesen acht Tagen jeden Morgen Knie- und Oberguß, jeden Nachmittag Halbbad. Nach 14 Tagen war der Kopfschmerz gänzlich beseitigt, die Füße und Hände hatten die volle Wärme. Der Appetit war gut, und der verlorene Schlaf hatte sich wieder eingestellt. Nach innen wurde angewendet acht Tage lang täglich eine Tasse Thee von Johanniskraut und Schafgarbe, in der folgenden Woche von Johanniskraut und Wermuth. Wie wirkte hier die Anwendung? Ganz einfach: Knie- und Oberguß wirkten stärkend auf den Oberleib und leiteten das Blut in die Füße. Die Halbbäder brachten mehr Thätigkeit in den Körper und stärkten den ganzen Körper. Das Sitzbad wirkte besonders stärkend auf den Unterleib. Der Thee in den ersten acht Tagen bewirkte Regelung des Blutlaufes und der Thee in der zweiten Woche noch nebenbei gute Verdauung. Hier war die Hauptkrankheit Störung im Blutlauf.

3.

Ein Herr aus der Stadt, 58 Jahre alt, bringt vor: „Ich habe seit mehreren Jahren Kopfleiden. Durch sechs Jahre hat es immer zugenommen. Zeitweilig war es kaum merkbar, dann wieder recht heftig. Seit zwei Jahren hat es gar nicht mehr aufgehört. Dazu kam noch Schwindel, der Anfangs auch nur gelinde war; aber jetzt muß ich aufmerken, daß ich auf dem Wege zurecht komme. Zweimal bin ich schon umgefallen, und man glaubte, es werde ein vollständiger Schlag mich getroffen haben. Der Arzt aber sagte, es sei noch kein schwerer Schlag, aber doch sei Blut im Gehirn ausgetreten. Nachdem ich drei Tage geschlafen, wurde es wieder ordentlich. Kopfweh wäre jetzt manchmal nicht so stark, wenn nur nicht der Schwindel so arg wäre. Ich habe öfters Medizin gebraucht, auch mehrere Ärzte gehabt, aber es blieb beim Alten. Mein letzter Arzt verordnete mir Karlsbader Salz, das ich täglich nehme. Ich fühle jedoch keine Besserung. Jetzt möchte ich versuchen, mit Wasser mich zu heilen; welche Anwendungen soll ich gebrauchen? Bemerkt sei noch, daß ich sehr stark aufgetrieben bin, und meine Füße fast immer kalt sind. Appetit wäre da, wenn ich nicht so voll wäre. Esse ich nach Appetit, dann wird mir gar so bang."

Anwendungen: 1) In der Woche drei kurze Wickel, jeden 1½ Stunden lang, in kaltes Wasser getaucht. 2) Jeden Tag einen Oberguß und Knieguß, jede Nacht vom Bette aus ganz waschen und dann wieder ins Bett. 3) Täglich eine Tasse Thee trinken von 12 Wachholderbeeren und etwas Zinnkraut, 10 Minuten lang gesotten und in drei Portionen, trinken. So 14 Tage lang. Dann: 1) den einen Tag Ober- und Knieguß, den anderen Tag ein Halbbad eine halbe Minute lang; 3) jeden zweiten Tag eine Tasse Thee von Zinnkraut und Wermuth, in drei Portionen getrunken. Dieß wieder 14 Tage lang. Der Kranke war nach vier Wochen soweit hergestellt, daß Kopfweh und Schwindel verschwunden, der Appetit gut und, weil alle Gase beseitigt, auch der Unterleib in Ordnung war. Weiter war nur noch nothwendig in der Woche ein kurzer Wickel und ein Halbbad.

Die Wirkungen der Anwendungen waren wie folgt: Die Wickel leiteten die Gase aus und reinigten den Unterleib von schadhaften Stoffen. Der Ober- und Knieguß bewirkten Stärkung, größere Erwärmung und geregelten Blutumlauf. Der Thee reinigte im Inneren, besonders in den Nieren und Gedärmen.

4.

Ein Herr, 36 Jahre alt, erzählt: „Ich habe beständig Kopfweh, sehr häufig Augenweh; eine Flüssigkeit strömt oft aus den Augen, die recht brennt. Der Schmerz kommt auch öfter in die Ohren, Schlaf habe ich vor Schmerz oft die ganze Nacht nicht. Die Füße sind immer eiskalt. So lebe ich schon Jahre hindurch in Noth und Elend und habe keinen Erlöser gefunden."

Folgende Anwendungen halfen in 14 Tagen (es war Frühlingszeit): 1) Der Leidende ging jeden Tag zweimal, jedesmal eine halbe Stunde barfuß auf einer Wiese oder auch im Thau; 2) bekam er jeden Tag zweimal einen Ober- und Knieguß; 3) jeden zweiten Tag ein Sitzbad eine Minute lang im kalten Wasser. Nach 14 Tagen war der Kranke gesund. Hier waren die Hauptfehler der Blutandrang in den Kopf, da der Kranke den Hals und Kopf viel zu warm gehalten und dadurch das Blut mehr in den Kopf geleitet hatte.

Erklärung der Wirkungen: Nichts verweichlicht die Füße mehr, als wenn sie recht kalt sind, fast ohne Blut und deßhalb nur spärlich genährt werden. Das Gehen auf nassem Boden bewirkte Abhärtung und leitete das Blut vom Kopfe ab. Noch stärker wirkte der Oberguß, abhärtend, zusammenziehend, stärkend. Die Sitzbäder wirkten stärkend und erwärmend auf den Unterleib. So wurde in kurzer Zeit das Übel gehoben. Um für den ganzen Körper Kraft zu gewinnen und die Gesundheit zu bewahren, wurde jede Woche ein Halbbad, ein Ober- und Knieguß verordnet.

5.

Anna erzählt: „Ich habe beständiges Kopfleiden und bin immer voll Schnupfen. Meine Füße sind selten warm, oft die halbe Nacht eiskalt. So leide ich zwei Jahre, und Alles, was ich angewendet habe, hat mir nicht geholfen. Seit einigen Wochen habe ich solche Schwermuth, daß mir Alles entleidet ist. Was ich schon angewendet habe, hat mir keine Hilfe gebracht. Was ist zu thun?“

1) In der Woche zwei kurze Wickel, jeden 1½ Stunden lang; 2) den einen Tag einen Oberguß und Knieguß; 3) den andern Tag ein Halbbad. Nach drei Wochen war die Kranke geheilt. Eingenommen hat sie täglich eine Tasse Thee von Johanniskraut und Schafgarbe.

Die Anwendungen wirkten wie folgt:

Weil hier zu starker Blutandrang zum Kopf war und deßhalb durch kalte Luft viel Schnupfen sich eingestellt hatte, weil ferner der innere Körper verschleimt war, wurden die Wickel genommen, die auflösten und ausleiteten. Durch Oberguß und Knieguß wurde aufgelöst, der Körper gekräftigt und durch das Halbbad allgemeine Kräftigung des ganzen Körpers erzielt. Der Thee bewirkte Auflösung im Inneren und eine geregelte Circulation des Blutes, was besonders durch das Johanniskraut erzielt wird.

Krämpfe.

Wie häufig kommt es doch vor, daß Leute in jungen Jahren wie im hohen Alter mit Krämpfen behaftet sind und bei jeder Kleinigkeit in Krämpfe verfallen! Eine große Freude ist im Stand, die Krämpfe zu wecken, Ärgerniß, Verdruß, Widerwillen, Abneigung gegen Jemand oder Etwas, Widerspruch des Eigensinnes und alle möglichen Kleinigkeiten können solche Menschen in die größte Aufregung bringen und Krämpfe erzeugen. Was ist in solchen Anfällen zu thun?

Sind die Krämpfe auf der Brust, so daß die Personen oft nicht mehr reden können, so tauche man ein vierfaches Tuch in Wasser und Essig und lege es auf den Unterleib; nach einer Stunde frisch eintauchen. Ist der Kranke recht kalt, dann wird das Tuch in heißes Wasser mit Essig getaucht; hat er große Hitze, dann in kaltes Wasser mit Essig. Durch diese Anwendung tritt gewöhnlich alle Ruhe am ganzen Körper ein, und der Krampf hört auf. Hört er aber in zwei Stunden nicht auf, dann muß die bezeichnete Anwendung noch fortgesetzt werden. – Haben die Krämpfe aufgehört, dann können Ganzwaschungen vorgenommen werden mit Wasser und Essig, und zwar zwei- bis dreimal innerhalb eines Tages. Wie die warme Auflage eine allgemeine Wärme bewirkt, so bewirkt auch die Ganzwaschung mit Wasser und Essig die Erhaltung und Vermehrung der Naturwärme und bringt den Blutlauf in gehörige Ordnung, was am nothwendigsten zur Heilung ist. – Noch besser thut man, wenn man zu den Waschungen täglich einmal ein Hemd anlegt, in Wasser und Essig getaucht. – Nach innen taugt am besten Anserinenthee, in Wasser oder Milch gesotten so warm, als der Kranke die Milch trinken kann. Auf diese Weise können krankhafte Zustände leicht gehoben werden. Die Krämpfe kommen doch regelmäßig bei schwächlichen Naturen vor, bei Blutarmen, und sind eine Qual für viele Tausende – wieder ein Beweis, wie nothwendig für Abhärtung und gute Nahrung gesorgt werden soll, um solche Krämpfe zu verhüten.

Darum kann nicht genug ermahnt werden, der Jugend eine gute Kost zu geben und alles Geistige zu entziehen. Mit welchem Material ein Haus gebaut ist, so steht es da zur Ausdauer oder zum Einsturz. So nothwendig die Nahrung ist und so viel auf sie ankommt, gerade so nothwendig sind die Abhärtungen. Die Weichlinge werden verschwinden, wenn die Abhärtungen Fortschritte machen und gute Kost mit Abhärtung vereinigt wird. Wie viel Klagen, wie viel Jammer und Unzufriedenheit könnte leicht verhütet werden!

Leberleiden.

Ein Fremdling erzählt: „Ich komme bei 200 Stunden weit her. Ich habe eine solche Enge auf der Brust, daß ich oft recht große Athemnoth habe. Mein Unterleib ist oft so aufgetrieben, daß ich glaube, ich müsse zerplatzen. Ich habe keine Ruhe bei Tag und Nacht. Wie mein Aussehen gelb ist, so sagten auch mehrere Ärzte, ich sei brust- und leberkrank, und in den Nieren fehle es ebenfalls. Ich war schon in Karlsbad, habe auch andere Bäder besucht, aber immer ohne Erfolg. Ich habe 27 heiße Bäder genommen. Diese aber haben mir am meisten geschadet. Denn seit dieser Zeit bin ich um und um voll Rheumatismus. Wenn mir das Wasser keine Hilfe bringt, bin ich gewiß verloren."

Die A n w e n d u n g e n waren folgende:

1) Täglich zwei Obergüsse, ein Rückenguß und ein Schenkelguß. So drei Tage hindurch.

Diese Anwendungen kräftigten den ganzen Körper, damit um so leichter alle inneren Zustände gebessert werden konnten unter Beihilfe der Natur.

Die weiteren Anwendungen:

2) Täglich einen Oberguß;

3) täglich ein Halbbad;

4) täglich einen Rückenguß.

So acht Tage lang. Die weiteren Anwendungen:

Dreimal täglich nach einander einen kurzen Wickel 1½ Stunden lang, das Tuch in Wasser getaucht, in welchem Heublumen gesotten wurden, dazu noch täglich ein Halbbad und Rückenguß. Die Wirkung war, daß bei den ersten Anwendungen auffallend viel Urin abging; später kam viel Gries und Stein und so viel Unrath und Schleim im Urin, daß der Kranke glaubte, er könne nicht mehr gesund werden, wenn so viel Unrath in seinem Körper sei. Bemerkt sei hier, daß der Kranke täglich eine Tasse Thee eingenommen hat, im Anfang von Schleeblüthen, Schafgarbe und Johanniskraut; später wurde Zinnkrautthee mit Wachholderbeeren und Wegtrittkraut getrunken. Dieser Thee hat die vielen Steine und den Gries ausgetrieben. In der dritten Abtheilung bekam der Kranke einen Thee von Schafgarbe, Salbei und Bitterklee zu guter Verdauung und Verbesserung des Blutes. Die ganze Kur dauerte sechs Wochen, und mit folgenden Worten verließ der Kranke mein Zimmer: „Mein Kopf ist leichter als je; in meiner Brust fühle ich nichts mehr. Mein Unterleib ist ganz in Ordnung, habe besten Appetit und Schlaf und freue mich, so glücklich in meine Heimath zurückkehren zu können."

Lungenleiden (angehende Schwindsucht, Katarrh, Emphysem, Verschleimung &c. &c.).

1.

Ein Fräulein, 19 Jahre alt, erzählt: „Mir sind schon drei Geschwister an der Schwindsucht gestorben, und ich habe Sorge, daß ich dieser Krankheit auch zum Opfer falle. Ich huste zwar nicht, aber ich bin doch oft so müde, daß ich fast keine Arbeit verrichten kann. Auch mein Gemüthszustand ist recht gedrückt. Selten habe ich Appetit und bin mit wenig ganz gesättigt; kräftige Kost kann ich nicht ertragen. Wenn ich keine Hilfe bekomme, werde ich sicher schwindsüchtig."

Aus dieser Erzählung geht klar hervor, daß dieser Körper nicht heranwächst, um stark und kräftig zu werden, sondern schon während des Wachsens zu schwinden beginnt, und wenn kein Einhalt geschieht, tritt Siechthum ein, und das Wort Schwindsucht ist am rechten Platz.

Hier muß dahin gewirkt werden, daß der ganze Körper gekräftigt wird, und zwar im Äußeren und Inneren. Ein solch schwächlicher Körper ist nicht im Stand, das Gute aus der Nahrung zu ziehen. Deßhalb ist eine innere und äußere Einwirkung auf den ganzen Körper nothwendig.

Anwendungen: Nach außen: 1) Täglich zweimal einen Oberguß, mit einer Kanne voll Wasser beginnen und nach und nach steigen bis zu fünf und sechs Kannen;

2) täglich einmal im Wasser gehen 1 bis 3 Minuten lang;

3) jede zweite Nacht ein Sitzbad, 1 Minute lang.

Nach innen: Jeden Morgen und jeden Abend eine Kraftsuppe, nur wenig gesalzen, jeden Mittag eine einfache nahrhafte Kost, vorherrschend Mehlspeise von einfachem Naturmehl. Während des Tages, wenn guter Appetit vorhanden, etwas Milch, aber nicht viel und einfaches Brod dazu. So 14 Tage bis drei Wochen lang. Dann

1) Jeden Tag ein Halbbad, ½ Minute lang; 2) jeden Morgen im Wasser gehen bis an die Knie, 3 Minuten lang; 3) täglich zweimal einen Oberguß. Zur völligen Ausheilung war nothwendig, daß einige Zeit hindurch wöchentlich noch zwei bis vier Halbbäder genommen wurden.

Der Knieguß und das Wassergehen beleben, kräftigen und beseitigen die faulen Stoffe. Die Obergüsse kräftigen und stärken ebenso den ganzen Oberkörper. Das Sitzbad wirkt kräftigend auf den Unterleib, das Halbbad auf den ganzen Körper. Nach sechs Wochen war diese Natur so umgewandelt, daß alle Zeichen der Schwindsucht verschwunden, Lust zum Leben und zur Arbeit eingetreten und sicher die Natur vor Siechthum geschützt war. Daß die Bäder längere Zeit fortgesetzt werden, in der Woche zwei bis vier, ist nothwendig.

2.

Ein Mädchen, 23 Jahre alt, erzählt: „Ich bin immer so müde, daß ich fast nichts mehr arbeiten kann. Voriges Jahr hatte ich vier Wochen lang einen ziemlich starken Husten, aber ohne Auswurf. Jetzt huste ich nicht, aber auf der linken Seite habe ich immer Schmerzen, bald schwächer, bald stärker. Appetit habe ich keinen, außer zu sauren und stark gesalzenen Sachen. Milch kann ich gar nicht nehmen. Im vorigen Jahr starb mein Bruder und vor sechs Jahren meine Schwester an der Schwindsucht. Bin ich auch verloren? Ich fürchte es.“

Daß hier die Schwindsucht begonnen hat, daran ist kein Zweifel, aber heilbar ist sie noch durch folgende A n w e n d u n g e n :

1) In der Woche zwei kurze Wickel, in Wasser getaucht, in welchem Fichtenreiser gesotten wurden; warm umgelegt eine Stunde lang;

2) jeden Tag einen Oberguß, einmal im Wasser gehen, 1 bis 4 Minuten, und einmal Knieguß. So 14 Tage lang.

Nach diesen 14 Tagen 1) in der Woche zwei Ober- und zwei Unteraufschläger, jeden ¾ Stunden lang;

2) in der Woche drei Halbbäder, täglich einmal im Wasser gehen und einen Oberguß. So drei bis vier Wochen lang. Die Kranke soll täglich zweimal Kraftsuppe essen, alles Saure oder stark Gesalzene muß vermieden werden. Die einfachste Hausmannskost ist die beste. Täglich soll sie die Wachholderbeerkur gebrauchen, jeden Abend Salbeithee mit Wermuth vermischt, vier Löffel voll nehmen.

Salbei und Wermuth bereiten dem Blut die besten Stoffe und sind Hauptmittel gegen Fäulniß. Leute, die Neigung zu solcher Krankheit haben, sollen fleißig Salbei und Wermuth gebrauchen, aber immer nur in kleinen Portionen.

3.

Martha erzählt: „Ich habe schon mehrere Wochen, wie die Ärzte sagen, einen Lungenspitzenkatarrh; ein Arzt hat gesagt, bei mir sei zu fürchten, daß Lungenschwindsucht eintrete. Ich huste viel, besonders zur Nachtzeit, und habe rechts und links auf den Schultern Schmerzen. Ich muß viel ausspucken, aber meistens nur Schleim. Der Appetit ist schlecht. Die Füße sind beständig kalt, die Kraft ist sehr gering; manchmal habe ich auch etwas Fieber. Ich habe immer Verstopfung, ohne Nachhilfe durch Pillen bekomme ich nie Stuhlgang.“

Diese Zeichen sind wirklich Vorboten, daß die Schwindsucht eintreten kann; doch kann diese regelmäßig beseitigt werden durch folgende A n w e n d u n g e n :

1) Täglich zweimal Oberguß und zweimal Knieguß;

2) jede Woche zweimal ein Sitzbad, 1 Minute lang;

3) jede Stunde von Mittag bis Abend einen Eßlöffel voll Wasser. Jeden Tag sechs bis acht Wachholderbeeren essen. So 10 bis 12 Tage lang.

Weitere A n w e n d u n g e n :

1) Täglich einen Oberguß mit drei bis fünf Kannen voll;

2) den einen Tag ein Halbbad, den anderen Tag einen Schenkelguß;

3) täglich im Wasser gehen oder auch barfuß im Freien. Zum Frühstück eine Kraftsuppe, überhaupt eine nahrhafte Kost genießen.

Die Obergüsse müssen fortgesetzt werden, bis der Schmerz vollständig aufgehört, und die Halbbäder ebenfalls, bis aller Schmerz beseitigt ist, in der Woche zwei- bis dreimal. – In sechs Wochen waren alle bedenklichen Zeichen beseitigt, und zur weiteren Kräftigung reichten aus in der Woche einmal ein Halbbad und zweimal ein Oberguß und Schenkelguß.

Die Obergüsse lösen Schleim ab, heben die Entzündung und kräftigen die welken Organe. Die Kniegüsse leiten das zu sehr nach oben dringende Blut abwärts und kräftigen. Die Halbbäder wirken stärkend und belebend. Die Wachholderbeeren unterstützen den Magen im Verdauen und Verbessern der Säfte. Der Löffel voll Wasser hebt die Verstopfung meistens schon in wenigen Tagen.

4.

Ein Bursche, 24 Jahre alt, klagt: „Ich habe gewaltige Verschleimung auf der Brust, muß alle Tage recht viel Schleim ausspucken und bin nie ohne Schmerz auf der Brust, hab' schon recht viel eingenommen, und doch ist es nie besser geworden. Kürzlich hat mir der Arzt gesagt, es setze sich nach und nach die Schwindsucht an, was mir auch einleuchtet. Denn ich muß oft recht hart athmen, und meine Kraft hat viel nachgelassen. Ich kann nur noch leichte Arbeiten verrichten, habe auch gar keinen Muth mehr. Appetit wäre schon da; aber wenn ich esse, thut es mir weh.“

Sind hier auch alle Zeichen der Schwindsucht, so wurde doch der eben Geschilderte vollständig geheilt auf folgende Weise:

1) Täglich erhielt er einen Oberguß und Brustguß (man legt sich nämlich auf den Rücken und läßt die Brust begießen);

2) in der Woche zweimal nach einander einen Ober- und Unteraufschläger, jeden ¾ Stunden lang;

3) jeden Tag einmal im Wasser gehen 2 bis 4 Minuten;

4) täglich eine Tasse Thee trinken in drei Portionen von gekochtem *foenum graecum*.

Zum Frühstück eine Tasse Milch, in welcher ein Kaffeelöffel voll gemahlener Fenchel 3 Minuten lang gesotten wurde, ebenso am Abend. Die Kost sei die bisherige, wenn nur recht nahrhaft und einfach.

Nach vier Wochen war dieser Kranke geheilt. Es reichten für weiters in der Woche zwei bis drei Halbbäder aus.

Die O b e r g ü s s e bewirkten Kräftigung des Körpers und Abstoßung der Schleimmasse; der T h e e wirkte auflösend und reinigend, der O b e r- und U n t e r a u f s c h l ä g e r wirkten kräftigend und auflösend. Die m i t F e n c h e l gekochte M i l c h löste den Schleim auf und stärkte den Magen.

5.

Ein Mann, 33 Jahre alt, klagt seine Noth: „Ich hatte vor zwei Jahren eine starke Lungenentzündung. Man hielt mich für verloren. Seit dieser Zeit bin ich nie ohne Husten, der mitunter recht stark auftritt. Ich habe beständig Katarrh; auf der rechten Seite habe ich oft große Schmerzen. Der Arzt hat gesagt, es werde mit der Zeit von selbst vergehen, es sei Lungenemphysem. Es nimmt aber mehr zu als ab; ich habe nie ordentlichen Appetit; die Kraft fehlt mir ganz, und wenn ich nur leichte Arbeiten verrichte, bin ich gleich im Schweiß. Alle Medikamente haben nach der Lungenentzündung nicht mehr gewirkt."

Hier ist sicher noch ein Rest von der Lungenentzündung, und wo die Lungenentzündung am stärksten, ist auch der schadhafte Rest geblieben. Hier muß Kräftigung und Ausscheidung des kranken Stoffes erfolgen.

A n w e n d u n g e n : 1) Täglich zweimal Oberguß und zweimal Knieguß,

2) jeden Tag ein Sitzbad.

So sechs Tage lang. Dann

1) zweimal den Oberguß um ein bis zwei Gießkannen vermehrt;

2) täglich einmal einen Schenkelguß und einmal ein Halbbad. So drei Wochen lang.

N a c h i n n e n : Jeden Morgen und Abend eine Tasse Milch trinken, mit etwas Honig und Fenchel gesotten.

Ferner jeden Tag eine Tasse Thee trinken von *foenum graecum* in kleinen Portionen; im Übrigen gute kräftige Kost, aber keine geistigen Getränke.

Nach sieben Wochen war der Kranke vollständig gesund und bekam als Nachkur in der Woche zwei bis drei Halbbäder, einen Oberguß und einen Knieguß.

Die O b e r g ü s s e wirken auflösend auf alle ungesunden Stoffe in der Brust und Lunge, zugleich den Oberkörper stärkend. Dasselbe bewirken K n i e g u ß und S c h e n k e l g u ß . Was diese Anwendungen im Einzelnen wirken, bewirkt das H a l b b a d im Ganzen. Die M i l c h gibt gute Nahrung, verbessert den Magen und wirkt zugleich gegen den Husten.

Foenum graecum nimmt die innere Hitze, löst die innere Verschleimung auf und leitet aus. Auf diese Weise kommt der ganze Organismus wieder in den richtigen Zustand.

6.

Ein Bauernsohn, 26 Jahre alt, gibt an: „Ich habe schon mehr als ein halbes Jahr starken Husten und muß recht viel Schleim ausspucken. Die Leute sagen, ich habe die Lungensucht, und der Arzt glaubt, es stehe mit mir nicht am besten." Die Gesichtszüge waren allerdings etwas gebrochen, und das Aussehen krankhaft.

In diesem Falle wird die Brust und überhaupt der ganze obere Körper vom Schleim gereinigt werden müssen, dann wird auch die Gesundheit eintreten. Der Kranke erhielt folgende Anwendungen:

1) Jeden Tag zweimal Oberguß, einmal Wassergehen und einmal Knieguß;

2) am dritten Tag einen Rückenguß und Halbbad;

3) am fünften Tag ein Vollbad.

Darauf erklärte der Kranke, er fühle sich so wohl und gut wie nie. Er habe eine Masse Schleim ausspucken müssen, und jetzt sei Alles beseitigt.

Der O b e r g u ß unterstützt die Natur, allen Unrath aus Luftröhre, Lunge und Brust hinaus zu werfen, was auch geschah. Die G ü s s e a u f d i e K n i e e mußten verhüten, daß das Blut nicht zu viel dem Oberkörper zuströmte; dieselben Anwendungen sollten auch bewirken, daß die Füße mehr belebt und gekräftigt wurden. R ü c k e n g u ß , H a l b b a d und V o l l b a d stärken den ganzen Körper und befördern die Ausscheidung der im Unterleib etwa befindlichen ungesunden Stoffe.

7.

Ein Kandidat sieht nicht gut aus, klagt über Schmerz auf der linken Brust, oben. Die Ärzte erklären es als Lungenspitzenkatarrh und Emphysem, er sei blutarm und schwächlich.

Hier sind drei Punkte zu beobachten: 1) Der leidende Theil auf der Brust, 2) die Blutarmuth und 3) allgemeine Schwäche.

Allererst muß auf den leidenden Theil eingewirkt werden zur Kräftigung desselben, und zur Ausscheidung des sich da aufhaltenden kranken Stoffes. Dieß geschieht durch den Oberguß, der den ganzen oberen Körper kräftigt, eine größere Thätigkeit in alle Theile des Oberkörpers bringt und zugleich auf kräftige Ausscheidung und Schleimabsonderung wirkt;

deßhalb sechs Tage jeden Tag zweimal Oberguß, der von Tag zu Tag etwas gesteigert wird.

Da aber der ganze Körper an Schwäche leidet und diese gehoben werden muß, so ist die zweite Anwendung auf die Füße durch den Schenkelguß täglich, aber nur einmal, weil hier bloß Schwäche vorhanden. – Nach sechs Tagen hatte sich die Brust bedeutend erholt und auch der untere Körper schon gewonnen. Deßhalb wird auf den Körper fortgesetzt eingewirkt zur Besserung des Oberkörpers durch den Oberguß, darum täglich einen Oberguß. Die Einwirkung auf den ganzen Körper zur allgemeinen Belebung geschieht durch den Rückenguß und Knieguß; deßhalb täglich ein Rückenguß und Knieguß, bei warmer Witterung auch zweimal. Der Knieguß wirkt besonders zur Ableitung des Blutes und Beförderung des Stuhlganges. So 12 Tage lang.

Auf den obern Körper wird noch kräftiger eingewirkt durch Oberguß und Brustguß, damit dieser seine vollste Kraft erhält, nirgends mehr Krankhaftes sich ansetzen kann und er so widerstandsfähig wird gegen Rückfälle.

Um den Leib zu stärken und zu größerer Thätigkeit zu bringen, wird den einen Tag Rückenguß, den andern das Halbbad angewendet. Wie die erste Anwendung vorzüglich auf das Rückgrat wirkt und die Maschine in Gang bringt, so bewirkt das Halbbad eine allgemeine Kräftigung des ganzen Körpers.

Mit diesen Anwendungen, einige Tage hindurch, wurde die Brust gereinigt und der ganze Körper zu voller Kraft gebracht; die Maschine restaurirt, guter Appetit und Schlaf erreicht, der Husten entfernt.

Zur weiteren allgemeinen Kräftigung reichten aus in der Woche zwei bis vier Halbbäder.

Zur Auflösung und Ausleitung der kranken Stoffe gibt es hier eine große Anzahl von Mitteln: 1) Veilchenblätter in Milch gesotten, täglich zwei kleine Tassen; 2) *foenum graecum*, gesotten, ist vorzüglich zur Reinigung der verschleimten Brust.

8.

Klara erzählt: „Vor einem halben Jahre wurde ich von einem plötzlichen Blutbrechen befallen; dasselbe wiederholte sich nach je drei bis vier Wochen. Ich mußte viel husten, konnte gar nicht mehr schlafen, hatte keinen Appetit, dagegen starken Auswurf, meistens Heiserkeit, oft große Athemnoth und auf der linken Seite heftiges Stechen. Verschiedene Ärzte erklärten übereinstimmend, ich habe Lungenspitzenkatarrh, und mein linker Lungenflügel sei angegriffen."

Die Anwendungen bei diesem Leiden waren folgende: 1) Jeden Tag zwei Obergüsse, Schenkelguß und Knieguß; so acht Tage lang; 2) dann täglich zwei Obergüsse, einen Schenkelguß und ein Halbbad, so wieder zehn Tage; 3) täglich zwei Halbbäder, zwei Obergüsse; so vierzehn Tage. Die ganze Kur dauerte nicht ganz vier Wochen.

Der Husten war verschwunden und der Appetit vollständig hergestellt; der Schlaf war vorzüglich. Während der Kur hatte sich viel mehr Schleim abgelöst als vorher; endlich verschwand er gänzlich, wie auch alles Stechen in der Seite aufhörte; kurz, die Kranke erklärte, es fehle ihr gar nichts mehr.

Was hat hier gefehlt? Diese Person war ganz verschleimt; der Schleim löste sich massenhaft ab, und darauf hörte auch das Stechen auf der Seite bald auf, und es war gerade die höchste Zeit, um der Schwindsucht oder Lungenkrankheit vorzubeugen.

Die Obergüsse lösten alle Verschleimungen in der Brust, Luftröhre &c. auf und stärkten den oberen Körper. Die Schenkelgüsse stärkten die unteren Körpertheile und bewirkten eine größere Wärme in diesen. Der Knieguß bewirkte Dasselbe in geringerem Maße; vor Allem aber leiteten beiderlei Güsse das Blut ab von oben nach unten. Die Halbbäder wirkten stärkend und abhärtend auf den ganzen Körper. – Als innerliches Mittel wurde täglich eine Tasse Thee in drei Portionen getrunken; derselbe war bereitet aus Johanniskraut und Schafgarbe. Diese Arznei bewirkte, daß die Schleimauflösung leichter vor sich ging, und wirkte auch auf Verbesserung des Blutes ein.

Magenleiden.
(Abweichen = Diarrhöe, Verstopfung, Aufstoßen, Verdauungsleiden &c. &c.).

Unter den unzähligen Leiden, die in der Menschheit herrschen, wird besonders viel geklagt über den Magen, Magenbeschwerden, Magenleiden. Ich bin aber der Überzeugung, daß es lange nicht so viel Magenleiden gibt, als man Klagen führt über Magengebrechen, und daß ein großer Theil der geklagten Leiden nur von den Einwirkungen auf den Magen herkommt. Freilich wäre es auch kein Wunder, wenn alle möglichen Magenleiden aufgezählt werden könnten, wenn man bedenkt, wie man mit dem Magen umgeht und was der Magen aufnehmen muß. Bald wird er belästigt durch Mangel, man gibt ihm nichts; noch mehr aber durch Überfüllung, Fraß und Völlerei. Wie viel muß er aufnehmen, was dem Gaumen behagt, dem Magen aber schadet! Wird Hilfe gesucht für Magenleiden oder andere Gebrechen, wie viel muß der Magen Gift aufnehmen, was ihm nur schadet!

1.

Ein Mädchen, 20 Jahre alt, führt Klage über ihren Magen. „Ich habe viel Luftaufstoßen und Brennen im Magen; mein Magen verdaut nicht. Ich habe beständig kalte Füße, viel Kopfleiden, bin auch ganz matt und unfähig, viel zu arbeiten. So leide ich schon nahezu vier Jahre."

Hier ist sicher gar kein Magenleiden vorhanden, was die gesunde Zunge bestätigt, die doch der Spiegel des Magens ist. Die ganze Natur ist verweichlicht, blutarm, völlig unthätig. Bringe man hier den Körper in Ordnung, dann wird auch das Magenleiden verschwunden sein.

1) Wird das Wassergehen warme und kräftigere Füße schaffen.

2) Der Oberkörper werde täglich übergossen, und er wird aufwachen von seiner Schläfrigkeit und kräftiger werden.

3) Jeden zweiten Tag ein Sitzbad wird den Unterleib stärken.

4) Nach innen werden täglich zweimal, jedesmal drei Löffel voll, Salbei- und Wermuththee die Magensäfte unterstützen.

So 14 Tage lang. Dann

1) in der Woche einmal ein Ober- und Unteraufschläger. Diese wirken stärkend auf den kranken Theil.

2) Jeden zweiten Tag ein Halbbad wirkt wieder stärkend und belebend auf den ganzen Körper.

2.

Ein Hausvater, 33 Jahre alt, erzählt sein Magenleiden. „Seit fünf Jahren habe ich immer M a g e n l e i d e n , recht oft heftiges Brennen, Aufstoßen, viel Säure, muß oft alle Kost erbrechen. Ich weiß meinem Beruf nicht nachzukommen, muß oft Stunden lang im Bett liegen, bis endlich starkes Erbrechen kommt. Dieses Leiden habe ich mir zugezogen zur Winterszeit, wo ich mich oft erkältete." Der Mann ist sehr mager, das ganze Aussehen leidend.

Hier ist mit Sicherheit anzunehmen, daß die Naturwärme der oftmaligen Erkältung unterlegen ist und deßhalb im Innern Störungen eingetreten, und es ist dem Gesundheitszustand ergangen, wie wenn eine Mauer einen Riß bekommt, der Jahre hindurch besteht, bis endlich ein Baumeister ihn ausbessert. Ist also der Ursprung in Erkältung zu suchen, so wird am besten sein, der frostigen Natur entgegen zu kommen mit Wärme, deßhalb

1) in der Woche zweimal, auch dreimal angeschwellte Heublumen auf den Unterleib binden, ganz warm 1½ Stunden lang. Diese Wärme thut der Natur wohl. Die Heublumen wirken günstig auf die Haut, und die Natur vermag dann auch, so gekräftigt, wieder zum Bessern zu kommen.

2) Täglich den ganzen Körper mit Wasser und Essig zweimal waschen; Dieß bewirkt Belebung und größere Thätigkeit.

3) Zweimal in der Woche ein Hemd anziehen, in heißes Salzwasser getaucht, 1½ Stunden lang, bewirkt Erhöhung der Naturwärme, reizt die Haut zu größerer Thätigkeit, so daß der in der Natur vorhandene krankhafte Stoff auf die Oberfläche dringt und aufgesaugt wird.

Nach innen wirkt am besten recht einfache Kost, wenig oder gar nicht gewürzt, auch schwach gesalzen. Täglich dreimal zwei Löffel voll Wermuththee. Von Morgens bis Mittag stündlich ein Löffel voll Milch; von Mittag bis Abend stündlich ein Löffel voll Wasser wegen des Stuhlganges.

Nach 14 Tagen hatte der Kranke guten Appetit, guten Schlaf und gesunde Farbe.

Die zweite Kur erhielt folgende Anwendungen:

1) Jeden Tag ein Oberguß und Knieguß;

2) jeden zweiten Tag ein Halbbad, eine halbe Minute lang;

3) jede Woche drei Sitzbäder, eine Minute lang.

Alle diese Anwendungen wirkten stärkend, erwärmend und brachten alle Theile des Körpers in Thätigkeit. Nach sechs Wochen war der Kranke gesund.

3.

Eine Hausmutter, 36 Jahre alt, erzählt: „Ich habe einen ganz schlechten Magen. Was ich esse, bekommt mir nicht gut; ich habe immer dünnflüssigen Stuhlgang. Ich hätte guten Appetit; aber es ist kein Gedeihen. Es thut mir oft Alles am ganzen Körper wehe; ich verrichte nur noch zur Noth meine Hausarbeit; mehr kann ich nicht mehr thun.“

Hier hat sicher die Kälte die Herrschaft gewonnen durch wiederholten Kampf mit der Wärme; dadurch ist auch eine Schwäche eingetreten, und weil nichts gehörig verdaut worden ist, sind auch die Magensäfte verdorben. Heruntergekommen ist die Küche und was gekocht wird. Das deutet auch die abgestorbene Farbe und der Gesammteindruck der Lebensmüdigkeit an. – Hier muß man es machen, wie in einem Zimmer, in dem man friert, nämlich zuerst einheizen. Diese Kranke bekam dazu

1) acht Tage lang jeden zweiten, dann jeden dritten Tag einen kurzen warmen Wickel, das Tuch in heißes Wasser getaucht, in welchem Haberstroh gesotten wurde, 1½ Stunden lang aufgelegt; dadurch wurde die Naturwärme erhöht und der Unterleib gekräftigt.

2) Jeden zweiten Tag wurde ein vierfaches Tuch, in halb Wasser und Essig getaucht, auf den Unterleib gebunden, 1½ Stunden lang; Dieß wirkte wieder erwärmend und kräftigend.

N a c h i n n e n :

1) Jeden Tag zu vier verschiedenen Zeiten je ein Pfefferkorn verschlucken, ohne es zu zerbeißen; diese bewirken innere Wärme, sind ein kleines Feuer für den Magen und wirken mehr auf die genossene Kost.

2) Täglich zweimal Kraftsuppe und sonst nahrhafte Kost.

Nach 14 Tagen hat sich das Abweichen gehoben, die Speisen wurden gut verdaut, und ein frisches Aussehen war der klarste Beweis der Genesung. Nun folgten

1) Oberguß und Schenkelguß den einen Tag,

2) den andern Tag das Halbbad,

3) kräftige Kost und Wachholderbeerkur, und die Kranke dankte ihrem Schöpfer und den Hausmitteln.

4.

Ein armer Taglöhner, 42 Jahre alt, klagt: „Schon zehn Jahre habe ich M a g e n l e i d e n . Ich habe freilich einfache Kost, viele Arbeit, muß mich viel plagen; aber noch ärger ist mein Magenleiden. Jetzt will's gar nicht mehr gehen. Ich habe gar nie Stuhlgang, ohne die stärkste Medizin zu nehmen, habe oft gräßliche Schmerzen und Auftreibung im Unterleib; wenn recht viel Luft nach oben abgeht, habe ich eine Zeit lang Erleichterung. Ich mag essen, was ich will, es thut nicht gut. Ich habe recht viel eingenommen von verschiedenen Ärzten, aber selten Hilfe bekommen und immer nur auf kurze Zeit."

Hier hat unstreitig sich durch was immer für eine Veranlassung Krankheitsstoff gebildet, höchst wahrscheinlich durch schwache innere Entzündung, die nicht gehoben wurde. Es muß somit auf die vorherrschende Hitze eingewirkt, die Schwäche und Unthätigkeit gehoben und das rechte Verhältniß zwischen Kälte und Wärme wieder hergestellt werden. Deßhalb

1) in der Woche zwei Ober- und Unteraufschläger. Diese nehmen die überflüssige Hitze und verhelfen zur gehörigen Naturwärme.

2) Täglich ein Oberguß und Knieguß. Diese wirken ebenfalls auf eine einheitliche Wärme am Ober- und Unterkörper, zugleich neues Leben und Kraft bringend.

So 14 Tage lang, und der Zustand hatte sich wesentlich gebessert.

N a c h i n n e n bekam der Kranke

1) zweimal im Tag Kraftsuppe;

2) alle Stunde einen Löffel voll Wasser zur Regelung des Stuhlganges;

3) täglich dreimal jedesmal drei Wachholderbeeren zur Verbesserung des Magens.

Die weitern Anwendungen sind:

1) In der Woche dreimal ein Sitzbad,

2) den einen Tag ein Oberguß und Knieguß, den andern Tag ein Halbbad.

In vier Wochen war die Kur zu Ende, und der Kranke konnte seinem Beruf wieder nachkommen. Für längere Zeit jedoch mußte derselbe in der Woche zwei bis drei Halbbäder nehmen und die Wachholderbeerkur fortsetzen.

5.

Eine Wittwe, 54 Jahre alt, leidet seit einigen Jahren an M a g e n b e s c h w e r d e n , sieht recht gebrochen aus, hat wenig Blut, ist ganz mager und kraftlos, hat wenig Appetit und beständig Druck auf den Magen. Die Naturwärme ist sehr heruntergekommen. Die Frau ist ganz in Wolle gekleidet und dennoch friert sie fast immer.

Hier ist 1) eine große Verzärtelung durch zu warme Kleidung; 2) weil die gehörige Naturwärme nicht vorhanden, herrscht auch große Unthätigkeit; mithin steht die ganze Maschine nicht in der richtigen Thätigkeit, was die Haut beweist, die ganz trocken ist, als ob sie nur auf dem Körper aufliege, aber nicht angewachsen sei. – Allererst muß bei der Heilung Wärme, Leben und Thätigkeit gebracht werden. Das wird geschehen durch Folgendes:

1) In der Woche zweimal ein Hemd anziehen, in heißes Salzwasser getaucht, 1½ Stunden lang; dieß bringt Wärme, öffnet die Poren und befördert die Hautthätigkeit;

2) zweimal in der Woche von unter den Armen ganz hinunter den Körper einwickeln, ebenfalls in heißes Salzwasser getaucht, 1½ Stunden lang; das bringt dieselbe Wirkung im Unterleib, wie das Hemd im Oberkörper;

3) täglich eine Waschung vom Bett aus mit Wasser und Essig, dann wieder in's Bett.

N a c h   i n n e n : 1) eine gute einfache Kost, besonders Morgens und Abends Kraftsuppe;

2) täglich sechs bis acht Wachholderbeeren und am Morgen und Abend vier Löffel voll Thee von Salbei, Wermuth und Johanniskraut. Diese Mittel bewirken eine Besserung im Magen. – So 12 Tage lang.

Der ganze Zustand hat sich in dieser Zeit in jeder Beziehung gebessert.

Die weiteren A n w e n d u n g e n sind:

1) Täglich Oberguß und Schenkelguß;

2) jeden zweiten Tag ein Sitzbad, eine Minute lang;

3) in der Woche zwei Halbbäder.

Das Sitzbad bewirkt Kräftigung und Wärme im Unterleib, das Halbbad Kräftigung des ganzen Körpers. Nach innen blieben die Wachholderbeeren und der Thee.

Nach fünf Wochen war die Haut wieder gut anliegend; der ganze Körper hatte gleiche Wärme. Das Aussehen war frisch und gesund, die ganze Natur wie umgewandelt.

Zur weiteren Befestigung reichte aus: in der Woche zwei bis drei Halbbäder, die das größte Wohlbehagen bewirkten, später ein bis zwei Halbbäder.

6.

Eine Hausfrau klagt: „Ich leide, wie die Ärzte sagen, an M a g e n g e s c h w ü r e n , was glaubhaft ist, weil im Gesicht sich auch mehrere größere Spuren von Ausschlag zeigen. Auch zeigen sich von Zeit zu Zeit größere Flecken am ganzen Körper mit gewaltigem Beißen und Brennen, so daß ich meine, ich müsse alle Haut herunterkratzen. Wenn auch das Gesicht geröthet, so bin ich doch recht abgemagert."

Hier herrscht sicher Unreinigkeit im Blut, mithin auch Unreinigkeit in den Säften. In diesem Falle muß auf Reinigung des Blutes und der Säfte gewirkt werden, sowie auf Reinigung und größere Thätigkeit der Haut. Dieser Zustand kann geheilt werden wie folgt:

1) Jede Nacht den ganzen Körper waschen mit Wasser und Essig;

2) jeden Tag ein vierfaches Tuch in Wasser getaucht, in welchem Heublumen gesotten wurden, auf den Unterleib binden, 1½ Stunden lang, leitet Krankheitsstoffe aus und verbessert den ganzen Unterleib.

N a c h i n n e n : 1) Täglich eine Tasse Thee von Zinnkraut, 10 bis 12 Wachholderbeeren zerstoßen, 10 Minuten lang gesotten, in drei Portionen trinken;

2) zum Frühstück Kraftsuppe und bis Mittag alle Stunden einen Löffel voll Milch; von Mittag bis Abend stündlich einen Löffel voll Wasser zur Regelung des Stuhles, der bisher nie mehr eingetreten ohne gewaltsame Mittel.

Diese 14tägigen Anwendungen hatten in jeder Beziehung den besten Erfolg. Die weiteren Verordnungen waren:

1) Jeden Tag einen Oberguß und Schenkelguß;

2) jeden dritten Tag ein Halbbad.

Nach fünf Wochen war die Person mit ihrem Befinden sehr zufrieden, nur sollte sie mehr Kraft bekommen. Diese kam auch, nachdem sie sich in der Woche zweimal in der Nacht gewaschen und drei Halbbäder genommen, drei Wochen lang. Für weiter reichten aus in der Woche zwei bis drei Halbbäder.

Der Ausschlag am Körper und Gesicht ist erloschen, die Haut, wie die Genesene behauptet, rein, der Stuhlgang sei in Ordnung und der Urin, der immer roth gewesen, sei jetzt wie bei einem gesunden Menschen.

7.

Ein Knecht sagt: „Ich habe vor vier Wochen Etwas gegessen, das mir zu schwer im Magen liegen blieb; seit dieser Zeit hab ich keinen Appetit, Ekel fast vor jeder Speise, von Zeit zu Zeit Blähungen und Aufgetriebensein, habe häufig Kopfweh und oft auch Fieber. Ich glaube, mein Magen ist verdorben," woran auch nicht zu zweifeln ist. Deßhalb soll der Kranke

1) vier Tage nach einander täglich angeschwellte Heublumen warm auf Magen und Unterleib legen, mit einem Tuch gut aufbinden;

2) täglich einen Thee trinken von Tausendguldenkraut, Salbei und Wachholderbeeren. Nach vier Tagen waren die Beschwerden verschwunden; der Knecht konnte seinen Dienst wieder versehen.

8.

„Ich habe in der Hitze ziemlich viel kaltes Wasser getrunken und bald darauf einen großen Schmerz empfunden; ich kann nun nichts mehr essen, es ekelt mir vor jeder Speise, habe auch häufig Fieber." A n w e n d u n g e n :

1) Vier Tage nach einander einen kurzen Wickel, welcher die durch das kalte Wasser gebildete Kälte verdrängt und die Natur in größere Thätigkeit bringt;

2) täglich eine Tasse Thee, in drei Portionen getrunken, von Wermuth und Tausendguldenkraut. Der Schaden war in vier Tagen gut gemacht. Um den Magen noch mehr zu stärken, waren die Wachholderbeeren das beste Mittel.

9.

„Ich habe Schweinefleisch gegessen mit Speck, und zwar, da ich sehr hungrig war, zu rasch. Jetzt stoßt mir immer das Fleisch auf, als ob es noch im Magen sei, obwohl es schon sechs Tage ist. Wenn ich mich nur erbrechen könnte!" – Erbrechen ist nicht nothwendig. Es reicht aus

1) vier bis fünf Tage jede Nacht ganz waschen und

2) täglich zwei Tassen Thee trinken am Morgen und Abend von Brennesselwurzeln. Diese leiten die kranken Stoffe aus und bringen der Natur Ruhe.

10.

Es kommt im menschlichen Leben oft vor, daß durch großen Schrecken, Angst oder Furcht ein starker Durchfall eintritt und im Organismus große Störungen hervorgebracht werden. Weil diese Revolution im Magen und Darm beginnt und durch den ganzen Organismus wandert, so verliert nicht bloß die Natur viel, sondern die Organe werden auch geschwächt. Ißt dann der von der Diarrhöe Befallene seine gewöhnliche Kost, so tritt meistentheils rasch die härteste Verstopfung ein. Weil die Gedärme zu sehr angegriffen sind, tritt nachher Erschlaffung derselben ein. Ein anderes Übel: Durch den Durchfall ist auch ein großer Theil der Magensäfte mitgewandert und somit die Verdauung mangelhaft. Dadurch entstehen viele Gase, welche große Beschwerden verursachen. Wie diese g r o ß e Revolution, so gibt es auch viele k l e i n e r e durch kalte Speisen, Getränke, Einathmen zu kalter Luft. Wer könnte aufzählen alle die verschiedenen Schädlichkeiten dieser Art, die dann Durchfall bewirken und der Natur recht nachtheilig sind, weil sie den natürlichen Gang so sehr stören!

So erzählt ein Herr: „Vor 25 Jahren hatte ich einmal einen recht großen Verdruß. Es stellte sich ganz kurz heftiges Abweichen ein; gleich darauf starke Verstopfung. Seit dieser Zeit nehme ich jeden Abend Abführmittel, weil ich sonst keinen Stuhlgang habe. Seit 22 Jahren fühle ich beim Gehen Stiche in der Brust und andere Beschwerden."

Was hat hier also dieser Verdruß angerichtet? Allzu schnell entleerte die Natur zu viel Magensäfte. Dadurch traten die Anstauungen ein, weil die gehörige Verdauung nicht stattgefunden. Diese Anstauung wirkte nach verschiedenen Richtungen bald stärker, bald schwächer.

Dazu kommen die vielen Abführmittel, die doch in der Regel zu stark angreifen, die Organe schwächen und zu ihrer Funktion immer unthätiger machen. Die Folge mußte nothwendig sein, daß der ganze Körper im Allgemeinen weit zurückkam und einzelne Theile schadhaft wurden. Dieß zu heben, dazu dienten folgende Anwendungen:

1) Jede Nacht eine Ganzwaschung; diese bewirkte und vermehrte Wärme und Thätigkeit.

2) In der Woche zwei bis drei Halbbäder; diese wirkten kräftigend auf den ganzen Körper und erhöhten die Naturwärme.

3) In jeder Stunde ein Löffel voll Wasser nebst guter Kost bewirkten Vermehrung der Magensäfte und gute Verdauung, so daß der ganze Körper genährt wurde.

4) Täglich sechs bis acht Wachholderbeeren bewirkten eine rasche Verbesserung des Magens, und so reichten fünf Wochen aus zur allgemeinen Kur. Zur vollständigen Kräftigung war ausreichend in der Woche zweimal ein Halbbad oder einmal ein Oberguß und Knieguß und ein- oder zweimal ein Halbbad.

11.

Zwei Kinder gingen in die Erdbeeren. Eines von diesen hatte im Walde etwas Unrechtes genossen, bekam dadurch Erbrechen und Durchfall, starkes Fieber, Frost im Wechsel mit großer Hitze. Dem Kind schwand aller Appetit und die Kraft, das ganze Aussehen war krankhaft.

Wie kann hier Hilfe gebracht werden?

1) Dreimal in der Woche ein zweifaches Tuch, in halb Wasser und Essig getaucht, auf den Unterleib binden, 1½ Stunden lang. Diese Auflagen stärkten, lösten auf und leiteten aus.

2) Täglich den Körper zweimal waschen mit Wasser und Essig. Dieß bewirkte neues Leben, brachte alle Organe in größere Thätigkeit und förderte die Transspiration.

3) Jeden Tag dreimal, jedesmal zwei Löffel voll, Wermuththee bewirkte gute Verdauung, leitete aber besonders Giftstoffe aus.

4) Wo möglich jede Stunde einen Löffel voll Milch als gute Nahrung und zur Ausscheidung des Giftes.

In wenigen Tagen wurde das kranke Kind gesund.

12.

Eine Dienstmagd, welche durch einen Regen ganz durchnäßt und verkältet war, wurde von einem Durchfall und Fieber überfallen, so daß die Speisen, wie sie dieselben gegessen, wieder abgingen; sie war nicht im Stand, außer dem Bett zu sein; bald große Hitze, dann wieder große Kälte, auch heftige Kopfschmerzen. Was ist hier zu thun? Die Kälte hat im Magen die Herrschaft bekommen, und so ging es dem Magen wie einer Hausmutter, der während des Kochens Wasser in's Feuer geschüttet wird; wie da das Kochen eingestellt wird, so hört auch die Magenkocherei auf, wenn die Wärme verdrängt ist und dann muß natürlich Durchfall entstehen. Das beste Mittel ist hier

1) einen warmen kurzen Wickel, in Heublumenwasser getaucht, eine Stunde lang. Dadurch wird die zu niedere Naturwärme erhöht und so die Kälte schon theilweise verdrängt.

2) Dreimal täglich eine Tasse ganz warme Milch, in welcher Fenchel gesotten wurde. Die Milch bringt gute Nahrung, und der Fenchel erwärmt und stärkt.

3) Zur Ausgleichung der Körperwärme und zur allgemeinen Thätigkeit täglich einmal den ganzen Körper waschen.

So war die Kranke bald gesund.

13.

Einem Knaben, 16 Jahre alt, wurde ohne alle Vorbereitung die Nachricht gebracht, seine Mutter sei gestorben. Er brach zusammen, bekam heftige Leibschmerzen und Durchfall, was längere Zeit dauerte, ohne besonders berücksichtigt zu werden. Der Knabe wurde allmählig gemüthsleidend und traurig, arbeitete nicht mehr und hielt sich für ganz verloren für Zeit und Ewigkeit.

Der große Schrecken hatte nicht bloß den Knaben erschüttert, sondern durch den Durchfall, der nicht gehoben wurde, bekam die Natur nichts mehr zur Kräftigung, und mithin kam sie sehr herunter. Das Gemüthsleiden war Folge der Schwäche. Bei der Behandlung mußte also auf Kräftigung des ganzen Körpers hingearbeitet werden. Der Knabe mußte

1) täglich zweimal, jedesmal 6 Minuten lang, bis an die Kniee im Wasser gehen, und

2) täglich einen Oberguß nehmen.

N a c h i n n e n :

1) Zur guten Kost täglich drei Pfefferkörner verschlucken, die den Magen erwärmen;

2) täglich zweimal Kraftsuppe mit guter Kost;

3) täglich eine Tasse Thee von Wermuth und Salbei (in drei Portionen), in halb Wein, halb Wasser gesotten; dieß bewirkt innere Wärme, und gute Verdauung, und so war nach drei Wochen der trostlose Junge wieder gesund.

14.

Ein Hausvater, 29 Jahre alt, leidet seit drei Jahren an Diarrhöe, täglich drei- bis viermal. Derselbe weiß keine Ursache, außer, wenn er mehr Flüssiges ißt, ist auch der Durchfall stärker, sonst ist es gleich, welcherlei Speisen er genießt. Das Aussehen deutet auf Schwäche und Müdigkeit, wie auch alle gesunde Farbe erloschen ist. Die Gemüthsstimmung ist mehr traurig als heiter, die Kräfte haben sehr abgenommen, der Appetit ist nicht schlecht, aber es fehlt am rechten Geschmack.

Hier ist vorherrschend große Schwäche wie nach einer Krankheit, in der sich Krankheitsstoffe länger im Körper aufhielten und diese Schwäche bewirkten; mithin ist auf dreifache Weise einzuwirken:

1) in der Woche drei Sitzbäder stärken den Unterleib;

2) zwei Halbbäder, eine halbe Minute, in der Woche wirken stärkend auf den ganzen Leib;

3) jeden zweiten Tag ein zweifaches Tuch, in halb Wasser, halb Essig getaucht, 1½ Stunden lang, wirkt stärkend auf den Unterleib.

N a c h i n n e n: 1) eine kräftige Hausmannskost; 2) täglich drei kleine Tassen Thee von Schafgarbe, Johanniskraut und Wermuth, welche gute Säfte und gute Verdauung bewirken.

Nach drei Wochen war die Krankheit beseitigt, das Aussehen frisch, die Verdauung gut, der Appetit groß.

Für weiter war gut: In der Woche ein bis zwei Sitzbäder und zwei Halbbäder.

15.

Ein Mann, 36 Jahre alt, erzählt: „Ich habe schon seit vier Jahren mit Abweichen zu thun. Ich mag essen, was ich will, ich bekomme doch Durchfall, meistens mit großen Schmerzen – ganz ohne Schmerzen geht es nie ab. Wenn ich auch drei bis vier Tage Ruhe habe, dann tritt das Übel nur um so heftiger auf, habe auch recht viele Gase im Leib. Wenn diese nicht gehen, dann ist der Schmerz um so ärger. Es ist fast gleich, welche Kost ich genieße; manchmal glaubte ich die rechte Speise getroffen zu haben; doch bald ist wieder der alte Zustand da. Gebraucht habe ich schon Vieles von Ärzten und Anderen; kleine Linderungen bekam ich, aber keine Hilfe.“

Folgende A n w e n d u n g e n wurden verordnet: 1) Jeden Tag ein Oberguß und Knieguß; 2) jeden dritten Tag ein Halbbad; 3) jeden vierten Tag ein zweifaches Tuch, in halb Wasser und halb Essig getaucht, warm auf den Unterleib binden, 1½ Stunden lang. So 14 Tage. Zum Einnehmen täglich sechs bis acht Wachholderbeeren, auch 14 Tage hindurch. Das Abweichen hörte vollständig auf, der Appetit wurde gut, die Schmerzen verschwanden, und der Kranke fühlte sich gesund. Die weiteren Anwendungen waren: zweimal in der Woche ein Halbbad und die Wachholderbeerkur, mit vier Beeren anfangen, täglich eins mehr bis 15, und dann wieder abwärts.

W i r k u n g e n : Der Oberguß und Knieguß brachten mehr Wärme und Kraft für den ganzen Körper; der Essig auf den Unterleib bewirkte Wärme und Kräftigung im Unterleib; das Halbbad wirkte stärkend auf den ganzen Leib und vermehrt zugleich die Naturwärme; die Wachholderbeeren wirkten reinigend und stärkend auf Magen und Gedärme. Die weiteren Anwendungen unterstützten durch längere Zeit die Natur, damit das Übel nicht wiederkehre.

16.

„Seit drei Jahren," erzählt ein Mann, „habe ich täglich vier- bis sechsmal Stuhlgang, oft auch acht- bis zehnmal in einem Tage. Ich mag essen, was ich will, es ist nicht anders, und es bangt mir jedesmal, so oft ich esse, vor den Schmerzen, die wieder eintreten werden. Mich friert fast immer, und je ärger die Kälte, um so häufiger das Abweichen. Ärzte habe ich weit und breit viele aufgesucht, Hilfe nie gefunden. Wenn es noch länger so fortgeht, dann werde ich nicht mehr lange leben. Ich bin auch ganz kraftlos. Was ist zu thun?"

1) Acht Tage hindurch täglich angeschwellte Heublumen in einem Tuch ganz warm auf den Unterleib binden, 1½ Stunden lang. 2) Jeden Tag einen Ober- und Knieguß. 3) Jeden Tag zweimal eine kleine Tasse ganz warme Milch trinken, in welcher Fenchel zehn Minuten lang gesotten wurde. Zudem täglich zweimal, jedesmal vier Löffel voll, Wermuththee trinken. So 14 Tage hindurch. Nach 14 Tagen den einen Tag einen Oberguß und Knieguß, den andern Tag ein Halbbad. Die Milch wurde beibehalten, und statt Thee wurden täglich sechs bis acht Wachholderbeeren gegessen. So wieder 14 Tage. Der Zustand änderte sich so sehr, daß der Kranke alle Speisen genießen konnte, täglich den gehörigen Stuhlgang hatte und erklärte, er sei jetzt ganz gesund. Die weiteren Anwendungen waren in der Woche zweimal Oberguß und Knieguß und einmal ein Halbbad, eine halbe Minute lang.

Hier hatte die Kälte die Herrschaft, so daß die volle Naturwärme nicht aufkommen konnte. Es war große Blutarmuth vorhanden, wie es auch nicht anders sein konnte. Die Heublumen bewirkten eine künstliche Wärme, die sich über den ganzen Körper verbreitete. Die schlechten Stoffe wurden aufgesaugt. Ober- und Knieguß bewirkten am Körper, was die Heublumen am Unterleib bezweckten. Die Milch gab gute Nahrung, der Fenchel erwärmte und kräftigte den Magen, und auf diese Weise wurde die volle Naturwärme wieder hergestellt. In der zweiten Abtheilung bewirkten die Güsse eine Fortsetzung der früheren Wirkung, und die Wachholderbeeren verbesserten im Innern. Das Halbbad wirkte in derselben Weise wie die Güsse, besonders aber auf den Unterleib. So wurde der ganze Organismus von allen ungesunden Stoffen befreit, erwärmt und gekräftigt und dadurch auch die Gesundheit wieder erlangt.

17.

Eine Person, 26 Jahre alt, klagt: „Ich habe ein schweres Magenleiden; es geht kein Tag vorbei, an welchem ich nicht schmerzliches Drücken und Brennen im Magen habe. Es stoßen mir viele Gase aus dem Magen herauf, und dann nimmt der Schmerz zu, bis ich mich recht erbrechen muß; es kommt Wasser, Schleim und endlich die Kost. So leide ich schon drei Jahre, habe alles Mögliche gethan, aber nur mit geringer oder gar keiner Hilfe. Meine Kraft ist fast verschwunden, Appetit ist keiner da."

Diese Kranke mußte Folgendes anwenden: 1) Durch acht Tage jeden Tag ein vierfaches Tuch, in halb Wasser und halb Essig getaucht, warm auf den Unterleib binden; 2) jede zweite Nacht ein Sitzbad, eine Minute lang; 3) jeden Tag einen Ober- und Knieguß; 4) die eine Stunde einen Löffel voll Wasser, die andere einen Löffel voll Milch. So drei Wochen fortmachen. Nach drei Wochen 1) täglich Ober- und Knieguß; 2) jeden dritten Tag ein Halbbad, in der Woche zweimal ein Sitzbad und jeden Tag zweimal, jedesmal drei Löffel voll, Thee trinken von Wermuth und Fenchel. So wieder drei Wochen. Nach sechs Wochen reichten aus in der Woche einmal Oberguß und einmal Halbbad.

Hier herrschten die Gase, dann geschwächte Naturwärme. Die Aufschläge bewirkten Wärme und Kräftigung. Dasselbe bewirkten Ober- und Knieguß. Milch und Wasser bewirkten gute Verdauung und Stuhlgang und gaben auch hinreichende Nährstoffe, und so wurde diese Kranke in sechs Wochen gesund.

18.

Ein Herr, 48 Jahre alt, bringt Folgendes vor: „Ich habe einen schwachen Magen, der besonders nur wenig Flüssigkeit ertragen kann. Die vielen Gase, welche sich sammeln, üben fortwährend einen Druck auf die Brust, besonders auf das Herz aus. Meistens habe ich schweren Athem und äußerst langsame Verdauung, und in Folge dessen herrscht häufig trübe Stimmung. Geh ich zu einem Arzt, so erhalte ich Salze, die stark abführen, und bald kommt das alte Leiden wieder. Ich habe recht viel gebraucht, aber nur wenig Hilfe bekommen. Was soll ich thun?“

Anwendungen: 1) Zweimal in der Woche angeschwellte Heublumen warm auf den Unterleib und die Magengegend binden, eine Stunde lang. 2) Jede zweite Nacht ein Sitzbad nehmen von kaltem Wasser, eine Minute lang. 3) Dreimal in der Woche den ganzen Körper mit kaltem Wasser waschen, woran etwas Salz gemischt ist. 4) Täglich eine Tasse Thee trinken von Wermuth, Salbei und Minze. Der Thee ist in drei Portionen während des Tages zu nehmen.

Wie wirken diese Anwendungen? Die Heublumen erwärmen den Körper und leiten Gase fort, ziehen schlechte Stoffe aus und stärken den Unterleib. Die Waschungen bringen eine gleiche Transspiration, befördern den Blutlauf und kräftigen den ganzen Körper. Der Thee wirkt auf gute Verdauung, löst die krankhaften Stoffe auf und führt sie aus. Zur weiteren Kräftigung ist noch gut, in der Woche zwei Sitzbäder zu nehmen, ein- oder zweimal sich zu waschen und eine Tasse des genannten Thee's in drei Portionen zu trinken.

19.

Eine Hausfrau beklagte sich bei mir über Magenleiden. „Ich habe,“ so sagte sie, „stets bittern Geschmack im Munde, bald stärker, bald schwächer, muß viel Wasser erbrechen, welches ganz sauer und bitter ist, häufig auch Alles, was ich gegessen habe. Manchmal habe ich Kopfschmerzen, daß ich ganz schwindlig bin. Beständig sind meine Füße kalt, in der Nacht werden sie oft erst in fünf bis sechs Stunden warm. Der Stuhlgang ist immer zu hart und unregelmäßig. Was kann hier helfen?“

Anwendungen: 1) Jeden dritten Tag soll ein kurzer Wickel genommen werden, der in warmes Heublumenwasser getaucht wurde. 2) Jeden Tag ist Oberguß und Knieguß zu nehmen. 3) Täglich ist eine Tasse Thee von Wermuth und Zinnkraut in drei Portionen zu trinken. Derselbe muß sechs Minuten gesotten werden.

Die Wirkung dieser Anwendungen ist folgende: Die warmen Wickel bringen dem Leibe Wärme zur Auflösung und Ausscheidung der verlegenen Stoffe. Ober- und Knieguß bringen dem ganzen Körper Wärme und Kraft. Der Thee reinigt im Innern und bringt gute Verdauung. Die genannten Anwendungen sind 14 Tage zu machen; darauf ist die Wachholderbeerkur zu gebrauchen und jede Woche zwei- bis dreimal ein Halbbad zu nehmen. Die Wachholderbeeren verbessern den Magen. Die Halbbäder kräftigen die Natur und erhalten die Naturwärme.

20.

Ein Bursche mit 16 Jahren kommt zu mir und sieht recht armselig und heruntergekommen aus. Er ist ziemlich entkräftet und bittet um Hilfe. Er habe schon mehrere Ärzte gehabt, aber keine Hilfe bekommen. Er habe nichts, als was er verdiene. Alles, was er esse, bekomme ihm nicht gut. Beständig habe er Druck auf den Magen. Wenn er stark gebrochen habe, werde es ihm wohler. Wärme fühle er wenig, fast immer empfinde er Frost. Er fragt, was zu thun sei, daß er wieder sein Brod verdienen könne.

1) Jeden Morgen und Abend den Unterleib kräftig mit Essig und etwas Wasser daran einreiben. 2) Täglich einen halben Löffel voll gutes Salatöl einnehmen. 3) Täglich zweimal, jedesmal fünf bis sechs Löffel voll, Wermuth- und Salbeithee einnehmen. 4) In der Nacht vom Bett aus ganz waschen mit Wasser und Essig und dann gleich wieder in's Bett gehen. So 14 Tage lang; nach diesen 14 Tagen dieselben Mittel halb so oft gebrauchen. Nach vier Wochen zeigte sich dieser Bursche wieder; sein Aussehen war frisch, er hatte Appetit und hinreichende Naturwärme und konnte wieder sein Brod verdienen.

Die Einreibungen mit Essig und Wasser bewirkten Wärme und Thätigkeit im Unterleib, nicht weniger die Waschungen Dasselbe im ganzen Körper. Das Öl, wenn es die Natur erträgt, lindert die Magenbeschwerden. Der Thee von Wermuth und Salbei verbessert die Säfte und die Verdauung.

21.

Eine Frauensperson erzählt: „Ich bin 32 Jahre alt. Seit einigen Jahren habe ich fast immer Magenleiden, öfters Erbrechen und Übelkeiten. Seit fünf Wochen liege ich immer im Bette an Lungen- und Magenkatarrh. Ich bin so kraftlos, daß ich schon mehrere Monate gar keine Arbeit mehr verrichten kann.“

Anwendungen: 1) Jeden zweiten Tag ein vierfaches Tuch auf den Unterleib binden, in Wasser und Essig getaucht, in der ersten Zeit warm, später kalt. 2) Jede zweite Nacht vom Bette aus ganz waschen und wieder in's Bett. 3) Zum Frühstück eine Kraftsuppe. Bis Mittag jede Stunde einen Löffel Milch. Nachmittags bis Abends jede Stunde einen Löffel Wasser. 4) Jede zweite Nacht ein Sitzbad.

Innerlich: Wachholderbeerkur.

Wirkungen: Hier ist große Blutarmuth, somit auch große Schwäche, dann schlechte Verdauung vorhanden. Das Essigtuch wirkt stärkend auf den Unterleib und verbessert den Magen. Die Waschungen beleben, stärken und bewirken bessere Transspiration. Die Kraftsuppe bringt gute Nahrung, und Dasselbe thun die kleinen Portionen Milch. Der Löffel voll Wasser wirkt günstig auf den Stuhlgang.

22.

„Mehr als zwei Jahre," erzählt eine Hausfrau, „habe ich fast beständig Magenleiden. Ich habe starkes Drücken und oft starkes Brennen im Magen. Oft ist der ganze Unterleib recht kalt, die Füße wollen gar nicht warm werden. Im Bette sind sie oft vier bis fünf Stunden ganz kalt. Appetit habe ich nie, und kräftige Kost kann ich gar keine essen. Ich nehme höchstens ein wenig Kaffee, der mir noch am besten thut. Ich bin auch oft recht verstimmt und verzagt."

A n w e n d u n g e n : 1) In der Woche viermal angeschwellte Heublumen warm auf den Unterleib binden, 1½ Stunden lang. 2) Jeden Tag einmal ein Knieguß. 3) Jeden zweiten Tag ein Oberguß. So 14 Tage lang. Dann 1) täglich ein Schenkelguß und Oberguß. 2) Jeden Morgen und jeden Abend den Unterleib mit Wasser und Essig waschen. 3) In der Woche zweimal einen kurzen Wickel eine Stunde lang umlegen, in warmes Heublumen-Wasser getaucht. So wieder 14 Tage. Als Kost 1) jeden Morgen und Abend eine Kraftsuppe von Milch oder Fleischsuppe gekocht; 2) einfache Hausmannskost am Mittag. N a c h   i n n e n wurde gebraucht: jeden Tag in drei Theile getheilt, eine Tasse Thee von Wermuth, Fenchel und Wachholderbeeren, alles Dieses mit einander 10 Minuten lang gesotten. Nach vier Wochen war das Drücken verschwunden, Appetit hatte sich eingestellt, und das ganze Aussehen war wie umgewandelt.

Die W i r k u n g der Anwendungen war folgende: Durch die Blutarmuth war der ganze Körper, besonders aber der Unterleib mehr kalt als warm, mithin auch keine rechte Verdauung. Wo man kein Feuer hat, kann man nicht kochen. Die warmen Heublumen bewirkten Wärme und Kräftigung des Unterleibes. Der Wickel wirkte noch stärker in dieser Weise. Der Knieguß leitete das Blut abwärts und vermehrte die Naturwärme. Der Oberguß bewirkte Kräftigung und Thätigkeit des Körpers. Der Schenkelguß bewirkte unten, was der Oberguß oben: Wärme und Kräftigung; das Waschen mit Wasser und Essig bewirkte Stärkung, Erwärmung und wirkte auf Stuhlgang; der kurze Wickel wirkte auf den ganzen Leib, was die Heublumen auf den Unterleib. Der Thee bewirkte Verdauung, gute Säfte und Kräftigung.

23.

Ein Mann erzählt Folgendes: „Ich bin krank und habe schon drei Ärzte gehabt. Der erste sagte, ich sei Leber leidend; der zweite, ich habe einen Herzfehler; der dritte, man könne noch nicht genau bestimmen, wo der Hauptfehler sei. Ich habe guten Appetit, bekomme aber, wenn ich gegessen habe, Schmerzen im Magen. Es wird gewaltig unruhig im Unterleib, und wenn es längere Zeit recht unruhig war, kommt Herzklopfen. Meine Hände und Füße sind immer kalt, von Woche zu Woche werde ich magerer und kraftloser. Ich bin Schreinermeister und kann schon zwei Jahre lang meinem Geschäfte nicht mehr nachkommen. Wenn ich nur eine halbe Stunde eine kleine Arbeit verrichte, bin ich schon ganz müde."

Anwendungen: 1) Jeden Morgen einen Knieguß, eine Minute lang; 2) jeden Nachmittag einen Oberguß; 3) dreimal in der Woche angeschwellte Heublumen warm auf den Unterleib binden und 1½ Stunden lang liegen lassen; 4) jeden Tag eine Tasse Thee trinken von 12 zerstoßenen Wachholderbeeren und etwas Zinnkraut, welche 10 Minuten lang gesotten wurden. So 14 Tage lang. Nach deren Verlauf: 1) Jeden zweiten Tag ein Halbbad; 2) jeden Tag einmal im Wasser gehen; 3) jeden Morgen und Abend den Unterleib mit einer Mischung, halb aus Wasser, halb aus Essig bestehend, kräftig einwaschen. Von dem oben bezeichneten Thee jeden dritten Tag eine Tasse trinken. Nach vier Wochen war der Schreinermeister wieder hergestellt. Was hat nun diesem gefehlt? Der Magen hat wohl aufgenommen, aber nicht gut verdaut. Es entwickelten sich dadurch recht viele Gase. Diese übten einen Druck auf die Organe im Oberkörper; dadurch entstand Herzklopfen, und weil die Blutbildung nachgelassen hatte und die Kälte vorherrschend wurde, mußte die Kraft verschwinden. Oberguß und Knieguß leiteten das Blut in die äußeren Theile und belebten und kräftigten die ganze Natur. Der Thee reinigte den Unterleib von Gasen und verlegenen, krankhaften Stoffen. Die Halbbäder stärkten die ganze Natur. Die aufgelegten Heublumen saugten die schlechten Stoffe aus und sorgten, daß nicht mehr so viele Gase sich anhäuften. Auf diese Weise wurde die ganze Natur wieder in Ordnung gebracht. Weil aber die Erholung nur nach und nach vor sich geht, mußte der Mann noch einige Zeit ein oder zwei Halbbäder nehmen und, um einen guten Magen zu bekommen, die Wachholderbeerenkur gebrauchen.

24.

Ein Bauer theilte mir über seinen Zustand Folgendes mit: „Seit fünf Jahren habe ich Magenleiden, beständiges Brennen im Magen und Druck auf denselben. Ich könnte Alles essen, und doch thut mir nichts gut; seit einem Jahre ist es viel ärger als früher. Ich habe auch keine Kraft mehr, muß mich häufig erbrechen, und bis nicht mein Magen ganz leer ist, bekomme ich keine Ruhe. Bier darf ich gar nicht trinken, gleich stößt mir Säure auf. Ich habe fast beständig kalte Füße, und die Schmerzen im Magen lassen mir keinen Schlaf. Ärzte habe ich mehrere gebraucht, bekam auch von Zeit zu Zeit Linderung, aber nur für kurze Zeit. Bald war das alte Leiden wieder da."

Anwendungen: 1) In der Woche dreimal einen kurzen, warmen Wickel, 1½ Stunden lang; derselbe ist in Wasser zu tauchen, in welchem Haferstroh ½ Stunde lang gesotten wurde. 2) Jeden Morgen im Wasser gehen drei Minuten lang. 3) Jeden Nachmittag einen Oberguß nehmen. 4) Täglich dreimal Wermuththee einnehmen, jedesmal drei Löffel.

Die Anwendungen wirkten wie folgt: Die Wickel entfernten die Gase im Unterleib, die einen Druck auf den Magen übten, in Folge dessen Brechreiz entstand. Die Nieren wurden gereinigt und alle krankhaften Stoffe ausgeleitet, was auch der schmutzige Urin bewies. Der Wermuththee bewirkte gute Verdauung. Hier war das Hauptübel mehr im Darm als im Magen; denn sobald die Gase entfernt waren, hörte das Erbrechen auf. Wassergehen härtet ab, leitet das Blut in die Füße und entwickelt Wärme. Der Oberguß wirkte stärkend und belebend. In drei Wochen war der Kranke gesund, und zur weiteren Erholung reichte es aus, daß er zweimal in der Woche ein Halbbad nahm.

25.

Ein Herr erzählt: „Ich bin 9–10 Jahre von beständigen, bald stärkeren, bald schwächeren Magenleiden belästigt. Saures kann ich gar nicht essen. Satt darf ich mich nie essen. Außerdem habe ich schon längere Zeit dann und wann in der Frühe Husten, wobei ziemlich viel Schleim abgeht, mit welchem öfters etwas Blut vermischt ist. Meine Nerven sind sehr geschwächt; jede Kleinigkeit kann mich aufs höchste aufregen. Ich schlafe nur mit Unterbrechungen. Deßhalb habe ich schon zehn Jahre hindurch mehr ab- als zugenommen. Meistens fühle ich eine gedrückte Stimmung. Was ist in meiner Lage zu thun?“

Antwort. Die besten Anwendungen werden folgende sein: 1) Jeden Tag einen Oberguß und Knieguß. 2) Den einen Tag ein doppelt genommenes und in eine Mischung von halb Wasser und halb Essig getauchtes Tuch auf den Unterleib binden. 3) Den andern Tag in der Nacht ein Sitzbad nehmen. So zehn Tage fortmachen. Nach diesen zehn Tagen: 1) In der Woche drei Halbbäder eine halbe bis höchstens eine Minute lang. 2) In der Woche einen Oberguß und Knieguß. 3) Die Wachholderbeerkur anwenden; es wird mit vier Beeren angefangen, täglich eine mehr genommen, bis man auf 15 gekommen ist; dann geht es in gleicher Weise wieder abwärts.

In vier Wochen war der Kranke vollständig hergestellt und bekam den weiteren Rath, in der Woche ein bis zwei Halbbäder zu nehmen und zeitweilig auch die Wachholderbeerkur zu gebrauchen.

Wie wirkten die Anwendungen?

Der Oberguß und Knieguß wirkten stärkend auf Ober- und Unterkörper; das Sitzbad wirkte ebenso auf den Unterleib und entfernte alle übermäßige Hitze in demselben. Das aufgelegte Tuch wirkte günstig auf den Magen. Die Wachholderbeeren wirkten im Innern. Die Halbbäder wirkten noch stärker auf Kräftigung des ganzen Körpers. Die weiter angerathenen Anwendungen unterstützten die Erhaltung und schützten vor Rückfall.

Marasmus.

Es kommt ein Mann, 62 Jahre alt, ziemlich gut gebaut, doch deutet das ganze Aussehen auf Nachlaß der Natur. Der Mann sieht viel älter aus, als er ist; die Farbe ist gelb und abgestanden; er muß viel zu häufig und deßhalb immer zu wenig Wasser lassen, hat wenig Naturwärme. Der erste Blick sagt, hier liegt Marasmus vor. Was kann dieser Mann noch thun?

1) Jeden Tag den ganzen Körper waschen mit Wasser und einem Viertheil Essig.

2) Jeden Tag ein kaltes Sitzbad, eine Minute lang.

3) Jeden dritten Tag einen Ober- und einen Unteraufschläger, jeden ¾ Stunden lang, von ganz kaltem Wasser.

So 14 Tage lang. Dann:

1) In jeder Woche drei Halbbäder, ½ Minute lang.

2) Jede Woche zwei Rückengüsse und ein Sitzbad.

In vier Wochen war der ganze Organismus wie neu restauriert, die Farbe frisch und gesund. Die Harnbeschwerden waren entfernt, der Appetit war gut, und es war weiter nichts mehr nothwendig als in der Woche zwei Halbbäder.

Während der ganzen Kur hat der Kranke täglich eine Tasse Thee von Salbei, Wermuth und Zinnkraut getrunken in drei Theilen, Wermuth zur Verbesserung des Magens und Zinnkraut zur Reinigung von schlechten Stoffen im Innern.

Nervenleiden.

Ein junger Professor klagt über Hämorrhoiden, nervöse Aufregung im Kopf, argen Fußschweiß, hat hochrothe Lippen und Ohren.

Hier ist der Oberkörper durch viele geistige Anstrengung sehr aufgeregt, der untere Körper durch die sitzende Lebensweise erschlafft. Es muß also der aufgeregte Oberkörper beruhigt, der erschlaffte Unterkörper dagegen angeregt und belebt werden.

Darum: 1) Täglich zweimal Oberguß (zur Beruhigung des Oberkörpers) und Schenkelguß (zur Belebung des Unterkörpers), drei Tage lang.

Ist so das Gleichgewicht zwischen Ober- und Unterkörper hergestellt, so wird auf Kräftigung des g a n z e n Körpers gewirkt durch

2) Oberguß, Rückenguß und Schenkelguß.

Nach 8 bis 10 Tagen wird diese Einwirkung auf den g a n z e n Körper potenziert durch

3) Halbbad und Rückenguß, acht Tage lang.

Nun wird wieder auf die einzelnen Theile eingewirkt zur weiteren Kräftigung a) des Oberkörpers durch Oberguß, b) des Unterkörpers durch Knieguß und Wassergehen, c) des Unterleibes durch Sitzbad; darum

4) Oberguß, Knieguß, Wassergehen;

5) Sitzbad.

Nierenleiden.

Ein Bürger erzählt: „Ich habe häufig Blut im Urin und meistens beim Wassermachen wenn nicht große, so doch einige Schmerzen, in der Nierengegend beständig Schmerzen, manchmal recht große. Von Zeit zu Zeit ist mein Unterleib voll Krämpfe; der Stuhlgang ist meistens hart."

Hier fehlt es sicher in den Nieren. Allem Anschein nach viel Verschleimung und zeitweilig kleine Geschwüre in den Harnorganen, was ein Arzt auch gesagt haben soll.

Folgende A n w e n d u n g e n haben das Übel innerhalb drei Wochen gehoben:

1) In der Woche dreimal einen kurzen Wickel, in Heublumenwasser getaucht, warm 1½ Stunden lang;

2) in der Woche zwei warme Sitzbäder, 12 Minuten lang, und ein kaltes, 1 Minute lang, aber nicht beide an e i n e m Tage;

3) täglich den ganzen Körper kalt waschen.

N a c h i n n e n : Thee von Schafgarbe, Johanniskraut und Zinnkraut. Nach 14 Tagen war die Kur beendet, und später in der Woche zwei Halbbäder kräftigten die ganze Natur.

Die H e u b l u m e n lösen auf und leiten aus; Dasselbe thut das warme S i t z b a d . Das k a l t e hindert zu große Verweichlichung. Schafgarben,

Zinnkraut und Johanniskraut wirken reinigend und stärkend, die Halbbäder machen einen guten Schluß.

Rheumatische und verwandte Leiden.

Was kommt heutzutag häufiger vor als Rheumatismus? Vor 40 bis 50 Jahren kamen selten solche Zustände vor, und heutzutage tausendfach in allen Ständen; selbst die Landleute, die früher vor solchen Zuständen durch ihre schweren Arbeiten, ihren Schweiß geschützt waren, sind jetzt zahllos damit geplagt und oft zu ihrem Beruf ganz unfähig gemacht. Sicher haben diese Übel ihre Hauptursache in der großen Verweichlichung, der man zum Opfer gefallen ist. – Hier heißt es: Was einem Herkules wohlthut, zerreißt einen Schneider. Vor diesem fürchterlichen allgemeinen Übel schützt nur eine vernünftige Abhärtung und eine vernünftige Kleidung des menschlichen Körpers, damit der Körper nicht durch die Kleidung zu einer Treibhauspflanze werde.

Ich hatte einst einen Blumenstock in meinem Zimmer. Als er in der schönsten Blüthe und die Temperatur etwas kalt war, blieb zufällig das Fenster offen. Am Morgen bemerkte ich bald, daß einige Blätter, die dem offenen Fenster am nächsten waren, welke Flecken bekamen, die mit der Zeit etwas gebräunt wurden, und das Blatt hatte dabei so gelitten, daß es krankhaft blieb. Ich dachte, diese Blätter am kalten Fenster haben einen Rheumatismus bekommen, der so tief in's Blatt eingedrungen und Zerstörungen angerichtet hat, daß das Blatt krank bleibt. Gerade so geht es beim menschlichen Körper. Wenn an irgend einer Stelle des Körpers eine kalte Luft durch die Poren eindringt, wie wenn Wasser in ein Tuch eindringt, die Poren schließt und zusammenzieht durch die Kälte, so kann keine Ausdünstung mehr heraus, und so tritt eine größere oder kleinere Entzündung ein, die störend und zerstörend einwirkt. Durch die Entzündung entstehen krankhafte Stoffe, die sich nach und nach immer weiter ausdehnen und tiefer eindringen selbst bis zu den Knochen und Gelenken, daher Gelenk-Rheumatismus.

Geheilt kann ein solcher Zustand nur werden, wenn der angerichtete Schaden nach und nach beseitigt wird; und ist von außen der Schaden nach innen gedrungen, so muß von außen nach innen auf die Ausleitung eingewirkt werden. Man muß es machen, wie wenn ein Tropfen Tinte auf weiße Leinwand kommt, nämlich auswaschen.

Der Rheumatismus kann eine solche Herrschaft über den Körper bekommen und solche Zerstörungen anrichten, daß der Schaden nicht mehr ausgeheilt werden kann. Daß man hier so giftige Sachen nimmt zum

Einreiben, kann ich nicht begreifen. Wenn schon die Luft schadhaft einwirkt, wie nachtheilig muß erst ein Gift durch die Poren wirken!

1.

So kommt zu mir ein junger Bursche, 24 Jahre alt, und klagt, er könne sein Brod nicht mehr verdienen, er habe Gelenkrheumatismus bald im einen Fuß, bald im andern, bald in diesem, bald in jenem Theil des Körpers; er müsse oft Tage lang im Bett zubringen, es seien schon alle möglichen Mittel angewendet worden, Salben, Gifte und Doppelgifte. Nichts habe das Übel gehoben.

Für solche Zustände passen folgende A n w e n d u n g e n :

In der Woche 1) zweimal den spanischen Mantel;

2) zweimal in der Nacht ganz waschen und

3) zweimal ein Halbbad.

So drei Wochen lang. Nach dieser Zeit war aller Rheumatismus verschwunden, und es fehlte nur noch eine vollständige Erholung und weitere Abhärtung, wozu ausreichte in der Woche zweimal ein Halbbad.

Die W i r k u n g der Anwendungen: Der s p a n i s c h e M a n t e l löst und leitet aus alle zerstörbaren zurückgebliebenen krankhaften Stoffe, reinigt somit die Natur. Die Waschungen und Halbbäder kräftigen die Natur, daß sie widerstandsfähiger wird, und kräftigen alle geschwächten, heruntergekommenen Theile. Der s p a n i s c h e M a n t e l wird hier deßhalb angewendet, weil der Körper kräftige Muskulatur hat.

2.

Ein Schlosser leidet seit Jahren an Gelenkrheumatismus; er hatte schon viel gebraucht, aber keine Hilfe gefunden, lag oft mehrere Wochen im Bett, litt unsägliche Schmerzen und hatte häufig betäubende Mittel zur Stillung dieser Schmerzen genommen. Das Aussehen war fast todtenblaß, die Züge ganz eingefallen – ein wahrer Leidensmann!

Die ersten Anwendungen waren O b e r g u ß und S c h e n k e l g u ß . Auf diese schwollen beide Füße, besonders an den Knieen, so stark an, daß er die fürchterlichsten Schmerzen bekam. Er wurde eingewickelt von unter den Armen ganz hinunter in angeschwellte H e u b l u m e n , zwei Stunden lang. Noch am selben Tag bekam er S c h e n k e l g u ß . In wenigen Stunden war der Schmerz fast ganz beseitigt. Auf wiederholte O b e r g ü s s e waren Arme und Schultern ebenfalls angeschwollen, und auch hier wurde warmer Heublumenwickel vorgenommen. So wurde vier Tage fortgemacht, täglich Wickel und täglich Ober- und Schenkelguß. Die Anschwellungen hörten auf, die Schmerzen verschwanden, als ob nie solche dagewesen wären. Nachher bekam er 14 Tage hindurch täglich O b e r g u ß u n d S c h e n k e l g u ß und in der zweiten Hälfte des Tages ein H a l b b a d . Er fühlte sich so gesund und kräftig und wunderte sich nur, wie diese einfachen Mittel und wohlfeilen Medicamente eine solche Wirkung hervorbringen konnten.

Die H e u b l u m e n lösten die Krankheitsstoffe auf und sogen sie aus. Die G ü s s e und das H a l b b a d kräftigten, bewirkten einen gleichen Blutlauf, gleichmäßige Naturwärme, und so kam die ganze Maschine wieder in den rechten Gang, und der gute Appetit und Schlaf ist der klarste Beweis seiner Gesundheit. Für weiter brauchte der nun Geheilte jede Woche zwei bis drei Halbbäder.

3.

Ein Landmann mit 50 Jahren hat schreckliche Schmerzen in den Kniegelenken, Hüften und Knöcheln, ist vollständig arbeitsunfähig und muß die meiste Zeit im Bett zubringen; er leidet an diesem Übel mehr als zwei Jahre, hat viel gebraucht, und doch geht es stets schlimmer statt besser. Die Schmerzen rauben Appetit und Schlaf.

Hier hat der Rheumatismus harte Geschwülste gebildet, die aufgelöst, ausgeleitet werden müssen, und erst dann kann Gesundheit und Kraft wieder einkehren.

1) Acht Tage hindurch bekam der Kranke täglich einen W i c k e l , von unter den Armen ganz hinunter, von Heublumenabsud;

2) jeden Tag zweimal eine Ganzwaschung mit Wasser und Essig ohne Abtrocknung;

3) N a c h i n n e n täglich dreimal drei Löffel voll Wermuththee.

Wie die W i c k e l alle krankhaften Stoffe auflösten, so brachten die Waschungen eine Steigerung der Wärme, Kräftigung und gleichmäßige Transspiration im Körper.

In 14 Tagen konnte der Hausvater wieder an sein Geschäft.

4.

Eine Hausfrau hatte mehrere Monate hindurch Rheumatismus auf den Schultern, in den Armen und auch häufig in der Brust; wie sie sagte, hatte sie viel eingerieben und eingeschmiert, Heilung aber nicht gefunden. Wenn die Witterung schlecht war, mußte sie oft einige Tage das Bett hüten. Es wurde ihr befohlen, Wollhemden zu tragen. Sie erklärte, seit dieser Zeit sei der Schmerz noch ausgedehnter.

Wie ist diesem Übel abzuhelfen? Wic können diese rheumatischen Stoffe am leichtesten ausgeleitet und die ganze Natur wieder hergestellt werden?

1) In der Woche dreimal ein Hemd anziehen, in Heublumenwasser getaucht. Dieß wird alles Schadhafte auflösen und ausleiten. Durch diese Anwendung allein würden die leidenden Stellen und der Körper noch weichlicher werden; deßhalb ist nothwendig,

2) daß jeden Tag ein Oberguß und Knieguß vorgenommen werde, und weil nach 12 Tagen das Übel beseitigt war, so wurden zur allgemeinen Kräftigung des Körpers, und um denselben widerstandsfähiger zu machen, in der Woche drei und später zwei, endlich ein Halbbad genommen.

5.

Ein Lehrer wurde auf ein halbes Jahr pensionirt, weil er berufsunfähig geworden war durch Rheumatismus. Er hatte ein etwas feuchtes Schlafzimmer, wo ein Theil der Mauer mehr schwarz als weiß ist; er war auch ängstlich, fleißig zu lüften, und so zog er sich einen recht peinlichen Zustand zu. Früher war er angeblich immer gesund gewesen. Es wird wohl kaum etwas diese Krankheit leichter und nachhaltiger verursachen, als eine feuchte Wohnung.

Das Allererste zur Heilung ist eine trockene Wohnung; 2) eine allgemeine Einwirkung und 3) eine Verbesserung des Blutes.

Folgende A n w e n d u n g e n wurden gemacht:

1) In der Woche zwei- bis dreimal der spanische Mantel, der auflöst, auch alles Schadhafte ausleitet;

2) Halbbäder, welche die Natur abhärten und kräftigen;

3) n a c h i n n e n eine kräftige Kost und täglich eine Tasse Thee von Wermuth, Salbei und Wachholderbeeren in drei Portionen.

Nach drei Wochen war das Übel beseitigt, und der Kranke hat zur weitern Kräftigung in der Woche zwei bis drei Halbbäder genommen und statt des Thee's die Wachholderbeerkur gebraucht.

6.

Eine Frau hatte einen geschwollenen Fuß von oben bis an das Knie, und 1½ Jahre hindurch fast verzweiflungsvolle Schmerzen, hatte viel gebraucht und schon mehrere Bäder besucht. Doch der Zustand verschlimmerte sich, so daß sie an der Krücke gehen mußte. Dieser Fuß wurde nicht bloß für rheumatisch, sondern auch für gichtleidend erklärt. Sie fühlte auch bereits im andern Fuß Schmerzen; wie sie sagte, habe es mit dem kranken Fuße gerade so begonnen.

Geheilt kann dieser Fuß werden durch Auflösung und Ausleitung dessen, was sich in demselben Krankhaftes gesammelt hat.

1) In der Woche, 1½ Stunden lang, zwei Heublumenwickel, die auflösend nicht bloß auf den Fuß, sondern auf den ganzen Unterleib wirken;

2) jeden Tag soll der Fuß eingewickelt werden, und zwar wieder mit angeschwellten Heublumen, die auf den bloßen Fuß gebunden werden sollen, vier Stunden lang; aber nach zwei Stunden müssen die Heublumen erneuert oder in Heublumenwasser getaucht werden.

Vom dritten Tage an bekam die Kranke

3) täglich einen Oberguß und Schenkelguß;

4) der stark leidende Fuß wurde täglich zweimal übergossen. – So 14 Tage lang. Dann

5) wurde den einen Tag ein Halbbad, den andern ein Rückenguß vorgenommen. In der vierten Woche endete die Kur. Die W i c k e l lösten auf, die G i e ß u n g e n u n d B ä d e r härteten ab und stärkten, und so haben Heublumen und Wasser diese Unglückliche gerettet.

7.

Eine Frau, circa 40 Jahre alt, klagt über große Schmerzen im Genick, die sich oft über den halben Kopf ausdehnten, auch über die Schultern. Der Nacken sei oft ganz steif, so daß sie den Kopf nicht nach rechts und links drehen könne; es sei so ziemlich wie ein Starrkrampf; sie habe viel angewendet, aber ohne Erfolg.

Hier muß diese Steifheit und Anschwellung gerade so behandelt werden, wie eine Geschwulst von Gelenkrheumatismus.

Deßhalb werden 1) täglich zwei bis vier, oder auch sechs Stunden Heublumen übergeschlagen, aber je nach zwei Stunden die Heublumen wieder in warmes Heublumenwasser getaucht, oder frische genommen. – Ferner

2) müssen täglich ein oder zwei Obergüsse von kaltem Wasser angewendet werden. Es ist aber auch nothwendig,

3) daß täglich entweder eine Ganzwaschung oder ein Halbbad, eine Minute lang, genommen werde.

Nach 14 Tagen war das Übel beseitigt. Die H e u b l u m e n machten die Steifheit weich und leiteten die Krankheitsstoffe aus. Die G i e ß u n g e n stärkten und härteten ab. Die Waschungen oder Halbbäder regelten den Blutlauf und bewirkten gleichmäßige Naturwärme.

8.

Ein junger Bursche, 19 Jahre alt, hatte den Kopf ganz auf die Seite verdreht, weil auf einer Seite der Hals stark angeschwollen und ganz steif war. Er konnte sich nicht aufwärts, nicht rechts und links wenden. Diese rheumatische Geschwulst war ziemlich groß und drang nach innen, so daß er nur mit Mühe ganz weiche Kost hinunterschlucken konnte. Selbst das Sprechen ging hart und that ihm weh.

Weil hier die Geschwulst nach innen und außen sich ausgebildet, so ist am besten:

1) der Junge nimmt einen Kopfdampf von Heublumen, athmet den Dampf sorgfältig ein, aber nicht gar zu heiß. Nach 18 bis 20 Minuten endet der Dampf, und der ganze Nacken wird fest übergossen mit ein oder zwei Kannen kalten Wassers;

2) jeden Tag soll der Hals 4 bis 6 Stunden umwickelt werden, das Tuch in Heublumenwasser getaucht, nach je zwei Stunden frisch eingetaucht, aber ja nicht zu heiß;

3) zudem soll täglich noch ein Oberguß genommen werden.

9.

Eine Hausfrau, 42 Jahre alt, erzählt: „Seit zwei Jahren bin ich so von Katarrh und Rheumatismus geplagt, daß ich keinen Tag im Jahre weiß, an dem es mir behaglich war. Wenn ich schon glaube, mein Katarrh löse sich, komme aber nur in die Nähe des Fensters, so habe ich schon wieder einen Katarrh; und wenn ich die Wohnstube verlasse und im Hause herumgehe, so muß ich bald wieder einen Ruheplatz suchen vor lauter Schmerzen, bald in den Schenkeln, bald auf den Schultern; kurz überallhin wandert der Rheumatismus. Tag und Nacht habe ich keine Ruhe vor Schmerzen. Ich bin um und um zwei- und dreifach mit Wolle gekleidet; der Arzt hat es so befohlen. Seit dieser Zeit ist mein Rheumatismus über den ganzen Körper gekommen, früher war er bloß auf den Schultern." Das Weib sah wirklich wie ein Marterbild aus, sie weinte und jammerte.

Was ist hier zu thun? Hier gibt es wenig zum Auflösen und Ausleiten; das arme Geschöpf ist ganz ausgemergelt; mithin ist Abhärtung und Kräftigung einzuleiten zu einer geregelten Transspiration, die ganz unterbrochen ist; somit

1) allererst den Körper in gleiche Wärme und Transspiration bringen d u r c h W a s c h u n g e n und zwar am besten vom Bett aus und gleich wieder in's Bett. – So drei Tage hindurch. Dann

2) jeden Morgen einen K n i e g u ß , am Nachmittag einen schwachen O b e r g u ß und in der Nacht ein S i t z b a d , eine halbe Minute lang.

So 10 bis 12 Tage lang. Nach je drei bis vier Tagen eines von diesen vielen wollenen Kleidungsstücken ablegen. Nach einigen Tagen kann

3) der S c h e n k e l g u ß jeden Morgen, am Nachmittag der O b e r g u ß mit drei bis vier Kannen gegeben werden; das Wollhemd wurde entfernt und dafür ein Linnenhemd angezogen.

Die weiteren A n w e n d u n g e n waren ein Halbbad und Oberguß in der Woche zwei- bis dreimal, und wie die ganz normale Kleidung am Körper angewöhnt wurde, bekam die nun Genesene in der Woche drei Halbbäder. Es gingen acht Wochen vorbei, bis die Kranke wieder gesund und berufsfähig war.

10.

Ein Herr von Stand berichtet: „Entweder muß ich meinen Beruf aufgeben oder anders werden. Ich trage ein Jägerhemd und Jägerunterhosen erster Qualität, eine Leibbinde, auf dem untern Kreuze zwei Katzenbälge und über dieser Kleidung nochmal eine dicke feste Wollkleidung, kann gar nicht mehr in der freien Luft mich aufhalten, und wenn ich nur von einem Zimmer in's andere gehe, erneuern sich meine Schmerzen. Sonst war ich immer gesund und kräftig, wie ich auch gut gebaut bin. Mein Elend hat begonnen mit einem hartnäckigen Katarrh, dem sich nach und nach Rheumatismus allseitig angeschlossen.“

Das Aussehen war nicht übel und machte den Eindruck, daß hier noch eine ordentliche Naturkraft vorhanden sei. Nur die Verweichlichung ist hier zur Herrschaft gekommen.

Ganz entschlossen war der gute Herr, sich diese lästigen Gäste austreiben zu lassen, und ging deßhalb mit Freude an die Obergüsse, Schenkelgüsse, Wassergehen, Halbbäder, und den Schluß machten einige Vollbäder. In fünf Wochen ging dieser Herr mit Freude an seine bereits verlassene Berufsthätigkeit, wo er rüstig arbeitet und seinem Schöpfer Lob für das Wasser spendet.

11.

Eine Frau hatte zwei Jahre Ischias und mehr als ein Jahr ziemlich stark geschwollene Füße; der Appetit war sehr gut, das Aussehen ganz frisch, auch der Schlaf war gut, wenn nicht durch Ischias gehindert.

Weil hier Geschwülste vorhanden sind und ziemliche Corpulenz, ist Ausleitung und Abhärtung angezeigt.

1) In der Woche drei Fußdämpfe, 18–20 Minuten lang, und gleich darauf einen schwachen und nach und nach einen stärkeren Schenkelguß.

2) In der Woche zwei Kopfdämpfe mit folgendem Oberguß.

3) 14 Tage später Halbbäder im Wechsel mit Oberguß und Schenkelguß. So 14 Tage lang.

Als weitere Anwendungen, um den Körper in volle Kraft und Gesundheit zu bringen, in der Woche 2–3 Halbbäder. In sechs Wochen war dieser Kranke gesund.

12.

Ein Knabe, 12 Jahre alt, hatte Ischias und immer etwas Schmerzen, zeitweilig recht starke, die Füße zu Zeiten angelaufen; er bekam das Übel durch Vernässung und Erkältung. – Dieser Knabe wurde den ersten Tag in ein Tuch gewickelt, das in warmes Haferstrohwasser getaucht war; den zweiten Tag bekam er ein Halbbad, eine halbe Minute lang. So 12 Tage lang, und der Kranke war gesund.

13.

Ein Mann, ungefähr 36 Jahre alt, klagt über folgende Leiden: „Meine Arme und Füße sind voll Rheumatismus; ich kann oft gar nicht gehen. Manchmal muß ich Tage lang im Bett liegen. Ich habe meistens schweren Athem, oft große Athemnoth, fast zum Ersticken; manchmal habe ich auch so starke Kongestionen, daß ich schon oft dachte, mich treffe der Schlag. Ich lebe sehr einfach und trinke wenig. Mein Beruf bindet mich an mein Stehpult.“

Dieser Kranke hat in Folge von Mangel an Bewegung Blutstauungen bekommen.

A n w e n d u n g e n: 1) Jeden Morgen einen Schenkelguß und zwei Stunden später einen Oberguß. 2) Jeden Nachmittag einen Rückenguß, jeden Abend im Wasser gehen. In 14 Tagen war der Kranke vollständig hergestellt.

Du wirst, lieber Leser, fragen: „Wie haben hier diese Anwendungen gewirkt?“ Die Obergüsse brachten das Blut in starke Bewegung, und dasselbe vertheilte sich wiederum in die Adern. Gerade so leiteten die Schenkelgüsse das Blut abwärts. Die Anstauungen wurden dadurch aufgehoben. Was der

Wasserstrom für die Mühle ist, das war der Rückenguß für den ganzen Rücken. Dieser Kranke wurde schon in so kurzer Zeit gesund, weil er gute Organe hatte und nur durch sein ruhiges Berufsleben sich solche Übel zugezogen hatte. Wäre dieser Kranke schwächlich gewesen, so hätten auch die Anwendungen schwächer vorgenommen werden müssen.

14.

Bei einem andern Leidenden lautete der Krankheitsbericht folgendermaßen: „Ein halbes Jahr leide ich an Gelenkrheumatismus, und weil ich nie besonders kräftig war, bin ich sehr heruntergekommen. Ich habe große Schmerzen in den Füßen, die oft bis in die Oberschenkel dringen, manchmal auch bis herauf in die rechte und linke Seite, zuweilen selbst in die Schultern. Wenn die Schmerzen arg sind, kann ich nichts mehr essen. Ich habe schon viel eingenommen, habe auch mehrere Ärzte gehabt und mehrere Salben zum Einreiben gebraucht. Auch mit Kampherspiritus und Franzbranntwein habe ich mich eingerieben. Bei Allem, was ich versuchte, habe ich das Geld umsonst ausgegeben; mir blieb das alte Übel."

Dieser Kranke hat sich sein Leiden durch Erkältung zugezogen, und weil er schwächlich gebaut ist, hat seine Kraft früher nachgelassen.

Anwendungen: 1) Zweimal in der Woche einen Wickel, unter den Armen anfangend bis ganz hinunter, 1½ Stunden lang. Das Tuch ist in Wasser zu tauchen, in welchem Heublumen gesotten wurden; 2) viermal in der Woche einen Oberguß und Knieguß.

In dieser Weise ist 14 Tage fortzufahren.

Dann jeden Tag ein Halbbad und jeden zweiten Tag einen Oberguß. So wieder 14 Tage lang.

Wirkung: Die warmen Wickel unterstützten die schwache Naturwärme und leiteten alle schlechten Stoffe aus durch Auflösen und Ausziehen. Die Ober- und Kniegüsse stärkten die Natur, vermehrten die Naturwärme und regelten den Blutlauf. Angerathen wurde ferner die Wachholderbeerkur; diese wirkte reinigend auf die Nieren, wie auch stärkend auf den Magen, und der Wermuththee, den er täglich trank, unterstützte die Magensäfte. So war der Kranke in vier Wochen gesund. Um möglichst kräftig zu werden, ist noch gut für ihn, in der Woche ein oder zwei Halbbäder zu nehmen.

15.
Rheumatismus mit Gicht.

„So nannten es die Ärzte, die mich kurieren wollten. Ich leide an großer Müdigkeit, besonders an den Füßen, die mir oft recht wehe thun; besonders brennen mich die Fußsohlen, so daß ich oft nicht mehr zu gehen weiß. Mein

Gaumen ist so trocken, daß ich beständig Durst habe. Schlaf habe ich häufig gar nicht. Ich bin oft recht mißmuthig und unfähig zum Arbeiten. Häufig hatte ich früher Schweiß, jetzt nicht mehr. Alle diese Gebrechen machen mich recht gemüthsleidend. Ich habe mehrere Bäder besucht, auch Arzneien genommen, aber ohne wesentlichen Erfolg."

Der Kranke bekam folgende Anwendungen:

1) In der Woche zweimal den spanischen Mantel, in Wasser getaucht, in welchem Haferstroh gesotten wurde. Er verblieb darin 1½ Stunden. Derselbe wurde warm angelegt.

2) Den einen Tag einen Oberguß und Knieguß, den andern Tag ein Halbbad, den dritten Tag einen Rückenguß.

So drei Wochen fort. Der Kranke bekam dann guten Schlaf, guten Appetit, ein heiteres Gemüth und neue Lust zum Leben. Eingenommen hatte er täglich zweimal, jedesmal 30 Tropfen Tinktur von Wachholderbeeren, Hagebutten und Wermuth. Zweimal innerhalb vier Wochen eine Tasse Wühlhuber, in drei Portionen über Tag zu nehmen.

W i r k u n g e n: Der spanische Mantel löste auf, die Gießungen stärkten und schieden die Krankheitsstoffe aus, die Tropfen schafften im Innern Ordnung, indem sie auf Nieren und Verdauung wirkten. Der Wühlhuber leitete verlegene schlechte Stoffe aus.

Rückenmarkschwindsucht.

Eine Mannsperson von 32 Jahren kommt mit zwei Stöcken, weiß kaum zu gehen und erzählt: „Ich habe seit vier Jahren viel zu leiden und kann nur mit größter Noth an zwei Krücken mich eine kurze Strecke weiter bewegen. Drei Ärzte erklärten einstimmig, ich habe Rückenmarkschwindsucht, mir sei nicht mehr zu helfen. Ich habe vielerlei gebraucht, bin auch von den Ärzten in mehrere Bäder geschickt worden. Wo ich aber hingekommen bin, wurde es immer nur schlimmer statt besser. Wenn mir das Wasser, auf welches ich allein noch mein Vertrauen setze, nicht hilft, dann kommt es mit mir zum Sterben."

Das Aussehen dieses Mannes war wie sein Gang; dieser war allerdings wie der eines Rückenmarkschwindsüchtigen.

Der Kranke wurde folgendermaßen behandelt:

1) Zuerst bekam er täglich einen Oberguß und zweimal einen Schenkelguß, täglich auch wurde ihm der Rücken mit halb Wasser und halb Essig gut eingewaschen; so geschah es zehn Tage lang.

2) Dann wurden ihm täglich zwei Obergüsse gegeben, einmal mußte er im Wasser gehen, einmal bekam er einen Schenkelguß. So wieder zehn Tage lang.

3) Täglich einen Rückenguß und ein Halbbad eine halbe Minute lang. So wieder 10 Tage. – Auf diese Anwendungen konnte der Kranke recht gut gehen. Die Körperstellung wie der Gang waren in Ordnung. Schlaf und Appetit stellten sich ein, und der Kranke bekam als weitere Anwendungen den einen Tag Oberguß und Schenkelguß, den andern Tag ein Halbbad. Nach drei Wochen wurden diese Anwendungen nur mehr halb so oft vorgenommen. Die vollständige Gesundheit trat bald darauf ein.

Die Wirkung der einzelnen Anwendungen war wie folgt: 1) Die Obergüsse kräftigten und erwärmten den obern Körper, besonders das Rückgrat; in derselben Weise wirkten die Schenkelgüsse auf den Unterkörper. Die Wasser- und Essigwaschungen bewirkten Wärme und Kräftigung des ganzen Rückens. 3) Der Rückenguß wirkte stärkend auf das ganze Rückgrat. Die Halbbäder wirkten auf den ganzen Körper gerade so, wie die einzelnen Anwendungen auf einzelne Theile des Körpers gewirkt hatten.

So erlangte im Zeitraume von ungefähr 6–8 Wochen dieser Unglückliche seine volle Gesundheit.

Schlaganfall.

1.

Ein Herr litt durch längere Zeit an zeitweiligem Schwindel, war 63 Jahre alt, und wer ein Kenner der Krankheiten ist, konnte recht gut schließen, ein Schlaganfall würde nicht zu ferne mehr sein. Eines Tages redete dieser Herr etwas aufgeregt; sein Benehmen war etwas hastig, und während der Arbeit fing er auf einmal an mit wechselnder Stimme unverständlich zu sprechen, lief hin und her und brach endlich zusammen. Was ist in diesem Falle schleunigst zu thun?

Ist rasch ganz warmes Wasser vorhanden, so sollen die Füße so schnell wie möglich bis über die Waden in dieses Wasser gebracht werden. Es darf 37–44 Grad Celsius Wärme haben. Dieses warme Wasser vermehrt ganz außerordentlich schnell die Naturwärme, das Blut wird rasch vom Kopf abwärts geleitet und dadurch rasch dem wirklichen Schlag vorgebeugt.

In diesem Wasser kann der Kranke 12–14 Minuten bleiben. Im Bett wird er sich bald wieder erholen. Sobald man aber merkt, daß die Füße kalt werden, und der Blutandrang nach oben sich vermehrt, muß das Fußbad wiederholt angewendet werden. – Es können auch die Hände so schnell als möglich ins warme Wasser gebracht und dadurch das Blut vom Gehirn abgeleitet werden. Auch ein 8–10fach zusammengefaltetes Tuch, in heißes Wasser und Essig getaucht und auf den Unterleib gelegt, leitet ganz rasch das Blut aus dem Kopf und der Brust in den Unterleib.

Ist auf diese Weise einem wirklichen Schlaganfall vorgebeugt, so soll der Kranke täglich 2–3mal im Bett mit Wasser abgewaschen werden. Durch diese einfache Anwendung wird der normale Zustand wieder hergestellt, und um die Natur zu kräftigen und in der gehörigen Thätigkeit zu erhalten, ist das Beste, in der Woche 2–3 Halbbäder im frischen Wasser zu nehmen.

2.

Ein Hausvater hat Holz gesägt; da bricht er auf einmal zusammen, ein Fuß und ein Arm sind ganz lahm, die Sprache ist verschwunden. Was ist eilig zu thun?

Ungesäumt den Kranken in's Bett legen, den Rücken kräftig reiben, ebenso die Füße, bis man warmes Wasser hat, und dann rasch ein Tuch auf den Unterleib gelegt. Wenn aber nicht rasch warmes Wasser zu bekommen ist, sollen Fußsohlen und Füße so kräftig wie möglich gebürstet werden, daß durch die erhöhte Wärme das Blut abwärts geleitet wird. Auch der Rücken kann gerieben und dadurch das Blut abwärts geleitet werden. Ist das volle Bewußtsein wieder da, oder noch besser gesagt, ist die volle Naturwärme wieder hergestellt, dann geht die Sache bald zum Bessern, und es kann dann durch Waschungen das Blut wieder in den gehörigen Gang gebracht werden. Auf diese Weise werden bald alle Folgen des Anfalls verschwunden sein.

Ein vom Schlag Berührter würde am schnellsten vor den schlimmsten Folgen bewahrt werden, wenn ihm so rasch als möglich ein Oberguß gegeben würde und 2–3 Stunden später ein Knieguß. Das Blut wird durch erstere Anwendung zurückgedrängt, durch die zweite nach unten geleitet.

3.

Johann, 49 Jahre alt, bekommt einen Schlaganfall; ein Arm, ein Fuß und die ganze Seite sind ohne Empfindung und ohne Wärme; der Mund ist schief, die Sprache kaum vernehmbar und stotternd. – Nach vier Wochen begann er die Wasserkur, weil ihm keine weitere Hülfe gebracht werden konnte.

1) Tag für Tag bekam dieser Kranke einen Oberguß, einen Knie- oder Schenkelguß, wenn es auch noch so mühsam herging, diese anzuwenden.

2) Täglich einmal, und weil er kräftig war, auch zweimal Ganzwaschung mit Wasser und Essig.

Nach wenigen Tagen bekam der Kranke Gefühl in dem lahmen Fuß und in der Seite. Bald darauf traten in diesem gelähmten Fuße zeitweilig heftige Schmerzen ein als Vorboten der Genesung.

Erst drei Wochen später bekam der lahme Arm Gefühl, und auch hier traten bedeutende Schmerzen ein, die dem Kranken als Vorboten der Heilung sehr willkommen waren.

So wurde vier Wochen fortgemacht; dann wurden Vollgüsse angewendet, täglich 1–2mal, die tägliche Waschung mit Wasser und Essig fortgesetzt. Von Tag zu Tag verbesserte sich der ganze Zustand, die Sprache wurde deutlicher, und in vier Wochen ging er mit Hilfe eines festen Stockes ganz glücklich, an Geist und Körper gestärkt, seine Wege.

Nach sechs Wochen weiterer Anwendung waren alle Folgen des Schlaganfalls beseitigt.

Die Waschungen bewirkten eine fortwährende Vermehrung der Naturwärme und der Transspiration, und waren immer wieder Neubelebung des ganzen Organismus. Die Gießungen wirkten belebend und stärkend auf den ganzen Körper und beförderten einen kräftigen Umlauf des Blutes. Durch die starken Gießungen wurde auch die ganze Maschine kräftig erschüttert und trat eine allgemeine Thätigkeit im ganzen Organismus ein. Bemerkt sei noch, daß alle diese Anwendungen in genannter Reihenfolge dem Kranken nie lästig waren, sondern als eine große Wohlthat von ihm betrachtet wurden.

4.

Ein 74jähriger Hausvater bekommt gewaltigen Schwindel; das Reden will nicht mehr recht auf einander gehen. So geht er einige Tage umher, und man befürchtet einen Schlaganfall. Endlich legte er sich von der Arbeit in's Bett, es ist ihm nicht mehr gut; er fängt an hart zu athmen, gibt keinen Laut mehr von sich, und es war den Angehörigen klar, der alte Mann wird vom Schlage getroffen. Der gute Rath, mit Wasser und Essig die Füße rasch und kräftig zu waschen und zu reiben, dieselbe in eine Wolldecke einzuwinden und dieß nach einer Stunde zu wiederholen, brachte diesen bejahrten Mann wieder zum Bewußtsein. Auch die etwas stotternde Stimme besserte sich wieder, und nach fünf Stunden fragte er, was mit ihm geschehen sei, da er von allem nichts wisse.

Täglich 1–2mal mit Wasser und Essig gewaschen im Bett hat den Alten wieder zur Arbeit fähig gemacht.

Scrophulöse Zustände.

1.

Eine Frau, fünfundvierzig Jahre alt, hatte oberhalb des Halsringes in Folge einer Operation eine Wunde, mehr als einen Finger lang, die nicht zuheilte. Eine zweite Wunde hatte sie am rechten Arme oberhalb des Ellbogens. Es wurde auch an dieser Stelle ein Geschwür aufgeschnitten. Eine dritte offene Wunde, die ebenfalls nicht heilen wollte, war am rechten Bein, oberhalb des Knie's. Diese Kranke hatte wenig Appetit und, wie sie sagte, keinen guten Magen. Sie sah recht eingefallen und gelb aus und war ohne alle Lebensfrische. Der Gemüthszustand war sehr gedrückt, weil sie mehrere Ärzte Jahre hindurch gehabt und von keinem Hilfe gefunden hatte; in Folge dessen hatte sie ihre letzte Zuflucht zum Wasser genommen.

Hier war ganz klar, was fehlte. Drüsen wurden ausgeschnitten am Halse, und die übrigen Öffnungen kamen ebenfalls von Drüsenanschwellungen her. Die Frau war durch und durch scrophulös, obschon sie ziemlich groß und gut gebaut war:

Die A n w e n d u n g e n waren folgende: 1) Jeden Tag einen Oberguß, einen Schenkelguß und eine Ganzwaschung zur Nachtzeit, acht Tage lang. 2) Oberguß, Rückenguß, Schenkelguß, in jeder Woche einen kurzen Wickel, so vierzehn Tage lang. 3) Täglich zwei Obergüsse und zwei Halbbäder. – Nach innen wurden dreierlei Thee angewendet: a) *Foenum graecum* mit etwas Wermuth, b) Salbei, Johanniskraut und Schafgarbe, c) Huflattich, Spitzwegerich und Tausendguldenkraut.

In vier Wochen war diese Person vollständig geheilt. Die Wunden eiterten aus und heilten von selber zu. Auf die Wunden selbst kam nichts als etwas Baumwolle. Die Kranke mußte viel Schleim ausspucken, und so gesundete die Natur im Innern.

Die Kost war einfache Hausmannskost.

W i r k u n g e n :

a) *Foenum graecum* mit Wermuth wirkt auflösend und den Magen stärkend. – b) Salbei verbessert die Säfte und wirkt reinigend; Johanniskraut wirkt günstig auf Verbesserung des Blutes und Blutumlaufes; Schafgarbe wirkt auf gute Säfte und lösend. c) Huflattich wirkt reinigend, aufsaugend; Spitzwegerich ebenso; Tausendguldenkraut wirkt günstig auf die stete Verdauung und Kräftigung des Magens.

Die Obergüsse stärkten den obern Körper und reinigten die einzelnen Theile von allem ungesunden Stoff. Die Schenkelgüsse bewirkten in der untern Körperhälfte, was die Güsse oben ausrichteten. Die Ganzwaschung zur Nachtzeit bewirkte eine kräftige Ausdünstung und steigerte die

Naturwärme. Der kurze Wickel wirkte auflösend und aufsaugend. Der Rückenguß wirkte stärkend auf die Wirbelsäule. Die Halbbäder machten den Schluß zur allgemeinen Kräftigung und neuen Thätigkeit; so wurde die Person geheilt und alle kranken Stoffe nach dem allgemeinen Grundsatze beseitigt: die kranken Stoffe auflösen, ausleiten und die Natur stärken.

2.

Ein Knabe von 9 Jahren wurde hergebracht in folgendem Zustande: Das erbarmungswürdige Kind hatte drei Löcher mit großer Beule im Fuß, zwei Löcher im Ober- und Unterarm, aus denen viel Unrath geflossen war. Der Hals war steif und etwas angelaufen. Das Aussehen war blaß und theilweise glänzend wie Porzellan, Appetit zu mehr ungesunden als kräftigen Speisen. Er konnte nur mit Noth kleine Strecken gehen und war von Kindheit an nie recht gesund; aber je älter, um so armseliger wurde er. Seine Geschwister waren gesund, und die Mutter behauptet, das Leiden habe begonnen nach der Impfung.

Bei diesem Kinde wurde Folgendes angewendet:

1) In der Woche dreimal ein Hemd anziehen, in Wasser getaucht, in welchem Haferstroh gesotten wurde, warm anzulegen, 1½–2 Stunden lang.

2) Jeden Tag eine Ganzwaschung mit kaltem Wasser und etwas Essig daran gemischt, aber erst vier bis fünf Stunden nach der Anwendung unter 1).

3) Die Beulen mit Wunden wurden jeden Tag mit angeschwellten Heublumen umwunden, zwei Stunden lang.

N ä h r w e i s e : Jeden Morgen bekam der kranke Knabe Malzkaffee mit Milch, in welchem Fenchel gesotten wurde. Jeden Nachmittag mußte er eine altgebackene Semmel essen, jeden Abend eine Kraftsuppe, den einen Tag mit Milch gekocht, den andern Tag mit Fleischbrühe, am Mittag ganz gewöhnliche, recht nahrhafte Hausmannskost. Derselbe durfte kein Bier, keinen Wein, auch nicht Bohnenkaffee trinken. So wurde vier Wochen fortgemacht. Die Öffnungen waren bis auf eine geheilt. So schwer es den Jungen ankam, sich mit dieser Kost zu begnügen, so sah er doch gut genährt aus. Die Naturwärme hatte viel zugenommen. Das Kind wurde auch heiter und kräftiger.

Weitere Anwendungen: Täglich ein Halbbad, eine halbe Minute lang, und während desselben den obern Körper waschen. Jeden Tag wurde auch der Körper mit Wasser und Essig gewaschen. Jeden Morgen bekam er kräftige Brodsuppe. Am Abend Kraftsuppe mit einer einfachen nahrhaften Nebenspeise. Jeden Tag mußte er auch sechs Wachholderbeeren essen.

Diese Anwendungen wurden wieder vier Wochen fortgesetzt. Der ganze Zustand hatte sich so wesentlich gebessert, daß der Knabe täglich die Schule besuchen konnte, und wie der Körper sich erholte, so gewannen auch die Geisteskräfte. Alle Geschwüre waren geheilt. Weiter war nichts mehr nothwendig als bei gesunder, einfacher, nahrhafter Kost zu bleiben und jeden Tag oder jeden zweiten Tag ein Halbbad zu nehmen.

Der in der Natur angesammelte Krankheitsstoff bildete sich zu Geschwüren und kam sicher vom schlechten Blute her, das auch nicht anders sein konnte, weil der Knabe nur solche Speisen genoß, die nur wenig und schlechtes Blut hervorbrachten. Der Knabe trank am liebsten Bier, auch Wein, nahm gerne süße Speisen und natürlich Kaffee. Die umgetauschte Nahrung brachte anderes und besseres Blut, mithin auch bessere Ernährung des ganzen Körpers. Die Einwicklungen lösten alle Anstauungen und schieden die krankhaften Stoffe aus, die Waschungen und Halbbäder kräftigten und erwärmten den Körper und brachten ihn in größere Thätigkeit. Dieser Knabe ist ein Bild davon, was verkehrte Ernährungsweise für traurige Folgen hat.

Steinleiden (Griesleiden).

1.

Ein Vater erzählt: „Mein Sohn hat große Schmerzen in der Blase; mehrere Ärzte erklärten, der Knabe habe einen großen Stein in der Blase, der nur durch eine schwierige und gefährliche Operation zu entfernen sei." Dieser Knabe bekam 1) täglich dreimal eine kleine Tasse Thee von Wachholderbeeren und Zinnkraut; 2) täglich wurde auf die schmerzende Stelle ein vierfach zusammengelegtes, in Zinnkrautabsud getauchtes Tuch warm aufgelegt und mit einer Wolldecke umhüllt.

Auch das Zinnkraut selbst wurde täglich auf längere Zeit auf die schmerzende Stelle gelegt. Nach 14 Tagen löste sich der Stein in Stücke auf, und in kleinen Theilen ging er ab. Der Knabe wurde munter, fühlte keine Schmerzen mehr und dankte Gott für die gewordene Hilfe.

2.

Ein Mann, 40 Jahre alt, erzählt: „Ich leide seit vielen Jahren an Gries und Stein; ich habe bei Ärzten und Nichtärzten Hülfe gesucht, und wenn ich auch Erleichterung fand, merkte ich immer, daß ich nicht geheilt war. Ich bin oft unfähig zum Arbeiten. Jetzt habe ich es wie noch nie; ich möchte aufschreien beim Urinieren, und es geht doch nicht recht." Dieser Kranke gebrauchte: 1) zehn Tage hindurch täglich ein warmes Bad mit 35–38 Grad Celsius von Wasser, in welchem Haferstroh gesotten wurde, eine halbe

Stunde lang; am Schlusse des Bades wurde nur einen Augenblick ein Halbbad genommen, und der obere Theil des Körpers gewaschen. 2) Täglich trank der Kranke drei Tassen Thee von Wachholderbeeren, Hagebutten und Zinnkraut. Schon am zweiten Tage kam viel Gries heraus. Jeden Tag vermehrte sich Dieses, und in zehn Tagen waren alle Schmerzen beseitigt. Der Kranke brauchte bloß noch jede Woche ein solches Bad zu nehmen und jeden zweiten oder dritten Tag eine Tasse Thee zu trinken.

Typhus.

Der Typhus entsteht gern durch Erkältungen, ganz besonders aber, wenn die Wohnungen keine gute Luft haben oder die Mauern des Hauses feucht sind und die Wohnung nicht fleißig gelüftet wird, sodann auch, wenn die Mauern schadhafte Stellen haben, wo durch Feuchtigkeit sich Mörtel ablöst, und die Luft so schlecht ist, daß durch das Einathmen das Blut verdorben wird, so daß Entzündungen entstehen und sich Geschwüre bilden. Besonders nachtheilig ist es, wenn in den Häusern ein feuchter Untergrund ist oder Gruben in oder am Hause sind, die schlechte Ausdünstungen haben, welche die Luft verpesten, ebenso wenn das Trinkwasser schlecht und verdorben ist. – Wie die Mediziner kurieren, darnach habe ich mich wenig erkundigt. Daß Typhus mit W a s s e r zu heilen ist, davon bin ich vollständig überzeugt. Ich habe von Städten gehört, wo man den Typhus durch Bäder kuriert. Mir haben selbst vom Typhus Geheilte erzählt, daß sie in einem Tage wiederholt 5–10–15 Minuten in ein kaltes Vollbad mußten. Ich habe die Überzeugung, daß gerade der Typhus recht leicht und einfach zu heilen ist und leichter und bequemer als auf diese Weise; denn einen Schwerkranken täglich 3–6mal so lange ins Wasser thun ist hart und macht die Krankenpflege recht beschwerlich.

1.

Ein Typhuskranker, der schon zwölf Tage am Typhus darniederlag, und dessen Zustand recht bedenklich geworden war, wurde:

1) zweimal des Tages im Bett gewaschen, was eine schwächliche Krankenpflegerin leicht besorgen konnte;

2) wurde ein grobes sechsfaches Tuch ins kälteste Wasser getaucht, auf Brust und Unterleib gelegt, und dieses so oft gewechselt, als die Hitze einen höhern Grad erreichte. Gemessen wurde die Wärme nicht; bloß wenn der Kranke sich recht bange fühlte und das Aussehen große Hitze verrieth, wurde das Tuch weggenommen, wieder ins kälteste Wasser eingetaucht und auf's Neue aufgelegt. So konnte diese Wiederholung in einem Tage sechsmal und öfter vorgenommen werden müssen. War die Hitze nicht mehr groß, so wurde mit den Überschlägen ausgesetzt. Bei diesem Typhuskranken, der so

große Hitze hatte, daß der Gaumen ganz ausgetrocknet, die Zunge voller Blasen und so steif war, daß er nicht reden konnte, wurde in kurzen Fristen 1–2 Löffel voll Absud von *foenum graecum* gegeben, welches die Hitze nahm und die wunde Zunge und den Hals heilte. In zehn Tagen war der Kranke vollständig von allem Fieber frei, und die Erholung stellte sich rasch ein.

Bemerkt sei noch, daß dieser Kranke jeden Tag zweimal einen Eßlöffel voll Salatöl eingenommen hat, um die innere Hitze zu dämmen. Ungewöhnlich rasch hat er sich erholt, ohne daß ein Nachtheil zurückgeblieben wäre. Man könnte auch den Typhuskranken bloß durch Waschungen kurieren, wenn der Kranke so oft gewaschen wird, als es ihm recht bange wird durch die steigende Hitze. Das bezeichnete Beispiel gibt uns zugleich Anleitung, wie leicht man dieser Krankheit vorbeugen könne, wenn die ersten Anfänge von Typhus sich zeigen.

Die Waschungen leiteten durch die Poren das Krankhafte am ganzen Körper aus. Die Überschläge leiteten die Hitze ab, und so wurde der kranke Stoff sobald wie möglich beseitigt. Noch rascher wird die Heilung vor sich gehen, wenn der Kranke, statt einer Auflage auf den Leib, jeden Tag zweimal auf ein dick zusammengelegtes Tuch, ins kälteste Wasser getaucht, liegt, aber nie länger als höchstens eine Stunde lang.

Wo es durchführbar ist, sind k u r z e , nur ½–1 Minute währende kalte Bäder bei Typhus zu gebrauchen.

2.

Ein 29jähriger Mann erzählt: „Ich hatte den Typhus. Man hielt mich für verloren. Als ich mich geheilt glaubte, bekam ich schweres Nierenleiden, wie die Ärzte sagten. In der Nierengegend habe ich Schmerzen, auch Blasenleiden; der Arzt nennt es chronischen Blasenkatarrh. Ich bin deßhalb nie ohne Schmerzen; manchmal ist es nicht zum Aushalten. So leide ich seit zwei Jahren ohne Hilfe. Appetit ganz schlecht; Schlaf wäre da, wenn die Schmerzen mich nicht wecken würden.“

Hier heißt es: 1) Suche die von einer schweren Krankheit zurückgebliebenen Reste aufzulösen und auszuleiten. 2) Stärke die geschwächten Theile des Körpers und bringe den ganzen Körper zu größerer Kraft und Thätigkeit.

Diese Aufgaben lösen folgende A n w e n d u n g e n :

1) In der ersten Woche drei kurze Wickel, das Tuch in Wasser getaucht, in welchem Haferstroh gesotten wurde. Wie Haferstrohwasser selbst die Giftknoten auflöst, so löst es durch den Wickel auch die zurückgebliebenen kranken Stoffe auf.

2) Täglich einen Oberguß, um den oberen Körper zu kräftigen, damit auch die inneren Theile des Oberkörpers in einen bessern Zustand kommen.

3) Jeden Tag eine Woche hindurch einen Schenkelguß zur Kräftigung und Anregung, um die kranken Stoffe abzuleiten.

Diese Anwendungen wirkten sehr günstig, Tag für Tag wurde das Aussehen besser. Zeitweilig kamen die Schmerzen ziemlich stark wieder, aber ohne lange Dauer.

Nach ca. zehn Tagen kamen:

4) In der Woche vier Halbbäder, und einmal noch ein kurzer Wickel. Die Halbbäder bewirkten allgemeine Kräftigung, und der kurze Wickel war thätig, die kranken Stoffe vollends aufzulösen und auszuleiten.

5) Ein Oberguß wurde nur mehr jeden zweiten Tag genommen und reichte aus für den Oberkörper.

So war der Kranke in 3–4 Wochen vollständig hergestellt. Zur weiteren Ausheilung reichten aus in der Woche 2–3 Halbbäder.

Unterleibsleiden (Entzündung, Krämpfe, Schwäche &c. &c.).

1.

Ein Mann bringt vor: „Ich habe zweimal innerhalb zwei Jahren Unterleibsentzündung gehabt, und seit dieser Zeit bin ich zu meinem Berufe nahezu unfähig; ich habe fast immer Unterleibsschmerzen, Verstopfung, Appetitlosigkeit. Wenn ich glaube, ich hätte zu etwas Lust, so wird es mir bald wieder zum Ekel. Der Schlaf ist unruhig, so daß ich in der Frühe müder bin als am Abend; fast beständig herrscht Hitze im Magen.“

Hier hat diese Entzündung eine große Schwäche zurückgelassen; die entzündeten Theile sind noch nicht vollständig gereinigt und gekräftigt. Folgende A n w e n d u n g e n werden den Körper in Ordnung bringen:

1) Täglich angeschwellte Heublumen warm in einem Tuch auf den Unterleib binden, 1½ Stunden lang.

2) Jede Nacht vom Bett aus den ganzen Körper waschen mit kaltem Wasser und Essig, nicht abtrocknen und gleich wieder in's Bett.

3) Täglich eine Tasse Thee trinken von Zinnkraut, Wachholderbeeren und etwas Wermuth.

So acht Tage lang. Darauf:

1) Den einen Tag ein Sitzbad, den andern ein Halbbad, eine halbe Minute lang.

2) Jeden zweiten Tag einen Oberguß und Knieguß; den Thee fortsetzen.

So 14 Tage lang. Als Nachkur reichten aus in der Woche 2–4 Halbbäder. Nach vier Wochen war der ganze Körper in der Ordnung, guter Appetit und Schlaf und gute Verdauung vorhanden.

Die aufgebundenen Heublumen leiteten aus und stärkten den Unterleib. Die Sitzbäder wirkten stärkend auf den Unterleib, die Halbbäder auf den ganzen Leib. Die Ganzwaschungen öffneten die Poren und stärkten den ganzen Organismus. Zinnkraut wirkte reinigend, Wachholderbeeren auf Urinausscheidung, Wermuth wirkte günstig auf den Magen.

2.

Ein Bauernknecht klagt: „Ich habe mich beim Fuhrwerk so stark erkältet, daß, wie ich ins Bett kam, Schüttelfrost sich einstellte. Ich habe nicht bloß große Schmerzen im Unterleib, ich kann auch kein Wasser lassen. Vor lauter Schmerzen kann ich mich nicht ruhig im Bett halten."

Hier ist nach Erkältung eine Entzündung im Anzuge. Den Beweis gibt der Wechsel zwischen Frost und Hitze.

Für diesen Fall folgende Anwendungen:

1) Angeschwellte Heublumen warm, wie es der Kranke ertragen kann, auf den Unterleib binden, ordentlich zudecken, 1½ Stunden lang.

So den Tag zweimal. Nebenbei soll

2) Der Körper zweimal des Tages gewaschen werden mit Wasser und etwas Essig. Statt zweimaliger Ganzwaschung könnte auch der spanische Mantel einmal angezogen werden.

Die Entzündung ist entstanden durch die Herrschaft, welche die Kälte gewonnen hat, die Naturwärme ist erlegen; deßhalb muß die Naturwärme durch künstliche Wärme unterstützt werden. Diese wird erreicht durch die warme Auflage. Das Waschen oder der spanische Mantel leitet nach außen, hebt die Fieberhitze und gleicht die Kälte mit der Wärme im ganzen Körper aus. Unterstützt werden die Anwendungen, wenn der Kranke jede Stunde, bis die Entzündung gehoben ist, zwei Löffel voll Thee von Zinnkraut trinkt zum Harnausscheiden und gegen innere Hitze. Bei Entzündung würde günstig wirken: zweimal im Tag ein Löffel voll Salat- oder Provenceröl. Auf diese Weise war innerhalb drei Tagen das Übel beseitigt.

3.

Ein Mädchen, 24 Jahre alt, leidet Monate hindurch an Unterleibs- und Blasenkrämpfen und mitunter an Schmerzen, daß sie laut schreit. Das Wasser wurde schon oft auf künstliche Weise abgeleitet; der Körper ist oft stark aufgetrieben; häufig bestehen Schmerzen in den Nieren. Ein Arzt habe gesagt, ihr ganzer Unterleib sei zerrüttet.

Was hilft hier? Hier muß alle verlegene Waare aufgelöst, ausgesaugt und ausgeleitet werden, was am besten geschieht, wenn von unter den Armen bis an die Knie ein Wickel angelegt wird, in Heublumenwasser getaucht, warm; aber auch die Heublumen sollen auf den bloßen Leib, besonders auf die schmerzhaften Stellen kommen, so daß der ganze Unterleib in Heublumen gewickelt ist, 1½–2 Stunden, er muß aber ganz gut eingewickelt sein. Dieser Wickel kann drei Tage nach einander genommen werden, dann jeden dritten oder vierten Tag.

Nebenbei muß aber die Natur gestärkt werden durch eine tägliche Waschung mit Wasser, vermischt mit Essig, und täglich einem Halbbad, eine halbe Minute lang.

Nach innen soll Thee von *foenum graecum* und Fenchel angewendet werden, jeden Tag eine Tasse in drei Portionen. – Hatten die Wickel die Aufgabe, aufzulösen und auszuleiten, so mußten die kalten Waschungen bewirken, daß der Körper nicht zu sehr verweichlicht wurde, und daß er in gleichmäßige Ausdünstung kam. Der Thee bewirkte Auflösung und Ausleitung im Innern, der Fenchel besonders Verbesserung des Magens.

Nach 14 Tagen war die Person ziemlich hergestellt, und folgende Anwendungen mußten dem Körper Kraft und Ausdauer bringen und erhalten: 1) zwei Bäder in der Woche, 2) jeden zweiten Tag ein Sitzbad und 3) täglich eine Tasse Thee von Wermuth und Zinnkraut.

4.

Ein Mädchen, 28 Jahre alt, erzählt: „Ich bin seit einem halben Jahre krank. Mein Zustand wird immer schlimmer. Ein Arzt, der mich untersuchte, hat erklärt, ich habe mehrere Gewächse im Unterleib, die nur durch Operation beseitigt werden können. Davor habe ich so Angst, daß ich mich nicht dazu entschließen kann, und möchte mit Wasserkur Heilung versuchen.“

Ich gab der Kranken folgenden Rath:

1) In jeder Woche viermal einen kurzen Wickel, in Wasser getaucht, in welchem Heublumen gesotten wurden.

2) Jeden Tag einen Oberguß und Schenkelguß.

3) Jeden dritten Tag ein Halbbad.

4) Täglich eine Tasse Thee von Johanniskraut, Fenchel und Schafgarbe.

So wurde 14 Tage fortgemacht, und die Wirkung war folgende: Durch Urin ging eine Masse Verschleimung ab. Zweimal bekam sie heftige Durchfälle. Der ganze Unterleib nahm wieder seinen normalen Zustand an. Appetit, der ganz fehlte, hatte sich eingestellt, ebenso der Schlaf.

Weitere Anwendungen:

Täglich zweimal ein Halbbad und täglich einen Oberguß. Die Halbbäder stärkten den ganzen Körper; der Oberguß den obern Theil des Körpers. Nach 14 Tagen war das ganze Übel beseitigt.

5.

Ein Fräulein, 28 Jahre alt, erzählt unter Thränen: „Ich habe so viele und verschiedene Unterleibsleiden, und kein Arzt kann mir helfen. Bald hab' ich große Schmerzen an der rechten, bald an der linken Seite. Bald ist der ganze Unterleib so voll Schmerzen, daß ich nicht eine Viertelstunde in der Nacht schlafen kann. Recht oft rücken diese Schmerzen vom Unterleib in die Brust, und dann weiß ich, daß sie auch bald in den Kopf kommen; dann aber möchte mir der Kopf zerspringen vor Schmerzen. Ich habe mehrere Ärzte gehabt, von denen jeder ein anderes Leiden fand. Nur darin stimmten sie überein, daß meine Unterleibsorgane zu sehr eingeengt seien. Ich habe leider die Unsitte nachgeahmt, mich stark zu schnüren. Zweimal bin ich schon operiert worden, geholfen hat es nicht. Jetzt soll ich mich nochmals operieren lassen, wozu ich gar keine Lust mehr habe. Es seien, wie die Ärzte sagen, Verwachsungen eingetreten, und jetzt leide ich an deren Folgen."

Um dieser Unglücklichen Hülfe zu bringen, wurde Folgendes angewendet:

1) In der Woche dreimal kurze Wickel, das Tuch in Heublumenwasser getaucht, 1½ Stunden lang, und zwar warm.

2) In der Woche dreimal ein Halbbad, ½ Minute lang.

3) Einmal in der Woche einen Oberguß und einen Schenkelguß.

Die Wickel lösten ziemlich stark auf, machten die Organe weicher und kräftigten den Unterleib. Die Halbbäder bewirkten Stärkung und eine bessere Thätigkeit im Blutlauf. Nach vierzehn Tagen fühlte sich die Kranke um Vieles besser. Es hatte sich viel Urin ausgeschieden, der Stuhl kam in Ordnung, und die Gesichtsfarbe hatte sich vollständig geändert.

Weitere Anwendungen waren:

In der Woche viermal ein Halbbad, einmal einen kurzen Wickel und zweimal einen Oberguß und einen Schenkelguß.

Diese Anwendungen haben die Unglückliche gesund gemacht. Sie konnte wieder arbeiten, hatte nur hie und da geringe Schmerzen und konnte ihrem Berufe wieder nachkommen. – Ein trauriges Bild unserer Zeit! Wie viele Tausende folgen heutzutage der verkehrten Mode! Sie ruhen nicht, bis der Körper zu Grunde gerichtet ist. Die Eltern sollten strenge darüber wachen, daß ihre Kinder nicht diesem verkehrten Modegeist huldigen.

6.

Ein Mädchen, 21 Jahre alt, klagt über heftige Kopfschmerzen, starken Blutandrang nach dem Kopfe, viel Leibschmerzen, fast immer ganz kalte Füße, keinen Appetit und keinen Schlaf, unfähig zu jedem Beruf. Medikamente hat sie viel geschluckt, aber Alles ohne Hilfe. Das Mädchen hat sich ziemlich stark g e s c h n ü r t, obschon sie Dieß nicht gestehen wollte. Anfangs nahm auch die Mutter die Tochter noch in Schutz. Endlich kommt der kaltblütige Vater, der mir Glauben schenkte und der Tochter befahl, entweder freiwillig entsprechende Kleider anzuziehen oder den Stock. – – Dieß Mittel war auch die beste Anwendung. Durch das Schnüren war ein geregelter Blutlauf unmöglich. Das Blut, das in die Füße drang, kam nicht mehr recht zum Herzen zurück, und gerade so ungeregelt war der Blutlauf im oberen Körper. Als der Leib wieder im natürlichen Zustande war, trat auch geregelter Blutlauf ein, und dazu verhalf noch täglich ein Halbbad. In wenigen Tagen war das Mädchen wieder gesund.

7.

Eine vornehme Dame erzählt: „Ich leide unsäglich, bald im Kopf, bald in der Brust, die größten Schmerzen aber sind im Unterleib. Ich möchte oft verzweifeln vor Schmerzen, und nie ist mir Hilfe geworden. Der Stuhlgang geht so hart, daß ich oft 3–4 starke Laxire einnehmen muß, um solchen zu bekommen. Es kann acht bis zwölf Tage anstehen, bis ich mit allen Mitteln noch Stuhlgang hervorbringe."

Ich deutete der halbverzweifelten Frau an, daß an diesem Leiden hauptsächlich ihre Kleidung Ursache sei; denn sie trug so viele Kleider um ihren Leib, daß auf ihrem hintern Höcker ein Affe recht gut hätte Platz nehmen können. Muß diese Kleidung nicht eine ungewöhnliche Hitze entwickeln? Diese Hitze zieht das Blut in den Leib und bewirkt eine große Vertrocknung in den Eingeweiden. Die arme Frau wollte das freilich nicht glauben, und weil ich ihr einen anderen Rath nicht geben konnte als den, sich recht einfach zu kleiden und nebenbei auch auf den Körper einzuwirken, daß die Hitze entfernt, das Blut in gleichmäßigen Gang und der ganze Körper wieder in Ordnung gebracht werde, fügte sie sich endlich.

Die A n w e n d u n g e n waren:

1) In jeder Nacht vom Bett aus ganz waschen. Dadurch wurde gleichmäßige Wärme erzielt, die Natur in geregelte Thätigkeit und das Blut in normalen Gang gebracht.

2) Jeden zweiten Tag ein Halbbad. Dieses bewirkte eine Kräftigung des ganzen Körpers und hob alle innere Hitze auf.

N a c h i n n e n wurde acht Tage lang täglich eine Tasse Thee genommen von *foenum graecum* und Fenchel, um die innere Hitze zu dämmen und den Magen zu verbessern.

Später wurde Thee verwendet von Wermuth, Salbei und Bitterklee.

In sechs Wochen war die Kranke so ziemlich hergestellt. Was aber noch besonders erwähnt werden muß, ist, daß sie während der ganzen Kur alle Stunden einen Löffel voll Wasser eingenommen hat. Sie selbst hat zuletzt eingestanden, sie sei jetzt überzeugt, daß die Modekleidung ihr Elend herbeigeführt habe.

Ich kann hoch und theuer versichern, daß zu mir eine große Anzahl solcher Unglücklichen gekommen sind, bei denen diese Modekleidung die erste Ursache ihrer Leiden war, da diese Kleidung allzuviel Störungen im Blutlauf verursacht.

8.

Eine Frau aus höherem Stand klagt, daß sie unsäglich leide an Hämorrhoiden. Sie habe die größten Blutstauungen nicht nur unterhalb der Füße, sondern auch an den Schenkeln, und selbst am untern Rücken habe sie sogenannte Krampfadern. Es sei ihr oft zum Wahnsinnigwerden. Die ganze Woche habe sie keine heitere Stunde. Ihrer Umgebung sei sie zur größten Last, sie sei oft so aufgeregt, daß ihre Umgebung ihr ausweichen müsse. Sie trage zwei wollene Beinkleider, und über den Unterleib trage sie ebenfalls, der Mode folgend, drei- bis vierfache Kleidung. Bei diesem Übel sei auch solche Stuhlverhaltung, daß sie oft fünf bis sechs Klystiere nehmen müsse, bis eine Wirkung eintrete.

Leider ist bei diesem Beispiel wieder die Kleidung die erste Ursache des Übels, durch welche so viele Wärme entwickelt wird; ebenso wird durch das feste Binden der Kleider der Blutlauf gehemmt. Wer im Blutlauf Hemmungen verursacht, bereitet sich selbst sein Elend. Die A n w e n d u n g e n waren folgende:

1) Täglich eine Ganzwaschung, durch die eine gleichmäßige Naturwärme erzielt und die Schlaffheit beseitigt wurde;

2) täglich ein Oberguß und Schenkelguß, um das Blut in größere Thätigkeit zu bringen;

3) jeden zweiten Tag ein Halbbad und

4) täglich im nassen Gras oder auf nassem Boden zweimal barfuß gehen, je länger desto besser. Wie die Bäder die ganze Natur kräftigten, die Hitze entfernten und weiterer Hitze vorbeugten, so wurde auch fast jeden Tag ein überflüssiges Kleidungsstück abgelegt. Als nach vier Wochen die Kur zu Ende war, fühlte sich die Kranke recht glücklich. Ein großer Theil der Blutstauungen war verschwunden, das Blut circulierte regelmäßig; als Gewinn hatte sie zur Gesundheit einen großen Vorrath von überzähligen Kleidungsstücken. Sie fühlte sich auch recht behaglich, ohne den gewaltigen Hinterlader einhergehen zu können.

Veitstanz und ähnliche Krankheiten.

1.

Ein Mädchen fühlte sich unwohl, ging in's Bett und fing bald an, die Augen zu verdrehen, den Kopf zu schütteln, wurde mit den Händen unruhig, als ob sie das Bett zerreißen wollte, und es kam in den ganzen Körper eine solche Unruhe, daß die Patientin, obwohl erst 16 Jahre alt, fast nicht gebändigt werden konnte. Sie hatte eine gute Freundin, die von diesem Unwohlsein hörte und die Kranke ungesäumt besuchte. Diese Freundin trifft ihre Kamerädin gerade in der höchsten Aufregung, sinkt zusammen, wird geistesabwesend und macht Alles nach, wie sie bei dieser es gesehen. Fast plötzlich ist also diese Krankheit auch bei diesem Mädchen ausgebrochen.

Mit welchem Namen dieser Zustand zu bezeichnen ist, lasse ich dahingestellt – Krämpfe oder Veitstanz? Aber das ist wahr: Angst, Furcht und Mitleid bringen in einem Kind ganz rasch, wie ein Erbtheil diese Zustände hervor. Dieses gibt uns auch den Beweis, daß hier große Schwachheit zu Grund liegt, und wie leicht an Schwächlinge alle Übel kommen. Wieder ein Beweis, wie auf Abhärtung und Kräftigung des Körpers Gewicht gelegt werden soll, und wie sehr Eltern fehlen, wenn sie nicht sorgen, daß durch gute Kost ihre Kinder kräftig und ausdauernd werden.

Die beiden Mädchen wurden geheilt durch folgende A n w e n d u n g e n:

1) Wurde ein Hemd angelegt, in Salzwasser getaucht. Dieses bewältigte jede Aufregung;

2) eine Ganzwaschung mit Wasser und Essig bewirkte mehrstündigen Schlaf;

3) ein Knieguß leitete das Blut vom Kopf ab.

Diese Anwendungen innerhalb zweier Tage brachten vollständige Ruhe hervor. Sobald aber die Aufregung entfernt war, fühlten beide Kranke sich ganz matt – ein gutes Zeichen. Täglich ein Halbbad, ein Oberguß und Knieguß kräftigten und stärkten die Natur und brachten großen Appetit. Die Kraftkost schmeckte bald angenehm, und in sechs Wochen waren die zwei Mädchen ganz gesund und glücklich, vermieden aber auch die armselige, wenig nährende Modekost.

2.

Ein Vater bringt einen 10jährigen Knaben. Die Züge des Knaben sind ganz eingefallen; aller Muth ist verschwunden, der ganze Körper mehr frostig als warm, Hände und Kopf sind immer etwas unruhig; die Haut ist trocken, Appetit wenig; Kraft fehlt. Der Knabe hat alle Anfänge zu krampfhaften Zuständen, Veitstanz genannt.

Dieser Junge hat nicht genug Blut. Er gleicht einem Wagen, der nicht geschmiert ist. Wie es dort überall pfeift und zischt, so zuckt und zappelt es hier überall im ganzen Körper. Es sind nicht genug Säfte und Fette im Körper.

Dieser Knabe soll deßhalb:

1) Alle Tage gewaschen werden mit Wasser und Essig;

2) möglichst viel barfuß gehen;

3) recht einfache Kost, kein Bier, keinen Kaffee und keinen Wein, dagegen Kraftsuppe und einfache Kost, mehr von Mehl als von Fleisch genießen;

4) jeden Tag zweimal einen halben Löffel voll Salat- oder Provenceröl einnehmen;

5) dann einen Tag zwei Messerspitzen voll Knochenmehl, den andern Tag zweimal jedesmal drei Löffel voll Wermuththee nehmen. Fehlt das Knochenmehl, so dienen sechs bis acht Wachholderbeeren als Ersatz.

Die Ganzwaschungen bewirken Öffnung der Poren und dadurch Transspiration und Kräftigung. Der Essig insbesondere wirkt auf Wärmebildung bei solch kalter jugendlicher Natur. Das Barfußgehen wirkt stärkend und abhärtend, macht widerstandsfähig. Ist die Maschine dadurch in Gang gebracht, dann wird auch die einfache Kost besser verwerthet. Das Knochenmehl dient zur Verdauung und Unterstützung des Knochenwachsthums, wie der Wermuththee zur Verdauung durch Vermehrung der Säfte dient.

3.

Ein Mädchen, 13 Jahre alt, wird gegen seine Eltern widerspänstig, trotzig und zeigt eine eigene Unruhe durch Bewegung der Hände, Verdrehung der Augen, Heftigkeit und wieder Zusammengebrochensein und Tiefsinn. Das Kind hat den Veitstanz. Nachdem ärztliche Mittel nicht gewirkt, soll das Übel durch Wasser gehoben werden.

Daß in solchen Körpern eine große Unordnung herrscht in der Circulation des Blutes, ebenso eine ungleiche Wärme am ganzen Körper und Wechsel in der Kraft, läßt sich leicht denken. Hier heißt es: Willst du so einen Kranken gesund machen, so bringe zuerst den gestörten Blutlauf in Ordnung, dann wird auch der Körper bald die gehörige Wärme bekommen. Ist dieser in Ordnung, wird guter Appetit eintreten, und man braucht bloß der Natur gute Kost zu geben, so wird ein sicheres Gedeihen nicht ausbleiben.

1) Die gehörige Wärme wird kommen, wenn der Körper vom Bett aus ganz gewaschen wird, dann wieder in's Bett;

2) das Blut wird in besseren Gang kommen, wenn täglich ein Oberguß und Schenkelguß vorgenommen wird;

3) die Kräftigung und Erwärmung des ganzen Körpers wird ein tägliches Halbbad bringen;

4) gutes Blut und gute Naturkraft bringt recht einfache nahrhafte Kost: theils Kraftsuppe, theils andere kräftige Nahrung und das Vermeiden geistiger Getränke.

Diese Kranke hat die bezeichnete Kur sechs Wochen angewendet und die vollständige Gesundheit erhalten.

Verkehrte Ernährungsart (Folgen derselben).

1.

Eine Mutter bringt ihren achtjährigen Sohn. Der arme Knabe sieht traurig d'rein, ohne Muth, ohne Leben, ohne Freude, ohne Gedeihen. Auf die Frage, wie dieser Knabe genährt werde, lautete die Antwort: „In der Frühe bekommt er Kaffee, am Abend ebenfalls, am Mittag ganz wenig Fleisch, etwas Gemüse und ein Gläschen Bier. Er mag weder Suppe noch Milch oder sonst eine Hausmannskost. Er wächst nicht recht, hat oft ganz rothe, entzündete Augen und klagt auch häufig über Kopfweh.“ Dieser Knabe ist zu wenig genährt. Was derselbe genießt in der Frühe und am Abend, geht mehr oder weniger nicht ausgenützt ab, und die arme Natur hat bloß den Reiz des Kaffees. Das Glas Bier zur Mittagszeit enthält fast keinen

Stickstoff, thut dem armen Kinde wohl, aber nährt nicht hinlänglich. Wie wird eine so schwache Natur, bei so armen Säften, das Fleisch verdauen können!

Der Knabe mußte Folgendes gebrauchen: Von Morgen bis Mittag jede Stunde einen Löffel voll Milch; zum Frühstück etwas Brodsuppe, wenn auch nur fünf bis sechs Löffel voll. Zum Mittagessen eine nahrhafte Hausmannskost, nicht hitzig, und wenn auch Fleisch, so doch wenigstens ein recht nahrhaftes Gemüse, als Erbsenbrei, Bohnen u. s. w., dazu. Ferner von Mittag bis Abend jede zweite Stunde einen Löffel voll Wasser und noch besser halb Wasser und halb Milch zusammengemischt trinken. Zum Abendessen eine Kraftsuppe.

A n w e n d u n g e n : Täglich einmal den ganzen Körper mit Wasser, mit etwas Essig vermischt, waschen. Jeden dritten Tag soll das Kind ein Hemd anziehen, in warmes Wasser und etwas Essig eingetaucht, und dann, in eine Decke gut eingewickelt, in's Bett gelegt werden. Nach drei Wochen hatte sich der Junge an die Kost gewöhnt, die Farbe war geändert, und der Knabe wurde heiter und munter. Was unterstützte die Anwendungen? Die Milch brachte viele Nährstoffe, einen Löffel voll konnte der Junge ertragen. Die Morgensuppe und Abendsuppe brachten ihm auch gute Nahrung. Auch die Mittagskost diente zur Kräftigung und gab reichliche Nahrung. Der Löffel voll Wasser und Milch wirkte kühlend und nährend und vermehrte die Magensäfte.

W i r k u n g der Anwendungen: Das Waschen bewirkte Kräftigung, brachte Leben und Thätigkeit. Das Hemd leitete die krankhaften Stoffe aus dem Körper, öffnete die Poren und unterstützte und bewirkte gleichmäßige Transspiration. Nach drei Wochen ertrug der Junge jeden Morgen und jeden Abend eine Kraftsuppe, die er auch bekam; während des Tages schmeckte ihm recht gut ein kräftiges Hausbrod. Die Mittagskost durfte einfache Hausmannskost sein. Den einen Tag mußte er ganz gewaschen werden, den andern Tag bekam er ein Halbbad, eine halbe Minute lang. Sechs Wochen in dieser Lebensweise machten den Knaben wie umgewandelt. Geist und Körper waren so, wie es bei einem Knaben von acht Jahren sein soll.

2.

Eine Mutter, 36 Jahre alt, erzählt Folgendes: „Ich bin recht kraftlos, habe ganz wenig Schlaf; am Morgen bin ich müder als am Abend. Ich habe häufig Unterleibsleiden, Drücken auf den Magen. Kaffee kann ich gar nicht nehmen, kräftige Kost auch nicht. Nur das Bier schmeckt mir. Ein Glas Bier macht mich munter und nimmt mir meine Übelkeiten. Wenigstens viermal muß ich einen Schoppen Bier trinken, sonst würde das Gehen aufhören. An's Bier wurde ich von Jugend auf gewöhnt, hatte aber gar nie einen ordentlichen

Appetit zum Essen wie andere Leute. Ich lebte somit meistentheils vom Bier, habe es jedoch nie unmäßig getrunken."

Hier wurde der Körper mit stickstoffarmen Nährstoffen ernährt. Deßhalb kam auch der Körper nie zu seiner vollen Kraft. Und wie einzelne Theile des Körpers mehr verkümmert waren, so fehlte auch dem allgemeinen Organismus Kraft und Wohlbefinden. Die Aufgabe ist also, die Nahrung zu wechseln, und zwar recht vernünftig. Man beginne mit kleinen Portionen und wähle besonders recht wenig fette Nährstoffe. Deßhalb zum Frühstück eine kleine Portion Kraftsuppe und zwar mit Milch gekocht. Am Abend Kraftsuppe in Fleischbrühe oder Wasser gekocht, Mittags etwas Fleisch und Gemüse von Hülsenfrüchten. Während des Tages, wenn Appetit vorhanden, eine recht kleine Portion Milch und Brod oder bloß Wasser und Brod.

Wasseranwendungen: In der Woche dreimal ganz waschen und zwei- bis dreimal ein Halbbad. Um die Verdauung zu stärken, ist noch gut, täglich zwei- oder dreimal, jedesmal zwei bis drei Löffel voll, Thee von Wermuth und Salbei zu nehmen. Diese Nährmittel bringen insgesammt gute und reichliche Nährstoffe. Das Halbbad wirkt stärkend, die Waschungen bewirken gleiche Transspiration und sind stärkend. Der Thee dient zur guten Verdauung und Besserung der Säfte. Innerhalb sechs Wochen war die Kranke vollständig gesund, und wenn es auch noch an ausdauernder Kraft fehlte, so war diese recht leicht zu erreichen durch vernünftige Lebensweise.

Verschleimung (allgemeine).

Eine Dienstmagd, circa 42 Jahre alt, fühlte große Mattigkeit und Abgeschlagenheit. Das ganze Aussehen ist krankhaft, die Züge mehr eingebrochen, die Backen welk; der Athem ist schwer, sie muß viel gähnen und häufig Schleim ausspucken. Die Berufspflicht, die ihr sonst die größte Freude war, fällt ihr schwer. Der Leib ist stark aufgedunsen, die Füße schwer wie Blei, recht mühsam zum Gehen; kurz, nicht krank, wie man glaubt, und doch recht leidend. Was ist hier zu thun?

In der Verlegenheit und Furcht, krank zu werden, hat die Kranke eine Portion Wachholderbeerthee getrunken, der ihr auch in Bälde eine Masse Wasser ableitete, wodurch große Erleichterung eingetreten. Durch diesen Thee ist auch die Anleitung gegeben, was geschehen soll.

1) In der Woche dreimal einen kurzen Wickel, 1½ Stunden lang;

2) jede Nacht vom Bett aus ganz waschen mit Wasser und etwas Essig.

Wie die Wickel aufgelöst und aufgesaugt haben, so haben die Waschungen auf den ganzen Körper gewirkt, daß durch die Poren recht viel ausgeleitet wurde.

Nach 14 Tagen war das ganze Aussehen und Befinden wie umgewandelt. Urin wurde recht viel abgeleitet. Es kam auch in der Nacht einigemal starker Schweiß, der sehr günstig wirkte; es trat Appetit ein und ruhiger Schlaf; die Kräfte zum Arbeiten stellten sich schnell wieder ein. Um aber die Natur noch weiter zu befestigen und vor Rückfall zu schützen, soll in der Woche zwei- bis dreimal ein Halbbad, eine halbe Minute lang, genommen werden.

Verwundungen und Vergiftungen.

Wie oft kommt es doch in einem Haushalte vor, daß bei der größten Vorsicht Verwundungen eintreten! Dabei geräth nicht bloß der Verwundete, sondern auch seine Umgebung in größte Verlegenheit. Es sind allerdings unter dem Volke manche Mittel bekannt, die schnell Hilfe bringen. Oft aber werden Heilmittel gewählt, welche diesen Namen nicht verdienen, da sie nicht die gewünschte Hilfe bringen. Ich möchte hier einige Mittel empfehlen.

Häufig wächst in unserer Gegend, gewöhnlich am Saume des Waldes, auch im Wald, eine gelbe Blume mit starkem Geruch; sie führt den Namen Arnica. Diese Pflanze verdient an die erste Stelle der Heilmittel bei Verwundungen gesetzt zu werden. Aus dieser Pflanze wird eine Tinktur bereitet – Arnicatinktur. Dieselbe wird bereitet, indem man die an schattigem Ort getrockneten Blumen in ein Glas bringt, das Glas mit Spiritus füllt, zwei bis sechs Tage stehen läßt – und die Arnicatinktur ist fertig. – Man kann dazu auch die Wurzel nehmen; häufig nimmt man auch die Wurzel allein. Diese Tinktur kann lange aufbewahrt bleiben. Sie ist in jeder Apotheke zu haben.

Diese Tinktur halte ich für das erste Heilmittel bei Verwundungen und kann sie deßhalb nicht genug empfehlen. Es sollte keine Familie sein, wo nicht eine solche Tinktur in Bereitschaft ist, damit im Falle einer Verwundung schnell Hilfe gebracht werden kann. Wie sie angewendet werden soll, wird in Beispielen gezeigt.

1.

Ein Mädchen, 14 Jahre alt, bringt den dritten Finger der rechten Hand in eine Maschine. Der Finger wurde förmlich aufgeschlitzt und gespalten, so daß man an zwei Stellen das Bein gut sehen konnte; es war nicht genau zu bestimmen, ob etwa das Bein einen Bruch erlitten. Nach der gewöhnlichen alten Methode wollte der Chirurg die zerrissenen Theile mit Pflastern zusammenheften und den Finger seinem Schicksal überlassen. Er glaubte, der Finger sei verloren. Auf meinen Rath that er Folgendes. Die ganze Wunde wurde mit Wasser, in das etwas Tinktur gegossen wurde, sorgfältig ausgewaschen, daß kein Unrath mehr zu finden war. Eine Binde aus Linnen, einen Finger breit, wurde in etwas verdünnte Arnicatinktur getaucht.

Nachdem so der Finger gereinigt war, wurden die zerrissenen Stücklein soweit als möglich in die rechte Lage gebracht, mit dieser Binde umwunden, nicht zu fest, aber doch so, daß alle Theile gut auf ihrem Platz gehalten waren. Über diese Binde wurde noch Baumwollwatte, in etwas verdünnte Arnica-Tinktur getaucht, gewunden und über das Ganze nochmals eine Binde gewickelt. In wenigen Minuten war der Schmerz verschwunden. Nach drei Tagen wurde nachgeschaut, und zum Erstaunen wuchs Alles zusammen. Es wurde die Binde nicht abgenommen, sondern Arnica auf dieselbe gegossen und mit getränkter Wollwatte umwunden. Nach 12 Tagen war der ganze Finger geheilt. – Ich weiß kein Mittel, das so rasch, schön und schmerzlos diese Wirkung hätte.

2.

Ein Fuhrknecht ist von einem bissigen Pferd am Arm erfaßt und ein großer Fetzen vom Arm losgerissen worden, so daß das Fleisch weghing. Die Blutung war stark. Die Wunde wurde nun schleunigst ausgewaschen mit Wasser, an welches Arnicatinktur gegossen wurde; hernach wurden die zerrissenen Theile soviel wie möglich geordnet, daß sie an die richtige Stelle zu liegen kamen. Weiter wurde Wollwatte in etwas verdünnte Tinktur getaucht und auf's Sorgfältigste überbunden, so daß nicht die geringste Luft an die Verwundung dringen konnte. Es stellte sich kein Fieber ein; der Schmerz verschwand rasch; das losgerissene Fleisch wuchs wieder zusammen, und die Verwundung verheilte, so daß sie kaum noch sichtbare Narben zeigte. Nach je zwei Tagen wurde auf die Wollwatte Tinktur gegossen, die auf die Wunde drang. Welches Mittel hätte mehr geleistet?

3.

Ein Knabe, 15 Jahre alt, wurde von einem recht bissigen Hund in den Waden gebissen, soweit die Zähne eindringen konnten. So groß der Schmerz war, so groß war die Angst, der Biß möchte die schlimmsten Folgen haben. Weil Arnicatinktur im Haus war, wurde schnell die Wunde auf's Sorgfältigste mit verdünnter Arnicatinktur ausgewaschen und das in der Wunde befindliche Blut soweit als möglich ausgepreßt; die Wunde wurde dann geschlossen, ein Lappen in verdünnte Arnicatinktur getaucht, aufgelegt und gut überbunden. Aller Schmerz verschwand, und in wenigen Tagen war die Wunde ohne Fieber vollständig geheilt. – Man fürchtet nichts mehr, und mit Recht, als den Hundsbiß; deßhalb kann nicht genug gemahnt werden, daß solche Wunden ausgewaschen und ausgepreßt werden. Wenn eine Wunde blutet, wird sie nicht so leicht gefährlich; wenn aber kein Blut kommen will, dringt leicht der schädliche Stoff in die Wunde und in's Blut.

4.

Ein Maurergeselle fiel vom Gerüst und erlitt am rechten Schenkel eine solche Quetschung, daß er auf dem Fuß nicht mehr stehen konnte. Nach genauer Untersuchung stellte sich heraus, daß die Knochen noch in der Ordnung und nur starke Quetschungen vorhanden seien. Gewöhnlich werden in solchen Fällen kalte Umschläge gemacht, damit keine zu große Hitze die Herrschaft bekomme, sondern durch die Überschläge Alles vertheilt werde. Ich lobe Dieses und empfehle es; aber noch viel schneller und größer ist die Wirkung, wenn die verwundete Stelle zuvor mit Arnicatinktur eingewaschen wird. Am allerbesten ist die Wirkung, wenn man einen Lappen, in verdünnte Arnicatinktur getaucht, auflegt und darüber noch einen kalten Umschlag thut. Die Wirkung ist rascher und sicherer. Den unteren Lappen lasse man liegen, der obere wird häufig gewechselt, stets wieder in kaltes Wasser mit Arnica eingetaucht.

5.

Karl hat Holz gemacht. Es entwischte ihm die Axt, flog auf den Fuß, und er bekam eine große Wunde. Der Arzt wurde schnell gerufen; was er aber angewendet, war nicht im Stande, die Blutung zu stillen. Ein Nachbar kannte die Arnicatinktur. Dieser wusch die Wunde schnell damit aus, schloß dieselbe und band Wollwatte, in Arnicatinktur getaucht, darauf. Bis der Verband angelegt war, hörte auch die Blutung auf. Anfangs wurde jeden Tag Tinktur aufgegossen, und in wenigen Tagen war die große Wunde geheilt.

6.

Ein Handlanger fiel vom zweiten Gerüst auf das erste und von da auf den Boden und blutete aus dem Mund, so daß er ungefähr einen Liter Blut verlor. Der Kopf war ganz zerschmettert; auf der linken Seite war die Haut stellenweise ganz abgestreift. Anfangs war der Gefallene besinnungslos. Was wird hier am besten helfen? So schnell wie möglich wurde Zinnkrautthee, jede Minute zwei bis drei Löffel voll, gegeben. Innerhalb 20 Minuten hörte die Blutung auf.

Die Quetschung am Kopf wurde schleunigst zuerst mit reinem Wasser so ausgewaschen, daß aller Schmutz herauskam. Dann wurde etwas verdünnte Arnicatinktur eingerieben und endlich Wollwatte, in solche Tinktur getaucht, aufgebunden. Wie das Bluten schnell aufgehört, so wurde auch der Kopf schmerzfrei. Der Mann bekam wieder die Besinnung innerhalb eines Tages. Jeden Tag wurde auf's Neue die schadhafte Stelle gewaschen mit Arnicawasser, und in wenigen Tagen war das ganze Unglück beseitigt.

7.

Ein Mädchen war beim Dünger-Aufladen durch einen Fehltritt auf den Misthacken getreten und hatte sich am Vorderfuß so verwundet, daß die Spitze oben herausschaute.

Was ist hier zu thun? Schleunigst wurde diese Verwundung ausgewaschen mit Wasser; dann wurde verdünnte Arnica-Tinktur in die Wunde gegossen, dieselbe gut ausgewaschen und ausgepreßt. Als die Wunde ganz rein und keine Spur mehr von Unrath zu finden war, wurde Wollwatte in verdünnte Tinktur getaucht, gut überbunden, jeden Tag neue Tinktur aufgegossen, und in vier Tagen war die Wunde zugeheilt.

8.

Viele Landleute kennen den Spitzwegerich als Heilmittel bei Verwundungen; derselbe kann auch auf's Wärmste empfohlen werden. Ich habe mich oft überzeugt, wie in den schwierigsten Verwundungen Spitzwegerich ganz glücklich heilte.

Einem Taglöhner fiel eine Sense auf den Arm und verursachte eine solche Wunde, daß er einen Finger hätte hineinlegen können. Schnell wurde die Wunde ausgewaschen, einige Spitzwegerichblätter etwas geknetet und der Saft in die Wunde gepreßt. Die Wunde wurde dann gut zugepreßt und Spitzwegerichblätter aufgelegt. So heilte sie rasch zusammen. Täglich einmal wurde auf die Binde Spitzwegerichsaft gegossen, so daß er bis zur Wunde eindrang. – Den Saft bereitet man auf folgende Weise: Die frischen Blätter werden in einem Mörser zerstoßen, auch mit einem Wiegenmesser gewiegt, dann in einen Lappen gebracht und ausgepreßt. Wenn man aber nur wenig braucht, nimmt man sechs bis acht Blätter, knetet sie mit den Fingern und preßt diesen Saft auf die Wunde.

Vollbad, unfreiwilliges (Verhalten nach demselben).

Ein Mädchen ging über das Eis. Das Eis brach, und das Mädchen sank bis über die Brust in's Wasser. Seine Schwester sieht es, eilt hinzu und will die Schwester retten. Auch sie bricht durch das Eis und sinkt bis an den Hals in's Wasser. Glücklicher Weise war ein Mann in der Nähe und rettete beide Mädchen. Sie waren beide 8 bis 12 Minuten im Wasser. Was soll in solchem Falle geschehen? Ein Hydropath befahl, die Kinder sollen eilends in ein warmes Zimmer gebracht und schnell ausgekleidet werden, dann trockene Kleider anziehen und im warmen Zimmer so lang hin- und hergehen, bis sie vollständig erwärmt seien. Zudem soll ihnen schnell eine warme Tasse Thee zum Trinken geboten werden, der sie im Inneren erwärme. Hat dieser Hydropath recht gethan? Ganz gewiß und viel besser, als wenn sie in ein warmes Bett gebracht worden wären. Denn durch das Gehen wurde das Blut in Thätigkeit erhalten, und dadurch entwickelte sich rasch Naturwärme. Was den Thee betrifft, so kann Wermuththee oder Camillenthee gewählt werden oder auch eine Tasse warme Milch, die besonders gut wäre, wenn etwas Kümmel oder Fenchel in derselben gesotten würde. Sie ist so warm als möglich zu trinken.

Wassersucht (Haut- &c. Wassersucht).

Es ist wunderbar, wie der menschliche Organismus Speise und Getränke aufnimmt, Speisen und Getränke unter einander vermischt, zersetzte Stoffe sammelt, um leben und bestehen zu können. Geht Flüssigkeit, welche die Natur nicht braucht, durch jeden Athemzug ab, auch durch Urin und besonders durch Ausdünstung am ganzen Körper, Transspiration genannt, so kommt es doch recht häufig vor, daß irgend ein Theil des Körpers krankhaft wird und das Ausgenützte nicht ausgeschieden wird, weder durch Urin noch durch Ausdünstung. Es sammelt sich alsdann im inneren Körper diese Flüssigkeit, häuft sich gewaltig an, findet keinen Ausgang, und es entsteht eine Krankheit, die W a s s e r s u c h t genannt wird. So eine Ansammlung kann, wie im Unterleib, so auch im Oberkörper, vor Allem im Herzbeutel vor sich gehen, so daß man die eine die Bauch-, die andere die Brust- beziehungsweise Herzwassersucht nennt. Wird diese Ansammlung von Wasser bald beobachtet, und ist der Theil des Körpers, von dem sie ausgeht, auch ziemlich gut, so kann dieser kranke Theil noch gesund gemacht werden. Das schon gesammelte Wasser kann ausgeleitet und so die Wassersucht noch geheilt werden. Ist Dieß aber nicht mehr der Fall, so steht früher oder später, je nachdem der kranke Theil mehr oder weniger unbrauchbar wird, der sichere Tod in Aussicht. Sammelt sich aber im Herzbeutel Wasser, so wird dieser nach und nach gefüllt, und das Wasser hindert den weiteren Herzschlag; es tritt der Tod ein. Die Bauchwassersucht nimmt einen längeren Verlauf, weil sich in der Bauchhöhle viel Wasser aufhalten kann. Beim Beginn, oder so lang das Organ nicht zu sehr krankhaft ist, ist die Wassersucht leicht zu heilen, später um so schwerer, oft geradezu gar nicht. Es kann sich aber auch zwischen Haut und Fleisch Wasser sammeln, wenn die Poren g a n z geschlossen sind und keine Ausscheidung mehr stattfindet, und so die Hautwassersucht sich entwickeln; auch diese kann, wenn nicht frühzeitig Hilfe gebracht wird, leicht den Tod herbeiführen. Nun zur Heilung!

1.

Der kleine Andreas, 11 Jahre alt, hatte das Scharlachfieber, dabei eine fürchterliche Hitze, aber recht gesunde innere Theile, und so nahm das Scharlachfieber einen glücklichen Verlauf. Man glaubte, das Kind sei schon ganz gerettet. Auf einmal schwellen diesem Knaben die Füße, Hände, der Kopf und der ganze Leib, so daß die Haut am ganzen Körper glänzt. Die

Anschwellung geht sehr rasch, und weil die Haut wie Porzellan zu sein scheint, so ist klar, daß keine Flüssigkeit mehr ausgeschwitzt wird. Hilft man nicht und gibt man bloß nach innen ein, so wird das Kindesleben bald aufhören. Zieht man aber, wie der Andreas, ein in Salzwasser getauchtes Hemd an, das bis über die Füße hinunterreicht, und umwickelt es mit einer Wolldecke, so werden die Poren rasch geöffnet, und schnell wird die Flüssigkeit in die Poren eilen. Das Tuch saugt das Wasser auf, und dem armen Andreas wird es gleich leichter. Thut man Dieß an einem Tag zwei- bis dreimal, jedesmal 1–1½ Stunden, so wird das gesammelte Wasser bald ausgeleitet sein. Zudem wird das Kind noch täglich ein- bis zweimal mit Wasser und Essig gewaschen, nicht abgetrocknet und nachher im Bett liegen gelassen; so wird die ganze Natur gekräftigt; dem Kind wird es immer leichter und wohler. Nach einigen Tagen ist es gerettet. Man kann dem Kind auch noch alle ein bis zwei Stunden einen Eßlöffel voll Thee geben von gesottenem Zinnkraut und Wachholderbeeren; so wird gesorgt, daß im Inneren sich weiter kein Wasser mehr sammelt, und was sich schon gesammelt hat, wird durch Urin oder Stuhl ausgeleitet. Man kann dann noch einige Zeit hindurch täglich, dann jeden dritten Tag eine Waschung vornehmen oder ein kurzes Bad geben; hiedurch erholt sich die Natur um so schneller.

2.

Bertha hatte Diphtherie und lag einige Tage in der Brennhitze da. Man hatte lange Zweifel an ihrem Aufkommen. Doch Bertha überstand die Diphtherie; aber auf einmal kommt die W a s s e r s u c h t , und ungemein rasch schwillt das Kind an. Es bekam nun zweimal im Tag ein Hemd in Salzwasser getaucht, 1½ Stunden lang, und wurde täglich 5 Sekunden in's Wasser getaucht; zum Einnehmen täglich eine Tasse Thee von Holderblüthen, wovon sie jede Stunde zwei Löffel voll nahm. Bertha fing gewaltig zu schwitzen an, und in kurzer Zeit war die Wassersucht verschwunden.

3.

Crescentia, 42 Jahre alt, merkt, daß sie immer voller wird und an Händen und Füßen die Haut glänzt. Es schwillt nicht bloß der ganze Körper, sie bekommt auch schweren Athem und viel Hitze. Der Arzt erklärt: Hier ist H a u t w a s s e r s u c h t . Die angewendeten Mittel haben keine Hilfe gebracht; sie wird für verloren erklärt. Nun bekommt sie:

1) Jeden Tag ein Hemd, in Wasser getaucht, in welchem Heublumen gesotten wurden, auf 1½ Stunden; die Poren werden dadurch geöffnet;

2) jeden Tag noch einen Wickel von unter den Armen ganz hinunter. Auch dieser Wickel wirkte besonders günstig;

3) täglich zwei Tassen Thee von Hollunderblüthen, Zinnkraut und Wachholderbeeren; sie fängt zu schwitzen an, es geht sehr viel Wasser ab, und innerhalb sechs Tagen ist alle Geschwulst verschwunden, und die Kranke wurde wieder gesund.

Gewöhnlich ist bei der Wassersucht großer Durst. Je mehr aber der Wassersüchtige trinkt und das Wasser sich im Innern erwärmt, um so größer wird die Hitze. Deßhalb ist nothwendig, nur recht wenig Wasser zu trinken. Den argen Durst kann der Kranke am besten stillen, wenn er von Zeit zu Zeit bloß einen Löffel voll Wasser einnimmt. Hitzige Getränke haben keinen Werth, sind vielmehr schädlich, weil zur Hitze wieder Hitze kommt und die Natur doch nicht gekräftigt wird, was hauptsächlich bei den Wassersüchtigen fehlt.

4.

Anton fühlt sich Wochen hindurch immer recht müde und zu schwach zum Arbeiten. Man weiß nicht recht, was fehlt; er fühlt sich an allen Theilen krank. Sein Leib wird voller, die Füße schwellen auch an; es geht wenig Wasser ab, der Durst steigert sich; der Arzt sagt, es trete die Bauchwassersucht ein.

Diesem Kranken wurde empfohlen:

1) Jeden Tag zwei Halbbäder zu nehmen;

2) Thee zu trinken aus Wachholdersprossen, eine halbe Stunde gesotten;

3) jeden Tag den spanischen Mantel umzulegen; das Wasser geht durch die geöffneten Poren, sowie durch Urin und Stuhl ab. In 12 Tagen war der normale Zustand wieder hergestellt.

5.

Theresia ist seit längerer Zeit leberleidend, hat viel eingenommen, Alles vergebens. Auf einmal wird erklärt, es kommt die Wassersucht. Ungesäumt bekommt dieselbe:

1) Angeschwellte Heublumen, warm auf den ganzen Unterleib gelegt;

2) starken Thee von Zinnkraut;

3) täglich 15 bis 20 Wachholderbeeren.

Wie im Innern die Leber noch einer Verbesserung zugänglich ist und diese wieder in brauchbaren Zustand geräth, so wird auch das angesammelte Wasser ausgeschieden. Theresia ist nach einigen Tagen gerettet. Sie gebraucht den Thee noch länger und nimmt täglich Anfangs zwei, später ein Halbbad und kommt wieder zu ihrer früheren Kraft.

6.

Augustin hat längere Zeit Nierenleiden. Die Mittel wollen nicht helfen. Es beginnt die Wassersucht. Die letzte Zuflucht ist das Wasser. Er nimmt:

1) Täglich zwei Halbbäder, eine Minute lang;

2) täglich einen kräftigen Heublumenwickel;

3) hat er auch ein ganzes Körblein voll Heublumen miteingewickelt, die besonders auf die Nierengegend gebunden werden;

4) er trinkt fleißig Thee von Schafgarbe, Wachholderbeeren und Zinnkraut im Wechsel mit Wermuththee.

In wenigen Tagen ist das Wasser ausgeleitet, und Augustin ist gerettet. Er gebraucht längere Zeit in der Woche drei Sitzbäder und zwei Halbbäder, die hauptsächlich auf Kräftigung des Unterleibes und der Nieren wirken.

7.

Maria weiß gar keine Ursache, warum sie seit längerer Zeit ihre Kräfte verliert und ein ungewöhnlicher Durst sie fortwährend plagt. 1) Sie trinkt jeden Tag drei Gläser Rosmarinwein, nimmt 2) jeden zweiten Tag einen kurzen Wickel, 1½ Stunden lang, und die Wassersucht verschwand.

8.

Michael hatte Jahre hindurch starken Husten und ungemein viel Schleimauswurf. Alle Medicamente waren ohne Erfolg. Auf einmal merkt er, daß die Füße stark anschwellen. Man glaubt, er sei verloren. Das Lungenleiden hat schon große Fortschritte gemacht; jetzt noch die Wassersucht dazu! Michael bekommt

1) täglich zwei kräftige Obergüsse und wird

2) täglich von unter den Armen ganz hinunter eingewickelt, 1½ Stunden lang.

Der Oberkörper wird dadurch gekräftigt; es geht eine Masse Schleim ab; der Urin wird recht schmutzig und ist dick. Die Geschwulst fällt zusammen, und in 14 Tagen ist der Kranke gerettet. Lunge und Brust wurden gereinigt und gekräftigt, und dadurch war auch die Ursache der Wassersucht beseitigt.

9.

Joseph hat recht viel Bier getrunken, mehr als gesund war, dadurch eine ordentliche Hypotheke (= Korpulenz) zusammengebracht; er bekommt schweren Athem und verliert seine Kraft, so daß er kaum zu gehen vermag.

Er merkt auf einmal, daß ihm die Schuhe zu klein werden, und daß er am ganzen Körper viel zu rasch auseinander geht. Der Arzt erklärt, das Blut werde zu Wasser, es sei Blutzersetzung und die Wassersucht da. So sehr er früher das Wasser scheute, sucht er dasselbe jetzt als seinen Lebensretter. Er läßt sich

1) jeden Tag zweimal einwickeln, das Tuch in Salzwasser getaucht. Dadurch fängt er fürchterlich zu schwitzen an;

2) nimmt er jeden Tag zwei Halbbäder, und nach 12 Tagen war die Wassersucht gehoben.

Nach innen gebrauchte er täglich zwei Tassen Wermuth- und Salbeithee und aß täglich 12 bis 18 Wachholderbeeren, die ihm gute Verdauung und einen besseren Magen brachten und die ungesunden Stoffe ausleiteten. Er gebrauchte noch längere Zeit in der Woche drei Halbbäder, mied das Bier, aß einfache Hausmannskost und erkannte das Wasser als seinen Retter.

10.

Eine Hausfrau jammert: „Mir sieht Niemand eine Krankheit an, und ich werde oft ausgelacht, wenn ich klage. Ich habe keine besondere Kost und bin so stark, trinke auch kein Bier, habe nur einfache Hausmannskost; meine Füße sind so angeschwollen, daß ich oft nicht mehr gehen kann. Mein Unterleib ist so aufgetrieben, daß ich schon länger mit Grund die Wassersucht fürchte. Frische Luft und Kälte kann ich gar nicht ertragen. Wenn ich an die frische Luft komme, bin ich um und um voller Rheumatismen."

Hier hat sicher die widernatürliche Kleidung das Ihrige gethan. Deßhalb war nothwendig, den Körper von allen Anstauungen zu reinigen und nebenbei die Natur abzuhärten.

Die Kranke bekam deßhalb:

1) jeden Tag eine Ganzwaschung, um gleichmäßige Transspiration einzuleiten;

2) in der Woche viermal einen Wickel von unter den Armen ganz hinunter, das Tuch in Heublumenwasser getaucht, um die angeschwollenen Füße und den geschwollenen Leib zu verdrängen;

3) in der Woche zwei Halbbäder, um den ganzen Körper zusammenzutreiben. – So drei Wochen lang.

Die überflüssige Kleidung wurde nach und nach entfernt, und die Unglückliche lebte wieder neu auf.

11.

Ein Missionär, der in seinem strengen Beruf ziemlich korpulent geworden, weil er wenig Bewegung hatte, während die Sprachorgane viel angestrengt waren, bekam so angeschwollene Füße, daß sie von unten auf wie Porzellan glänzten und, wenn man den Finger eindrückte, Vertiefungen zurückließen wie bei Wassersüchtigen. Der Leib war viel zu stark, der Athem recht schwer, und so war er unfähig für seinen Beruf. Derselbe war ca. 52 Jahre alt.

Hier ist offenbar neben zu großer Anstrengung auch zu wenig Bewegung die Ursache der Korpulenz und der anfangenden Wassersucht. Die Aufgabe ist also, den schlaffen Körper zu wecken und zu kräftigen, damit gleichmäßige Transspiration eintrete und mit der Kräftigung des Körpers die faulen Stoffe abgestoßen werden.

Wer hier gleich Wasser abtreiben wollte, würde die Schlaffheit, anstatt sie zu heben, noch mehr befördern. Also nicht Wasser abtreiben, sondern den Körper erst kräftigen.

Deßhalb folgende A n w e n d u n g e n:

1) Acht Tage lang täglich zweimal einen Oberguß, der täglich etwas verstärkt wurde. – Diese Obergüsse kräftigten alle Theile des Oberkörpers und bewirkten eine allgemeine Thätigkeit. Das Aussehen frischte sich dadurch auf, und das Weiterbilden schlimmer Stoffe hörte auf. Schon am dritten Tag nahmen die Füße etwas ab, und der Urinabgang nahm zu.

2) Täglich wurden einmal die Schenkel begossen, um auch hier zu beginnen mit Kräftigung der geschwächten Theile und Zusammenziehung der Haut und innern Gefäße. So acht Tage lang. Dann

3) kamen die Rückengüsse täglich zweimal, dazu noch ein Oberguß und Wasser auf die Knie gießen.

Der Oberguß bewirkte eine fortgesetzte Stärkung des Oberkörpers; die Rückengüsse bewirkten Dasselbe auf den ganzen Körper, und es trat bei dem Kranken große Behaglichkeit ein, der Urin war geregelt, der Appetit nahm zu; an den Füßen konnte man sehen, daß die Zufuhr von Wasser dorthin abgenommen hatte. In der dritten Woche hatte die Naturkraft schon große Fortschritte gemacht. Die Natur war dem Übel gegenüber widerstandsfähig geworden. Jetzt war auch die Zeit gekommen, den Körper von der schlimmen Ansammlung zu reinigen. Es wurde deßhalb in der Woche

1) zweimal ein Wickel von unter den Armen ganz hinunter vorgenommen,

2) wöchentlich zweimal ein kurzer Wickel, 1½ Stunden lang. Der kurze Wickel löste und saugte auf von unter den Armen bis an die Knie. Der vorhergehende Wickel bewirkte Dasselbe am ganzen Leib. – Weil der obere Körper schon gekräftigt und der Abfluß nach unten nur noch gering war, wurde die angeschwemmte Masse rasch beseitigt, und der Kranke fühlte sich von Tag zu Tag behaglicher.

Um die äußern Anwendungen auch von innen zu unterstützen, wurde täglich eine Tasse Thee von Zinnkraut und Wachholderbeeren genommen, welcher den Körper reinigte und gute Verdauung bewirkte. So war der Kranke in vier Wochen hergestellt.

Zur weiteren Kräftigung und Erholung wurde neben gesunder einfacher Kost zeitweilig ein Halb- oder Vollbad genommen.

Zerrüttung des Körpers durch schlechten Lebenswandel.

1.

Ein junger Mensch, dessen Aussehen blaß und bleifarbig war, klagte: „Ich habe nicht gut gelebt, mir sehr geschadet und meinen Eltern und Geschwistern recht viel Leid verursacht. Ich wurde oft gewarnt; aber mir ging es wie dem Trinker, der gute Vorsätze macht und sie wieder bricht. Ich habe keinen Muth mehr und keine Freude. Meine Geistes- und Körperkraft ist größtentheils verschwunden. Ich habe schon mehrere Ärzte gebraucht, fühle aber keine Besserung. Mein Schlaf ist nicht gut; zum ordentlichen Essen, um Kraft zu bekommen, fehlt mir der Appetit. Ich bin in Folge meiner Unsittlichkeit einem Siechen gleich, der bald am Rande des Grabes ist. Kann hier noch Hülfe gebracht werden?“

A n w e n d u n g e n : Täglich einen Oberguß und täglich zweimal ruhig im Wasser stehen bis an und über die Knie, jedesmal eine Minute lang. So eine Woche lang. Dann den einen Tag Schenkelguß und Oberguß, den andern Tag ein Halbbad und täglich eine Viertelstunde auf nassen Steinen gehen. So 14 Tage lang. Nach innen täglich zweimal eine Messerspitze voll weißes Pulver und zweimal, jedesmal 15 Tropfen von Wermuth, Tausendguldenkraut und Johanniskraut in 8–10 Löffeln voll Wasser innerhalb einer halben Stunde trinken.

W i r k u n g e n : Das Wassergehen bewirkte Kräftigung im Unterleib, wie die Obergüsse auf den Oberkörper stärkend wirkten. Die Halbbäder wirkten stärkend auf den ganzen Körper, die Tropfen wirkten nach innen ebenfalls stärkend. Nach den drei Wochen reichten zur völligen Herstellung in der Woche drei Halbbäder aus.

2.

Ein Studierender erzählt: „Ich bin 20 Jahre alt und war bis 16 Jahre ganz gesund; ich habe aber ein Leben geführt, durch das ich mich vollständig zu Grunde gerichtet habe. Ich kann nicht mehr denken; mein Gedächtniß ist nicht mehr halb so gut wie früher; ich bin stets zu großer Niedergeschlagenheit geneigt. Mein Augenlicht hat um die Hälfte abgenommen. Vor jedem kleinen Geräusch erschrecke ich. Kurz, so jung ich bin, so elend bin ich auch. Zwei Ärzte haben Versuche gemacht, mein Übel zu heben; doch vergebens. Meine Verdauung ist nicht gut. Ich trage ein trauriges Elend in meinen schönsten Jahren."

Hier ist das Nervensystem aufs Tiefste angegriffen, und das Blut ist verderbt. Daher ist nothwendig, daß allererst auf Vermehrung der Naturwärme und Kräftigung des Körpers eingewirkt werde, daß eine gute Verdauung und gute Nahrung erneutes Blut und neue Nahrung für den Körper bringe.

Die Anwendungen sind folgende: 1) Jeden Tag zweimal im Wasser stehen bis an die Kniee, 1–3 Minuten lang. 2) Jeden Tag einmal, und wenn es die Naturkraft gestattet, zweimal Oberguß. 3) Jeden Tag eine Tasse Thee trinken von Johanniskraut, Salbei und Wermuth in drei Portionen. 4) Wo möglich jede Stunde einen Löffel voll Milch einnehmen, in welcher gemahlener Fenchel drei Minuten lang gesotten wurde; zudem täglich noch 5–8 Wachholderbeeren essen. So 14 Tage fortmachen; dann folgende Anwendungen:

1) In der Woche dreimal ein Halbbad, eine halbe Minute lang. 2) Viermal in der Woche drei Minuten lang im Wasser gehen bis an die Kniee. 3) Täglich den Unterleib mit halb Wasser und halb Essig einreiben. 4) Das Einnehmen der Milch und der Wachholderbeeren fortsetzen. So wieder 14 Tage.

Innerhalb dieser vier Wochen hat sich der ganze Zustand recht gut gemacht. Das Augenlicht besserte sich, die Kraft gewann wieder, und neues Leben trat ein. Die vorgeschriebene Kost während der ganzen Kur war hauptsächlich Kraftsuppe von schwarzem und weißem Brod, abwechselnd in Milch oder Fleischbrühe oder Wasser gekocht.

Die weiteren Anwendungen waren Halbbäder und Abhärtungen. So gesundete der Unglückliche nach und nach innerhalb mehrerer Wochen, so daß er seinen Studien obliegen konnte.

Das Stehen im Wasser, wie die Obergüsse wirkten erwärmend und kräftigend. Die Milch, stündlich ein Löffel voll, war zur Vermehrung des Blutes, die Wachholderbeeren bewirkten gute Verdauung und Kräftigung der innern Organe.

3.

Ein Studierender der höheren Schule sucht Hilfe für seine Leiden, die er mit folgenden Worten erzählt: „Ich bin auf der Hochschule in eine unglückliche Gesellschaft gerathen und habe durch Trunksucht und ein anderes Laster meine Natur so zu Grunde gerichtet, daß ich zweifle, ob ich noch dem Siechthum entgehen kann. In der Nacht habe ich die schrecklichsten Traumbilder, worauf ich dann aufwache und am ganzen Körper zittere. Ich habe weder Lust noch Freude zum Studium; denn sobald ich studieren will, bekomme ich Kopfschmerzen zum schwindlig werden. Häufig habe ich Frostfieber; mein Unterleib ist stark aufgetrieben. Füße und Hände sind meistens kalt. Mein Magen ist ganz schlecht. Was ist zu thun, um dem Siechthum zu entkommen?"

1) Täglich wenigstens dreimal barfuß auf dem feuchten Boden gehen, jedesmal 15–20 Minuten lang. (Zur Winterszeit müßte es in einer Waschküche auf nassen Steinen geschehen.) 2) Täglich zwei Obergüsse. 3) Jeden zweiten Tag ein zweifaches Tuch, in halb Wasser und Essig getaucht, auf den Unterleib binden 1½ Stunden lang, nach ¾ Stunden nochmal frisch eintauchen, wie es im Buche angegeben ist. 4) Täglich eine Messerspitze voll Kreidemehl einnehmen und eine Tasse Thee von Johanniskraut, Fenchel und Wermuth in 3 Portionen, kalt oder warm. So 3 Wochen lang.

Zur Kost wurde gerathen Kraftsuppe und einfache Hausmannskost. Verboten wurden geistige Getränke. Nach 3 Wochen hat sich der ganze Zustand gebessert. Weitere Anwendungen zur Erlangung voller Gesundheit waren: In der Woche 3 Sitzbäder zur Kräftigung des Unterleibs und 3 Halbbäder ½–1 Minute lang.

Das Gehen auf nassem Boden entzog die übermäßige Hitze, stärkte und leitete vom Kopfe ab. Die Obergüsse wirkten stärkend und belebend, der Thee verbesserte die Säfte und bewirkte bessere Verdauung, ebenso das Kreidemehl.

Anhang.

1. Über Arnica (*Arnica montana*, Wohlverleih).

Ich fragte einst einen Arzt, was er auf die Kräuter als Heilmittel halte. Er gab mir zur Antwort: G a r n i c h t s . Ich stellte die zweite Frage, ob er auch glaube, daß die Arnica doch eine Wirkung habe. Dann gab er die Antwort: „Gerade auch diese ist nichts, sie ist aus der Medizin gestrichen, obwohl man gerade mit dieser den größten Schwindel treibt." Diese Äußerung brachte mich zu einem ruhigen Nachdenken; denn gewöhnlich ist das, was man am allergeringsten achtet, das Beste. Vor ungefähr einem Jahre bekam ich einen Brief von einem Arzte, der anfragte, warum ich doch für die Arnica nichts geschrieben habe, es sei doch in der Heilkunde diese Pflanze von so außerordentlicher Wichtigkeit; er ersuchte mich, ich möchte sie doch, wenn ich die Wirkung nicht genau kenne, prüfen und dann in meinem Buche empfehlen, wie sie es verdiene. Er legte sogar ein Broschürchen bei, welches handelte von den großen Wirkungen der Arnica. Ich habe die Wirkung derselben wohl gekannt, aber doch habe ich ihr auf Dieß hin eine größere Aufmerksamkeit zugewendet und sie recht vielmal geprüft – dabei aber gefunden, daß man sie, wie ihr Stengel gelb ist wie Gold, so auch die goldene Blume heißen dürfte. Wie sie aber früher einen anderen Namen getragen, der ihr auch jetzt beigefügt wird, so ist ihre Wirkung auch in diesem Beinamen enthalten: Wohlverleih (Wohlverleiher). Gewöhnlich wird sie gebraucht als Tinktur, die man bereitet, wie folgt: Gesammelte, getrocknete Blumen werden in ein Glas gebracht, mit gutem Branntwein oder noch besser mit Spiritus aufgegossen, halb Blumen, halb Spiritus oder Branntwein. Man läßt das Ganze zwei bis vier Tage stehen, und die Tinktur ist fertig. Am wirksamsten sind die Blumen, die Wurzeln sind etwas schwächer, noch schwächer die Blätter und Stengel. Diese Blume wächst am üppigsten in den Bergen, aber auch im Schwabenlande kommt sie vor, gewöhnlich am Rande einer Waldung oder im Walde, wo Holz abgetrieben wurde. Ihr Geruch ist ziemlich stark. Die Arnica-Tinktur wirkt besonders günstig bei Verwundungen, und es sollte wirklich keine Familie geben, die nicht ein Gläschen Arnica-Tinktur in Vorrath hat.

Ein Mädchen schnitt sich so stark in den Finger, daß der Finger zur Hälfte abgeschnitten war. Man konnte das Bein gut sehen. Ungesäumt wurde die Wunde mit Wasser, in das etliche Tropfen Arnica-Tinktur gemischt waren, gut ausgewaschen, damit nicht der geringste Unrath in der Wunde blieb. Die Wunde wurde gut zusammengefügt und mit einer leinenen Binde, in Arnica-Tinktur getaucht, gut zusammengebunden. Über diese Wunde, also auf den ersten Verband, wurde Baumwolle, auch in Arnica-Tinktur getaucht, aufgelegt und eingebunden. Aller Schmerz verschwand plötzlich.

Den Tag darauf wurde die Wunde nur so weit geöffnet, daß man einige Tropfen Tinktur auf die Wunde gießen konnte, und weil nicht der geringste Schmerz vorhanden, blieb die Wunde fünf Tage zugebunden. Als die Binde weggenommen, war Alles vollständig verheilt.

Bei Verwundungen ist unstreitig die Arnica das allereinfachste und wirksamste Mittel. Allererst wird die Wunde auf's Sorgfältigste ausgewaschen mit Wasser, in welches Arnica-Tinktur gemischt ist, auf ein Viertel Liter Wasser einen Löffel Tinktur. Ist die Wunde auf's sorgfältigste ausgewaschen, dann wird sie auf's genaueste zusammengefügt, daß sie geschlossen ist, doch so, daß die zerrissenen Theile möglichst in die rechte Lage kommen; dann wird das Ganze mit einer leinenen Binde zugebunden. Auf diesen Verband wird Baumwolle, in Tinktur getaucht, aufgelegt und eingebunden oder vielleicht zweimal Baumwolle auf die zusammengefügte Wunde gelegt und eingewunden, wie sie sich eben am leichtesten schließen und verbinden läßt. Wie der Schmerz fast augenblicklich aufhört, so tritt auch kein Schmerz mehr ein; so gelinde geht die Heilung vor sich. Bei kleinen Verwundungen reicht das einmalige Verbinden schon aus. Bei großen Verwundungen müßte nachgesehen werden, ob sich kein Eiter bilde, der dann ausgewaschen werden müßte, worauf auf's Neue eingetauchte Wolle aufgebunden würde. Wie diese angeführte Verwundung, so wurde eine größere Zahl Verwundungen mit gleich raschen, schmerzlosen Erfolgen geheilt.

Die Arnica ist nicht bloß bei Verwundungen, sondern auch bei Quetschungen gut. Es wurden einem Pferd am hinteren Fuß von einem andern Pferd in's dicke Fleisch mehrere Striemen geschlagen, so daß selbes keinen Augenblick auf diesem Fuß mehr stehen konnte; es hatte mehrere tiefe Löcher von den Griffen der Eisen, natürlich auch starke Blutungen, so daß ich glaubte, es sei am besten, das ohnehin ziemlich bejahrte Pferd dem Abdecker zu geben. Es war mir aber eine günstige Gelegenheit, die Arnica bei diesem Pferde zu prüfen, und so wurde die zerschlagene Fläche mit Arnica-Tinktur, zur Hälfte mit Wasser vermischt, kräftig eingewaschen. Täglich zweimal wurde dieses Einwaschen erneuert, und ich konnte nicht begreifen, wie keine Eiterung eingetreten, und wie unglaublich schnell die Heilung vor sich ging. Das Pferd wurde nach wenigen Tagen wieder so gesund und kräftig, wie es vorher war; die Wunden verheilten ganz schnell, so daß nichts mehr zu sehen war, und auch die tiefeingedrungenen Quetschungen wurden vollständig gehoben. Dieses Pferd, welches ich für verloren hielt, war nach 12 Tagen wieder hergestellt. Arnica heilt also nicht bloß Wunden zu, sondern zertheilt auch das durch Schlag und Stoß unterlaufene Blut.

Jakob litt sehr lange an Kreuzschmerzen; er that viel, um sie zu entfernen, doch vergebens. Er hatte auf dem Rücken von Zeit zu Zeit das Gefühl, als wolle ein Ausschlag herauskommen; ein solcher kam jedoch nie zum Vorschein, die Natur war zu schwach. Er nahm Arnica-Tinktur und rieb damit den Rücken in einem Tage dreimal fest ein. Der Schmerz wurde dadurch bald gelindert, und nach drei Tagen zeigte sich auf dem ganzen Rücken ein starker Ausschlag, der innerhalb vier Tagen verheilte, so daß nun aller Schmerz verschwand. Wieder ein Beweis, wie Arnica kranke Stoffe zertheilt, so daß die Natur dann im Stande ist, sie auszuscheiden.

Eine Dienstmagd fiel ziemlich hoch von der Heubühne herab und zerquetschte sich einen Schenkel so stark, daß er mit Blut unterlaufen war und große Schmerzen verursachte. Arnica-Kräuter wurden mit halb Wasser und Essig gesotten, zehn Minuten lang, ein doppeltes Handtuch wurde in diesen Absud getaucht und die zerquetschte Stelle damit belegt; nach je zwei Stunden wurde das Tuch wiederholt eingetaucht und die Auflage somit erneuert. Wie der Schmerz sogleich abgenommen hat, so wurde das angestaute Blut recht bald zersetzt und durch die Poren ausgeleitet. Wenn Essig schon Blut zersetzt, Arnica zersetzt und heilt, so kann ja doch dieser Überschlag nur eine zweifache Wirkung haben, mithin auch einen rascheren Erfolg.

Eine Gräfin fiel über eine Treppe und hatte sich durch den Fall zwei ziemlich große blaue Flecken zugezogen, die recht schmerzlich waren. Es wurde ihr gerathen, sie solle Arnica-Kräuter oder -Blumen in Wein sieden, Überschläge auf die zerquetschten Stellen machen und dieß nach je zwei bis vier Stunden wiederholen. Wie der Schmerz sogleich nachgelassen, so verschwanden auch die blauen Flecken, und in ganz kurzer Zeit war die Heilung vollkommen. Man kann also mit Wasser und Essig oder Wein die Arnica anwenden, überall wird sie gute Dienste leisten. Man kann aber auch bloß Wasser dazu nehmen und sieden, eine Viertelstunde lang; die Wirkung bleibt nicht aus, ist jedoch viel schwächer.

Ein Mädchen, über 20 Jahre alt, bekam einen Wespenstich. Der Schmerz des Stiches war ziemlich stark und der Arm sehr angeschwollen. Die entzündete Stelle wurde ganz brennend roth, und man befürchtete sogar, es könnte eine Blutvergiftung eintreten. Arnica-Tinktur wurde mit vier Theilen Wasser vermischt, auf die geschwollene Stelle ein Tuch, das in diese Mischung getaucht war, gelegt, nach je zwei Stunden erneuert, und so war in ganz kurzer Zeit diese bedenkliche Geschwulst beseitigt.

Man nimmt gewöhnlich zum Reinigen alter Wunden Carbol-Säure, verdünnt sie mit Wasser und wäscht die Schäden damit aus. Arnica-Tinktur, verdünnt mit Wasser, leistet dieselben Dienste und ist doch kein scharfes Gift wie Carbol-Säure.

Wie in diesen angeführten Fällen die Arnica, äußerlich gebraucht, den besten Erfolg bringt, mithin recht oft in solchen und ähnlichen Fällen angewendet werden kann, gerade so kann sie auch innerlich mit dem besten

Erfolg angewendet werden. Heilt die Arnica äußerlich Geschwüre, entfernt sie ungesunde giftartige Stoffe, warum soll sie nicht im Innern Magengeschwüre heilen können und auch heilend auf andere Geschwüre im Körper zu wirken vermögen? Natürlich muß die Arnica-Tinktur stark verdünnt werden. So hatte Isidor viele Monate einen kranken Magen, und die Ärzte behaupteten, es seien Magen-Entzündungen und Magen-Geschwüre, weil alle Mittel nicht wirkten; er nahm täglich 50 bis 60 Tropfen Arnica-Tinktur in ¼ Liter Wasser gemischt und dieß während des Tages in ganz kleinen Portionen ein, verspürte recht bald eine gute Wirkung, war vorsichtig mit der Wahl der Speisen, und der kranke Magen wurde in kurzer Zeit gesund. Wenn die Arnica bei äußerlichen Quetschungen das unterlaufene Blut zersetzt und ausleitet, warum soll Arnica im Innern nicht auch Blutanstauungen auflösen helfen, die durch Stoß, Schlag oder auf irgend eine Weise veranlaßt wurden? Mithin ist sie in solchen Fällen ein gutes Mittel nach innen. Ist Arnica äußerlich stärkend, warum soll nicht auch durch dieselbe nach innen stärkend eingewirkt werden können? Aber ja nur in verdünnter Weise! Heilt die Arnica Wunden außen fast wunderbar, warum soll durch dieselbe nicht auch im Innern eine Wirkung erzielt werden? Ich bin dem Arzte dankbar, der mich darauf aufmerksam machte. Ihre Wirkungen sind erprobt, weßhalb ich diesen von den Medizinern verstoßenen Menschenfreund nicht genug empfehlen kann.

2. Blutarmuth.

Ein Gastwirth erzählt: „Ich habe seit mehreren Monaten eine zunehmende Schwäche in den Beinen bekommen. Ich vermag oft fast gar nicht mehr, längere Zeit zu gehen, die Füße schwellen mir, besonders der rechte, steif an. Sie gehen dann wohl etwas nieder, aber vollständig niemals. Ich habe ein gewaltiges Brennen in den Füßen. Auf der Rückseite, oberhalb der Schenkel, habe ich stets Schmerzen, oft recht große. Das Athmen geht mir oft sehr schwer. Appetit ist wohl da, aber nicht besonders; geht's noch länger so fort, dann kann ich meinem Berufe nicht mehr nachkommen. Seit einiger Zeit trinke ich wenig Bier, vielleicht zwei Glas täglich, muß aber gestehen, daß ich früher 8 bis 10 Glas, mitunter auch noch mehr getrunken habe."

Hier hat sicher das Bier als Hauptnahrung dieses Übel zur Folge gehabt. Der Kranke ist blutarm und noch dazu sehr blutschwach. In den Nieren liegt allem Anscheine nach eine Masse ungesunder Stoffe. Der schwere Athem und der ungeregelte Herzschlag beweisen Blutarmuth, ebenso die große Abnahme der Kräfte. Hier ist allererst nothwendig, den Oberkörper und dessen innere Organe in einen besseren Zustand zu bringen, sodann den Unterleib in Verbindung mit den Füßen. Weiter muß eine gute

Kost ein besseres Blut bereiten. So muß die Natur verbessert und alle Theile des Körpers müssen in größere Thätigkeit gebracht werden. Die krankhaften Stoffe müssen entfernt und durch bessere Nahrung muß besseres und mehr Blut verschafft werden. Zu diesem Zwecke muß der Kranke jede Nacht den ganzen Körper mit Wasser und etwas Essig daran waschen. Dadurch wird der ganze Körper gestärkt. Die Poren werden geöffnet, damit die krankhaften Säfte einen Ausweg bekommen. Dann bekommt der Kranke täglich einen Ober- und einen Schenkelguß. Der Oberguß wirkt kräftigend auf den ganzen Oberkörper und bringt alle inneren Theile in größere Thätigkeit. Das Athmen, wie der Blutlauf wird dadurch mehr angeregt und so die ganze obere Maschine in größere Thätigkeit gebracht. Die Schenkelgüsse wirken auf Kräftigung des unteren Leibes, ziehen die Muskeln mehr zusammen, hindern dadurch das Anschwellen der Füße, bringen mehr Leben und Thätigkeit in alle Theile und wirken zugleich auf den Unterleib, so daß ein geregelter Stuhlgang eintritt, der Urin fleißig abgeht und die begonnene Geschwulst am Unterleibe mit der Geschwulst der Füße abnimmt. Diese Anwendungen wurden 12 Tage gebraucht. Die Füßc wurden dadurch viel dünner, der Athem leichter. Die Kraft hat ziemlich zugenommen; kurz, der Kranke fühlte bedeutende Besserung. Nach diesen 12 Tagen folgten nachstehende Anwendungen:

Täglich ein starker Oberguß und ein Halbbad; der verstärkte Oberguß wirkt wieder kräftigend ein, scheidet alle krankhaften Stoffe aus und bringt die inneren Organe in größere Thätigkeit. Das Halbbad wirkt auf den ganzen Körper ein. Es ist doppelt wichtig, wenn durch die vorausgehenden Anwendungen alle Organe in Ordnung gekommen sind. Diese Anwendungen, drei Wochen so fortgesetzt, haben den Unglücklichen wieder in die beste Lage gebracht. Die Kraft ist wiedergekehrt, der Athem leicht, die Geschwulst entfernt, der Appetit und Schlaf gut. Es ist nur noch nothwendig in der Woche drei- bis viermal ein Halbbad, um die Gesundheit zu erhalten.

N a c h i n n e n wurde gebraucht Anfangs täglich eine Tasse Thee von Zinnkraut und Wachholderbeeren zur Ausleitung durch den Urin und zur Reinigung des Magens; später Wermuththee, täglich eine Tasse, zur Verbesserung der Säfte und zur Unterstützung der Verdauung.

Eine Frau erzählt: „Ich bin 34 Jahre alt; mein jüngstes Kind ist acht Wochen alt. Ich bin so schwach, daß ich oft, besonders in der Frühe, nicht mehr zu gehen vermag. Mein Kopf ist so eingenommen, daß ich oft ganz schwindlig bin. Ich habe fast gar keinen Appetit und bin unfähig, meinem Berufe nachzukommen. Ich habe in der Frühe guten Kaffee, Nachmittags auch, manchmal selbst am Abend. Ich trinke Bier und recht guten Wein, den mir der Arzt besonders empfohlen hat. Dessenungeachtet werde ich jeden Tag armseliger."

Wo fehlt es hier, und was ist zu thun? Hier ist Blutarmuth vorhanden, herrührend von schlechter Nahrung. Der Kaffee hat wenig Stickstoff noch auch andere Nährstoffe und geht deßhalb unverdaut mit Milch und Brod aus dem Magen; also hat die arme Frau in ihrem Berufe für den Körper keine Nahrung. Am Mittag treibt der Kaffee die Nährstoffe, soviel er vermag, aus dem Magen, und die Natur ist dadurch wieder stiefmütterlich behandelt. Bier gibt wohl Nahrung, aber nur wenig und enthält keinen Stickstoff, gibt also weder viel, noch gutes Blut. Der Wein enthält ebenfalls keine Nährstoffe. Und somit ist die arme Frau verkümmert dem Leibe nach und muthlos dem Geiste nach. Was hilft hier? Allererst muß die schläfrige, geschwächte Natur geweckt, angeregt und wieder in Thätigkeit gebracht werden. Dieses geschieht, wenn sie täglich einen Oberguß und Schenkelguß nimmt. Wie der Oberguß alle oberen Theile des Körpers kräftigt und in größere Thätigkeit bringt, so leitet der Schenkelguß das Blut in die Füße und kräftigt zugleich die unteren Theile des Körpers. Durch die tägliche Waschung des ganzen Körpers werden die bezeichneten Einwirkungen mit einander verbunden und so der ganze Körper gekräftigt und die menschliche Maschine in Thätigkeit gebracht. Die Kranke muß, nach innen wirkend, täglich des Morgens und des Abends Kraftsuppe essen, des Mittags eine gesunde kräftige Mittagskost, Bier und Wein meiden, besonders aber den Kaffee.

Nach drei Wochen war diese Kranke körperlich vollständig gesund. Die Kraftsuppe konnte sie recht gut essen; auch andere Speisen, die sie sonst nicht essen konnte, schmeckten ihr gut. Die Kraft hatte außerordentlich gewonnen, und besonders war die Naturwärme sehr vermehrt und somit Alles vorhanden, um wieder vollständig gesund zu werden. Nachdem diese Kranke drei Tage lang täglich einen Oberguß und einen Schenkelguß erhalten hatte, bekam sie jeden Tag ein Halbbad, einen Rückenguß und einen Oberguß, und in kurzer Zeit erfreute sie sich der besten Gesundheit. Für weiter zu sorgen, ist noch gut, in der Woche ein bis drei Halbbäder zu nehmen, jedes höchstens eine halbe Minute lang.

---

3. Die Gicht.

Es ist ein großes Glück, wenn in einer zahlreichen Familie eine ganz entsprechende Küche vorhanden ist, und wenn eine tüchtige Hausfrau, die das Kochen gut versteht und Alles hat, was für die Kost erforderlich ist, darin waltet; wenn, sage ich, eine so geordnete Küche vorhanden ist, geht es allen Bewohnern des Hauses recht gut. Sie werden alle ohne Ausnahme gut genährt und dadurch auch gut erhalten sein, und für die Kräfte und Gesundheit der Einzelnen ist am allerbesten gesorgt. Wenn aber eine Küche nicht gut ist, die Köchin das Kochen nicht versteht und auch die Lebensmittel nicht viel nutz sind, dann wird es den Hausbewohnern nicht gerade am besten ergehen. Sie würden weder gut genährt sein noch die volle Kraft besitzen, und es würden viele Klagen entstehen, bei dem Einen über dieses, bei dem Anderen über ein anderes Körperleiden.

Dieses Bild taugt mir ganz gut für die Gichtleidenden. Allererst trägt bei diesen Leidenden ganz sicher die Schuld, daß der Magen nicht im besten Zustand ist; es fehlt also an einer guten Küche. Die Kost wird in einem solchen Magen für die Natur nicht hinreichend v e r a r b e i t e t , oder man kann auch sagen: g e k o c h t . Es geht, wie wenn die Hausmutter kocht, aber dazu kein gutes Brennmaterial hat und so ein D u r c h e i n a n d e r zusammenbringt, wo alle Kost nur theilweise aufgelöst wird und nicht die reinen Nährstoffe von der Natur aufgenommen werden können, somit recht viele blutlose oder schädliche Stoffe in die Natur kommen. Dieß ist ganz besonders der Fall, wenn solche Nährstoffe in den Magen kommen, die schon an und für sich nicht zu den besten gehören – Nährstoffe, zu denen gerade Gichtleidende Vorliebe haben. Viele Gewürze verderben den Magen; starke Weine verbessern den Magen auch nicht. Viel Salz und überhaupt die feinere üppige Kost scheint die Magenküche zu verderben. Was die Natur braucht, kommt allererst vom Magen ausgeschieden in's Blut; vom Blute aber wird die ganze Natur genährt. Wenn nun das Blut recht viele nichtstaugende, ja sogar ungesunde Stoffe aufnimmt und mit diesem die Natur genährt wird, dann darf man sich nicht wundern, wenn an verschiedenen Stellen des Leibes sich solche Stoffe lagern, die im Magen nicht genug gekocht wurden, im Körper deßhalb liegen blieben und sich mehr oder weniger an einzelnen Stellen anhäufen und verhärten. Die Nahrung hat somit statt Muskelbildung – Fleischmasse – Wulste gebildet, die nach und nach verhärten. Mir kommt so ein Gichtleidender vor wie eine Wiese, wo die Maulwürfe auf der Oberfläche lauter Maulwurfshügel bilden. Je länger solche Anstauungen im Körper sind, um so härter werden sie, und um so schwerer werden sie auch geheilt; gewöhnlich aber werden dieselben nicht geheilt. Solche Anstauungen entzünden sich von Zeit zu Zeit im Inneren, gerade wie sich oft an der Oberfläche der Haut Geschwüre bilden und durch diese der Krankheitsstoff aus dem menschlichen Körper einen Ausweg findet. Bei den Gichtanstauungen ist aber eine solche Ausscheidung nicht vorhanden. Sie entzünden sich, bringen große, oft fast unausstehliche Schmerzen, und dieser innere Brand verkohlt gleichsam die Anstauungen, gleichwie man aus Holz Kohle brennt. Hat eine solche Entzündung die Gichtanstauung zersetzt, dann wird die zersetzte Gichtmasse ausgeschwitzt. Meistens wird jedoch nur ein Theil der Gichtanstauung ausgeleitet; die große Masse oder doch ein Theil derselben bleibt regelmäßig im Körper stecken, und somit, weil weder in der Küche noch in der Kost eine Änderung getroffen wird, wiederholt sich das alte Trauerspiel. Zuerst der Genuß der nicht entsprechenden Speisen, durch welche die Anstauungen entstehen, dann die Entzündung und das Aushalten der Schmerzen oft Wochen und Monate lang, dann die theilweise Ausschwitzung, und so – Drama zu Drama. Mir haben drei Ärzte versichert, Heilmittel für die Gicht gebe es nicht, so lehre die Wissenschaft. Ich jedoch versichere: „Wie man die Maulwurfshügel auf einer Wiese beseitigen kann, so kann man auch die Gicht heilen, d. h. die Gichtknoten auflösen.“ Es geht, mitunter sogar leicht, wenn nämlich die Gicht noch nicht zu alt ist, in den meisten Fällen aber recht schwer. Gichtknoten sind doch keine Knochen und deßhalb noch immer auflösbar. Werden bei diesen großen Leiden die Schmerzen bloß genommen durch Gifte, so werden die Leiden wohl gemildert, aber Heilung ist nicht möglich. Habe ich eine gute Küche als Beispiel genommen, so wiederhole ich, daß zu einer guten Küche vor allen Dingen nothwendig ist ein gutes Material, aus denen die Speisen bereitet werden. Für den Magen muß gesorgt werden, daß er gut verdaue, und für die Natur, daß sie gehörig transspiriere, die schlechten Stoffe ausscheide. Auf diese Weise muß die Natur vor Rückfällen beschützt werden. Zur Heilung ist aber nothwendig: 1) Aufweichung, Auflösung des Giftstoffes; 2) die aufgelösten Giftstoffe ausleiten; 3) keine Schlaffheit in der Natur aufkommen lassen, nämlich dafür sorgen, daß die ganze Maschine in voller Thätigkeit arbeite, um das Nutzlose zu entfernen. Auf diese Grundsätze gestützt, können die Gichtkranken geheilt werden.

Ein Priester ist vor 20 Jahren zwölf Wochen lang an der Gicht mit unsäglichen Schmerzen gelegen; die Ärzte haben ihn auch sorgfältigst gewarnt vor Vernässung und frischer Luft. Es fürchtet auch keine Klasse von Kranken das Wasser und dessen Anwendungen mehr als die Gichtleidenden, theils weil sie sich schon verdorben haben durch irgend eine Vernässung, sodann aber auch, weil sie viel zu viel gewarnt werden vor diesem einzigen Heilmittel. Dieser Priester glaubte, es könne ihm nicht schlechter gehen bei den Wasseranwendungen, und hatte sich entschlossen, ganz entsprechend seiner Gicht, auch die stärksten Anwendungen vorzunehmen. Nach sechs Wochen war er geheilt, empfindet keine Spur mehr von dieser Krankheit und ist bis jetzt ganz gesund geblieben. Dieses ist doch gewiß ein Beweis von der Heilbarkeit der Gicht.

Die Auflösung des Giftstoffes muß geschehen: 1) durch Waschungen mit Wasser; 2) durch Wickel; 3) durch Aufgießungen; 4) durch Bäder. Wer das Wasser in allen diesen Wirkungen wirklich versteht, der heilt auch den Gichtkranken. Man muß aber nicht vergessen, daß ein Körper, in welchem die Gicht viele Jahre die Herrschaft geführt und den armen Menschen Jahre hindurch gequält hat, in wenigen Tagen geheilt sein kann. Wie die Heilung vor sich geht, und wie die Anwendungen aufeinander folgen, ist bei einzelnen Fällen dargestellt. Ich behaupte also: Gibt es nach dem Urtheile der Ärzte kein Heilmittel für die Gicht, so ist und bleibt das Wasser ein Heilmittel für dieselbe. Wer Ohren hat zu hören, der höre!

4. Etwas über die Kraftsuppe.

Ich bin der Überzeugung: wenn die Kraftsuppe erkannt und benützt wird, kann man eine Anzahl unglücklicher Menschen beglücken. Gerade die Kraftsuppe ist nicht bloß wegen ihrer außerordentlich guten Nährstoffe zu empfehlen, sondern auch weil sie sehr wohlfeil und leicht zu bereiten ist.

Ein Herr von Stand, der diese Kraftsuppe kennen gelernt hatte, kaufte bei einem Bauern zwei große schwarze Laibe Brod. (Das schwarze Brod ist bekanntlich nur von Roggenmehl bereitet und wird für die Landleute genau eingemahlen, so daß nur wenig Kleie zurückbleibt und mithin aller Nährstoff des Roggens ausgenutzt wird.) Diese zwei Laibe Brod ließ der Herr in kleine Schnittchen schneiden und auf eine blecherne Platte bringen, welche auf den heißen Herd gestellt wurde, um das Brod soviel als möglich auszutrocknen. So recht hart getrocknet wurde es, in einem Mörser zerstoßen, zu einem groben Pulver. Wollte er eine Kraftsuppe, so rührte er zwei bis drei Löffel voll von diesem Brodpulver in siedende Fleischbrühe, that ganz wenig oder gar kein Gewürz, eben so nur wenig Salz daran. In zwei Minuten war die Suppe fertig. Sie schmeckt vorzüglich, gibt sehr gute Nahrung und bewirkt keine oder doch nicht viel Gase. – Statt Fleischbrühe hat der Herr öfters Milch genommen und, wenn diese im Sieden war, das Brodmehl eingerührt. Nach zwei Minuten war auch diese Suppe fertig. Diese hat noch einen großen Vorzug vor der mit Fleischbrühe bereiteten, weil ja die Milch die meisten Nährstoffe hat.

Hatte der Herr gerade keine Milch und keine Fleischbrühe, so ließ er Wasser sieden und ins siedende Wasser dieses Brodmehl einrühren. Es kamen dann etwas Gewürze und Rindschmalz dazu, und auch diese Suppe verdient den Namen Kraftsuppe.

Eines Tages, in der Kirchweihwoche, kommt dieser Herr in ein Haus, wo die Bäuerin Brod aus Spelz gebacken hatte, der dem Waizen ähnlich ist. (Auch dieses Getreide wird bei den Landleuten möglichst genau eingemahlen.) Er kaufte sich zwei solcher Brode und verfuhr wie beim schwarzen Brod. Er mischte dann das gewonnene Brodmehl mit dem früher genannten durcheinander und ließ sich von dieser Mischung die Kraftsuppe machen, wie vorhin beschrieben ist. So bekam er sechserlei verschiedene Suppen, die auch selbst in ihrer Kraft verschieden sind. Der Wechsel mit denselben ist sehr gut, damit die Suppe nicht so leicht widersteht.

Diese Kraftsuppe ist ganz vorzüglich für recht *schwache Kinder*, weil sie leicht verdaulich und recht nahrhaft ist und keine Gase bewirkt. Sie ist auch der schwachen *heranwachsenden Jugend* zu empfehlen, um die Blutarmuth zu heben, durch welche der Körper sehr leidet.

Diese Kraftsuppe ist ferner gut für die Kranken, weil sie der heruntergekommenen Natur viel Nährstoff bringt. Endlich ist sie besonders dem hohen Alter zu empfehlen. Wenn die Zähne fehlen, um die festen Speisen gut zerkauen zu können, so soll man sich an diese Suppe halten. Es sollte keine Familie geben, wo die Kraftsuppe nicht eingeführt ist. Ich habe sie einst einem hohen Beamten gerathen, der mir später versicherte, er kenne keine gesündere und nahrhaftere Suppe.

---

5. Von der Wirkung des Wassers.

1. Waschungen.

Wenn der Frühling kommt, der Tag länger wird, die Sonnenstrahlen wirksamer werden und die ganze Atmosphäre dadurch erwärmt wird, bringen die Hausfrauen ihre den Winter hindurch verfertigte rohe Leinwand in die Bleiche oder spannen dieselbe in ihren Gärten aus, um allen Rohstoff aus der Leinwand zu bringen und eine weiße Leinwand zu bekommen. Diese ausgespannte rohe Leinwand wird täglich drei- bis fünfmal mit Wasser durchnäßt; dieses Wasser löst die Rohstoffe in der Leinwand auf, und Licht und Sonnenwärme oder überhaupt jede warme Temperatur zieht das aufgegossene und von der Leinwand aufgenommene Wasser aus, und weil das Wasser Rohstoffe auflöst, werden diese auch mit dem Wasser ausgeleitet. Wenn man so einige Zeit diese Leinwand fleißig näßt, verschwindet recht sichtbar Tag für Tag die graue Farbe, und die weiße Farbe tritt immer kräftiger hervor, bis endlich die Leinwand vollständig weiß gebleicht ist.

Wenn Jemand stirbt, werden gewöhnlich Bettzeug und Kleider allererst gewaschen und dann auf die Bleiche gebracht. Man ist der Überzeugung, daß durch das Begießen und die Sonnenwärme jeder Schmutz und jeder eingedrungene Krankheitsstoff am allersichersten und einfachsten aufgelöst und ausgeleitet wird. Ganz besonders hält man viel darauf, daß Krankheiten, die erblich sind, nur auf diese Weise ausgeleitet werden und solche Wäsche dann erst wieder verwendbar sei, ohne Gefahr zu laufen, von einer Krankheit angesteckt zu werden. Dasselbe Verfahren wird ja auch geübt Tag für Tag in der Wäsche.

Das Gesagte ist ein getreues Bild von der Wirkung des Wassers. Wenn ein Körper gewaschen und ordentlich bedeckt wird, wenn das Wasser durch die Poren eingedrungen ist und, so weit es eingedrungen, auch rohe, unbrauchbare, ausgenützte Stoffe auflöst und durch die entwickelte höhere Wärme ausleitet, so kann ein Kranker durch öfteres Waschen und durch wiederholte Vermehrung der Wärme immer tiefer in die Natur einwirken, auflösen und ausleiten, und es geht der Natur wie der rohen Leinwand: sie wird immer freier von krankhaften Stoffen und dadurch auch gesünder, und man kann sagen: wie die rauheste und roheste Leinwand nach und nach ganz rein gewaschen werden kann durch Begießung und Sonnenwärme, so kann auch die größte Krankheit durch Waschen, verbunden mit erforderlicher Wärme, ausgeheilt werden.

Diese einfache Anwendung des Wassers durch Waschungen paßt am allerbesten für die K i n d e r . Welches Kind kann nicht gewaschen werden? Wie wird durch das Waschen mit kaltem Wasser das Kind in eine höhere Wärme gebracht und durch diese auch die schädlichen oder ausgenützten Stoffe ausgeleitet! Die Hausfrauen nehmen zu ihrer Bleiche nur kaltes Wasser; es ist wirksamer, und so wirkt auch das kalte Wasser mehr in der Natur des Menschen als das warme; es ist deßhalb recht zu empfehlen, daß die Hausmütter bei ihren Kindern, wenn sie gesund und kräftig sein sollen, recht früh anfangen, mit kaltem Wasser die Kinder abzuwaschen, aber nicht abreiben und am Schluß nicht abtrocknen, weil das Nicht-Abtrocknen viel mehr Wärme entwickelt und deßhalb auch eine kräftigere Ausleitung erreicht wird, gerade wie die Hausfrau beim Bleichen ihre Leinwand auch ohne auszuwinden der Wärme aussetzt, damit durch das langsame Ausströmen möglichst viel Rohstoff ausgeleitet wird.

Wie für die Kinder, so paßt das Waschen für s c h w a c h e L e u t e , die wenig Naturwärme haben, deßhalb vor einem kalten Bad zurückschaudern und selbes nicht leicht aushalten würden. Eine Waschung am ganzen Körper kann Jeder gerade so leicht ertragen, wie er es erträgt, daß er sein Gesicht täglich mit kaltem Wasser wäscht und davon weder krank wird noch stirbt. Durch diese einfache Waschung, beharrlich fortgesetzt, können die größten Krankheiten ausgewaschen werden, gerade wie die feinste Leinwand durch Wasser und Sonnenwärme gebleicht wird. Wie oft fehlt schwächlichen Leuten die volle Naturwärme, der Kopf ist heiß, die Füße sind eiskalt. Wird der ganze Körper schnell gewaschen, ordentlich, aber nicht zu stark zugedeckt, so bringt dieß ganz rasch eine recht angenehme, über den ganzen Körper sich verbreitende Wärme, aber wohlgemerkt nur, wenn der gewaschene Körper nicht abgetrocknet wird. Das Wasser auf dem Körper entwickelt einen angenehmen, warmen Dunst, der gerade alles Krankhafte aus dem Körper herauslockt und eine gleichmäßige Wärme über den ganzen Körper verbreitet. Wird der Körper abgetrocknet und abgerieben, so wird diese Wärme nicht eintreten, somit auch nicht die gute Wirkung.

Wie für schwache Leute in jedem Alter die Waschungen taugen zur Vermehrung der Naturwärme und zur Reinigung der Natur von krankhaften Stoffen, so ist selbst f ü r d a s h o h e u n d h ö c h s t e A l t e r eine Waschung mit kaltem Wasser von einer höchst günstigen Wirkung. Gerade den Alten fehlt gewöhnlich die Naturwärme; diese wird durch die Kalt-Waschung vermehrt. Es fehlt auch gewöhnlich den Hochbetagten die

Transspiration, weil im hohen Alter keine erhöhte Thätigkeit mehr vorhanden ist. Durch Waschen aber wird die Wärme vermehrt, so auch die Transspiration erhöht und deßhalb die getrocknete Haut bei geringster Thätigkeit wieder angeregt. Dem hohen Alter fehlt gewöhnlich eine geregelte Blutcirculation; das Wasser aber befördert auch diese und leitet das Blut nach allen Richtungen hin. Wenn Marasmus, Altersschwäche gewöhnlich an den Extremitäten zunächst fühlbar wird, weil dorthin kein Blut mehr kommt und der Tod dort am allerehesten Eingang findet, so wird durch das Waschen mit kaltem Wasser das Blut fortwährend in die äußersten Theile geleitet und dadurch auch das Lebensalter möglichst ausgedehnt.

Es ist also das Waschen mit kaltem Wasser ein Mittel für die K i n d e r , um sie gesund und frisch zu erhalten oder gesund und frisch zu machen; es ist ein sicheres Hilfsmittel für alle S c h w ä c h l i n g e , die größere Anwendungen nicht ertragen können, sowie für alle S c h w e r k r a n k e n ; denn wie jedem Kranken Gesicht und Hände gewaschen werden können, so kann dem Schwerkranken – freilich rasch und mit aller Vorsicht, nur zu seinem Nutzen der ganze Körper gewaschen werden, und zwar mit denselben Wirkungen, wie oben bezeichnet, wovon keine schädlich sein kann; es geschehe aber ohne Reibungen und ohne Abtrocknung.

Gerade so ist es auch von großem Werthe für das h ö c h s t e A l t e r . Das Schicksal der Hochbetagten wäre durch die Waschungen sicher stets ein erträglicheres, und alle Lebensmühseligkeiten wären leichter hinzunehmen. Die Waschungen wirken nicht auf den Körper allein, sondern ganz besonders auf den Geist. Ist der Körper die Hütte des Geistes, so darf man doch auch annehmen, daß es dem Geiste viel leichter und wohler ist, wenn seine Hütte fleißig gereinigt, krankhafte Stoffe ferngehalten oder ausgeleitet werden. Vergleiche man ein recht armseliges, durch Kost und Kleidung verweichlichtes Kind mit einem durch Waschungen abgehärteten Kinde, das frisch aussieht, hüpfend springt und den herrlichsten Appetit für jede Kost entwickelt. Wie bei dem Kinde, so ist es in jedem Alter.

Viele hundert und tausend Gemüthsleiden, Niedergeschlagenheit, Gedrücktheit, halbe Verzweiflung, Muthlosigkeit, Verstimmung würden nicht stattfinden, wenn man durch das frische Wasser die Hütte des Geistes fleißig säubern würde. Scheue und fürchte niemand die Waschungen mit kaltem Wasser, suche im Gegentheil Jeder bei diesem einfachen Mittel seine Hilfe.

Man glaube ja nicht, daß man alle Tage sich öfter waschen oder immer am Brunnen und bei der Badewanne sein müsse, wie der Lump bei seinem Bierkruge oder Weinglas; es reicht ja aus, wenn man den Körper ein- bis dreimal in der Woche wäscht, was längstens in einer Minute geschehen ist, und selbst wie man in der Frühe Gesicht und Hände wäscht, so kann man ja auch in einer halben Minute den ganzen Körper waschen, und man erreicht schon dadurch Vieles, oft auch Alles. Die Waschungen der Kranken werden bestimmt bei den Krankheitsfällen. Es hat somit das Waschen des Körpers in allen Beziehungen das Dreifache meines Systems: kranke Stoffe auflösen, die aufgelösten ausleiten und die Natur stärken.

2. Wickelungen.

Wenn die Hausmütter ihre rohe Leinwand bleichen, wie oben gesagt wurde, so machen sie von Zeit zu Zeit eine Lauge. Es wird siedendes Wasser über Asche gegossen, und weil das siedende Wasser zersetzt, gibt es eine ätzende Lauge. Man legt die Tücher mehrere Stunden in diese Lauge, damit dadurch die rohesten Stoffe, die das Wasser nicht leicht oder nur langsam aufzulösen vermag, rascher aufgelöst werden. Nachher kommt die Leinwand wieder an die Sonnenwärme, damit das durch die Lauge Aufgelöste nicht bloß ausgewaschen, sondern durch die Wärme ausgeleitet wird. Die Hausfrauen machen es ja bei der Wäsche auch so. Die eine macht sich eine Lauge aus Asche, eine andere nimmt Soda oder andere scharfe Mittel, und dadurch erreichen sie schnell, was durch das Wasser nur recht hart und langsam gehen würde, vielleicht auch gar nicht. Dieses Verfahren ist wieder ein Bild für den Hydropathen. Denken wir uns recht in einen kranken Körper hinein. Er hat ganz kalte Füße, also fast kein Blut darin, aber einen ganz heißen Kopf, also zu viel Blut, oder er hat einen Druck auf das Herz, weil dorthin alles Blut strömt; somit ist das Blut nicht richtig vertheilt; es sind Anstauungen vorhanden. Es können aber kleine oder größere Blutanstauungen an allen Theilen des Körpers sein; es kann beim Blutlauf gehen, wie wenn ein Bächlein durch's Thal läuft. Da kommen die Kinder hin und häufen Steine im Bächlein auf; dann gibt es einen kleinen Weiher, eine Anstauung, und das Wasser ist dadurch in seinem Laufe gestört, sucht rechts und links einen Ausweg; das Bächlein fließt nur mehr spärlich, zeitweilig gar nicht. Das Wasser aber hat sich Nebenauswege gesucht, hält sich dort auf und findet sogar eine bleibende Niederlage. Geradeso geht es beim Blutlauf; es kann das Blut in vielen Theilen des Körpers einen Ausweg gefunden haben, kann im Kopf sich anstauen oder auf dem Rücken, mit einem Worte, es kann überall eine Anstauung stattfinden, und deßhalb können die Störungen des Blutlaufes vielfach vorhanden sein. Das Blut, das Nebenwege gefunden hat, wird theilweise ausgeschwitzt, theilweise wird es eine festere Masse, wie man es ja auch beim Fleisch, das wir essen, oft sehen kann, daß Blutanstauungen in den Muskeln eine grünliche, feste Masse bilden. Es können sich einzelne Muskeln außerordentlich erweitern und wie Geschwülste sich anhäufen. Nehmen wir z. B. einen dicken Hals oder Kropf; solche Anhäufungen im Kleinen oder Größeren kann es viele am ganzen Körper geben. Durch diese Anstauungen wird natürlich der Blutlauf gewaltig beeinträchtiget und gestört. Wie oft überfällt einen ganz gesunden Menschen ein Schlaganfall! Es kann irgendwo eine Blutstörung sein, so daß das Blut seinen Weg nicht gehen kann; es dringt dann gewaltsam dem Kopfe zu, und in dem Augenblick ist der Schlaganfall da. Wie das Blut dem Kopfe zudringen kann, so kann es auch dem Herzen zueilen, und der Herzschlag ist eingetreten. Wer will eine Medizin bestimmen, die solche Störungen, Anstauungen, Geschwülste auflöst und durch die Auflösung dem Blut wieder den rechten Weg zeigt? Der eine Arzt spornt die Herzthätigkeit stark an, der andere dagegen bannt sie durch irgend ein Mittel. Dadurch aber sind die Blutstörungen nicht gehoben, sondern, wie ich glaube, eher noch unterstützt, weil gerade der Blutlauf dadurch schwächer geht oder der Trieb auf die Stauungen noch stärker wird. Früher hat man Blut herausgelassen, damit der arme Kranke mit weniger Blut auch zurecht käme auf kurze Fristen. Jetzt nennt man ein solches Verfahren die größte Thorheit, früher hingegen war es hohe Wissenschaft. Ich kannte eine schwächliche Person; dieser wurde vierhundertmal zu Ader gelassen, weil sie blutarm war, bis endlich das Blut zu Wasser geworden und dem Elend ein Ende gemacht war. Um Blutanstauungen und andere Anstauungen zu heben und dem Blute wieder den rechten Weg zu bahnen, hat der Hydropath günstige Mittel, wovon ein hauptsächliches der W i c k e l ist. Die Wickel können eingeteilt werden in Kopfwickel, Halswickel, kurze Wickel, ganze Wickel, Fußwickel u. s. w. Diese Wickel werden angewendet, wo irgendwo eine Anstauung sich bildet. Wenn ein Kind von einer Biene gestochen wird und die Stelle stark anschwillt, so nimmt es ein Tüchlein, taucht's ins Wasser ein, umbindet es und wiederholt dieß öfters. Das Kind hat Verständniß genug, um einzusehen, daß die wiederholte Einwickelung die Geschwulst wegnimmt. Wenn eine solche Wirkung beim Handwickel sichtbar ist und auch angewendet wird, warum sollen nicht Wickel auf den ganzen Körper oder auf einzelne Theile, wo Anstauungen sind, angewendet werden zur Auflösung, zur Ausleitung und zur Wiederherstellung des normalen Zustandes. Ein Arzt, der einige geheilte Gichtkranke gesehen und gesprochen, sagte: „Nun haben wir auch ein Mittel; bisher hatten wir keines, mit dem man die Gicht wirklich heilen kann.“ Nimmt die Hausfrau zum Bleichen ihrer Leinwand von Zeit zu Zeit eine Lauge, und nimmt man beim Waschen Soda, so kann man auch bei den Wickeln zu dem Wasser auflösenden Stoff mischen. Ein Absud von Haferstroh löst ganz vorzüglich den Gichtstoff auf; die Heublumen geben auch eine Lauge, die bei manchen Leuten das Haferstroh-Wasser übertrifft. Wie Gichtanstauungen aufgelöst werden, so können auch Blutstauungen und andere Anstauungen gehoben werden, und wer Kenntniß von den Anstauungen hat, der wendet den Wickel auch an den einzelnen Theilen, wo sie vorhanden sind, an und plagt nicht den ganzen Körper. Wenn einer einen gewaltigen Bauch herumträgt und hat in diesem allerlei Anstauungen, so wäre es gewiß eine Thorheit, die Füße einzuwickeln, weil fast kein Blut mehr heruntergekommen ist. Ich behaupte: Wer gesund machen will, der soll die höchste Aufmerksamkeit dem Blutlaufe zuwenden. Kommt er mit diesem zurecht, dann wird er auch den ganzen Körper zurecht bringen, wenn überhaupt gesundes Blut vorhanden ist. Wie diese Wickel angewendet werden, ist bei den Krankheiten hinlänglich auseinandergesetzt.

3. Güsse.

Wenn ein Bedienter seinem Herrn die Kleider reinigt, so nimmt er nicht Wasser zum Waschen, sondern ein Meerrohr, und erst dann eine Bürste. Er klopft mit dem Meerrohr die Kleider fest aus, damit aller tief eingedrungene Staub und Schmutz losgeklopft wird und so nach und nach auf die Oberfläche kommt; erst dann nimmt er eine weiche Bürste und bürstet noch auf der Oberfläche ab, was nicht durch die Luft davongegangen ist. Wenn also sich Staub oder Schmutz gar zu tief eingenistet hat und gleichsam zu einer Staubkruste geworden ist, so wird auf obige Weise jede Staubanstauung zerstört. Auf diese Weise wird der Rock rein gemacht, und bei aller Klopferei wird doch der Rock am schonendsten behandelt. Wie er den Rock behandelt, so macht er es auch den Beinkleidern und anderen Wollkleidern.

Dieses einfache praktische Bild zeigt uns das Verfahren bei der Wasserheilkunde. Wenn man die Anstauungen, die unzählig sein können, kleinere, mittlere und größere, die in einem Körper herrschen, sehen könnte, so würde man staunen ob der vielen Gebrechen und sich fragen: Wie kann ich wohl alle beseitigen? Den Einen hat ein Schlag getroffen, eine Blutstauung ist schuldig; er kann auch nicht gesund werden, weil die Blutstauungen noch vorhanden sind. Ein Anderer hat einen halb lahmen Fuß; derselbe ist viel dünner, ist nicht gehörig genährt, deßhalb verkümmert; es ist eine Blutstauung im Leibe, die keine Medizin aufzulösen vermag. Ein Dritter hat ein fürchterliches Kopfweh; es ist im Kopfe eine Blutstauung; wieder ein Anderer hat den Hexenschuß; es ist ihm eine Masse Blut eingedrungen. So und ähnlich klagen Unzählige. Für solche Zustände hat gewöhnlich die Medizin keine Hilfsmittel; meine Wasserheilkunde hat hiefür einen großen Vorrath, schwächere und stärkere, für Kinder und Erwachsene, auch die Hochbetagten nicht ausgenommen, ähnlich dem Kleiderputzer, der auch zwei oder drei stärkere und schwächere Rohre hat. Es ist ganz unglaublich, was die Güsse mit Wasser vermögen. So sieht man öfters Beispiele von Heilungen, die Manchem fast unglaublich scheinen, weil für solche Leiden sonst keine Mittel vorhanden sind. Ein Mädchen war daran, sich aus der Nase todt zu bluten, so heftig drang das Blut dem Kopfe und der Nase zu; eine Gartengießkanne voll Wasser auf Nacken und Kopf machte der Blutung augenblicklich ein Ende.

Die verschiedenen Gießungen können eingetheilt werden in: Halsgießungen, Obergüsse, weil sie den oberen Theil des Körpers betreffen, in Armgießungen (wenn z. B. eine Blutanstauung sich am Arme gebildet hat, die durch andere Mittel nicht entfernt werden kann, so treiben eine oder zwei Kannen Wasser, öfter wiederholt, solche Anstauungen weg) und Rückenguß, der den ganzen Rücken erfaßt und auf alle Anstauungen einwirkt, sie mögen von Blut oder Säften herkommen. Wenn der Blutlauf zu schlaff und unthätig ist, ist der Rückenguß einer Geißel gleich, die das faule Pferd treibt. Wie leicht können Anstauungen des Blutes, wie im Rücken der Hexenschuß, im Schenkel vorkommen? Wer will das eingedrungene Blut, das stille steht, nicht vorwärts und rückwärts kann, weil zu schlaff, in Bewegung bringen? Beim Rückenguß heißt es, das Blut gehe seine Wege, damit es in allen Adern an Ort und Stelle komme und das ausgenützte Blut nicht an verschiedenen Stellen herumlungere, sondern wieder zum Herzen zurückkomme. Wie viel haben endlich die Füße zu leiden durch Kälte, durch Wärme, durch Tragen, durch Gehen? Es ist kein Wunder, wenn verschiedene Stauungen von Blut und dergleichen vorkommen; die Schenkel- und Kniegüsse bewirken hier, was der Rückenguß auf dem Rücken erreicht. Es schwellen Jemandem die Knie auf; sie werden ganz entzündet, die Schmerzen sind groß. Wer will leugnen, daß sich da viel Blut angelagert habe und der Blutlauf oft die einzige Ursache ist! Der Knieguß klopft und klopft wiederholt und abermal, bis auch diese Stauung gehoben ist. So können oft die größten Geschwülste mit den empfindlichsten Schmerzen einfach durch Gießungen gehoben werden, wenn man es versteht, kunstfertig die Güsse anzuwenden, wie der Bediente den Rock auszuklopfen weiß. – Christian hat nach Aussage der Ärzte Lungenemphysem, herrührend von einer vorausgegangenen Lungenentzündung. Hier ist doch klar, daß bei der Heilung viel Schleim zurückgeblieben ist, der noch an den inneren Organen angeklebt hängt und nicht weiter gebracht werden kann. Sechs Obergüsse und Brustgüsse haben Alles losgemacht; eine Masse Schleim hat sich gelöst, und der Kranke athmet jetzt ganz gesund. Freilich könnte Mancher sagen, man läßt über den Körper eine Douche, einen Regenstrom. Ich aber verwerfe Dieses, weil solch ein Regen der Natur zu viel Wärme entzieht und auch die schuldlosesten Theile mißhandelt. Es kommt mir vor, wie wenn der Kleiderputzer einen großen Ruthenstrauch nimmt und auf die Kleider, die er zu putzen hat, insgesammt einhaut. Wer das Gießen versteht, ist ein Künstler in der Heilkunde. Wer es nicht glaubt oder verachtet, der geht in seiner Verlegenheit von dannen und weiß dem Kranken nicht zu helfen. Die Verschiedenheit der Güsse und ihre Anwendungen sind in einzelnen Beispielen auseinandergesetzt.

4. Bäder.

Wie es verschiedene Arten zu gießen gibt, durch die man auf einzelne Theile, wie auf den ganzen Körper einwirkt, so gibt es auch verschiedene Bäder, die wieder auf einzelne kranke Stellen, wie auch auf den ganzen Leib wirken. Wie häufig nehmen die Leute beim Kopfweh ein warmes Fußbad mit Asche und Salz, leiten das Blut aus dem Kopfe abwärts und entfernen auf diese Weise ihren Kopfschmerz. Wie es Fußbäder gibt, so können auch Knie- und Schenkelbäder, Halbbäder und ganze Bäder genommen werden, warme und kalte. Die Wirkung geht dann wieder auf einzelne Theile des Körpers oder auf den ganzen Körper, je nachdem es der Zustand erfordert. Die warmen Bäder werden nur gewählt, wo die Wärme fehlt und deßhalb die Natur unterstützt wird, oder wenn bei Verhärtungen wie Gicht und ähnlichen Leiden kräftige Auflösungen eintreten müssen, daß man mit stärkeren kalten Anwendungen weiter einwirken kann, was wiederum in den einzelnen Beispielen hinreichend auseinandergesetzt ist. Es sind da verschiedene Gattungen von Bädern bezeichnet: Fußbäder, Kniebäder, Schenkelbäder, Ganzbäder, Handbäder, Augenbäder u. s. w. Die genauere Anleitung bei der Anwendung geben wiederum die einzelnen Fälle.

FINIS

Nachwort.

In dem Buche „Meine Wasserkur" habe ich die Bemerkung gemacht, ich werde seinerzeit ein eigenes Büchlein schreiben über Erziehung. Seitdem sich die „Wasserkur" allgemein verbreitet hat, habe ich eine große Anzahl Briefe bekommen mit der Anfrage, wann denn dieses neue Buch endlich erscheinen werde. Mit dem besten Willen fand ich nicht Zeit dazu, wollte aber doch mein Versprechen halten. Ich habe mich deßhalb stundenweise eingesperrt, um doch einige Zeit dem Büchlein schenken zu können. Nun ist es fertig und soll, gleich der „Wasserkur", hinausgehen in die Welt. Schon weil mir die Zeit fehlte, konnte ich das Buch nicht bearbeiten, wie man es vielleicht erwartete. Ich wollte auch kein wissenschaftliches Werk schreiben und mache nicht im Geringsten Anspruch auf Wissenschaft und Gelehrsamkeit; im Gegentheil, ich möchte, wie ein einfacher Landpfarrer seinem Volke eine praktische Predigt hält, die allgemein verständlich und nützlich ist, so auch in diesem Buche in der einfachsten, populärsten Weise zu den Leuten reden. Und was ich mein Leben hindurch mittels Beobachtung und Erfahrung gewonnen habe, das möchte ich allen Lesern dieses Buches zuwenden, indem ich ihnen zurufe: „So sollt ihr leben!"

Wie eine Predigt, wenn sie scharfe Wahrheiten enthält, gar oft unlieb aufgenommen wird, so mag auch, was ich in diesem Buche aufgestellt habe, von mancher Seite nicht die beste Aufnahme finden. Doch das verschlägt nichts; denn wie in einer Predigt selten alle Zuhörer die offene Wahrheit ertragen, so geht es auch mit den praktischen Lebenswahrheiten. Am allerbesten ist's, man mache den Versuch, und es wird sich schon herausstellen, wer Recht oder Unrecht hat.

In meiner „Wasserkur“, welche seitdem allseitig die Runde gemacht, habe ich bereits den Wunsch ausgesprochen, es möchten sich Fachmänner um die Wasserkur annehmen, damit ich von dieser Last befreit werde, da ich doch in der Seelsorge Arbeit genug habe. Wenn man es auch nicht glauben will, so ist es doch wahr, daß ich für das medizinische Fach weder Studium gemacht noch auch mich leidenschaftlich in dasselbe vertieft habe. Wie die Noth mich selbst zum Wasser geführt, so hat mich das Mitleid mit den Kranken, Leidenden und allseitig Verlassenen dabei bleiben lassen; ich kann jedoch nichts sehnlicher wünschen, als daß man mir diese Last abnehme. Ein Arzt, den ich empfohlen, hat bereits im Jordanbad mit dieser Heilmethode begonnen; er fühlt sich recht zufrieden damit, und die leidende Menschheit ist froh, wenn sie auf diese einfache Weise geheilt wird. – Ein zweiter Arzt, der in Wörishofen den Betrieb der Wasserkur kennen gelernt und sechs Wochen hindurch eingeübt hat, that die Äußerung: „Es ist wider alles Erwarten, wie das Wasser in dieser einfachen Weise wirkt.“ Derselbe hat bereits eine kleine Heilanstalt gegründet, und die Kurgäste befinden sich recht wohl bei diesen Wasseranwendungen. – Ein dritter Arzt, Herr Sanitätsrath Dr. Bilfinger, war auch hier, hat mit großer Aufmerksamkeit die ganze Sache durchschaut, innerhalb mehrerer Tage die ganze Methode liebgewonnen und fängt nun bereits an, in dieser Weise den leidenden Menschen behilflich zu sein. Auf die Frage, wie ihm diese Methode gefalle, gab er zur Antwort: „Mich überzeugen die Geheilten von Stuttgart, die krank fortgingen und geheilt zurückkehrten. Diese waren auch die Veranlassung für mich, der Wasserheilmethode näher zu treten, und jetzt bin ich höchst überrascht über die Einfachheit und Wirksamkeit der Anwendungen. Ich werde das Möglichste thun, dieser Methode Geltung zu verschaffen.“ – Herr Dr. Bernhuber, der Badearzt in Wörishofen war, ist nach Rosenheim gezogen. Dieser besonders durch Operationen berühmte Arzt hat es öfters ausgesprochen: „Wenn die Beispiele von Geheilten nicht vorlägen, könnte ich es nicht glauben, daß das Wasser solche Wirkungen hervorzubringen im Stande wäre.“ Gerade für Rosenheim wollte man einen Arzt, der nach dieser Methode kurierte, und hat für den kommenden Arzt diese Bedingungen gestellt. – Wie die Genannten, so hat auch in Neu-Ulm der praktische Arzt Dr. Klotz durch mehr als sechs Wochen diese Methode kennen gelernt und eingeübt und am Schlusse gesagt: „Mich freut jetzt die Medizin auf's Neue, weil ich gelernt habe, Krankheiten zu heilen, an deren Heilung man sonst verzweifelte.“ Auch dieser Arzt hat bereits mit der Wasserkur begonnen und bei einem kürzlich mir gemachten Besuche sich ausgesprochen, es gehe ihm recht gut, und er habe auf diese Weise schon Mehrere geheilt, die er sonst nicht hätte heilen können. – So hat auch der praktische Arzt Herr Dr.

Schlichte, derzeit in Biberach, diese Methode mit regem Interesse kennen gelernt und eingeübt. – Auch in Prag (in Böhmen) ist Professor Jezek bereit, Hilfesuchenden nach dieser Heilmethode Rath und Anweisung zu ertheilen.

Es gereicht mir zu großer Freude, daß diese edlen Männer so eifrig das aufsuchten, was sie zum Nutzen der Menschheit für dienlich erachteten, und ich hätte nur e i n e n Wunsch, es möchten mehrere junge Fachmänner sich vorerst genau mit dieser Methode befassen, bis sie zur Überzeugung gelangen, daß das Wasser, in dieser einfachen Weise angewendet, ein vorzügliches Heilmittel ist. Ich will ja nicht als der Entdecker der Thatsache gelten, daß das Wasser ein Heilmittel ist; i c h s u c h t e n u r d e n W a s s e r s t r o m i n d e r g e l i n d e s t e n W e i s e f ü r d i e m e n s c h l i c h e N a t u r z u v e r w e n d e n . Ich besitze mehrere Briefe, in denen ich von den Schreibern derselben angegangen wurde, doch dahin zu wirken, daß für ihre Stadt und Gegend ein Arzt komme, der meine Methode gut gelernt und eingeübt habe. Es thut mir wirklich wehe, daß ich solchen gutmeinenden Leuten nicht gründlich unterrichtete Ärzte schicken kann.

Sollte irgend ein junger Arzt, der noch nicht eine gesicherte Stellung hat, die er ungern verließe, diese Zeilen lesen, so möchte ich ihm zurufen: „Lernen Sie dieses einfache Verfahren! Sie werden der Menschheit nützen und sich auch eine ergiebige Erwerbsquelle verschaffen.“ Ich kann Jeden hoch und theuer versichern: Ich will mich gar nicht durch mein Werk groß machen, will mich auch durchaus nicht über einen Fachmann stellen; im Gegentheil, ich habe vor jedem Stande, der recht verwaltet wird, eine hohe Achtung. Aber das ist und bleibt wahr, daß Keiner a u s l e r n t . Tag für Tag durch's ganze Leben müssen wir in die Schule der Erfahrung gehen, und selbst am Sterbetage wird man noch nicht ausgelernt haben.

Freilich heißt es: „Man stirbt auch bei der Wasserkur; man hat Diesen oder Jenen nicht mehr retten können;“ oder: „Es ist mit der Wasserkur gar noch schlimmer geworden.“ Darauf antworte ich kurz: „Für den Tod ist kein Kraut gewachsen; sterben muß Jeder.“ Sodann kommen, wie ich mich hundertmal überzeugte, zur Kur oft Solche, die keine Hilfe mehr gefunden haben und von allen Ärzten schon aufgegeben waren. Oder es kamen Solche, auf die der Tod schon seine Hand gelegt, und die das unruhige Verlangen fortgeführt, gesund zu werden. So kam zu mir ein Kranker von weiter Ferne; er war, von der Reise ganz erschöpft, gar nicht mehr im Stande, seine Krankheit zu erzählen. Er mußte eilig in's Bett, hatte hochgradige Lungensucht. Von Wasseranwendungen war keine Rede. Nach neun Tagen starb er, und da hieß es bei Manchen: „Die Wasserkur hat ihn umgebracht.“ Ein Herr aus weiter Ferne kam in Begleitung, weil er nicht allein reisen konnte, mit einem solchen Herzleiden, daß er trotz aller Mühe nicht eine Treppe besteigen konnte. Zwei einzige Male hat er sich bloß im Zimmer gewaschen, und während er in der größten Heiterkeit und Fröhlichkeit im Garten verweilte, sank er um, vom Herzschlag getroffen, und starb. Natürlich mußte das unschuldige Wasser seinen Tod verschuldet haben. Doch wer denken gelernt hat, setzt sich über Derartiges hinweg. Allerdings kann bei dem Einen oder Andern die Wasserkur Nachtheile gebracht haben und bringt sie auch; aber sicher nur dann, wenn nicht in der rechten Weise die Anwendungen gewählt oder vorgenommen werden. Einer von den oben genannten Ärzten sagte: „Die Anwendungen sind so delikat und wirksam, daß die Auswahl nicht leicht ist, wenn man nicht eingehend die ganze Wirksamkeit des Wassers kennen gelernt und dessen Anwendungen eingeübt hat.“ Und deßhalb habe ich in vorliegendem Buche nicht bloß die Krankheitsfälle mit den betreffenden Anwendungen bezeichnet, sondern auch jedesmal dazu bemerkt, was die einzelnen Anwendungen wirken, damit nicht die geringste Unklarheit betreffs der verschiedenen Anwendungen übrig bleibe, und warne ich nochmals eindringlich vor jeder Übertreibung, Unvorsichtigkeit und Unüberlegtheit. Bei so genauer Beschreibung der Krankheiten und Anwendungen ist es Jedem bei der gehörigen Vorsicht leicht ermöglicht, das ihn Betreffende selbst auszuwählen. Ich bemerke das, weil es mir unmöglich ist, eigens zu antworten.

Und so gehe nun auch du, lieber Rathgeber, gleich der „Wasserkur“ hinaus in die Welt und predige Tag für Tag, was du auf der Stirne trägst: „So sollt ihr leben!“ Wirst du gehört und hat deine Predigt Erfolg, gut dann; – wirst du nicht beachtet oder gar verunglimpft, so ertrage auch dieses; denn Mißgeschick ist ja fast Aller Loos. Gehe aber nicht ohne die Weihe der Religion; sondern, gleich dem Kinde, das von Vater und Mutter gesegnet, die Heimath verläßt, so gehe auch du mit dem Segen des Himmels! Und dein Verfasser wird täglich von Gott erflehen, daß sein Segen dein beständiger Begleiter und Führer sei.

Wörishofen am Feste der hl. Kirchenpatronin Justina,
26. September 1889.
Der Verfasser.

Fußnoten

[1] Bei dem in diesem Kapitel Gesagten habe ich vorwiegend die ländlichen Verhältnisse und Lebensweise meiner schwäbischen Heimath im Auge gehabt und sie zur Grundlage meiner Auseinandersetzungen gemacht. Ich weiß wohl, daß diese Lebensweise nicht in ihrer Gesammtheit auf andere Gegenden zu übertragen ist. Viele Leser werden sich auch nicht dazu verstehen können, in dieser Weise zu leben; mögen sie aus dem Gesagten sich das herausnehmen, was mit ihren Verhältnissen sich verträgt.

[2] Leute mit schwachem Magen werden allerdings öfters etwas zu sich nehmen müssen, weil sie jedesmal nur ganz kleine Portionen genießen dürfen; größere Quantitäten kann ihr schwacher Magen nicht bewältigen.